新编中医临床学科丛书

总主编 秦国政

中医内分泌代谢病学

主编 刘学兰

科学出版社

北京

内 容 简 介

本书是"新编中医临床学科丛书"之一，旨在提高中医内分泌代谢病学科的临床、科研和教学水平。全书分总论和各论两部分。总论介绍了中医内分泌代谢病学的研究范畴、发展源流、研究现状及进展、理论基础、病因病机、诊疗原则和方法、常用药物与方剂、保健与护理。各论分八个专题，介绍了糖尿病、糖尿病急症及急性并发症、糖尿病慢性并发症及合并症、甲状腺疾病、血脂与脂蛋白异常血症、肥胖症、围绝经期综合征、高尿酸血症和痛风等疾病的诊断和辨证施治的原则和方法，客观地反映该学科研究成就。

本书适用于从事中医、中西医结合内科或内分泌专科的临床医生、研究生及其他医务人员、医疗科研人员、中医院校学生参考阅读。

图书在版编目（CIP）数据

中医内分泌代谢病学／刘学兰主编．—北京：科学出版社，2017.3
（新编中医临床学科丛书／秦国政主编）
ISBN 978-7-03-052439-3

Ⅰ．中 Ⅱ．刘 Ⅲ．①内分泌病-中医治疗法②代谢病-中医治疗法
Ⅳ．R259.8

中国版本图书馆CIP数据核字(2017)第055552号

责任编辑：鲍 燕 曹丽英／责任校对：郑金红
责任印制：赵 博／封面设计：北京图阅盛世文化传媒有限公司

科 学 出 版 社 出版
北京东黄城根北街16号
邮政编码：100717
http://www.sciencep.com

文林印务有限公司 印刷
科学出版社发行 各地新华书店经销
*

2017年3月第 一 版 开本：720×1000 1/16
2017年3月第一次印刷 印张：22
字数：443 000
定价：69.80元
（如有印装质量问题，我社负责调换）

新编中医临床学科丛书
总编委会

总 主 编 秦国政

副总主编 彭江云　刘红英　叶建州　李　琦
　　　　　　包　可　温伟波　赵　荣

编　　委（按姓氏笔画排序）

万启南	王　琦	王春林	王家兰
韦衮政	叶建州	包　可	吉　勤
毕怀梅	刘红英	刘学兰	刘清泉
刘楚玉	肖　泓	汤小虎	李　仝
李丽琼	李　晓	李　琦	李世辉
李军祥	李兆福	李斯文	何　平
何渝煦	余泽云	张春和	张春艳
张耀圣	宋凤丽	杨恩品	林亿平
林亚明	孟　捷	苗晓玲	欧阳晓勇
周　靖	周家璇	陈小宁	陈乔林
陈润花	宫　毅	赵　淳	赵永康
夏惠明	姜丽娟	康　宁	唐镇江
秦　竹	秦国政	黄　虹	袁卓珺
钱　锐	童晓云	彭江云	熊　磊

学术秘书 刘红英　张春和　李兆福　钱　锐
　　　　　　袁卓珺　童晓云　王海月

中医内分泌代谢病学

编委会

主　编　刘学兰
副主编　吴　燕　张　芸
编　委　（按姓氏笔画排序）
　　　　马　迪　付文杰　刘弘毅　刘学兰　李海洋
　　　　李象辉　吴　燕　张　芸　陈岳祺　柳　尧
　　　　高娅丽　颜　洁

总前言

随着疾病谱的不断变化和医学知识及实践经验的不断积累与增加，医学分科越来越细，专科研究越来越精深。当人类对各类疾病发病学的认知和诊断治疗掌握了一定的规律时，便逐步地将其分门别类来加以研究。人类对疾病的知识掌握得越多，分科也就越细。这不仅是医疗实践和临床医学专科建设的需要，也是医学分科发展之必然。就中医学的发展而言，早期对疾病的治疗是不分科的。从我国周代将中医学分为食医、疾医、疡医等科后，中医学的分科代有发展，目前已经形成科别较全的中医临床体系，如内、外、妇、儿、眼、耳、口、鼻、正骨、皮肤等科，为不同疾病的患者提供了专科诊治方案，诸多学者也对各科疾病进行专门研究，传世之著甚丰。

为顺应中医学分科发展形势的需要和民众对中医诊疗的不同需求，国家中医药管理局于2009年组织专家委员会认真研究后公布了中医药学科建设规划指导目录，该目录将中医药学分为中医基础医学、中医临床医学、针灸推拿学、中药学、民族医学、中西医结合共6个一级学科，其中的中医临床医学共设有中医内科学、中医外科学、中医骨伤科学、中医妇科学、中医男科学、中医儿科学、中医眼科学、中医耳鼻咽喉科学、中医急诊学、中医养生学、中医康复学、中医老年医学、中医护理学、中医全科医学共14个二级学科，同时在以上学科外还设有中医络病学、中医药信息学、中医药工程学、中医心理学、中医传染病学、中医预防医学、中医文化学等7个二级培育学科。在以上二级学科中，又将中医内科学分为中医心病学、中医肝胆病学、中医脾胃病学、中医肺病学、中医肾病学、中医脑病学、中医痹病学、中医内分泌病学、中医肿瘤病学、中医血液病学10个三级学科，在中医外科学下又设有中医皮肤病学、中医肛肠病学、中医疮疡病学3个三级学科。一级学科针灸推拿学分为针灸学、推拿学2个二级学科。自该学科目录公布后，国家组织在全国范围内开展了重点学科建设工作并取得了良好成效，但至今尚未见有以该目录为基础编著的系列丛书。

为系统总结各类疾病的研究成果和诊疗经验，加强中医专科建设，提高中医专科学术水平和临床诊疗能力，以云南省中医医院暨云南中医学院第一附属医院专家为主，并邀请北京中医药大学东直门医院和北京中医药大学第三附属医院、北京市中医医院、江苏省中医医院等医院的专家参与，共同编写了这套《新编中医临床学科丛书》。丛书以国家中医药管理局公布的"中医药学科建设规划指导目录"为基础，以中医临床医学二级、三级学科名称为体系，稍做调整后确定编写分册的目录。虽然针灸学、推拿学和中医传染病学在学科目录中分别分属于针灸推拿学一级学科和二级培育学科，但这三个专科均是目前中医医疗机构常设的临床专科，因此也列入该丛书编写目录一并编写。该丛书计有中医心病学、中医肝胆病学、中医脾胃病学、中医肺病学、中医肾病学、中医脑病学、中医风湿病学、中医内分泌代谢病学、中医肿瘤病学、中医血液病学、中医皮肤病学、中医肛肠病学、中医疮疡病学、中医骨伤科学、中医妇科学、中医男科学、中医儿科学、中医眼科学、中医耳鼻咽喉科学、中医急诊学、中医养生学、中医康复学、中医老年医学、中医临床护理学、中医全科医学、中医传染病学、针灸学、推拿学共28个分册。

丛书各分册分总论和各论进行编写。原则上总论部分包括学科概念与研究范畴、学科学术发展源流、现代研究进展、对脏腑生理的认识、病因病机、诊法与检查、辨病与辨证、治则与治法、药物与方剂、保健与护理等内容；各论部分包括各科常见证候和疾病论治的内容，常见疾病论治从概念、病因病机、辨病、类病辨别、中医论治、西医治疗、预防调护、疗效判定标准等方面加以介绍。中医养生学、中医康复学、中医全科医学、中医传染病学、针灸学、推拿学等分册，则按专科特点与规律进行编写。丛书的编写，强调学术性和临床适用性并举、突出中医特色的同时兼顾西医内容，以期更好地适用于初、中级中医临床、教学工作者和在校中医类各专业本科生、研究生。

由于该丛书的编写与出版是首次尝试，为保证质量，编委会成员作了很大努力，有的书稿从编写初稿到分册主编、学术秘书、总主编审稿等环节，反复修改达15次。尽管如此，不足之处在所难免，诚望读者提出宝贵修改建议，以便再版时予以修正和提高。

该丛书从策划选题到编写、出版，得到了科学出版社中医药分社社长曹丽英博士和分社各位责任编辑的指导，得到各位编委的大力支持，在此一并表示衷心的感谢！

秦国政

2017年3月于昆明

前言

新编中医临床学科丛书《中医内分泌代谢病学》是为了提高中医内分泌专科学术水平，促进学科建设和发展，在继承整理历代医家对消渴、瘿病、虚劳、肥胖等内分泌代谢性疾病的基础理论和基本知识的基础上，结合现代研究成果进行编著的。这部书的出版有利于提高中医内分泌代谢病学科的临床、科研和教学水平。

全书分总论和各论两部分。总论介绍了中医内分泌代谢病学的研究范畴、发展源流、研究现状及进展、内分泌代谢病与脏腑和气血津液的关系、病因病机、诊疗原则和方法、常用药物与方剂、保健与护理十章。各论部分各章节按概述、病因病机、辨病辨证论治、名医经验、预后及转归、预防和调护等栏目编写，重点介绍疾病的诊断、鉴别诊断和辨证施治的原则和方法，尽量客观地反映目前该学科研究成就。

本书对从事中医、中西医结合的内科或内分泌专科的临床医生、研究生具有较高的实用价值，对其他医务人员、医疗科研人员、中医院校学生亦有重要的参考价值。

刘学兰

2017年3月1日

目录

总前言
前言

上篇·总论

第一章 中医内分泌代谢病学的概念与研究范畴 ………………………… 2
第二章 中医内分泌代谢病学的学术发展源流 …………………………… 4
第三章 中医内分泌代谢病学的现代研究进展 …………………………… 5
第四章 中医内分泌代谢病学的理论基础 ………………………………… 12
第五章 中医内分泌代谢病学的病因病机 ………………………………… 21
第六章 中医内分泌代谢病学的诊法与检查 ……………………………… 24
  第一节 中医四诊 ……………………………………………………… 24
  第二节 西医检查 ……………………………………………………… 31
第七章 中医内分泌代谢病的辨病与辨证 ………………………………… 44
  第一节 辨病 …………………………………………………………… 44
  第二节 辨证 …………………………………………………………… 46
第八章 中医内分泌代谢病的治则与治法 ………………………………… 53
  第一节 中医治疗原则 ………………………………………………… 53
  第二节 中医常用治法 ………………………………………………… 55
第九章 中医内分泌代谢病的常用药物与方剂 …………………………… 60
  第一节 常用方剂 ……………………………………………………… 60
  第二节 常用药物 ……………………………………………………… 74
第十章 中医内分泌代谢病的预防保健与护理 …………………………… 88
  第一节 预防保健 ……………………………………………………… 88
  第二节 护理常规 ……………………………………………………… 91

下篇·各论

第十一章　糖尿病 …… 98
第十二章　糖尿病急症及急性并发症 …… 115
　　第一节　糖尿病酮症酸中毒 …… 115
　　第二节　糖尿病非酮症性高渗综合征 …… 124
　　第三节　糖尿病合并低血糖 …… 131
第十三章　糖尿病慢性并发症及合并症 …… 139
　　第一节　糖尿病性肾病 …… 139
　　第二节　糖尿病性足病 …… 151
　　第三节　糖尿病合并脑血管病 …… 164
　　第四节　糖尿病合并心脏病 …… 177
　　第五节　糖尿病眼病 …… 187
　　第六节　糖尿病性周围神经病变 …… 199
　　第七节　糖尿病性胃轻瘫 …… 211
　　第八节　糖尿病性腹泻 …… 219
　　第九节　糖尿病性便秘 …… 227
　　第十节　糖尿病神经源性膀胱 …… 234
　　第十一节　糖尿病性泌汗异常 …… 243
第十四章　甲状腺疾病 …… 252
　　第一节　甲状腺功能亢进症 …… 252
　　第二节　甲状腺功能减退症 …… 264
　　第三节　亚急性甲状腺炎 …… 274
　　第四节　甲状腺结节 …… 282
第十五章　血脂与脂蛋白异常血症 …… 292
第十六章　肥胖症 …… 304
第十七章　围绝经期综合征 …… 316
第十八章　高尿酸血症和痛风 …… 327

参考文献 …… 342

上篇·总论

第一章

中医内分泌代谢病学的概念与研究范畴

一切生命过程都需要沟通，包括宏观的人与环境之间的沟通及微观细胞之间的沟通，要实现这种沟通就需要神经和内分泌代谢系统的调控。神经系统的功能是由激素介导的，而激素的分泌和代谢又受神经系统的调节。实际上内分泌代谢系统就是人体内分泌腺及某些脏器中内分泌组织所形成的一个体液调节系统，在神经支配和物质代谢反馈调节的基础上释放激素，调节体内的代谢、脏器功能、生长发育、生殖与衰老、思维与运动等许多生理活动，维持人体内环境的相对稳定以适应复杂多变的体内外变化。内分泌学作为生物科学的重要分支早在20世纪初已经形成，目前临床上内分泌已渗入到几乎所有的专业系统。内分泌系统的主要作用是通过分泌的激素来调节机体的代谢，维持内环境的稳定以及控制机体的生长发育与成熟衰老。一旦内分泌系统分泌的激素发生量和（或）质的改变时，就会引起机体部分挥着全身的功能紊乱，从而导致内分泌系统疾病的发生。

迄今为止，祖国医学传统典籍中尚未发现内分泌这个词汇。但是在众多古籍记载中有相关类似疾病症状的描述，比如"消渴"、"瘿病"、"虚劳"等。其积累的丰富诊疗经验具有独到之处，对当今指导内分泌的研究、提高中医诊疗内分泌疾病的水平仍然具有重要的意义。近几十年来，随着中西医的快速发展，一方面在整理发掘传统中医药学诊治内分泌疾病方面取得了丰硕的成果，另一方面借助于现代医学发展的成果，通过临床和实验研究，在现代中医内分泌学的发展上开拓了新的天地。当然，我们还应该客观地看到当前中医药对内分泌疾病的诊疗还比较局限，特别是中医药工作者在结合新的研究成果，运用新的研究手段开展中医药的研究方面还不够广泛。因此还需要继续坚持"思求经旨，演其所知"的原则，进一步将现代中医内分泌病学提高到新的阶段。

中医内分泌代谢病学是运用中西医结合的方法和手段，研究脏腑功能失调及气血津液运化敷布失常所引起的消渴病、瘿病、痰浊、肥气、虚劳等病症，与糖、脂肪、蛋白质、激素分泌代谢的生理病理相应的基础和临床的一门新兴学科。

内分泌代谢疾病相当常见，可由多种原因引起，临床表现有功能亢进、功能减退或功能正常。所涉及的病种如糖尿病、甲状腺功能亢进症、甲状腺功能减退症、甲状腺炎、肥胖症、慢性肾上腺功能减退症、腺垂体功能减退症、尿崩症、皮质激素增多症、更年期综合征、高脂血症、高尿酸血症等。祖国医学尽管不一定具有与之相对应的病名及专门的论述，但对相同或相似于该系统疾病的各种病证却具有详尽的记载，并形成独特的理论体系。针对这类疾病的病因、病机、证候、防治和预后转归等，都有精辟的论述，这不仅是对历代医疗实践的总结，而且在科学技术高速发展的今天，也具有非常重要的指导意义。约在公元前16世纪的甲骨文中已有关于动物阉割去势的记载，《灵枢·五音五味》记述了阉人丧失第二性征的临床表现；战国时期的《庄子·德充符》中即有瘿的病名；成书于东汉末年的《伤寒杂病论》中记载了消渴、虚劳、水肿、血痹、痰饮、惊悸、脏躁、百合病、黑疸等病证，蕴涵着历代医家对内分泌代谢疾病诊治的杰出成就。

内分泌代谢病早期常无症状，须依靠生化检查而确诊。必要时尚可做多种特殊试验，结合病史、症状、体征和化验资料等，同时结合其生活条件、环境和家族史等，详细分析判断。有遗传因素者须随访家族史并作染色体检查等。内分泌代谢病中尤其是后天获得性者如肥胖症、高脂血症等均应强调注意预防。有遗传因素的内分泌代谢病大多不能根治，早期诊疗可预防其并发或伴发症，如糖尿病早期严格控制可防止微血管病变所引起的视网膜病变及肾小球硬化症等。

内分泌代谢病的特点是：

（1）由于机体的代谢产物（如糖、脂肪、蛋白质、电解质等）广泛存在于人体内，故代谢紊乱影响全身，累及的器官和组织广泛，但各种物质代谢紊乱仍各有其特点。

（2）早期病变为病理生化过程，常无生理解剖改变，临床上不一定有症状，晚期病理解剖改变较多则症状及并发症也较严重，甚而发展到不可逆的程度。例如，痛风早期仅有高尿酸血症，晚期有痛风性肾病，可导致肾衰竭。糖尿病早期仅有糖耐量异常，大多无症状，后期则并发或伴发多种脏器病变，包括心脑血管、肾、眼底、神经等全身广泛病理解剖改变，早期轻症可逆，但严重者多属不可逆性。

（3）内分泌代谢病很多为家族性疾病，有遗传倾向。发病与营养供应、饮食习惯、环境因素有关，如糖尿病、肥胖症、痛风、高脂蛋白血症等。

（4）长期的代谢异常影响个体的生长、发育、成熟、衰老等过程。许多疾病可影响智力发育和精神状态，有些由于基因异常影响脑部蛋白质合成或由于代谢紊乱影响脑部功能，可致严重脑部损害和智力减退。

（5）除病因治疗外，特别注重激素补充或替代治疗及纠正代谢异常。

（刘学兰）

第二章

中医内分泌代谢病学的学术发展源流

历代医家在长期与内分泌代谢病作斗争的医疗实践中,不断总结经验,形成了中医诊治内分泌代谢病的理论体系,千百年来在防治内分泌代谢病中发挥了重要作用,丰富了世界医学宝库,做出了卓越的贡献。战国时期的《庄子·德充符》即有"瘿"的病名;《吕氏春秋·尽数篇》所说的"轻水所,多秃与瘿人"不仅记载了瘿病的存在,而且观察到瘿的发病与地理环境密切有关。始于战国而成书于西汉的《黄帝内经》认为五脏虚弱、过食肥甘、情志失调是引起消渴的原因,而内热是其主要病机。汉代张仲景在《金匮要略》立消渴专篇讨论,并最早提出治疗消渴的方药;《金匮要略·血痹虚劳病脉证并治》首先提出了虚劳的病名。中医内分泌代谢病学至唐宋金元及明清得到较大发展,创立了众多的治疗内分泌代谢病的方剂,为后世中医内分泌代谢病学的辨证论治奠定了基础。

近一个世纪来现代医学对内分泌学的认识,大致经历了三个阶段:①内分泌腺体研究:将内分泌腺切除,观察切除前、后的生理生化改变及激素补充后的恢复情况,丰富了对各个内分泌腺的认识。②内分泌组织学研究:激素的提纯及其抗体制备,经放射免疫测定,奠定了微量激素测定的特异性和高度敏感性,由此又推动了微量检测技术的发展,使微量激素可精确测定。免疫荧光显微技术利用抗体与细胞表面或内部高分子(抗原)的特异性结合,对进行定位研究有积极意义,如胰岛 B 细胞分泌颗粒的胞吐(exocytosis)现象的研究。③内分泌分子学研究:目前内分泌学的研究已从细胞水平进入分子水平研究,通过激素基因、受体克隆、基因表达、转录和翻译的调控、基因点突变、基因缺失和敲除、基因插入的研究,探讨激素作用机制、细胞内信号放大与转录以及细胞代谢、增生、分化、凋亡等热点。国内外运用基因工程技术合成激素及其类似物,已广泛应用于临床,造福人类。

(刘学兰)

第三章

中医内分泌代谢病学的现代研究进展

一、研究现状

(一)理论研究

1. 病因病机的研究

近年来,对糖尿病发病原因的看法较为一致,认为主要有过食肥甘、五志过极、房室不节、热病火燥及先天禀赋不足几个方面。对病机的认识,主要有以下几种:①阴虚燥热学说:认为其本在阴虚,燥热为标;②气虚学说:认为关键在于肺脾气虚,重点在于脾气虚;③气阴两虚学说:目前最具有代表性,认为该病发病机理为燥热伤阴,阴损气耗,致气阴两虚;④瘀血学说:此说经祝氏提出,引起了广泛的注意,许多人通过临床观察及实验研究后认为,瘀血为贯穿糖尿病发病始终的重要病机;⑤肝郁肝火学说:肝主疏泄,调畅气机,若肝的疏泄功能正常,则气机调畅,水津输布正常;如肝失疏泄,则气机不畅、水津输布失常,如在此基础上,或五志过极,或肝郁化火,则上损肺津,中伤胃液,下耗肾水,可发为消渴。故认为,肝气郁结是消渴的主要病机之一,治当重视疏肝解郁、调畅气机。以上几种学说,在糖尿病发病中均可存在,分之各有局限,合之则较为完善。

2. 辨证分型的研究

有根据气血阴阳辨证分型者,有根据寒热虚实分型者,也有根据脏腑及三焦辨证分型者。对糖尿病的辨证分型虽然种类较多,但目前采用最多的是卫生部制定发布的《中药新药治疗消渴病(糖尿病)的临床研究指导原则》中所制定的分型标准,即分为阴虚热盛证、气阴两虚证、阴阳两虚证和血瘀气滞证四型。甲状腺功能亢进分型主要有肝郁、肝火、阴虚阳亢。脾肾阳虚为甲状腺功能减退的基本病机,温肾助阳、益气健脾是治疗甲状腺功能减退的原则。肥胖辨证主要为三焦郁热、肝胃郁热、肺脾气虚、脾肾阳虚。

3. 证候客观化的研究

在研究糖尿病的辨证分型时,众多研究者对"证"与客观指标间的关系进行了研究，认为糖尿病不同证型与病程、血糖、胰岛素、胰升血糖素、环核苷酸、血浆皮质醇、性激素水平、血脂、血小板、糖化血红蛋白、尿17羟、尿17酮、尿3-甲羟基苦杏仁酸（VMA）、血液流变学、甲皱微循环、凝血指标之间存在一定的联系，中医对糖尿病的不同辨证分型具有一定的物质基础的。

（二）临床研究

1. 辨证治疗糖尿病

陈长青认为糖尿病（消渴病）以气阴两虚血瘀、阴虚燥热血瘀、肝肾阴虚血瘀、阴阳两虚血瘀和脾肾阳虚等证型为主，气虚、阴虚、血瘀为该病的基本病机，治疗上应以益气养阴、活血化瘀为主要方法。

（1）气阴两虚血瘀型：多饮、多食、多尿症状较明显（或间断出现），或不明显但实验室检查尿糖、血糖高于正常，精神倦怠，四肢乏力，心慌气短，形体肥胖，舌质红或淡红，舌下脉络瘀紫，舌苔薄白或薄黄，脉细无力或细数。治宜益气养阴活血。方用祝谌予降糖对药方加减。药物组成：生黄芪、生地黄、苍术、玄参、葛根、丹参。

（2）阴虚燥热血瘀型：口干舌燥、烦渴多饮为主症，或多食易饥，或多尿，神疲乏力，便秘，心慌气短，胸闷心痛，胁痛，形体消瘦或肥胖，或见疽，舌质红或绛，苔薄黄少津，脉弦滑或细数。治宜滋阴清热活血。主用降糖方加味。药物组成：生黄芪、生地黄、玄参、葛根、丹参、黄连、知母、天花粉、大黄。

（3）肝肾阴虚血瘀型：以口干、目干涩、视物昏花为主症，伴头晕耳鸣，腰酸乏力，肢体疼痛或麻木，皮肤干燥或瘙痒，心悸失眠，消瘦，胁痛，多尿或多食善饥，舌质红或淡红苔薄少津，脉弦细。治宜滋肾养肝活血。方用杞菊地黄丸加味。药物组成：枸杞子、菊花、生地黄、山茱萸、山药、茯苓、牡丹皮、泽泻、葛根、丹参、天花粉。

（4）阴阳两虚血瘀型：以夜尿频多、口渴不欲饮或口不渴、舌质由红转淡为主症，伴眩晕，四肢欠温，腰酸乏力，阳痿，心慌气短，胸闷心痛，便秘，舌质淡白或淡红，苔薄白，脉沉细或弦细。治宜养阴助阳活血。方用六味地黄丸加味。药物组成：熟地黄、山茱萸、山药、茯苓、牡丹皮、泽泻、淫羊藿、仙茅、葛根、天花粉、丹参。

（5）脾肾阳虚型：以形寒肢冷、浮肿、大便溏泄，甚则冷汗淋漓为主症。或恶心不欲食，中气味秽浊，神倦嗜卧，夜尿频多，舌质淡白无华，苔白厚或浊，脉沉迟或沉细。治宜温补脾肾，回阳救逆。方用桂附理中汤加味。药物组成：肉桂、熟附子、干姜、党参、白术、茯苓、黄芪、山茱萸。

2. 糖尿病周围神经病变辨证分型

张巧英根据糖尿病周围神经病变临床表现分三型进行治疗：阴虚血燥、热毒蕴盛型用凉血活血、清热解毒的生地黄、牡丹皮、赤芍、桃仁、红花、紫草、玄参、蒲公英、连翘；阴虚血燥型用黄芪、地骨皮、女贞子、玉竹、黄精、生地黄、知母、地龙、全蝎、白僵蚕、蕲蛇；湿热互结型用清化湿热、息风通络的黄连、苍术、鹿衔草、地骨皮、菝葜、土茯苓、泽泻、葛根、白僵蚕、蕲蛇、全蝎、地龙；湿热互结、气阴两虚型用上两方加减用之。

王映坤按病机分三型治疗：气血不足、筋脉失养型用补益气血、滋养筋脉的黄芪、党参、熟地黄、茯苓、苍术、山药、白术、川芎、地龙、牛膝、当归；肝肾阴虚、筋脉失养型用滋养肝肾、舒筋养脉的麦味地黄汤加黄芪、地龙、牛膝；痰瘀内结、筋脉不舒型用化痰活血、舒筋活络的白芥子、地龙、僵蚕、苍术、黄芪、葛根、山药、丹参。

3. 中药治疗甲状腺瘤

陈氏以解郁化痰散结法（柴胡、郁金、浙贝、玄参、三棱、莪术、牡蛎、海藻、昆布、黄药子），肝郁甚加青皮、香附；肝郁化火加丹皮、夏枯草；血瘀明显加鳖甲；胸闷发憋加瓜蒌、菖蒲；阴亏加生地、沙参；气虚加黄芪、党参、白术，治疗甲状腺腺瘤。罗氏以仙方活命饮加减（气虚加党参、黄芪、白术；情志忧虑重者加柴胡、郁金、夏枯草；阴虚加麦冬、粉葛）治疗甲状腺腺瘤。罗氏等认为，甲状腺腺瘤囊性变属于中医瘿瘤的范畴，以活血化瘀、消肿散结方药（当归、玄参、金银花、红藤、延胡索、穿山甲、皂刺、桂枝、川芎、制半夏、茯苓、泽泻、生地）随症加减，治疗甲状腺腺瘤囊性变。

4. 中医药治疗甲状腺功能亢进症

（1）制订主方，随症加减：①疏肝清热，软坚散结。②滋阴清热，软坚散结。③益气养阴、清热泻火，佐以化痰散结。

（2）辨证分型：①依据脏腑阴阳气血虚实分型。姜氏分为5型：肝郁不舒、痰气郁结型，治宜疏肝理气、化痰消瘿，方选小柴胡汤或逍遥散合四君子汤；中焦蕴热、胃火炽盛型，治宜清胃补肾、生津止渴，可选用白虎加人参汤、一贯煎、知柏地黄丸等；肝肾阴虚、虚火内扰型，治宜滋阴清热、化痰软坚，用知柏地黄丸或牡蛎散；胃强脾弱、虚实夹杂型，治宜清胃扶脾、燥湿软坚，用白虎加人参汤与香砂六君子汤化裁；脾虚肝旺、气阴两虚型，治宜清肝健脾、益气养阴、化痰消瘿，用丹栀逍遥散与四君子汤化裁；蒋氏分4型论治：肝郁心热型，治以疏肝理气、清心安神，药用丹皮、栀子、柴胡、赤芍、生地、朱砂等；肝胃火旺型，治以清泻肝胃，药用龙胆草、黄芩、生地、知母、生石膏等；心肾阴虚型，治宜养心益肝、滋阴清热，药用生地、麦冬、五味子、丹参、玄参、茯神等；痰气凝结型，治宜燥湿化痰、行气散结，药用海藻、海带、昆布、半夏、陈皮、茯苓、郁金等；谢氏分4型：阴虚阳亢型，用白芍、玄参、麦冬、栀子、龙胆草以滋阴降火；脾肾阳虚型，用黄芪、白术、砂仁、陈皮、焦三仙等药以益气健脾助阳；气滞痰凝型，用党参、黄芪、生地、当归、半夏、陈皮、夏枯草等药以扶正祛邪、软坚散结；气阴两虚型，用党参、当归、白芍、生地、麦冬、郁金、柴胡等药以益气养阴、调理肝脾。②以法统证。朱氏以下述三法治甲亢：疏肝解郁、活血散结法，适用于肝郁气滞、气血阻遏而致气血瘀结者，方选逍遥散加减；滋阴降火、平肝息风法，适用于阴虚火旺、肝风内动之证，方选二冬汤加减；养血清热、化痰消瘿法，适用于血虚为本、痰热为标证，采用麻菊饮加减。

5. 中医药治疗亚急性甲状腺炎

郭氏等以龙胆解毒汤(龙胆草、黄芩、栀子、柴胡、郁金、川楝子、合欢花、连翘、金银花、鱼腥草)治疗亚急性甲状腺炎40例,治愈29例(72.5%),有效9例(22.5%),无效2例(5%),总有效率为95%,疗效优于泼泥松对照组。

6. 中医治疗慢性淋巴细胞性甲状腺炎(桥本甲状腺炎)

庞氏等认为,根据该病甲状腺弥漫性肿大、质地硬韧的特点,常归属于中医瘿病、瘿瘤的范畴。国内许多报道表明用中医药治疗该病获得满意的疗效,不但可以纠正患者的甲状腺功能异常,使临床症状得以缓解,而且还可以不同程度地降低患者血清中高滴度的抗甲状腺自身抗体,改善免疫功能。伍氏等采用辨证论治治疗该病56例,甲状腺功能亢进表现为气阴两虚者,服用益气养阴药(党参、麦冬、五味子等);表现为阴虚胃热者,服用养阴清热药(生石膏、知母、玉竹等);以肝郁气滞为表现者,用疏肝理气药(柴胡、川楝子、生牡蛎、夏枯草等);甲状腺功能减退以面色萎黄、善太息为表现者,用理气活血药(郁金、香附、当归等);以畏寒喜暖、嗜睡、浮肿为表现者,用温肾助阳药(淫羊藿、菟丝子、当归等);甲状腺肿大明显者用消瘿散结药(姜半夏、乳香、夏枯草等),以3个月为1个疗程,总有效率为96.4%。并通过实验证明,上述中药有调节免疫功能和抗炎作用,能抑制甲状腺局部结缔组织增生、改善甲状腺局部营养作用,从而使甲状腺肿瘤缩小乃至消失。卞氏等采用补气活血、益气养阴、温阳化痰等方法治疗该病65例,根据不同阶段分为3型治疗。气虚血瘀证(初期),宜补气活血,用六君子汤合桃红四物汤化裁;气阴两虚证(中期),宜益气养阴,用生脉饮加味;阳虚痰凝证(后期),宜温阳化痰,用阳和汤化裁,3个月为1个疗程,共观察3个疗程。总有效率为95.45%。王氏等以香附、木香、川芎、郁金、柴胡为基础方,阴虚证119例加服新六味地黄丸(黄精、山药、泽泻、丹皮、茯苓、枸杞);阳虚证14例,加服金匮肾气丸,连服35~50天为1个疗程,治疗最长为4个疗程。共治疗133例,治愈38例(28.6%),好转86例(74.7%),无效9例(6.7%)。陈氏等以扶正消瘿法治疗该病38例,给予扶正消瘿剂(党参或人参、茯苓、丹参、赤芍、青皮、陈皮、法半夏、炙甘草),临床表现为甲亢者加天冬、麦冬、五味子、生地;临床表现为甲减者加桂枝、鹿角片(霜)、淫羊藿;病程长,甲状腺肿硬,有血瘀征象者加三棱、莪术;吕氏等以甲状腺免疫合剂(黄芪、当归、生地、白芍、丹参、夏枯草、柴胡、生牡蛎)治疗该病30例,3个月为1个疗程,红细胞免疫复合物花环率降低,红细胞免疫黏附促进因子升高、抑制因子降低,甲状腺微粒体抗体和甲状腺球蛋白抗体均显著下降;肖氏等治疗该病,以复方香附散(香附、厚朴、枳实、柴胡、白芍、川芎)理气滋肾、活血化瘀、行气破结为基本方,阴虚者197例加服新六味地黄丸,阳虚者68例加服六味地黄丸,不计疗程,连续服药4个月以上统计疗效,以上三方均取得良效。

7. 专病专方研究

(1)消渴灵:生地黄、知母、黄芪、山药、鸡内金、三棱、莪术、肉桂、红花黄连。将生地黄、知母、黄芪、白术、怀山药水煎浓缩提取，将浸膏烘干，三棱、莪术、肉桂、红花、鸡内金等研粉，过筛，装二号胶囊，每粒重0.3克，治疗2型糖尿病64例，总有效率87.5%。

（2）降糖胰复康：由西洋参、生黄芪、苍术、生地黄、沙参、地骨皮、丹参、川芎、生山药等12味中药组成。多食加生石膏、知母；多饮加天门冬、麦门冬；多尿加桑螵蛸、益智仁；血瘀加鸡血藤、地龙；肝郁加郁李仁、延胡索。治疗2型糖尿病97例，总有效率为89.7%。

（3）复方三消汤：黄芪、山药、苍术、玄参、生地黄、天花粉为基本方，随症加减。治疗2型糖尿病250例，总有效率为95%。

（4）克糖灵系列方：以益气、养阴、祛瘀、降糖之西洋参、黄精、葛根、丹参加格列本脲为基础方。根据病情辨证进行加减。偏于气虚者加黄芪（克糖灵一号）；阴虚为主者去西洋参加太子参、玉竹（克糖灵二号）；气阴两虚者加黄芪、天花粉、黄连（克糖灵四号）；阴虚热盛者，加知母、黄连、山茱萸（克糖灵五号）；阴虚夹瘀者加生地黄、北沙参、赤芍、王不留行（克糖灵七号）；阴阳俱虚者，加桂枝、制附子、山茱萸（克糖灵八号）。根据血糖情况分为轻、中、重三型，病情轻者去格列本脲（克糖灵三号）；病情较重者加格列本脲（克糖灵六号）服用该药后，停用其他降糖药物。治疗325例2型糖尿病患者，总有效率81.2%。

8. 针灸治疗研究

针灸治疗2型糖尿病简便安全，疗效好，方法较多，逐渐被广大患者接受。

（1）针刺治疗：康世英等择时治疗50例2型糖尿病患者，结果表明：胰岛素分泌高峰时针刺组治疗后的空腹血糖、餐后2h血糖、24h尿糖测定、糖化血红蛋白均有明显改善。张跃平等分型选穴针刺治疗2型糖尿病73例。取穴：关元、下巨虚、别浊平（经验穴，在下巨虚下1寸）。配穴：上消加少商，中消加中脘，下消加太溪。治疗期间不加任何西药治疗，也不需要限制饮食。结果：总有效率98.6%。周潮等揿针及体针并用治疗2型糖尿病178例。体针取穴：大椎、合谷、足三里、三阴交、复溜、肾俞、脾俞、肝俞。手法：平补平泻，针刺得气后留针30min，每隔15min行针1次。揿针取一侧耳穴胰、肝、内分泌、脾、渴点、心、口、肾、下屏尖。合并高血压者加降压沟；合并腹泻或便秘者加直肠下段；合并有两目干涩者加眼穴。揿针及体针均以30天为1个疗程。治疗结果：经1~3个疗程的治疗，总有效率为91.9%。糖尿病属中医的消渴病范围，其病机为本虚标实，故治以补虚泻实。长期临床观察，针灸治疗2型糖尿病（特别是轻型），对降低血糖、尿糖及改善症状、减缓并发症方面疗效较为明显，且无毒副作用，可为轻型糖尿病患者的首选疗法。中、重型患者可配合中西药共同治疗。

（2）针刺配合其他疗法：冯明秀等针灸配合消渴膏穴位贴敷治疗糖尿病309例。治疗时首先取气海穴，针刺得气后施以提插补法，待出现较强针感后留针15min，起针后将已温热之消渴膏贴于气海穴处（忌敷肚脐）。消渴膏由阿魏、海龙、海马、人参、鹿茸、珍珠、郁金、沉香、乳香、没药、冰片、黄芪等组成，按黑膏药工艺制成。治疗结果：309例患者经治疗后，总有效率为96%。曹少鸣以针刺加艾条治疗糖尿病，将42例2型糖尿病患者随机分为针灸组、艾灸组、针刺加艾灸组进行比较研究。结果表明：治疗后三组患者临床症状均得到明显改善，空腹血糖、糖化血红蛋白、24h尿糖定量治疗前后有显著性差异。研究表明，两者共同使用可更好地改善疾病症状及检测指标，说明治疗糖尿病时，针刺与艾灸同时运用具有良好的协同作用。

9. 其他治疗研究

（1）穴位电刺激治疗：唐淑华等根据中医针灸学原理，通过对特定穴位的刺激将经过电脑处理的模拟人体正常生物波信息输入人体，经过神经、免疫、体液系统的调节作用，从而达到治疗糖尿病的作用。糖尿病治疗仪治疗2型糖尿病30例。均取双侧胰俞、肾俞、足三里及左侧胰2穴（左胰俞穴旁开1.5寸）、腹哀穴。治疗结果：各型有效率最高达90%，最低为80%，经统计学分析各型之间疗效差异无显著性。胰2穴是南方针灸研究中心拟定的一个经验穴，经过多年的临床运用，尤其与腹哀穴前后相配，能显著地降低糖尿病患者的血糖，其作用机制有待进一步研究。该仪器治疗对多尿、乏力、失眠、肢端麻木等症状效果良好。

（2）气功治疗：钱爱珠认为气功作为一种自我锻炼的方法，通过调身、调心、调息，纠正了糖尿病患者由于血黏度升高、血液流动障碍而导致的缺血缺氧状态，增加了组织器官血液和氧的供给。钱爱珠等以智能功内丹功治疗2型糖尿病50例取得良好效果。该研究表明，糖尿病患者练功后，血糖下降、胆固醇和三酰甘油下降，血黏度改善、症状和体征减轻。练功作为糖尿病非药物治疗的方法之一，值得进一步研究和应用。

（3）穴位敷贴：中药穴位给药，由芳香走窜之品渗透皮肤，使诸药通过经络传导，运行周身，以调整脏腑阴阳气血，扶正祛邪，从而改善临床症状。郭宝荣等用糖尿病贴敷膏（黄芪、山药、白术、葛根、补骨脂、金樱子、何首乌、鹿角霜、丹参、穿山甲、血竭、三七、麝香、冰片等）贴敷三阴交、足三里，每日配合格列本脲晨起顿服，治疗2型糖尿病30例，并设对照组（口服玉泉丸和格列本脲）20例，结果：贴敷组临床总有效率达93%，与内服传统方药的对照组疗效接近，说明外治法治疗糖尿病疗效是可靠的。该法简单方便，不良反应少，成本低，值得进一步研究推广。

（三）实验研究

近年来，有关糖尿病发病机制、临床实验研究报道较多，取得了一定的成果，为糖尿病临床诊断和治疗提供了新的手段。

1. 单味中药研究

（1）黄连降血糖作用：小檗碱（黄连的主要成分）可以显著降低四氧嘧啶所致糖尿病小鼠的血糖。同时证明，服小檗碱15天，可使小鼠血糖下降并改善葡萄糖耐量，其作用的机制可能为受体后效应，即通过抑制糖原异生和促进糖酵解产生降血糖作用。

（2）桑叶总黄酮通过抑制糖尿病大鼠小肠双糖酶的活性而有显著的降血糖作用。

（3）苦瓜的鲜汁冻干粉对于药物性高血糖小鼠有显著的降血糖作用，而且其冻干粉对于正常小鼠的血糖无影响，是一种安全有效的降血糖制剂。其降血糖活性物质包括一种生物碱和一种类似胰岛素样的化合物，可以增加血清中胰岛素含量。

2. 复方药效学研究

（1）消渴停防止胰岛B细胞的凋亡，而促进胰岛素分泌。宋福印等用消渴停治疗2型糖尿病大鼠模型。并与消渴丸组对照发现，其可以显著降低血糖，增加血胰岛素浓度。

（2）加味桃核承气汤具有减轻胰岛素抵抗的作用。熊曼琪等观察加味桃核承气汤对2型糖尿病大鼠模型的影响，加味桃核承气汤由黄芪、大黄、桃仁、桂枝、生地黄等组成。实验结果表明：用加味桃核承气汤治疗，可提高大鼠靶细胞对胰岛素的敏感性和反应性，即可使受体和受体后胰岛素抵抗减轻，但不能使之完全逆转。

（3）邝秀英等研究益气活血中药对2型糖尿病大鼠的作用及骨骼肌葡萄糖转运蛋白4表达的影响。采用低剂量链脲佐菌素腹腔注射加高热量饲料喂养导致大鼠类2型糖尿病大鼠模型，结果表明，益气活血通腑中药可改善此模型的糖耐量异常，其作用与增强其骨骼肌基因表达，促进骨骼肌对葡萄糖的摄取和利用有关。

（4）中医治疗甲亢的机制研究：浓氏报道益气养阴泻火药能减少甲亢大鼠肝细胞核甲状腺激素受体的含量，降低DNA聚合酶和Na-K-ATP酶活性，并能升高肝组织ATP含量而降低全血中ATP含量，推测该方药可能多途径、多层次发挥作用，从而明显改善甲亢大鼠的能量代谢。徐氏的研究表明，甲亢阴虚病理模型与肝细胞糖皮质激素受体（GCR）的减少有关，而养阴药可以提高肝细胞GCR的数量。冯氏的研究表明，甲亢大鼠肾脏β受体最大结合容量较正常组显著增加，而生地黄、龟板可使之恢复正常。赵氏的研究显示，甲亢阴虚火旺证患者肾上腺皮质激素和儿茶酚胺的代谢和调节，随心火、肝火或心肝火旺的不同而出现不同程度的紊乱。养阴中药可促进甲状腺激素的降解，抑制T4向T3转化。并具有改变细胞的反应性，调节DNA的代谢，降低肝细胞核已升高的甲状腺激素受体的最大结合容量等作用。

二、发展前景

现代研究进展表明，当代中医在治疗内分泌代谢疾病上既继承了前人的经验又有较大发展。采用中西医结合可提高疗效，减少不良反应的发生。走中西医结合的路线，深入研究中医辨证论治的内涵，揭示中医疗法对内分泌代谢系统的作用机理，从而研究出疗效高、毒副作用小或无毒副作用的植物药用于治疗内分泌代谢系统疾病，这是历史赋予我们的使命，也是我们未来研究的重点。

（刘学兰）

第四章

中医内分泌代谢病学的理论基础

内分泌代谢性疾病大多属于中医"内伤杂病"范畴，与脏腑功能及气血津液失调密切相关。尤其是内分泌系统大多牵涉全身多个脏器，往往多表现为各脏腑并病与合病的情况，在内分泌系统疾病的诊治中，一定程度上更注重脏腑以及脏腑之间生理和病理状况下的功能情况，也就是从气血津液的层面来看待整体的机体功能，从气血津液的层面来指导辨证和立法处方用药。因此在中医内科学体系中大多归属"气血津液病"的范畴。心肺脾肝肾和气血津液与内分泌代谢性疾病的关系密切相关。因此，了解心、肺、脾、肝、肾及气血津液的生理功能尤为重要。

一、心的生理功能

心主血脉，藏神志，为五脏六腑之大主、生命之主宰。在内分泌代谢性疾病的发生和发展中起着重要的作用。

（1）心主血脉：指心有主管血脉和推动血液循行于脉中的作用，包括主血和主脉两个方面。心主血脉的生理作用有二：一是行血以输送营养物质。二是生血，使血液不断地得到补充。心脏功能正常，则心脏搏动如常，脉象和缓有力，节律调匀，面色红润光泽。若心脏发生病变，则会通过心脏搏动、脉搏、面色等方面反映出来。如果心气不足，血液亏虚，脉道不利，则血液不畅，或血脉空虚，而见面色无华，脉象细弱无力等，甚则发生气血瘀滞，血脉受阻，而见面色灰暗，唇舌青紫，心前区憋闷和刺痛，肢体麻木疼痛，脉象结、代、促、涩等。

（2）心主神志：即是心主神明，又称心藏神。心藏神，为人体生命活动的中心。其生理作用有二：其一，主思维、意识、精神。其二，主宰生命活动。心主神志的生理功能正常，则精神振奋，神志清晰，思维敏捷，对外界信息的反应灵敏和正常。如果心主神志的生理功能异常，不仅可以出现精神意识思维活动的异常，如失眠、多梦、神志不宁，甚至谵狂，或反应迟钝，精神委靡，甚则昏迷、不省人事等，而且还可以影响其他脏腑的功能活动，甚至危及整个生命。

（3）心开窍于舌、在体合脉、其华在面、在志为喜、在液为汗。在内分泌代谢病诊疗中有重要意义。

二、肺的生理功能

肺主气司呼吸，助心行血，通调水道。在五脏六腑中，位居最高，为五脏之长。

（1）肺主气司呼吸：肺主气是肺主呼吸之气和肺主一身之气的总称。肺主呼吸之气是指肺通过呼吸运动，吸入自然界的清气，呼出体内的浊气，实现体内外气体的交换，从而保证了人体新陈代谢的正常进行。肺参与一身之气的生成，特别是宗气的生成。肺主一身之气，贯通百脉，调节全身的气机，故能协助心脏主持血液循行。所以，血液的运行，亦有赖于肺气的敷布和调节。"人之一身，皆气血之所循行，气非血不和，血非气不运"（《医学真传·气血》）。肺助心行血的作用，说明了肺与心在生理病理上反映了气和血的密切关系。若肺气虚衰，不能助心行血，就会影响心主血脉的生理功能，而出现血行障碍，如胸闷心悸、唇舌青紫等症状。

（2）肺主行水：是指肺的宣发和肃降对体内水液输布、运行和排泄的疏通和调节作用。肺气宣发，一是使水液迅速向上向外输布，布散到全身，外达皮毛，以充养、润泽、护卫各个组织器官。二是使经肺代谢后的水液，即被身体利用后的废水和剩余水分，通过呼吸、皮肤汗孔蒸发而排出体外。肺气肃降，使体内代谢后的水液不断地下行到肾，经肾和膀胱的气化作用，生成尿液而排出体外，保持小便的通利。这就是肺在调节水液代谢中的作用，也就是肺的通调水道的生理功能。如果肺气宣降失常，失去行水的职能，水道不调，则可出现水液输布和排泄障碍。

（3）肺主治节：是指肺辅助心脏治理调节全身气、血、津液及脏腑生理功能的作用。心为君主之官，为五脏六腑之大主。肺为相傅之官而主治节。"肺与心皆居膈上，位高近君，犹之宰辅"。

（4）肺主宣肃：宣发与肃降为肺气机升降出入运动的具体表现形式。肺气必须在清虚宣降的情况下能保持其主气、司呼吸、助心行血、通调水道等正常的生理功能。只有宣发和肃降正常，才能使气能出能入，气道畅通，呼吸调匀，保持人体内外气体之交换，才能使各个脏腑组织得到气、血、津液的营养灌溉，又免除水湿痰浊停留之患，才能使肺气不致耗散太过，从而始终保持清肃的正常状态。如果两者的功能失去协调，就会发生肺气失宣或肺失肃降的病变。

（5）肺在体为皮、其华在毛、在窍为鼻、肺为娇脏的特性与内分泌代谢性疾病有关。

三、脾的生理功能

脾主运化、统血，输布水谷精微，为气血生化之源，人体脏腑百骸皆赖脾以濡养，故有后天之本之称。

（1）脾主运化：指脾具有将水谷化为精微，并将精微物质转输至全身各脏腑组织的功能。脾主运化水谷，包括了消化水谷、吸收转输精微并将精微转化为气血的重要生理作用。脾的运化功能强健，则机体的消化吸收功能才能健全，才能为化生气、血、津液等提供足够的养料，才能使全身脏腑组织得到充分的营养，以维持正常的生理活动。反之，若脾失健运，则机体的消化吸收功能便因之而失常，就会出现腹胀、便溏、食欲不振以至倦怠、消瘦和气血不足等病理变化。脾在运输水谷精微的同时，还把人体所需要的水液（津液），通过心肺而运送到全身各组织中去，以起到滋养濡润作用，又把各组织器官利用后的水液，及时地转输给肾，通过肾的气化作用形成尿液，送到膀胱，排泄于外，从而维持体内水液代谢的平衡。如果脾运化水湿的功能失常，必然导致水液在体内的停滞，而产生水湿、痰饮等病理产物，甚则形成水肿。故曰："诸湿肿满，皆属于脾"（《素问·至真要大论》）。这也就是脾虚生湿、脾为生痰之源和脾虚水肿的发生机理。脾运化水谷精微和运化水湿两个方面的作用，是相互联系、相互影响的，故在病理上常常互见。

（2）脾主生血统血：指脾有生血的功能。脾主统血，指脾具有统摄血液，使之在经脉中运行而不溢于脉外的功能。脾为后天之本，气血生化之源。脾运化的水谷精微是生成血液的主要物质基础。故张景岳说："血……源源而来，生化于脾"（《景岳全书·血证》）。脾气健运，化源充足，气血旺盛则血液充足。若脾失健运，生血物质缺乏，则血液亏虚，出现头晕眼花、面、唇、舌、爪甲淡白等血虚征象。脾气能够统摄周身血液，使之正常运行而不致溢于血脉之外。脾统血的作用是通过气摄血作用来实现的，气为血帅，血随气行。脾的运化功能健旺，则气血充盈，气能摄血；气旺则固摄作用亦强，血液也不会逸出脉外而发生出血现象。反之，脾的运化功能减退，化源不足，则气血虚亏，气虚则统摄无权，血离脉道，从而导致出血。

（3）脾主升清：是指脾具有将水谷精微等营养物质，吸收并上输于心、肺、头目，再通过心肺的作用化生气血，以营养全身，并维持人体内脏位置相对恒定的作用。这种运化功能的特点是以上升为主，故说"脾气主升"。脾之升清，是和胃之降浊相对而言。脾宜升则健，胃宜降则和。脾气主升与胃气主降共同完成饮食物之消化吸收和输布。同时，脾气之升可以维持内脏位置之恒定而不下垂。如脾气不能升清，则水谷不能运化，气血生化无源，可出现神疲乏力、眩晕、泄泻等症状。脾气下陷（又称中气下陷），则可见久泄脱肛甚或内脏下垂等。

（4）脾在体合肌肉、主四肢，在窍为口，其华在唇，在液为涎，在志为思。当这些部位发生病变当从脾论治。

四、肝的生理功能

肝主疏泄、藏血。喜条达而恶抑郁，体阴用阳。

（1）肝主疏泄：是指肝具有疏通、舒畅、条达以保持全身气机疏通畅达，通而不滞，散而不郁的作用。肝主疏泄在人体生理活动中的主要作用是调畅气机。

（2）肝藏血：是指肝脏具有贮藏血液、防止出血和调节血量的功能。血液来源于水谷精微，生化于脾而藏受于肝。肝内贮存一定的血液，既可以濡养自身，以制约肝的阳气而维持肝的阴阳平衡、气血和调，又可以防止出血。因此，肝不藏血，不仅可以出现肝血不足，阳气升腾太过，而且还可以导致出血。"人动则血运于诸经，人静则血归于肝脏"。肝脏具有贮藏血液和调节血量的作用，故肝有"血海"之称。肝藏血功能发生障碍时，可出现两种情况：一是血液亏虚。肝血不足，则分布到全身各处的血液不能满足生理活动的需要，可出现血虚失养的病理变化。若目失血养，则两目干涩昏花，或为夜盲；筋失所养，则筋脉拘急，肢体麻木，屈伸不利，以及妇女月经量少，甚至闭经等。二是血液妄行。肝不藏血可发生出血倾向的病理变化，如吐血、衄血、月经过多、崩漏。

（3）肝在体合筋、在窍为目、其华在爪，在液为泪，在志为怒。与内分泌代谢性疾病密切相关。

五、肾的生理功能

肾主藏精，主水液，主纳气，为人体脏腑阴阳之本，生命之源，故称为先天之本。

（1）肾藏精：是指肾具有贮存、封藏人身精气的作用。人出生以后，水谷入胃，经过胃的腐熟、脾的运化而生成水谷之精气，并转输到五脏六腑，使之成为脏腑之精。脏腑之精充盛，除供给本身生理活动所需要的以外，其剩余部分则贮藏于肾，以备不时之需。当五脏六腑需要这些精微物质给养的时候，肾脏又把所藏之精气，重新供给五脏六腑。一方面不断贮藏，另一方面又不断供给，循环往复，生生不已。由此可见，后天之精是维持人体生命活动、促进机体生长发育的基本物质。先天之精只有得到后天之精的补充滋养，才能充分发挥其生理效应；后天之精也只有得到先天之精的活力资助，才能源源不断地化生。即所谓"先天生后天，后天养先天"，两者相辅相成，在肾中密切结合而组成肾中所藏的精气。脏腑的精气充盛，肾精的生成、贮藏和排泄才能正常。肾中精气不仅能促进机体的生长、发育和繁殖，而且还能参与血液的生成，提高机体的抗病能力。在整个生命过程中，由于肾中精气的盛衰变化，而呈现出生、长、壮、老、已的不同生理状态。如果肾精亏少，影响到人体的生长发育，会出现生长发育障碍，如发育迟缓、筋骨痿软等；成年则现未老先衰，齿摇发落等。补肾填精是延缓衰老和治疗老年性疾病的重要手段。肾藏精，精能生髓，精髓可以化而为血。"血即精之属也，但精藏于肾，所蕴不多，而血富于冲，所至皆是"（《景岳全书·血证》）。所以，在临床上治疗血虚常用补益精髓之法。肾精具有抵御外邪而使人免于疾病的作用。"足于精者，百病不生，穷于精者，万邪蜂起"（《冯氏锦囊秘录》）。

（2）肾主水液：从广义来讲，是指肾为水脏，泛指肾具有藏精和调节水液的作用。从狭义而言，是指肾主持和调节人体水液代谢的功能。肾主水的功能是靠肾阳对水液的气化来实现的。肾脏主持和调节水液代谢的作用，称作肾的"气化"作用。人体的水液代谢包括两个方面：一是将水谷精微中具有濡养滋润脏腑组织作用的津液输布周身；二是将各脏腑组织代谢利用后的浊液排出体外。这两方面，均赖肾的气化作用才能完成。人体的水液代谢与肺、脾胃、小肠、大肠、膀胱、三焦等脏腑有密切关系，而肺的宣肃，脾的运化和转输，肾的气化则是调节水液代谢平衡的中心环节。在病理上，肾主水功能失调，气化失职，开阖失度，就会引起水液代谢障碍。气化失常，关门不利，阖多开少，小便的生成和排泄发生障碍可引起尿少、水肿等病理现象；若开多阖少，又可见尿多、尿频等症。

（3）肾主纳气：是指肾有摄纳肺吸入之气而调节呼吸的作用。人体的呼吸运动，虽为肺所主，但吸入之气，必须下归于肾，由肾气为之摄纳，呼吸才能通畅、调匀。只有肾气充沛，摄纳正常，才能使肺的呼吸均匀，气道通畅。如果肾的纳气功能减退，摄纳无权，吸入之气不能归纳于肾，就会出现呼多吸少、吸气困难、动则喘甚等肾不纳气的病理变化。肾主纳气，是肾的封藏作用在呼吸运动中的体现。

（4）主一身阴阳：肾为五脏六腑之本，为水火之宅，寓真阴（即命门之水）而涵真阳（命门之火）。五脏六腑之阴，非肾阴不能滋；五脏六腑之阳，非肾阳不能温养。"命门水火，即十二脏之化源。故心赖之，则君主以明；肺赖之，则治节以行；脾胃赖之，济仓廪之富；肝胆赖之，资谋虑之本；膀胱赖之，则三焦气化；大小肠赖之，则传导自分"（《类经附翼·求正录》）。肾阴充则全身诸脏之阴亦充，肾阳旺则全身诸脏之阳亦旺盛。所以说，肾阴为全身诸阴之本，肾阳为全身诸阳之根。在病理情况下，由于某些原因，肾阴和肾阳的动态平衡遭到破坏而又不能自行恢复时，即能形成肾阴虚和肾阳虚的病理变化。肾阴虚，则表现为五心烦热、眩晕耳鸣、腰膝酸软、男子遗精、女子梦交等症状；肾阳虚，则表现为精神疲惫、腰膝冷痛、形寒肢冷、小便不利或遗尿失禁，以及男子阳痿、女子宫寒不孕等性功能减退和水肿等症状。

（5）肾在体为骨、在窍为耳及二阴、其华在发、在液为唾，在志为恐。当出现以上功能障碍时应从肾考虑。

综上可知，心、肺、脾、肝、肾在内分泌代谢疾病中的地位至关重要，共同参与了体内气、血、津液的化生、封藏、调解、输布等方面的作用。其功能改变将导致体内代谢的一系列变化，直接影响内分泌代谢病的发生和发展。

六、气、血、津液的生理功能

气、血、津液是构成人体和维持人体生命活动的基本物质：气是人体内活力很强、运行不息、无形可见的极细微物质。既是人体的重要组成部分，又是机体生命活动的动力；血是红色的液态物质；津液是人体内的正常水液的总称。气、血、津液，既是脏腑经络及组织器官生理活动的产物，又是脏腑经络及组织器官生理活动的物质基础。

（一）气

气是一种至精至微的物质，是构成自然万物的原始材料。气也是构成人体生命和维持人体生命活动的最基本物质。气化作用是生命活动的基本特征。人体依靠生命机能不断地摄取自然物质并使之转变为机体的组成部分，构成生命活动的物质基础；在发挥生命机能的过程中，同时又不断地消耗自己，产生废物，通过汗、尿、便等形式排出体外。这一过程就是气化作用过程，既有有形物质向气的转化，如饮食经脾胃的腐熟运化成为水谷精微，化为营卫之气；又有气向有形物质的转化，如营气在心肺的作用下化赤为血液。形气相互转化的气化过程，包括了物质和能量的相互转化过程。精神意识思维活动是在全部生命机能的基础上产生出来的更为高级的机能活动，是生命物质的产物，也是气化作用的表现。神根于形，形根于气。中医学从形神关系论证了气是人体生命的本原。先天之精气禀受于父母，是构成生命和形体的物质基础；后天之精气包括饮食物中的营养物质和存在于自然界的清气。人体的气由先天之精气、水谷之精气和自然界的清气三者相结合而成的。气的生成与肺、脾胃和肾等脏腑的关系尤为密切。

1. 气的生理功能主要包含以下六个方面：

（1）推动作用：气是活力很强的精微物质，能激发和促进人体的生长发育以及各脏腑、经络等组织器官的生理功能，能推动血液的生成、运行，以及津液的生成、输布和排泄等。人体的脏腑经络，赖气的推动以维持其正常的机能。若气不足或气虚时，则气的推动作用减弱，机体的生理活动随之减弱，机体的生长发育延缓或出现早衰现象；影响血液和津液化生时，发生血虚和津液不足；影响血液运行不畅或迟缓时，可导致血瘀情况；影响津液运行不畅或停滞时，可出现痰饮或水肿等。

（2）温煦作用：气分阴阳，气具有温煦作用者，谓之阳气。气的温煦作用是通过阳气的作用表现出来的。阳气对人体的生长壮老已至关重要，人体的体温，需要气的温煦作用来维持；各脏腑、经络的生理活动，需要在气的温煦作用下进行；血得温则行，气可化水，血和津液等液态物质，都需要在气的温煦作用下，才能正常循行。气的温煦失常可表现在两方面：一是气郁则热，因某种原因导致气被郁滞于某一部位，气郁不散，郁久化热；二是气虚则寒，常见表现为喜热畏寒，四肢不温等。

（3）防御作用：卫气行于脉外，达于肌肤，发挥防御外邪侵袭的作用。邪气侵入机体之后，机体的正气奋起与之抗争，正盛邪祛，邪气迅即被驱除体外，如是疾病便不能发生。疾病之后，邪气已微，正气未复，此时正气足以使机体阴阳恢复平衡，使机体病愈而康复。若卫气不足而表虚易于感冒，用玉屏风散以益气固表；体弱不耐风寒而恶风，汗出，用桂枝汤调和营卫，均属重在固表而增强皮毛的屏障作用。

（4）固摄作用：气对血、津液、精液等液态物质的稳固、统摄，以防止无故流失的作用。人体中的阳气是生命的主导，若失常而不固，阴气就会耗伤衰竭，引起疾病甚至死亡。气的固摄作用具体表现为：气能摄血，气能摄津，固摄精液，固摄脏腑经络之气。气的固摄作用减退，必将导致机体阴阳、气血、津液的耗散、遗泄、脱失。气不摄血，糖尿病患者可出现眼底视网膜出血；气不敛津，可出现自汗不止、大汗淋漓、小便频频或失禁，见于糖尿病并发自主神经病变等患者；气不摄精，肾失封藏，可见于糖尿病性神经病变而导致的遗精、滑精、早泄等；气虚固摄功能不足，还可见脏器下垂，如胃下垂、子宫脱垂、脱肛等。

（5）营养作用：水谷精气为全身提供生命活动所必需的营养物质；卫气温养肌肉、筋骨、皮肤、腠理；营气化生血液营养五脏六腑、四肢百骸，经络之气，起到输送营养，濡养脏腑经络的作用。

（6）气化作用：在气的作用下，脏腑的功能活动，精气血津液等不同物质之间的相互化生，以及物质与功能之间的转化，包括了体内物质的新陈代谢，以及物质转化和能量转化等过程。在这一过程中，既有有形物质向气的转化，如食物经脾胃腐熟运化之后化为营气，又有气向有形物质的转化，如营气在心肺的作用下而化为血液。人体是一个不断发生气化作用的机体。阳化气，阴成形。阳主动，阴主静。阴阳动静的相互作用是气化作用的根源。

气的推动、温煦、防御、固摄、营养、气化等功能，虽然不尽相同，但密不可分，在生命活动中相互促进，协调配合，共同维系着人的生命过程。

2. 气机失调是内分泌代谢疾病的病理基础

当气机失调，出现气的运行不畅，或气机逆乱，或升降失调，出入不利可引起脏腑功能紊乱，变生多种疾病，是内分泌代谢疾病的主要病机之一。饮食不节、七情内伤、久病体衰、它病累及等，均可引起机体的气机失调。气机失调表现为气郁、气逆、气虚、大气下陷、气脱等。若气郁于瘿，日久化火，可导致甲亢、甲状腺炎等疾病；气郁于肺胃，肺胃热盛，可出现口干喜饮、消谷善饥等消渴症状。消渴日久，脏腑亏虚，可出现气逆、气虚、大气下陷、气脱等情况，从而引起一系列糖尿病并发症的病理变化，使病情错综复杂。

（二）血

血是循行于脉中的富有营养的红色的液态物质，是构成人体和维持人体生命活动的基本物质之一。脾胃是气血的生化之源，《灵枢·决气》曰："中焦受气取汁，变化而赤，是谓血"。血液的生成，虽然主要来源于水谷精微，但和营气的参与及精髓的化生也有着密切的关系。《灵枢·邪客》曰："营气者，泌其津液，注之于脉，化以为血"。血主于心，藏于肝，统于脾，布于肺，根于肾，在脉内运行，如环无端，营运不息，内达五脏，外达皮肉筋骨，充分发挥灌溉一身的生理效应，从而充养全身，使脏腑、四肢、九窍能各司其职。

1. 血的生理功能主要包含以下两个方面：

（1）营养滋润全身：血的濡养作用可以从面色、肌肉、皮肤、毛发等方面反映出来。《素问·五脏生成》曰："肝受血而能视，足受血而能步，掌受血而能握，指受血而能摄"。血的濡养作用正常，则面色红润，肌肉丰满壮实，肌肤和毛发光滑，关节运动正常、全身感觉敏感等。当血的濡养作用减弱时，机体除脏腑功能低下外，还可见到面色不华或萎黄，肌肉瘦削，肌肤干燥，肢体或肢端麻木，运动不灵活等临床表现。

（2）神志活动的物质基础："血脉和利，精神乃居"。血液与神志活动有着密切关系，无论何种原因形成的血虚、血热或运行失常，均可出现不同程度的神志方面的症状。心血虚、肝血虚，常有惊悸怔忡、健忘、精神衰退、失眠、多梦等神志失常的表现，失血甚者还可出现烦躁、精神恍惚、癫狂、谵语妄语、昏迷等神志失常的改变。

2. 血液生成、运行失常是内分泌代谢疾病的病理基础

血液的生成、输布运行正常，则体内的蛋白质、糖、脂肪代谢正常，气血通利，机体健壮。血液的生成、输布运行失常，则会导致血虚、血热、血瘀、血溢等一系列病理变化，体内脏腑功能紊乱，气血津液代谢失常而发生内分泌代谢疾病。血虚和血瘀常见于消渴病，其中血瘀贯穿于糖尿病的始终，是糖尿病并发症尤其是心脑血管病变的主要因素；血溢常见于糖尿病心脑血管意外或眼底出血；血虚、血热、血瘀也常见于甲亢、甲减、甲状腺腺瘤等疾病。

（三）津液

津液是人体一切正常水液的总称，包括各脏腑组织的正常体液和正常的分泌物，也包括代谢产物中的尿、汗、泪等。津液广泛地存在于脏腑、形体、官窍等器官组织之内和组织之间，起着滋润濡养作用。津能载气，全身之气以津液为载体而运行全身并发挥其生理作用。津液又是化生血液的物质基础之一，与血液的生成和运行有着密切关系。津与液虽同属水液，但在性状、功能及其分布部位等方面又有一定的区别。一般地说，性质清稀，流动性大，主要布散于体表皮肤、肌肉和孔窍等部位，并渗入血脉，起滋润作用者，称为津；其性较为稠厚，流动性较小，灌注于骨节、脏腑、脑、髓等组织器官，起濡养作用者，称之为液。津液来源于饮食，通过脾、胃、小肠和大肠消化吸收饮食中的水分和营养而生成的。

1. 津液的生理功能主要包含以下四个方面

（1）滋润濡养：精、血、津、液四者在人之身，血为最多，精为最重，而津液之用为最大。分布于体表的津液，能滋润皮肤，温养肌肉，使肌肉丰润，毛发光泽；体内的津液能滋养脏腑，维持各脏腑的正常功能；注入孔窍的津液，使口、眼、鼻等九窍滋润；流入关节的津液，能温利关节；渗入骨髓的津液，能充养骨髓和脑髓。当津液不足，可见毛发干枯，皮肤粗糙，口干舌燥，嘴唇干裂、眼窝凹陷、眼睛干涩等症状，可见于糖尿病高渗脱水。

（2）化生血液：津血同源，均来源于饮食水谷精微，两者可互相转化，相辅相成。《灵枢·痈疽》曰："中焦出气如雾，上注溪谷而渗孙脉，津液和调，变化而赤为血"。可见，津液经孙络渗入血脉之中，成为化生血液的基本成分之一。津液使血液充盈，并濡养和滑利血脉，使血液环流不息。当伤津脱液严重时，表现为津液枯槁，血液浓缩而易发生脑梗死等血管病变，可见于糖尿病高渗脱水。

（3）调节阴阳：津液作为阴精的一部分，对调节人体的阴阳平衡起着重要作用。人体根据体内的生理状况和外界环境的变化，通过津液的自我调节使机体保持正常状态，以适应外界的变化。例如，寒冷的时候，皮肤汗孔闭合，津液不能借汗液排出体外，而下降入膀胱，使小便增多；夏暑季节，汗多则津液减少下行，使小便减少。当体内丢失水液后，则多饮水以增加体内的津液。由此调节机体的阴阳平衡，维持人体的正常生命活动。

（4）排泄废物：津液在其自身的代谢过程中，能把机体的代谢产物通过汗、尿等方式不断地排出体外，使机体各脏腑的气化活动正常。若这一作用受到损害和发生障碍，就会使代谢产物潴留于体内，而产生痰、饮、水、湿等多种病理变化。痰、饮、水、湿胶着不化，则可使体内的脂肪、糖、蛋白质代谢出现紊乱，从而发生肥胖、高尿酸、血脂异常、高血糖等一系列代谢综合征表现。

2. 津液代谢失常是内分泌代谢疾病的病理基础

津液的代谢，包括津液的生成、输布、排泄等过程，是一个复杂的多脏腑参与的生理活动。津液的生成、输布排泄，主要依靠三焦的气化作用和肺的通调水道、脾的运化散精、肾的气化蒸腾功能来完成。其中任何一个环节出现问题，都会引起津液代谢的失常。津液的生成不足，可出现津液亏虚不足，阴津不足，则易燥热偏盛，发为口渴多饮之消渴，消渴越久，阴津越亏，可见，津液失调既是消渴病的发病因素，又是消渴病的病理因素；津液的输布失常，可出现痰饮、水肿等症状；津液的排泄失常，则可引起肥胖、高尿酸、血脂异常、高血糖等一系列代谢紊乱症状。

总之，气、血、津液都是构成人体和维持人体生命活动的基本物质，均赖脾胃化生的水谷精微不断地补充，在脏腑组织的功能活动和神的主宰下，它们之间又相互渗透、相互促进、相互转化。在生理功能上，又存在着相互依存、相互制约和相互为用的密切关系。

（刘学兰）

第五章

中医内分泌代谢病学的病因病机

一、常见病因

中医内分泌代谢病病因十分复杂，不同的疾病或同一疾病的不同阶段，常呈现出不同的病因特征，概括起来，中医内分泌代谢疾病的常见病因有如下几个方面。

1. 体质因素

体质又称素体，禀质等，是个体在遗传的基础上，在生长发育过程中逐渐形成的结构、功能和代谢上相对稳定的特殊状态，先天禀赋和后天环境影响、年龄、性别以及生活方式、饮食结构等形成了每个人特有的体质。不同的体质在病理状态下表现为对某些致病因素的易感性及发病之后的病理倾向性。同样是感受病邪，但由于体质有别而表现各异，如仲景言："病有发热恶寒者，发于阳也；病有无热恶寒者，发于阴也"。体质因素与内分泌代谢疾病的发生关系密切，如呆小症、侏儒症、肾上腺功能减退症等，皆可由先天禀赋不足而引起，糖尿病等许多内分泌代谢疾病亦认为与遗传和生活方式等有关。

2. 感受外邪

人与自然息息相关，由于素体亏虚，五脏柔弱，易感外邪。五脏柔弱是诸多内分泌代谢病发生的决定性因素。正气存内，邪不可干；邪之所凑，其气必虚。肺失宣降、心失所主、脾失健运、肾元亏虚、肝失疏泄，皆可导致内环境的紊乱，进而出现脏腑互损、气血紊乱、阴阳失衡、内生五邪、多脏同病、虚实夹杂的复杂情况。外邪侵袭对于内分泌代谢病的发生、发展、演变均有一定的关系。许多内分泌代谢疾病发病时常有外感病史或表现，病变过程中亦可因外邪侵袭而加重或诱发相关并发症。例如，亚急性甲状腺炎初期，可见发热、恶寒、头痛、全身酸痛等风寒袭表、营卫不和之证；糖尿病患者常在外感发热后出现相关症状并因此被确诊，而许多至今仍被认为是终生性疾患的内分泌代谢疾病病程中常不可避免地感受外邪。

3. 情志失调

突然强烈或长期持久的情志刺激，可使脏腑气血功能紊乱，导致各种内分泌代谢疾病的发生。人的精神因素对于机体生理病理变化至关重要。生活和工作节奏的加快造成的心理紧张和精神压力是内分泌代谢病急剧增加的重要因素之一。研究表明,神经-免疫-内分泌是一个网络,网络的任何一环出现问题,都会引起整个网络的功能障碍,精神因素对于内分泌代谢疾病的影响已经得到医学界的共识。精神创伤可诱发机体免疫功能紊乱,机体免疫耐受、识别和调节功能减退,从而导致诸如毒性弥漫性甲状腺肿、糖尿病及其多种并发症、更年期综合征、神经性厌食、精神性闭经等。

4. 饮食不节

健康的饮食,通过脾胃运化转输,化生气血津液,濡养五脏六腑、四肢百骸,维系人体的新陈代谢。饮食不节,脾胃受损,诸疾由生。饮食不节包括饮食结构不合理、不科学、嗜欲无度、饥饱失常、烟酒偏嗜、饮食不洁、盲目进补等因素,导致许多内分泌代谢疾病防不胜防,如糖尿病、肥胖症、闭经、月经紊乱、缺乳、地方性甲状腺肿、高碘甲状腺肿等病,而在发病后又常因饮食不节导致病情加重或控制困难。国外研究证实,减少热量摄入可以延缓灵长类动物免疫系统的老化,故饮食有节对控制内分泌代谢病的发生发展和养生保健有着特殊的意义。

5. 劳逸失度

中医认为起居有常,不忘劳作,就能达到形神俱备,身体健壮。适当的劳作是保持脏腑功能活动正常的基本保证,劳逸失度却是疾病发生的原因之一。由于经济水平的提高、生活方式的变化和紧张的生活节奏,导致活动量减少,出现诸如仲景笔下骨弱肌肤盛的"尊荣人",是目前许多内分泌代谢疾病发生的重要因素,如越来越多的肥胖症、糖尿病、高脂血症等,多与体力活动减少有关。另一方面,过度劳累也会使内环境紊乱,带来诸多疾病。

6. 痰瘀药毒

痰浊瘀血是脏腑气血功能失调的病理产物,形成之后又成为新的致病因素。痰浊和瘀浊可单独为害,又可两者结合致病。外感六淫、七情内伤、饮食失调、劳逸失度、脏腑亏损等皆可导致和加剧痰浊瘀血内阻,痰浊瘀血又可造成脏腑气血功能紊乱而引发多种疾病,从而成为许多内分泌代谢病经久不愈的重要原因之一,所以说痰为百病之源,瘀为多病之因。

药毒是指药物、环境中的有毒物质,对人体危害极大,尤其是对内分泌代谢系统的影响不容忽视。药毒古即有之,如古籍中记载的滥用丹药和某些矿物质而引起的疾病。今天人们在追求舒适、便利、富足生活的同时,保健品的滥用,手机、电脑、电视、冰箱、微波炉、空调等的不当使用,家居装修和某些有毒气体,水果、蔬菜、各种副食品、粮食、衣物、劣质化妆品、土壤、水源、空气中的不洁物质和有毒物质的渗入,持久而强烈的噪声刺激,都会影响人类健康。即便是在疾病的正常诊疗过程中,现代药物的毒副作用也不容忽视,由于药物本身的毒副作用、过度用药、过度治疗、不适当用药及人体对药物的反应不同,导致药毒蓄积,引起内分泌代谢功能紊乱,是目前应当高度重视的问题。药害甚于病害,不死于病而死于药,受其毒却不能自知,重化学药物而轻视自然疗法,对我们的生活和生命安全形成了极大的威胁，破坏了人体内环境的相对稳定，使之出现了许多新病变，这也是内分泌代谢病急剧增加的原因之一。此外，不恰当地服用某些中西药物，也可引起不同的内分泌代谢病，如服用甲状腺片过多可引起药源性甲状腺功能亢进症。

二、发病机制

中医内分泌代谢疾病大多为多因素、多环节、多脏腑病变，发病机制十分复杂。现简要阐述如下。

1. 阴阳失调

阴阳失调，是中医学的基本病机之一。《素问·阴阳应象大论》云："阴阳者，天地之道也，万物之纲纪，变化之父母，生杀之本始，神明之府也，治病必求于本。"阴阳调和则身健体壮，阴阳失调则百病丛生。阴盛则阳病，阳盛则阴病。阴胜则寒，阳胜则热。阴虚则热，阳虚则寒。阴阳在生理上互根互用，病理上互相影响。故查色按脉，首辨阴阳。阴阳之盛衰、互损、格拒、亡失导致了许多内分泌代谢疾病或疾病某个阶段的病情变化。

2. 脏腑失和

任何疾病的发生，最终都会导致病体脏腑生理功能紊乱及脏腑阴阳气血失调。内分泌代谢疾病多属于内伤杂病，大多要从脏腑功能失调来认识。五脏精气不藏，六腑传化失司，奇恒之腑功能紊乱，脏腑之间又互为影响，甚则出现多脏腑同病，导致病情复杂缠绵。辨识脏腑病变的病机，把握脏腑病机的演变，是认识内科杂病的主要方法。

3. 气血及津液代谢失常

人之所有者，气与血耳。气和血是构成人体和维持人体生命活动的基本物质，气血的功能失调，津液代谢失常，可以导致许多疾病的发生。气血津液的运行和代谢离不开脏腑经络，因而通过气血津液的异常可以进一步判断脏腑经络的功能状态；气血津液的病变又可以突出的表现于外，成为辨证的依据。例如，气滞、血瘀、出血、癥瘕积聚、络病、水肿、消渴等，都是以气血津液变化为主的病证。

4. 正邪交争

中医学认为生病起于过用，主要从致病因素与人体之间的关系上把握病因，从病因伤害人体整体的功能上来认识疾病，形成了独具特色的发病观。疾病的发生和发展，关系到正邪两方面。正气不足是疾病发生和发展的内在原因和根本，而邪气是导致疾病发生和发展的重要条件。正盛邪衰则病退，邪盛正衰则病进（发）。疾病的过程也是正邪交争的结果。在内分泌代谢疾病中，多因正气亏虚、禀赋不足、体质虚弱等因素引发或加重病情，而各种病邪的性质和强弱也起着重要的作用。

（刘学兰）

第六章

中医内分泌代谢病学的诊法与检查

第一节 中医四诊

中医四诊包括望、闻、问、切。其中望诊是察看患者的神、色、形、态、舌象及排出物等，发现异常可了解病情。闻诊是通过听患者的声音及嗅异常气味以辨别病情。问诊是询问患者有关疾病的情况、自觉症状、诊疗经过以了解疾病的发生发展和诊治情况。切诊是通过切脉和触按病体有关部位，测知脉象变化及有关异常征象，以了解病体的变化情况。通过四诊所收集到的病情资料是判断病名、辨别证候的主要依据。内分泌代谢病的中医四诊以《中医诊断学》为基础，但也有其着重之处的不同，分述如下。

一、望诊

望诊主要用眼睛去观察患者的神色形态和局部表现。其中还有一个中医特别重视的舌象，还包括分泌物等，内分泌系统疾病的望诊，除了一般的神色形态之外，必要时对前阴、乳房及分泌物和排泄物等也应进行诊视。

（一）全身望诊

全身望诊要望神、色、形、态。

1. 望神

神以精气作为物质基础，神是整个生命活动的总体状态的一种总的概括。望神主要是从眼睛、神情、色泽和体态这四个方面来进行观察。我们把神分为得神、少神、失神、假神和神乱五种类型。得神是一种好的表现，说明精气充沛，身体健康，即使患病也比较轻，预后比较好。少神是指神气不足，说明精气虚衰，精气不足，脏气虚弱。失神是病情严重，精亏神衰或是由于邪闭心神所导致的神志昏迷。假神是在病情危重的情况下出现一些假象。神乱主要包括焦虑恐惧、淡漠痴呆、狂躁妄动、突然昏倒等。

2. 望色

凡是我们能看到的头发、面部、口腔、呕吐物、大小便等有颜色反映的，都属于我们望色的范畴。由于面部暴露在外，容易观察，所以就成为望色的重点。望色有五色，赤、白、黄、青、黑。光泽主要分为明润和枯槁，是脏腑精气盛衰的重要体现，能够判断病情的轻重和预后。赤色是实热证，或者是阴虚证，或者是戴阳证。白色主虚证、寒证、失血。面色萎黄，说明气血亏虚；黄色鲜明如橘，有光泽属湿热；暗黄如熏属于寒湿。甲减患者容易出现黄色皮肤。面色淡青，寒盛腹痛；面色青紫，瘀血明显；面青、脉微、肢凉是亡阳、血瘀，病情严重；慢性的、长期的面唇青紫，多是阳气虚衰，或肺气壅滞，阳衰气闭。黑色的主病是寒证、血瘀。肾上腺皮质功能低下者常见皮肤发黑。

3. 望形体

望形体就是看患者的体质强弱、胖瘦，可以诊察精气的盛衰。形强表现为皮肤润泽，肌肉充实，筋强力壮，骨骼粗大，胸廓宽厚等，是种形气有余的表现，内在的精气充足，抗病力强，少生病，即使生病了，也较易治疗，预后较好。容易出现实证、热证、阳证。体质虚弱主要表现为皮肤枯槁、肌肉瘦削、筋肉无力、骨骼细小、胸廓狭窄等，说明气血亏虚，抗病力弱，容易得虚证，生病以后较难治，预后差。若全身呈"侏儒"状，为先天精气不旺，生长发育不足所致。若女子年满18岁，仍身体矮小，肌肉瘦削，乳房平坦，无月经来潮者为肾气不充；肥胖是体重超过正常的百分之二十。消瘦是指体重减少到正常体重的百分之十以下。糖尿病、代谢综合征、甲减患者常常体胖，而甲亢和肾上腺皮质功能低下者常消瘦。体质是个体在其生长发育过程中，形成的形体结构与机能方面的特征性表现，体质可以反映我们人体阴阳气血的盛衰，它和疾病易感性、转归有关系。阳脏的人表现为瘦长，性急，面色偏红，容易得热证，容易伤阴。属于阴脏的人多肥胖，多阴寒且痰湿内盛。阴阳和平之人，无明显的胖瘦，既不易感受阴寒，也不易感受阳热，所以伤阴、痰湿、火旺的情况，一般不太明显。

4. 望姿态

体内的阴阳气血、寒热虚实可以从他的动作、姿态上反映出来。阳热者爱动、声高；虚寒者少动、声低。口唇、眼睑、手指震动，是阳亢动风的表现。关节拘急，屈伸不利，是痹病。痿病则见肌肉萎缩，肢体萎软，不能够行走。

（二）局部望诊

1. 望头面

头为精明之府，头发是肾之华，血之余。望头部可以考察肾、脑的病变和精气的盛衰。要看头颅的轮廓、大小、异常和畸形。头发黄是精血不足，发白有先天禀赋，也有肾虚和劳神伤血。脱发可能是血热发燥或肾虚。面肿色黄、眼胞浮肿、突眼等常与甲状腺疾病有关。口眼㖞斜常是中风的表现。目睛凝视，是肝风、神昏。

2. 望颈项

颈部的两边是对称的，气管居中，没有肿块，血管也不甚明显。颈前结节要考虑是瘿瘤，两边摸到有肿块可能是瘰疬，生在前面的包块红肿疼痛可能是瘿痈，生在后面的是项痈。

3. 望胸腹

望胸廓的形状、乳房肿块和乳汁分泌。正常腹部的状态是左右对称，肚脐不突。腹部膨隆可以见于胖子，体瘦而腹部膨隆的是鼓胀。腹大、四肢也肿是水肿。腹部某一个局部膨大可能是囊肿或肿瘤。腹部凹陷身体一般比较瘦。患者腹部凹陷厉害是精气耗竭严重。

4. 望腰背部

背部为胸中之府，心肺所居，与肝胆相关。腰为肾之府，与肾有关系。背曲肩随是精气衰竭的表现。腰部出现了红的疱疹，皮肤红可能是缠腰火丹，多是热毒或湿热浸淫。糖尿病患者易患。

5. 望四肢

手足肌肉消瘦、软弱无力多是气血亏虚，或者是经络阻闭。如果四肢红肿的多属瘀血、热毒；如果按压四肢凹陷的是水肿；肿胀按之无凹陷的为黏液性水肿，见于甲减患者。不能站立、不能行走常见于痿病。手足拘急、转筋是寒邪凝滞。手足颤动可见于甲状腺功能亢进。趾黑多为脱疽，病情严重。多见于糖尿病足。如果指甲紫黑，是血液运行不良。指甲按之色白，放之即红是气血流畅的表现。

6. 望前阴

前阴是生殖和排尿的器官，由肾所主管，宗筋所聚。阴户通于胞宫，与冲任二脉密切相关，肝经绕阴器。所以前阴这个地方和肾、膀胱、肝关系密切。外阴出现红肿、瘙痒、灼痛是肝经湿热下注，阴囊潮湿、湿疹、瘙痒、皮肤增厚，这是阴囊风，有的睾丸过小，甚至没有睾丸，是先天发育的问题。妇女的阴部有物突出称作阴挺，属中气下陷。后阴是排泄大便的地方，与脾胃、肾的关系密切。肛门周围生疮，红肿化脓，是肛痈。肛门出现裂口，容易出血称作肛裂。肛门边上、皮肤上面出现瘀血、结节在肛门齿线外面的称作外痔，齿线里面的是内痔，内外都有称作混合痔。直肠黏膜或者直肠从肛门脱出称作脱肛。

7. 望皮肤

皮肤发红，边缘清楚，灼热肿痛的称作丹毒。发黄分为阳黄、阴黄。面部、乳晕、腋窝、外生殖器、口腔等这些部位，颜色呈弥漫性的棕黑色，这种病称作黑疸，是肾阳虚的一种表现，与肾上腺皮质功能低下有关。皮肤出现紫纹要考虑肾上腺功能病变。肌肤干燥、粗糙要考虑甲状腺功能病变。

8. 望排出物

唾涎多是脾胃虚寒；如果时流黏稠的涎，是湿热；唾涎少是津液不足的反应。大便稀水样，没有臭气，全身无发热，多是外感寒湿；如果黄褐如糜而臭，是湿热、暑湿；挟有黏液和脓血是痢疾或肠癌。大便燥结多是热盛伤津，阴血不足。小便清长，一般是虚寒证，如果习惯性饮水多，或者消渴的患者喝水多，小便清长不一定是虚寒。实热、阴虚、气候干燥可见小便黄。肾阳虚气化不利，不能够分泌小便，小便很少也会黄。小便混浊，甚至如米泔水是脾肾亏虚。

9. 望舌

正常舌象的特点是舌体柔软灵活，舌色淡红明润，舌苔薄白均匀，舌体干湿适中，简称为淡红舌、薄白苔。看舌质和舌苔，要看舌质的颜色、光泽、形体、动态。淡白舌可见于气血亏虚、阳虚。红舌可能是实热；舌红而小，苔少，甚至有裂纹，是阴液不足，阴虚火旺；舌尖红提示心火旺盛，舌边红是肝火旺盛。绛舌主热盛、阴虚。紫暗舌说明血液运行不畅。舌质局部出现瘀斑瘀点是气滞血瘀的表现。舌质胖大可以是气血壅聚，也可能是痰饮水湿。舌体瘦薄，舌苔少，颜色不红，是气血两虚；舌瘦而红属于阴虚火旺，不红多是气血亏虚。舌红绛有裂纹是热盛伤津的表现；舌淡胖嫩又出现了裂纹是脾虚湿困的表现。齿痕舌多是脾虚，水湿内盛。舌下络脉的粗细、长短，排列是否整齐，有无扭曲，是望血瘀、气血充足与否的一个重要依据。舌苔很厚可能是由于里热，或者是有宿食、痰湿等。舌苔由薄变厚，说明邪气渐深、表证入里、病情发展了；如果由厚苔慢慢变薄，说明邪去正复；如果舌苔很厚，一下脱掉了是正不胜邪。舌苔润泽有津为正常。滑苔可能有水湿内停；舌苔干燥，甚至有裂纹，是热证；由舌润而变成舌燥，那是津液在受到损伤；如果由舌燥变润泽，说明津液气化正常。腻苔是湿浊痰饮内聚。腐苔有食积、痰浊。剥落苔是胃的气阴不足的表现。苔白润滑是表寒证，阳气不足、水湿内停；白厚而腻是食积、痰湿；白厚干燥可能是热证；积粉苔是瘟疫或者内痈。黄苔主热证、里证。灰黑苔可见于热性病，也可见于寒湿病，说明病情比较重。

二、闻诊

闻诊就是听声音、嗅气味。

1. 听声音

要注意发音的高低、清浊，如果声音高且宏亮，说明是实证、热证、阳证；声低、懒言多是虚证、阴证和寒证；发音重浊，可能是外感风寒或湿浊。声音嘶哑，新病的失音是风寒客于肺，金实不鸣；久病的失音属于气阴耗伤引起；瘿病出现失音要考虑恶变的可能。肥胖的人容易打鼾，风痰蒙心神、中风、高热，可能出现这种情况。呻吟捂腹是腹痛；扪心是心痛；捂着腰是腰痛。呻吟声音高、新起的一般是实证；病久呻吟多是虚证。哈欠是阴盛阳虚的一种表现。唉声叹气是肝气郁结的表现。神昏谵语属于邪热、痰热扰神的表现。郑声是神志不清、脏器衰竭、心神散乱的表现。

狂言可能是痰火内结，气郁发火，扰乱心神。舌强语謇是痰蒙心神，也可能是风痰阻塞了经络导致讲话不清楚。短气、少气是心肺气虚。心音增强可见于胸壁薄、形体消瘦、运动、情绪激动的时候；热邪、阴虚火旺、肝阳上亢可以增强；血虚也可增强，是一种代偿的表现。胸壁厚、肥胖可能听诊不清楚；心气虚弱、心阳不足、心脉瘀阻、心阳暴脱、心肺气虚、全身的气血阴阳虚心音会减弱。呃逆是胃气上逆的表现。新起的呃声频作，声高亢而有力的，属于实证。如果久病、重病、呃声低沉无力是虚证。嗳气也是胃气上逆的表现。如果嗳气酸腐，有脘腹痞胀是宿食内停；嗳气频作、响亮，嗳气以后，腹胀减轻且和情志有关是肝气犯胃。肠鸣辘辘得食则解的是胃肠虚寒；肠鸣音稀少说明肠道活动差或阻滞不通。

2. 嗅气味

酸腐、臭秽的是热证；气味淡是虚证、寒证。口臭常是胃热，或口腔不洁，如龋齿、牙疳；便秘、消化不良的患者也可以出现。口中酸臭，可能是食积。尿里有一种烂苹果样的气味，可能是糖尿病酮症。月经，带下腥臭是湿热，无腥臭气是寒湿、虚寒。如果崩漏或者带下奇臭，要排除恶性病变的可能。

三、问诊

问诊对内分泌系统疾病来说，是重要的一个方面，尤其是年龄、生活起居、饮食口味、二便、经带、精液、家族史等均应详细询问。

1. 一般情况

一般情况包括姓名、性别、年龄、婚否、民族、职业、籍贯、工作单位、现在住址、发病时间等，其目的有两个：一是便于联系或随访，对患者的诊疗负责。二是获得有关疾病的资料，为我们的诊断提供依据。青壮年多实证，老年人多虚证。妇女有月经、带下、妊娠、产育的疾病，男子有遗精、阳痿、早泄之类的疾病，这都和性别、年龄有关系。居住地与瘿瘤有一定关系。

2. 主诉

问诊中一个最重要的内容就是询问主诉，对主诉的询问要突出四个要素即部位、性质、程度、时间。

3. 现病史

现病史包括从起病到此次就诊时疾病发生、发展及诊治的经过。何时起病、做过什么检查、发病过程有何规律、目前的主要痛苦。

4. 既往史

了解既往患病情况，对我们诊断疾病有帮助。饮食起居有什么特点，不同的饮食习惯可能跟疾病有一定的关系。

5. 婚姻生育

已婚未婚，结婚年龄，配偶健康情况，育龄妇女的月经情况，已婚女性的怀孕和生产的情况等。

6. 个人生活史
要特别询问出生前后的情况，怀孕的时候，母亲的营养状况，患过什么病，吃过什么药，生长发育情况等。

7. 家族史
直系亲属的疾病情况。

8. 问症状
（1）问汗：汗是阳气蒸化津液、经过玄府达于体表的一种物质。汗以津液为物质基础，阴液是汗的资源，阳气是出汗的动力和关卡。生理性出汗能够调和营卫及阴阳气血。当汗不汗、不当汗而汗，或局部出汗，都属于病理性的。通过汗可以判断病邪的性质，了解机体阴阳的盛衰，判断预后。要询问患者是否出汗，出汗的时间、多少、部位。

（2）问疼痛：疼痛的部位、性质、时间，疼痛休作的条件，伴随症状等。

（3）问头身胸腹：是否有头晕、胸闷、心悸、腹胀等症状。头晕目眩，除了阳亢、风火以外，气血不足，大脑失去充养，也可以引起眩晕；痰湿内阻、清阳不升、肾虚精亏、髓海失养、瘀血阻络均可出现眩晕。胸闷大多属于胸阳不展，胸腔阳气不足，心肺气虚可以出现胸闷；痰饮、热邪、痰热、瘀血阻塞、肝气郁结也可以导致胸闷。心悸最常见的病因除了心脏脏器病变以外，就是心神的病变。胁胀是肝胆经络的病变，肝气郁结、湿热阻滞、饮停胸胁可以出现胁胀。脾胃气虚、胃阴不足、饮邪停胃可导致脘痞。腹胀有气滞、食积、燥热之分。头身困重多是水湿泛滥，或者气虚不运，气阴不足。麻木最常见的原因是气血亏虚、风寒痰瘀浊阻，或者是肝风内动。阳痿常见于肾虚、心理因素、思虑伤脾、肝失疏泄、湿热下注等。

（4）问耳目：耳鸣、耳聋和重听三个症状表现不一样，但原因基本相同，病理性质基本相同，三个症状可以同时存在，或者演变发展。突然耳鸣或耳聋，声音大是实证。肝阳上亢、肝胆火盛、痰火壅结、气血瘀阻、风邪上袭、药毒损伤为主要病因。长期的耳如蝉鸣、声细，按耳减轻多属虚证。肾精亏虚、脾虚清阳不升、肝肾阴血亏虚等致耳失充养可发生。目痒畏光流泪、目赤肿痛属实证，多属肝火、风热。目痒轻、干涩且时间长多属虚证，由于血虚目失所养导致。

（5）问睡眠：睡眠是否正常与营卫的运行、阴阳的盛衰、气血的盈亏、心神的功能有密切的关系。要询问睡眠时间的长短，入睡的难易度，有无多梦等情况。失眠最常见的原因有两方面，一是营血亏虚、阴虚火旺、心肾不交、心胆气虚。二是火邪，痰热内扰，食积胃脘导致。嗜睡，疲倦，经常不自主的就入睡是痰湿内困，清阳不升；病久后神气没有恢复可出现。多梦是神魂不宁的表现。

（6）问饮食口味：询问患者有无口渴、食欲与食量及口中有无异常的气味或味觉。通过口渴和饮水量的询问，可以测知我们体内津液的盈亏。津液的生成是靠阳气的气化作用，口渴与饮水，不仅可测津液的多少，还可以测阳气气化的输布情况，了解阴阳的盛衰。阳盛则热，热则必然口渴；阴盛则寒，寒则不口渴。口渴多饮提示是燥邪、热邪，津液受到损伤，阴液不足；阳气不能蒸发水分，津液不能上潮于口，也可以出现口渴，但往往是渴喜热饮。无热的口渴多饮可能是消渴病。还有尿崩症，小便特别多，患者口渴厉害。问食欲与食量，食欲是指对进食的要求；食量是指实际一次的数量。食欲和食量不完全相同，但密切相关。消谷善饥，一般来说是胃火旺盛。还有一种消谷便溏，就是李东垣讲的善食而瘦，是胃强脾弱。如果善饥又多饮、多尿，消瘦，这是消渴病的表现。口淡多是脾胃虚弱、寒湿中阻；口甜是湿热蕴脾，阻碍脾的运化功能，或者脾气本身亏虚所导致；口黏多是痰热、湿热、寒湿；口酸是伤食或肝胃郁热；口苦大多是火，或者是胃火、肝胆火、心火等；口涩多是燥热伤津的表现；口咸为寒水上泛、肾阳不足。

（7）问二便：全身的很多病只要影响到肺、脾、胃、肾、膀胱气化功能的时候，都可能在大便、小便上得到反映。通过问大、小便的次、量、色、形状可以辨别疾病的寒热虚实。

（8）问月经：要问经期、经色、经量、经质，并且还要注意询问有没有闭经和痛经这样的表现，末次月经、初潮、绝经的时间。

四、切诊

1. 脉诊

诊脉时要考察脉搏的频率、节律、显现的部位、长宽度，体会脉管的充盈度、紧张度，血流的通畅度，血脉搏动的强弱等。

（1）正常脉象：脉象特点是不浮不沉，从容和缓，节律整齐。反映气血充盈、气机健旺、阴阳平衡、精神安和。随着生理活动、季节、气候等，它可以发生相应的变化，这种正常的脉象，古人称为有胃、有神、有根。

（2）常见病脉：浮脉举之有余，按之不足，主表证。浮而无根为散脉，心气衰竭的表现。浮大中空称芤脉。沉脉举之不足，按之有余，主里证，沉脉有力是里实证，沉而无力是虚证。迟脉1息不足4至，是寒证。数脉的1息5至，主热证。虚脉是无力脉，主虚证。实脉是有力脉，主实证。洪脉脉体宽大，充实有力，来盛去衰，状如波涛汹涌，属于实脉。细脉就是细小，主气血两虚，湿邪为病。滑脉如珠滚盘，主痰湿、食积、实热、实证。涩脉艰涩不畅，主血瘀、气滞，或痰食内阻。弦脉端直以长，主肝胆病。结脉缓慢中止，止无定数，是阴盛气结、寒痰血瘀、气血虚衰。代脉止有定数，主阴盛气结、寒凝血瘀、脏气衰微。

通过脉诊，我们可以辨别病变的部位、性质，可以分辨邪正的盛衰，推测疾病的进退，甚至可以辨别死生。

2. 按诊

医生用手去触、摸、按、叩了解患者的体表、肢体的冷热、润燥，有无肿块、压痛等情况。

按乳房，应该把乳房分成内上向、外上向、外下向、内下向，乳房是否有肿块、压痛、乳汁分泌情况。如果发现有肿块，要注意肿块的部位、大小、形状、硬度、压痛、活动度。

按脘腹，由轻而重，由远而近。了解腹部的冷、热、软、硬、肿块、压痛。如右胁下压痛，可能是肝、胆病变；剑突下可能是胃；肚脐周围压痛，一般是小肠；小腹部压痛可能是膀胱、子宫；两侧压痛，可能是结肠、附件；肋膈角可能是肾。

按肌肤，了解肌肤的寒热润燥，有没有皮疹、结节、肿胀、疮疡。肌肤润滑是气血充盛；皮肤干燥是气血不足、津液亏虚的表现。胀肿按之凹陷是水肿；按之凹陷松手马上恢复的是气肿。

按手足，了解冷热，手脚凉是阳虚或阴盛；手脚灼热是阴虚或实热。

第二节 西医检查

各种激素可以影响不同的物质代谢，包括糖、脂质、蛋白质、电解质和酸碱平衡。可测定基础状态下血糖、血脂谱、电解质、各种激素水平和相关自身抗体检查等，有助于明确疾病的诊断。

一、内分泌垂体激素的检测

（一）生长激素（GH）及其相关的检测

1. GH 的分泌调控
（1）生长激素释放激素：促进作用。
（2）生长激素释放抑制激素：抑制作用。

2. GH 分泌规律
GH 分泌具有脉冲节律，每 1～4h 出现 1 次脉冲峰，睡眠后 GH 分泌增高。

3. GH 的生理作用
GH 可促进机体生长发育、促进蛋白质合成、促进脂肪分解升高血糖。

4. GH 异常的临床意义
（1）GH 增高：最常见于垂体 GH 瘤致巨人症或肢端肥大症，应激情况下 GH 可轻度增高。
（2）GH 减低：主要见于垂体性侏儒症、垂体功能减退症、遗传性 GH 缺乏症、继发性 GH 缺乏症等。

(二)促肾上腺皮质激素(ACTH)的检测

1. 概念
ACTH 是腺垂体分泌的含有 39 个氨基酸的多肽激素,其生理作用是刺激肾上腺皮质增生、合成与分泌肾上腺皮质激素,对 ALD 和性激素的分泌也有促进作用。

2. 激素调节影响
ACTH 分泌受促肾上腺皮质激素释放激素(CRH)的调节,也受血清皮质醇的反馈调节。

3. 时间规律
ACTH 的分泌具有昼夜节律,上午 6~8 时为高峰,午夜 22~24 时为低谷。

4. ACTH 检测的临床意义
(1)鉴别诊断皮质醇增多症。
(2)鉴别诊断肾上腺皮质功能减退。
(3)疑有异位 ACTH 分泌。

5. ACTH 异常的临床意义
(1)ACTH 增高:常见于原发性肾上腺皮质功能减退症、CAH、异源 ACTH 综合征、异源 CRH 肿瘤等。
(2)ACTH 减低:常见于腺垂体功能减退症、原发性肾上腺皮质功能亢进症、医源性皮质醇增多症。

(三)促甲状腺激素(TSH)的检测

1. 概念
TSH 由腺垂体分泌,主要生理作用是刺激甲状腺细胞的发育、合成与分泌甲状腺激素。

2. TSH 检测的临床意义
(1)原发性甲亢或甲减。
(2)对怀疑甲状腺激素耐受者,与甲状腺激素联合测定。
(3)对继发性甲状腺功能障碍,与 FT4 联合测定。
(4)对先天性甲状腺功能减退的筛查。
(5)在甲状腺替代或抑制疗法中,优于 T4 治疗的检测。
(6)对高催乳素血症的评估。
(7)对高胆固醇血症的评估。

3. TSH 是诊断原发性和继发性甲状腺功能减退症的最重要指标。

4. TSH 异常的临床意义
(1)TSH 增高:常见于原发性甲减、异源 TSH 分泌综合征、垂体 TSH 不恰当分泌综合征、单纯性甲状腺肿等。

(2) TSH 减低：常见于甲亢、继发性甲减、腺垂体功能减退等。

（四）血清促性腺激素（FSH/LH）的检测

1. 卵泡刺激素

卵泡刺激素（follicle-stimulating hormone, FSH）促进女性卵巢的卵泡发育；促进男性生精管形成和生精作用。

2. 促黄体生成激素

促黄体生成激素（luteinizing hormone, LH）作用于成熟的卵泡，能引起排卵并生成黄体；作用于睾丸的间质细胞促进其分泌雄性激素。

3. FSH/LH 测定的临床意义

异常月经的评估、不孕诊断的评估、围绝经期激素替代治疗的评估。

（五）血清泌乳素（PRL）的检测

1. 影响因素

脉冲式分泌受多种因素的影响，黄体酮、地塞米松、肾上腺皮质醇等药物，剧烈的体力活动、创伤等急性应激情况都可以引起 PRL 分泌增多。

2. 生理功能

促进乳腺发育与泌乳、促进性腺发育、参与免疫调节。

3. PRL 测定的临床意义

高泌乳素血症的实验室诊断

（六）神经垂体激素的检测

1. 抗利尿激素

抗利尿激素（又称血管升压素）是由下丘脑的视上核和室旁核的神经细胞分泌的 9 肽激素，经下丘脑-垂体束到达神经垂体后叶后释放出来。其主要作用是提高远曲小管和集合管对水的通透性，促进水的吸收，是尿液浓缩和稀释的关键性调节激素。

2. 催产素

催产素是一种垂体神经激素，由下丘脑视上核和室旁核的巨细胞分泌，经下丘脑-垂体轴投射到垂体后叶，再释放入血。具有刺激乳腺分泌和子宫收缩的双重作用。

二、甲状腺激素的检测

（一）甲状腺素（T4）和游离甲状腺素（FT4）的检测

1. T4 是判断甲状腺功能最基本的体外筛查指标

（1）增高：甲亢、先天性高 TBG 血症、原发性胆汁性肝硬化、甲状腺激素不敏感综合征、妊娠等。

（2）减低：甲减、缺碘性甲状腺肿、慢性淋巴细胞性甲状腺炎等。

2. FT4

FT4 较 TT4 更有意义。

（1）增高：对诊断甲亢的灵敏度明显优于 TT4。

（2）减低：主要见于甲减。

（二）三碘甲腺原氨酸（T3）和游离 T3（FT3）的检测

1. TT3、FT3 增高

（1）TT3、FT3 是诊断甲亢最灵敏的指标（TT3 高 4 倍，TT4 仅高 2.5 倍），还可作为甲亢复发的预兆。

（2）诊断 T3 型甲亢的特异性指标。

2. TT3、FT3 减低

（1）T3 不是诊断甲减的灵敏指标。

（2）T3 减低还可见于肢端肥大症、肝硬化、肾病综合征和使用雌激素等。

（3）FT3 减低可见于低 T3 综合征、慢性淋巴细胞性甲状腺炎等。

（三）反三碘甲腺原氨酸（rT3）的检测

rT3 是 T4 在外周组织脱碘而生成，含量极少，其活性仅为 T4 的 10%。

1. rT3 增高

（1）甲亢（符合率 100%）。

（2）非甲状腺疾病（如 AMI、肝硬化、尿毒症、糖尿病等）。

（3）药物影响：普萘洛尔、PTU 等。

（4）其他：老年人、TBG 增高者。

2. rT3 减低

（1）甲减。

（2）慢性淋巴细胞性甲状腺炎：rT3 减低提示甲减。

（3）药物影响：应用 ATD 时，rT3 减低提示用药过量。

（四）甲状腺素球蛋白（TG）的检测

（1）甲亢、甲状腺炎、甲状腺结节、甲状腺癌时均可见 TG 升高。

（2）甲状腺癌者 TG 水平与其他疾病并无显著性差异。检测 TG 对甲状腺癌的诊断意义不大。

（3）观察 TG 的动态变化，有利于早期发现甲状腺癌的全切术和放射碘治疗后的复发。

（五）甲状腺素结合球蛋白（TBG）的检测

1. TBG 增高
①甲减；②肝脏疾病；③其他：如 Graves 病、甲状腺癌、风湿病等。

2. TBG 减低
甲亢、肢端肥大症、肾病综合征、恶性肿瘤、严重感染等。

（六）甲状腺自身抗体的检测

1. 抗甲状腺过氧化物酶抗体
抗甲状腺过氧化物酶抗体（TPOAb）是一组针对 TPO 的多克隆抗体，以 IgG 型为主。

2. 抗甲状腺球蛋白抗体
抗甲状腺球蛋白抗体（TGAb）是一组针对 Tg 的多克隆抗体，以 IgG 型抗体为主，也有 IgA 和 IgM 型抗体。

3. 促甲状腺受体抗体
促甲状腺受体抗体（TRAb）包含 TSH 受体刺激性抗体（TSAb）、TSH 刺激阻断性抗体（TSBAb）和甲状腺生长免疫球蛋白（TGI）。

4. 临床意义
自身免疫性甲状腺病（AITD）的重要诊断指标。

三、肾上腺激素的检测

（一）肾上腺皮质激素及其代谢产物的测定

1. 血浆醛固酮（ALD）
测定 ALD 是肾上腺皮质球状带所分泌的一种盐皮质激素，分泌受肾素-血管紧张素-醛固酮系统调节，作用于肾远曲小管，具有保钠排钾、调节水电解质平衡的作用，ALD 浓度有昼夜变化规律，受体位、饮食及肾素水平的影响。

（1）ALD 增高：原发性 ALD 增多症——肾上腺皮质肿瘤或增生。
继发性 ALD 增多症——有效血容量减低、肾血流量减少（心力衰竭、肾病综合征、肝硬化腹水等）。

（2）ALD 减低：肾上腺皮质功能减退症、腺垂体功能减退症、高钠饮食、妊娠期高血压征以及使用普萘洛尔、甘草制剂等。

2. 皮质醇的检测
皮质醇由肾上腺皮质束状带及网状带细胞所分泌，血液中的皮质醇 90% 与皮质醇结合蛋白及清蛋白结合，血循环中 5%~10% 的游离皮质醇从尿中排出，皮质醇的分泌有昼夜节律性变化，一般检测上午 8 时和午夜 2 时的血清皮质醇浓度表示其峰浓度和谷浓度，24h 尿液游离皮质醇（24h UFC）不受昼夜节律的影响。

（1）24h UFC 增高：见于肾上腺皮质功能亢进症、双侧肾上腺皮质增生或肿瘤、异源 ACTH 综合征等，且其浓度增高失去了昼夜变化规律。

（2）24h UFC 减低：见于肾上腺皮质功能减退症、腺垂体功能减退症，但存在节律性变化。

3. 尿 17- 羟皮质类固醇（17-OHCS）的测定

尿 17-OHCS 是肾上腺糖皮质激素及其代谢产物，可反映肾上腺皮质功能，血中糖皮质激素的测定受多种因素的影响，因此可测定 24h 尿 17-OHCS 水平来显示肾上腺糖皮质激素的变化。

（1）17-OHCS 增高：主要见于肾上腺皮质功能亢进症（库欣综合征、异源 ACTH 综合征、原发性肾上腺皮质肿瘤等）。

（2）17-OHCS 减低：见于原发性肾上腺皮质功能减退症、腺垂体功能减退症等。

4. 尿 17- 酮皮质类固醇（17-KS）的检测

17-KS 是雄激素代谢产物的总称，女性、儿童尿中 17-KS 主要来自肾上腺皮质（反映肾上腺皮质内分泌功能），男性尿中 17-KS 约 2/3 来自肾上腺皮质，1/3 来自睾丸（反映肾上腺皮质和睾丸功能），17-KS 在反映肾上腺皮质功能时不如 17-OHCS，17-KS 增高：主要见于肾上腺皮质功能亢进症、睾丸癌、腺垂体功能亢进、女性多毛等（17-KS 若明显增高提示：肾上腺皮质肿瘤、异源 ACTH 综合征、先天性缺乏 21- 羟化酶或 11β- 羟化酶），17-KS 减低：多见于肾上腺皮质功能减退症、腺垂体功能减退症、睾丸功能低下等。

5. 血 11- 脱氧皮质醇和 17- 羟孕酮的检测

11β- 羟化酶缺乏者血 11- 脱氧皮质醇显著增高，21- 羟化酶缺乏者血 17- 羟孕酮显著增高。

（二）肾上腺髓质激素及其代谢产物的检测

1. 尿儿茶酚胺（catecholamines，CA）的检测

CA 是肾上腺嗜铬细胞分泌的肾上腺素、去甲肾上腺素和多巴胺的总称。血液中的 CA 主要来源于交感神经和肾上腺髓质，24h 尿液 CA 可以反映肾上腺髓质功能，也能判断交感神经的兴奋性。

（1）CA 增高：主要见于嗜铬细胞瘤，增高程度可达正常人的 2～20 倍。此外，交感神经母细胞瘤、心肌梗死、高血压、甲亢、肾上腺髓质增生等 CA 可轻度升高。

（2）CA 减低：见于 Addison 病。

2. 尿 3- 甲氧基 -4- 羟苦杏仁酸（VMA）测定

尿 3- 甲氧基 -4- 羟苦杏仁酸（vanillylmandelic acid，VMA）是儿茶酚胺的代谢产物，占体内 CA 代谢产物的 60%，其性质较 CA 稳定，且 63% 的 VMA 由尿液排出。

临床意义：主要观察肾上腺髓质和交感神经功能。增高主要见于嗜铬细胞瘤的

发作期、神经母细胞瘤和交感神经细胞瘤，以及肾上腺髓质增生等。

四、性腺激素的检测

（一）血浆孕酮（progesterone）测定

孕酮是由黄体和卵巢分泌，是类固醇激素合成的中间代谢产物，孕酮的生理作用：使增殖期的子宫内膜继续发育增殖；维持正常月经周期和正常妊娠。孕酮增高：主要见于葡萄胎、妊高征、原发性高血压病、卵巢肿瘤、多胎妊娠、先天性肾上腺皮质增生等；孕酮减低：常见于黄体功能不全、PCOS、胎儿发育迟缓、死胎、原发性或继发性闭经、无排卵性子宫功能性出血。

（二）血浆雌二醇（estradial，E2）的检测

E2是雌激素的主要成分，由睾丸、卵巢和胎盘分泌，或由雄激素转化而来。其主要生理功能是促进女性生殖器官的发育和第二性征出现。E2增高：常见于女性性早熟、男性女性化、卵巢肿瘤及性腺母细胞瘤、肝硬化、妊娠期；E2减低：常见于各种原因所致的原发性性腺功能减退。

（三）血浆睾酮（testosterone）的检测

睾酮是男性最重要的雄激素，脱氢表雄酮（DHEA）和雄烯二酮是女性主要的雄激素，睾酮分泌具有昼夜节律性变化，上午8时为分泌高峰。睾酮增高：主要见于睾丸间质细胞瘤、男性性早熟、CAH、肾上腺皮质功能亢进症、PCOS等；睾酮减低：主要见于Klinefelter综合征，Kallmann综合征、男性Turner综合征等。

（四）血硫酸脱氢表雄酮（DHEAS）的检测

在肾上腺或腺外组织由脱氢表雄酮（DHEA）经磺酸化合成，易于检测且受昼夜变化影响小，DHEAS雄激素活性极其微弱，但其代谢产物（如雄烯二酮和睾酮）则有较强的雄激素活性，临床上主要用于鉴别诊断多毛症与男性化、疑为肾上腺皮质肿瘤（特别是肾上腺皮质癌）、先天性肾上腺皮质增生症。

（五）血清人绒毛膜促性腺激素（hCG）的检测

HCG是由胎盘的滋养层细胞分泌的一种糖蛋白，它是由α和β二聚体的糖蛋白组成，α亚基与垂体分泌的FSH、LH和TSH基本相似，故相互间能发生交叉反应。对早期妊娠诊断有重要意义，对与妊娠相关疾病、滋养细胞肿瘤等疾病的诊断、鉴别和病程观察等有一定价值。hCG升高：妊娠、绒毛膜癌、葡萄胎、多胎妊娠，生殖细胞、卵巢、膀胱、胰腺、胃、肺和肝脏肿瘤；hCG降低：流产、异位妊娠、

妊娠毒血症、死胎。

五、糖代谢紊乱相关疾病的实验室检测

（一）血糖的检测

（1）空腹血糖（fasting blood glucose，FPG）诊断糖代谢紊乱最常用、最重要的指标检测方便，结果可靠；检测结果受一些因素的影响（肝功能、内分泌激素、抗凝剂等）。

（2）参考值：成人血浆（清）酶法：3.9~6.0 mmol/L；空腹血糖受损：6.1~7.0 mmol/L。

（3）临床意义

1）高血糖症：FPG > 7.0 mmol/L：各种类型糖尿病的筛查；升糖激素增多的内分泌疾病及肿瘤；应激性高血糖症；药物及血浓缩。

2）低血糖症：FPG < 2.8 mmol/L：药源性；内源性胰岛素分泌过量（胰岛B细胞瘤）；体内葡萄糖生成障碍（肝功能严重受损、升糖激素分泌不足）；长期饥饿、营养不良。

（二）葡萄糖耐量试验

1. 口服葡萄糖耐量试验（OGTT）

采用WHO推荐的75g葡萄糖；分别检测FPG和口服葡萄糖后30min、1h、2h、3h的血糖。

2.OGTT的适应证

（1）无糖尿病症状，随机血糖或FBG异常，以及有一过性或持续性糖尿者。

（2）无糖尿病症状，但有明显的糖尿病家族史。

（3）有糖尿病症状，但FBG未达到诊断标准者。

（4）妊娠期、甲亢、肝脏疾病时出现糖尿者。

（5）分娩巨大胎儿或有巨大胎儿史的妇女。

（6）原因不明的肾脏疾病、神经病变或视网膜病变。

3.OGTT参考值

OGTT参考值如表6-1所示。

表6-1　OGTT参考值

FPG	3.9 ~ 6.1mmol/L
OGTT后30 min ~ 1h	血糖达峰值（7.8 ~ 9.0 mmol/L），峰值 < 11.1 mmol/L
OGTT后2h	< 7.8 mmol/L
OGTT后3h	血糖恢复至空腹水平

注：各检测点的尿糖均为阴性

4.OGTT 测定的临床意义

（1）血糖正常值：空腹 <6.1 mmol／L，且服糖后 120min<7.8 mmol／L。如果空腹血糖≥ 7.0mmol／L，且服糖后 120min 血糖≥ 11.1mmol／L 者可确诊为糖尿病。

（2）诊断糖尿病：①具有糖尿病症状，FPG> 7.0 mmol/L；② OGTT 2hPG > 11.1mmol/L；③具有临床症状，随机血糖 >11.1 mmol/L；④临床症状不典型者，需要另 1 天重复检测确诊，但一般不主张做第 3 次 OGTT。

（3）血糖介于正常和糖尿病之间者为糖耐量低退（IGT），单纯空腹血糖介于正常和糖尿病之间者又称空腹高血糖状态（IFG）。

（三）糖化血红蛋白检测

（1）糖化血红蛋白（glycosylated hemoglobin,GHb）是在红细胞生存期间 HbA 与己糖（主要是葡萄糖）缓慢、连续的非酶促反应的产物。根据 HbA 所结合的成分不同，分为 HbA1a；与磷酰葡萄糖结合 HbA1b；与果糖结合 HbA1c。与葡萄糖结合，含量最高，占 60% ～ 80%，GHb 不受血糖暂时性升高的影响，在血糖和尿糖波动较大时有特殊诊断价值。GHb 水平取决于血糖水平、高血糖持续时间，其生成量与血糖浓度呈正比。

GHb 的代谢周期与红细胞的寿命基本一致，故 GHb 水平反映了近 2 ～ 3 个月的平均血糖水平。血清果糖胺反映近 2 ～ 3 周的平均血糖水平。

（2）糖化血红蛋白测定的临床意义：①评价糖尿病控制程度，可作为糖尿病长期控制的良好观察指标；②筛查糖尿病；③预测血管并发症；④鉴别糖尿病性及应激性高血糖。

（四）酮体的检测

（1）酮体（ketone body）包括乙酰乙酸、β-羟基丁酸及丙酮是脂肪分解的产物。尿酮体为乙酰乙酸和丙酮。

（2）当酸中毒明显时，酮体组分中以 β-羟基丁酸为主，故尿酮体阴性不能排除酮体。

（3）血 β-羟基丁酸更真实地反映酮症酸中毒。升高见于：糖尿病酮症酸中毒、长期饥饿、妊娠毒血症、饮食中缺少糖类或营养不良。

（五）乳酸及丙酮酸的检测

乳酸是无氧糖酵解的终产物。升高见于糖尿病乳酸酸中毒、休克的不可逆期、心肺功能失代偿期、低氧血症。血丙酮酸升高见于维生素 B_1 缺乏者、糖尿病、充血性心力衰竭、严重腹泻、严重感染、肝病。

（六）血糖调节物的检测

1. 血清胰岛素和 C 肽测定与释放试验

（1）糖尿病时，由于胰岛 B 细胞功能障碍和胰岛素生物学效应不足，出现血糖增高和胰岛素降低的分离现象。

（2）C-肽（connective peptide）是胰岛素原在蛋白水解酶的作用下分裂而成的与胰岛素等分子的肽类物

（3）胰岛素/C 肽释放试验

1）在行 OGTT 同时，分别于空腹和口服葡萄糖后 30min、1h、2h、3h 检测血清胰岛素/C 肽浓度的变化，以了解胰岛 B 细胞基础功能状态和储备功能状态，间接了解血糖控制情况。

2）释放试验：OGTT 后 30min～1h 达峰（峰值是空腹的 5～10 倍）3h 后达到空腹水平。

3）临床意义：主要用于分型，1DM 空腹胰岛素明显降低，OGTT 后释放曲线低平 2DM；空腹胰岛素可正常、稍高或减少，OGTT 后胰岛素呈延迟释放反应。胰岛 B 细胞瘤：胰岛素呈高水平曲线，胰岛素释放指数 =[血浆胰岛素（μIU/ml）]/[血浆葡萄糖（mg/dl）]，正常人 <0.3，胰岛素瘤患者 >0.4，可在 1.0 以上。C-肽水平不升高，而胰岛素升高：提示外源性高胰岛素血症。

2. 胰岛素原的检测

（1）人胰岛素原（proinsulin）是胰岛素的前体物质，由胰岛素和 C 肽组成，是胰岛素在体内的储存形式，主要在肾脏分解代谢。生理情况下，只有极少量的胰岛素原释放入血，生物学活性约为胰岛素的 10%。

（2）临床意义：升高见于：糖尿病患者、胰岛 B 细胞瘤、家族性高胰岛素原血症、慢性肾功能不全、肝硬化、甲亢等。

3. 胰高血糖素的检测

（1）由胰脏胰岛 A 细胞分泌的激素，具有很强的促进糖原分解和糖异生作用，使血糖明显升高。

（2）临床意义：升高见于：胰岛 A 细胞瘤、糖尿病患者使用肾上腺皮质激素和生长激素等；降低见于：慢性胰腺炎、肥胖等。

（七）胰岛相关自身抗体的检测

1. 类型

胰岛素自身抗体（IAA）、胰岛细胞自身抗体（ICA）、谷氨酸脱羧酶自身抗体（GAD）、胰岛瘤相关抗原 -2 自身抗体（IA-2）。

2. 临床意义

胰岛相关自身抗体的检测主要用于分型，胰岛相关自身抗体阳性大多为 T1DM。

（八）尿微量白蛋白的检测

尿白蛋白量超过300mg/24h，尿蛋白定性阳性，尿微量白蛋白（MAU）：30~300mg/24h，随机尿：正常人<30μg/mg肌酐；微量白蛋白尿者30~300μg/mg肌酐；病理性增高：见于糖尿病肾病、高血压、妊娠子痫前期，血管内皮细胞受损的早期敏感指标。

六、脂代谢紊乱的实验室检测

（一）总胆固醇（cholesterol, CHO）的检测

1. CHO检测的适应证
（1）早期识别动脉粥样硬化的危险性
（2）使用降脂药物治疗后的检测

2. 参考值
合适水平<5.2 mmol/L；升高>5.72 mmol/L(饮食疗法)，升高>6.21 mmol/L(药物治疗)。

3. 临床意义
（1）增高：①动脉粥样硬化所致的心、脑血管疾病；②各种高脂蛋白血症、阻塞性黄疸、甲状腺功能减退症、类脂性肾病、肾病综合征、糖尿病等；③长期吸烟、饮酒、精神紧张和血液浓缩等；④应用某些药物：如环孢素、糖皮质激素、阿司匹林、口服避孕药、β-肾上腺素能阻滞剂等。
（2）减低：①甲状腺功能亢进症；②严重的肝脏疾病，如肝硬化和急性肝坏死；③贫血、营养不良和恶性肿瘤等；④应用某些药物，如雌激素、甲状腺激素、钙拮抗剂等。

（二）三酰甘油（triglyceride, TG）的检测

（1）TG是机体恒定的供能来源，也是动脉粥样硬化的危险因素之一。
（2）TG检测的适应证：（参考值：0.56 ~ 1.70 mmol/L）①早期识别动脉粥样硬化的危险性和高脂血症的分类。②对低脂饮食和药物治疗的监测。
（3）血清TG受生活习惯、饮食和年龄等的影响，波动大受外源性因素影响大，需空腹12 ~ 16h后采血检测。
（4）TG增高：①冠心病；②原发性高脂血症、动脉粥样硬化等。TG降低：①低β和无β脂蛋白血症；②严重的肝脏疾病、吸收不良、甲亢、肾上腺皮质功能减退。

（三）血清脂蛋白（lipoprotein）的检测

脂蛋白是血脂在血液中存在、转运及代谢的形式呈微粒状，核心为疏水性物

质——甘油三酯和胆固醇酯，外层为亲水性物质——磷脂、载脂蛋白包括：乳糜微粒（CM）、极低密度脂蛋白（VLDL）、低密度脂蛋白（LDL）、高密度脂蛋白（HDL）、中间密度脂蛋白（LDL）。

1. CM 测定

CM 是最大的脂蛋白，脂质含量高达 98%，蛋白质含量少于 2%，主要功能是运输外源性 TG，在血液中代谢快，半衰期短，正常空腹 12 h 后血清不应有 CM。

临床意义：常见于Ⅰ型和Ⅴ型高脂蛋白血症。

2. 高密度脂蛋白测定

HDL 是血清中颗粒密度最大的一组脂蛋白，其蛋白质和脂质各占 50%，HDL 水平增高有利于外周组织清除 CHO，从而防止动脉粥样硬化的发生，故 HDL 被认为是抗动脉粥样硬化因子，一般检测 HDL-C 来反映 HDL 水平，HDL 检测的适应证：①早期识别动脉粥样硬化的危险性；②使用降脂药物治疗反应的监测（避免 HDL 降低）。参考值：合适水平：> 1.03 mmol/L。减低：≤ 0.90 mmol/L。

临床意义：HDL 增高：对防止动脉粥样硬化、预防冠心病的发生有重要作用，HDL 与 TG 呈负相关，也与冠心病的发病呈负相关。HDL 减低：见于动脉粥样硬化、急性感染、糖尿病、慢性衰竭、肾病综合征等。

3. 低密度脂蛋白测定

LDL 是富含 CHO 的脂蛋白，是动脉粥样硬化的危险因素之一，LDL 经过化学修饰后，其中的 apoB-100 变性，通过清道夫受体被吞噬细胞摄取，形成泡沫细胞并停留在血管壁内，导致大量 CHO 沉积，促使动脉壁形成动脉粥样斑块，临床以 LDL-C 反应 LDL 水平，LDL 检测的适应证：①早期识别动脉粥样硬化的危险性；②使用降脂药物治疗过程的监测。参考值：合适水平≤ 3.10 mmol/L；升高 > 3.10 mmol/L（饮食疗法）；升高 > 3.64 mmol/L（药物疗法）。

临床意义：LDL 升高：①判断发生冠心病的危险性；②其他：遗传性高脂蛋白血症、甲减、肾病综合征、阻塞性黄疸、肥胖症以及应用雄激素、β-受体阻滞剂、糖皮质激素。LDL 减低：无 β-脂蛋白症、甲亢、吸收不良、肝硬化以及低脂饮食和运动等。

4. 脂蛋白 a 测定

LP（a）的结构与 LDL 相似，可携带大量的 CHO 结合于血管壁上，有促进动脉硬化的作用，LP（a）与纤溶酶原有同源性，可与纤溶酶原竞争结合纤维蛋白位点，从而抑制纤维蛋白水解作用，促进血栓形成，LP（a）是动脉粥样硬化和血栓形成的重要独立危险因素，检测 LP（a）可早期识别动脉粥样硬化的危险性。参考值：0~300 mg/L，LP（a）水平主要由遗传因素决定，不受性别、饮食和环境的影响。

临床意义：①与动脉粥样硬化、冠心病、心梗搭桥术后或 PTCA 后再狭窄或中风的发生有密切关系，可作为动脉粥样硬化的单项预报因子；②LP（a）增高还见于 T1DM、肾脏疾病、炎症、手术或创伤后及血液透析后。

（四）血清载脂蛋白的检测

1. 载脂蛋白 A（apoA）测定

apoA 是 HDL 的主要结构蛋白，apoA 有 AⅠ、AⅡ、AⅢ，但 apo AⅠ意义最明确，为临床常用的检测指标。

临床意义：apoAⅠ增高：apoAⅠ水平与冠心病发病率呈负相关（apoAⅠ直接反映 HDL 水平，且较 HDL 更精确）；apoAⅠ减低：①家族性 apoAⅠ缺乏症等；②急性心肌梗死、糖尿病、慢性肝病等。

2. 载脂蛋白 B（apoB）测定

apoB 是 LDL 中含量最多的蛋白质。临床意义：apoB 增高：apoB 直接反映 LDL 水平，也是冠心病的危险因素；apoB 减低：低或无 β-脂蛋白血症，apoB 缺乏症等。

七、影像学检查

蝶鞍 X 线平片、分层摄影、CT、MRI，属非侵袭性内分泌腺检测法，可鉴定下丘脑-垂体、甲状腺、性腺疾病、肾上腺肿瘤、胰岛肿瘤等。较大肿块可在超声引导下进行穿刺活检或作探查手术。

八、放射性核素检查

放射性核素检查甲状腺扫描（^{131}I、^{99m}TC）。

九、细胞学检查

细胞学检查包括 细针穿刺细胞病理活检，免疫细胞化学技术，精液检查，激素受体检测。

十、超声检查

超声检查适用于甲状腺、肾上腺、胰腺、性腺。

（刘学兰　付文杰）

第七章

中医内分泌代谢病的辨病与辨证

第一节 辨 病

完整的内分泌疾病诊断应包括功能诊断、病理诊断和病因诊断三个方面。

一、功能诊断

1. 临床表现

典型症状和体征对诊断内分泌疾病有重要参考价值,而有些表现与内分泌疾病关系比较密切,如闭经、月经过少、性欲和性功能改变、毛发改变、生长障碍或过度、体重减轻或增加、头痛、视力减退、精神兴奋、抑郁、软弱无力、皮肤色素改变、紫纹、多饮多尿、多血质、贫血、消化道症状(食欲减退、呕吐、腹痛、便秘、腹泻)等。应注意从非特异性临床表现中寻找内分泌功能紊乱和内分泌疾病的诊断线索。

2. 实验室检查及其资料分析

(1)代谢紊乱证据:各种激素可以影响不同的物质代谢,包括糖、脂质、蛋白质、电解质和酸碱平衡,可测定基础状态下血糖、血脂谱、血钠、钾、钙、磷、碳酸氢根等。

(2)激素分泌情况:激素测定通常采用竞争性蛋白结合原理,对内分泌紊乱和疾病的认识起到积极推进作用。临床上可有空腹 8~12h 后血中激素和 24h 尿中激素及其代谢产物测定(GH、PRI、ACTH、TSH、LH/FSH、总 T3、总 T4、游离 T3、游离 T4、皮质醇、睾酮、雌二醇、孕酮、甲状旁腺素、胰岛素、C 肽、醛固酮、儿茶酚胺等),一般在基础状态下,测定垂体和靶腺两方面的激素水平,如 ACTH 和皮质醇、TSH 和认水平、LH 和睾酮水平,可帮助了解其功能和发病部位。但因激素呈脉冲性分泌,尤其是促性腺激素和性腺激素,最好相隔 15~30min 抽一次血,共 3 次并等量混合后,测定其值。测定 24h 尿游离皮质醇(UFC)、17- 羟类固醇、17- 酮类固醇、醛固酮、香草基杏仁酸(VMA)等,应同时测定肌酐量,使测定结果具有可比性。

（3）动态功能测定主要有下列两类

1）兴奋试验：多适用于分泌功能减退的情况，可估计激素的贮备功能，应用促激素试验探测靶腺的反应，如ACTH、TSH、hCG、TRH、GnRH、CRH试验，胰岛素低血糖兴奋试验，胰高血糖素兴奋试验，左旋多巴、精氨酸兴奋试验等。

2）抑制试验：多适用于分泌功能亢进的情况，观察其正常反馈调节是否消失，有负自主性激素分泌过多，是否有功能性肿瘤存在，如地塞米松抑制试验。葡萄糖耐量试验可作为兴奋试验（胰岛素、C肽）又可作为抑制试验（GH）。可乐定抑制试验观察儿茶酚胺（CA）分泌情况。

判断激素水平时，应考虑年龄、性别、营养状况、有无用药或是否处于应激状态及取血时间等，并应结合临床状况，力求正确。

二、病理诊断

病理诊断包括病变性质和病变部位的确定，现有多种检查方法可帮助明确微小病变。

1. 影像学检查

蝶鞍X线平片、分层摄影、CT、MRI、B超，属非侵袭性内分泌腺检测法，可鉴定下丘脑-垂体、甲状腺、性腺疾病、肾上腺肿瘤、胰岛肿瘤等。意外瘤（incidentaloma）为无症状的肾上腺肿瘤，直径<3.5cm者，若不愿探查，可以用CT随访；较大肿块可在超声引导下进行穿刺活检或作探查手术。

2. 放射性核素检查

甲状腺扫描（^{131}I、^{99m}TC）；肾上腺皮质扫描采用^{131}I-胆固醇；^{131}I间碘苄胍（^{131}I-MIBG）扫描用于嗜铬细胞瘤的诊断。

3. 细胞学检查

细胞学检查包括：细针穿刺细胞病理活检，免疫细胞化学技术，精液检查，激素受体检测。

4. 静脉导管检查

选择性静脉导管在不同部位取血测定激素以明确垂体、甲状腺、肾上腺、胰岛病变部位，如下岩窦（左、右）取血测定垂体激素对于判断垂体病变有价值。

三、病因诊断

1. 自身抗体检测

自身抗体检测包括：甲状腺球蛋白抗体（TGAb）、甲状腺过氧化物酶抗体（TPOAb）[又称甲状腺微粒体抗体（TMAb）]、促甲状腺激素受体抗体（TRAb）、胰岛素抗体、胰岛细胞抗体(ICA)、谷氨酸脱羧酶抗体(GADAb)、抗肾上腺抗体等，抗体测定有助于明确内分泌疾病的性质及自身免疫病的发病机制，甚至可作为早期诊断和长期随访的依据。

2. 染色体检查

白细胞染色体检查有无畸变、缺失、增多等。

3. HLA（人类白细胞抗原）鉴定

如青少年性胰岛素依赖型糖尿病与HLA-B8、HLA-Bw15和HLA-B18相关，而晚期发作型糖尿病并无这种相关。因此，特定类型的HLA便成为某些疾病的遗传标志。例如，常染色体隐性遗传的肾上腺皮质增生症是由于21-羟化酶缺乏等。

第二节　辨　证

证和病相对来说是讲的疾病当前阶段的病位和病性。辨证就是根据症状、体征等临床资料，甚至包括气候、环境、老幼、男女等，在中医学理论指导下进行综合分析，认识疾病现阶段的本质。

一、八纲辨证

八纲辨证是对症状、体征等临床资料，在中医学理论的指导之下，用表、里、寒、热、虚、实、阴、阳来分析归类的方法。八纲辨证是分析疾病的共性。从病位上、性质上，表里、寒热、虚实、阴阳可以起到概括病情的作用，是辨证的基础，提纲挈领，执简驭繁。

1. 表里辨证

表证的症状有恶寒，或者有鼻塞、流清涕、喷嚏、脉浮、头痛、身痛，可有发热、咽喉痛、咳嗽，或者是舌淡红、苔薄白。有外感病史，有新、急、短、轻这样的特点。里证是讲的病变的部位在里面，以脏腑症状为主要表现。里证可以因为表证未解而向里发展；或外邪直中；或情志内伤、饮食劳倦、脏腑气血功能紊乱等。辨证的要点：表证是感受外邪，有新、急、浅、轻的特点，必恶寒；里证病较重、位较深、病程较长，没有表证及半表半里的特征性表现，以脏腑的症状为主要表现。在内分泌代谢病的治疗中，凡有感受外邪初起在表者都会用到表里辨证。

2. 寒热辨证

寒热是辨别疾病性质的纲领。病邪有阳邪和阴邪，正气有阳气和阴液。阳邪致病会导致阳盛伤阴；或者是阴液不足阳就显得偏亢，这两种情况都可以出现热证。阴邪致病导致机体的阴盛而伤阳；或者人体的阳气不足，就能够导致阴盛，形成寒证。寒证以冷、凉为特点。热证具有火热特点。

3. 虚实辨证

虚和实是辨别邪正盛衰的纲领。实强调的邪气，虚强调的正气。感受外邪，或者是病中阴阳气血失调，产生了病理产物，形成的证候称为实证。因为邪气的不同、病理产物的不同，以及邪气所在的位置不相同，证候非常复杂。新病、病情急剧、体质壮实是实证。虚证是正气不足所反映的各种虚弱证候，包括气、血、阴、阳、津液、精等的亏虚，可以分为不足、亏虚、虚弱、虚衰、亡脱。虚证的特点是正气的不足，久病势缓，耗损太多，体质虚弱。

4. 阴阳辨证

阴阳是八纲里面的总纲。向下、向内的属于阴，向外、向上的属于阳。里证、寒证、虚证属于阴，表证、热证、实证属于阳。

二、气血辨证

气血津液辨证是中医诊断时，运用气血津液理论去辨别分析判断病人的病情资料，从而确定其气血津液的具体病机，证型的思维过程和辨证方法。它着重于分析疾病与气血津液的关系，确定病变是否在气血或影响津液，继而判断气血津液的虚实盛衰，临证常需与脏腑辨证结合使用。

（一）气病辨证

《素问·举痛论》说："百病生于气也。"指出气病的广泛性，不论外感内伤，最先波及的便是气，导致气的异常，由此再影响到血、津液、脏腑、经络。所以气病也就最广泛。气病临床常见的证候，概括为气虚、气陷、气滞、气逆、气脱、气闭六种。

1. 气虚证

由于全身或局部气的减少，而导致脏腑组织功能减退的虚弱证候。多由久病体虚、劳累过度，年老体弱、营养不足等原因引起。临床表现为：少气懒言，神疲乏力，头晕目眩，自汗，活动时诸症加剧，舌淡苔白，脉虚无力。其中乏力、无力是其主要症状。各脏腑组织的气虚证还有其各自的特定的表现。常见于内分泌代谢疾病如甲减、糖尿病、肥胖等患者。

2. 气陷证

因气虚而升举乏力、清阳下陷所表现的证候，多见于气虚证的进一步发展，或劳累用力过度，损伤某一脏器所致。临床表现为：头晕目花，少气倦怠，久痢久泄，腹部有坠胀感，脱肛或子宫脱垂等。舌淡苔白，脉弱。常见于内分泌代谢疾病如甲减、糖尿病、肥胖等患者。

3. 气滞证

因人体某一脏腑、某一部位气机阻滞、运行不畅所表现的证候，多由情志不舒，或邪气内阻，或阳气虚弱，温运无力等因素导致气机阻滞而成。临床表现：以局部或全身的胀满、痞闷、胀痛等自觉症状为主症，且症状时轻时重，走窜不定，按之无形，叩之如鼓。常见于内分泌代谢疾病如甲亢、亚甲炎、甲状腺结节、糖尿病、肥胖等患者。

4. 气逆证

因气机升降失常，逆而向上所引起的证候。临床以肺胃之气上逆和肝气升发太过的病变为多见。常见于内分泌代谢疾病如甲亢、糖尿病等患者。

5. 气脱证

因元气衰微而气欲外脱的危急症候。气脱乃全身功能极度衰竭的病理变化，若未能及时抢救，便会气绝身亡。临床表现：呼吸微弱不规则，神情淡漠或者昏聩无知，大汗不止，口开目合，手撒身软，二便失禁，面色苍白等。常见于内分泌代谢病中甲亢、甲减、糖尿病的危重患者。

6. 气闭证

因人体某些脏腑及其管窍闭塞不通所引起的危急证候。气闭证比气滞气逆证严重。临床表现：忽然昏仆或者神昏，喘急窒息，头胸腰腹等处剧痛或者绞痛，四肢厥冷，胸闷腹胀，二便不通，舌暗苔厚等。常见于内分泌代谢病中糖尿病并发心脑血管疾病及酮症、高渗等危重患者。

（二）血病辨证

血是人体维持生命最宝贵的物质，它必须有规则的在脉管内循环运行而布散全身。血的病证表现很多，因病因不同而有寒热虚实之别，其临床表现可概括为血虚、血瘀、血热、血寒四种证候。

1. 血虚证

因血液亏虚，脏腑百脉失养，表现全身虚弱的证候。临床表现：面白无华或萎黄，唇色淡白，爪甲苍白，头晕眼花，心悸失眠，手足发麻，妇女经血量少色淡，经期错后或闭经，舌淡苔白，脉细无力。血虚可以和气虚同时存在，气血两虚；可以和阴虚同时存在，成为阴血亏虚；血虚可以和血瘀同时存在，血虚血瘀，血虚进一步发展，可以导致血脱。突然的大量失血，或者长期的血虚到了极点，出现面色苍白、头晕心悸、目眩、脉微或者脉芤，这是血脱。常见于见于内分泌代谢病中甲减、糖尿病及糖尿病相关并发症患者。

2. 血瘀证

因瘀血内阻所引起的一些证候。形成血瘀证原因有：寒邪凝滞，以致血液瘀阻，或由气滞而引起血瘀；或因气虚推动无力，血液瘀滞；或因外伤及其他原因造成血液流溢脉外，不能及时排出和消散所形成。临床表现：疼痛和针刺刀割，痛有定处，拒按，常在夜间加剧。肿块在体表者，色呈青紫；在腹内者，紧硬按之不移，称为癥积。出血反复不止。色泽紫暗，中夹血块，或大便色黑如柏油。面色黧黑，肌肤甲错，口唇爪甲紫暗，或皮下紫斑，或肤表丝状如缕，或腹部青筋外露，或下肢筋青胀痛等。常见于内分泌代谢病中糖尿病相关并发症、妇女更年期、甲状腺结节及痛风等的患者。

3. 血热证

因脏腑火热炽盛，热迫血分所表现的证候。本证多因烦劳，嗜酒，恼怒伤肝，房室过度等因素引起。临床表现：咳血、吐血、尿血、衄血、便血、妇女月经先期、量多、血热、心烦、口渴、舌红绛、脉滑数。常见于内分泌代谢病中糖尿病相关并发症、妇女更年期、痛风等的患者。

4. 血寒证

因局部脉络寒凝气滞，血行不畅所表现的证候。常由感受寒邪引起。临床表现：手足或少腹冷痛，肤色紫暗发凉，喜暖恶寒，得温痛减，妇女月经衍期、痛经、经色紫暗，夹有血块，舌紫暗，苔白，脉沉迟涩。常见于内分泌代谢病中糖尿病相关并发症、妇女更年期、痛风等的患者。

气血辨证还有气血同病。比如气滞血瘀证，气虚血瘀证，气血两虚，气随血脱证，它们互为因果，要注意加以辨别。如气滞血瘀常见于甲亢、女子不孕、甲状腺肿、甲状腺腺瘤、糖尿病，气血亏虚常见于甲减、垂体功能减退、更年期综合征、糖尿病等疾病。

三、津液辨证

津液是体内一切正常水液的总称，具有重要的生理功能，津液的化生输布和排泄是维持人体生命不可缺少的代谢活动。津液病辨证，是分析津液病证的辨证方法。津液病证，一般可概括为津液不足和水液停聚两个方面。

（一）津液不足证

因津液亏少，失去其濡润滋养作用所出现的以燥化为特征的证候，多由燥热灼伤津液，或因汗、吐、下及失血等所致。临床表现：口渴咽干，唇燥而裂，皮肤干枯无泽，小便短少，大便干结，舌红少津，脉细数。常见于内分泌代谢病中糖尿病及糖尿病相关并发症、妇女更年期、亚甲炎、甲亢等的患者。

（二）水液停聚证

水液停聚证，是反指水液输布，排泄失常所引起的痰饮水肿等病证。凡外感六淫，内伤脏腑皆可导致该证发生。

1. 痰饮

痰和饮是由于脏腑功能失调以致水液停滞所产生的病证。

（1）痰证：是指水液凝结，质地稠厚，停聚于脏腑、经络、组织之间而引起的病证。常由外感六淫，内伤七情，导致脏腑功能失调而产生。临床表现：咳嗽咯痰，痰质黏稠，胸脘满闷，纳呆呕恶，头晕目眩，或神昏癫狂，喉中痰鸣，或肢体麻木，见瘰疬、瘿瘤、乳癖、痰核等，舌苔白腻，脉滑。常见于内分泌代谢病中糖尿病及糖尿病相关并发症、妇女更年期、亚甲炎、甲亢、肥胖、痛风等的患者。

（2）饮证：是指水饮质地清稀，停滞于脏腑组织之间所表现的病证。多由脏腑机能衰退等障碍等原因引起。临床表现：咳嗽气喘，痰多而稀，胸闷心悸，甚或倚息不能半卧，或脘腹痞胀，水声漉漉，泛吐清水，或头晕目眩，小便不利，肢体浮肿，沉重酸困，苔白滑，脉弦。常见于内分泌代谢病中糖尿病及糖尿病相关并发症、甲减、肥胖等的患者。

2. 水肿

水肿，是指体内水液停聚，泛滥肌肤所引起的面目、四肢、胸腹甚至全身浮肿的病证。临床将水肿分为阳水、阴水两大类。

（1）阳水：发病较急，水肿性质属实者，称为阳水，多为外感风邪，或水湿浸淫等因素引起。临床表现：眼睑先肿，继而头面，甚至遍及全身，小便短少，来势迅速。皮肤薄而光亮。并兼有恶寒发热，无汗，舌苔薄苔，脉象浮紧。或兼见咽喉肿痛，舌红，脉象浮数。或全身水肿，来势较缓，按之没指，肢体沉重而困倦，小便短少，脘闷纳呆，呕恶欲汪，舌苔白腻，脉沉。常见于内分泌代谢病中糖尿病及糖尿病相关并发症、甲减、肥胖等的患者。

（2）阴水：发病较缓，水肿性质属虚者，称为阴水，多因劳倦内伤、脾肾阳衰，正气虚弱等因素引起。临床表现：身肿，腰以下为甚，按之凹陷不易恢复，脘闷腹胀，纳呆食少，大便溏稀，面色㿠白，神疲肢倦，小便短少，舌淡，苔白滑，脉沉缓。或水肿日益加剧，小便不利，腰膝冷痛，四肢不温，畏寒神疲，面色白，舌淡胖，苔白滑，脉沉迟无力。常见于内分泌代谢病中糖尿病及糖尿病相关并发症、甲减、肥胖等的患者。

气血津液的病证之间常互为影响，因津液和血离不开气的化生，而气必须依附于血和津液而存在。所以气虚可致血虚津亏，血虚津亏者，气亦易衰，以致气血（津液）俱虚。同样，津液的输布及排泄，亦赖气之升降出入、推动鼓舞。所以，气虚、气滞可致水湿停滞，而水湿停聚又可使气机不利，两者互为因果。

四、脏腑辨证

脏腑辨证就是根据脏腑的生理机理、病理特点，对照病情、临床表现，看它属于哪一个脏和腑的问题，是八纲辨证的深入，最关键的是要把病位搞清楚。

1. 心病的辨证

心主血脉，心主神明，和小肠相表里，舌为心之苗。心脏以及血脉、血液运行的病变归属于心；神的病变；舌的病变。它的症状：是心悸、心痛、胸闷、脉结代促，这是心本身的症状；心烦、失眠、多梦、健忘、神昏、神乱，这是心神的症状；舌痛、舌疮、舌强。临床上以这三方面的症状为突出表现，病位在心。心的虚证有气虚、血虚、阴虚、阳虚、心阳虚脱；实证有瘀、痰、火。瘀血可以因为寒凝，也可以因为气滞。如心气虚、心阳虚常见于甲减、垂体功能减退等疾病，心阳暴脱常见于糖尿病肾病引起的心力衰竭、糖尿病酮症酸中毒昏迷等疾病。心血虚常见于甲亢、甲减、闭经等疾病，心阴虚常见于甲亢、更年期综合征等。心火亢盛常见于更年期综合征、经前期综合征、甲亢等疾病的兼夹证。心脉闭阻常见于甲减、甲亢、垂体功能减退、糖尿病、肥胖病后期的兼夹证。

2. 肺病的辨证

肺主要包括了呼吸和气以及水液运行。咳嗽、气喘、吐痰，是肺病的最常见症状。病证有虚和实，虚证是肺阴虚、肺气虚。实证是风寒暑湿燥火六淫邪气引起的，另外一个方面就是痰饮水湿出现异常。如肥胖、甲减、垂体功能减退常见肺气虚证，肺阴虚常见糖尿病、闭经、更年期综合征的兼夹证。燥热犯肺多见于糖尿病及尿崩症等。

3. 脾病的辨证

脾的辨证范围：运化迟钝，水湿潴留，气血生化无源，清阳不升，气不摄血。常见的症状是食少、腹胀、隐痛、便溏。气虚为本，湿困为标。治疗重视升阳、益气、除湿。例如，脾虚证常见于肥胖症、甲减、糖尿病前期、特发性水肿等疾病。脾虚气陷证多见于月经不调、带下等病症。脾失统摄常见于功能性子宫出血、高泌乳素血症、更年期综合征等，胃阴虚多见于糖尿病、甲亢、更年期综合征、男子乳房发育等证，胃火炽盛多见于糖尿病多食者、甲亢等疾病。

4. 肝病的辨证

肝的病变很复杂，它的症状也显得复杂，主要表现有情志方面是以急躁易怒和情志抑郁为主要表现，肝经的部位的症状，动风的症状，眼睛的症状，月经的症状，经常是和肝有关系的。肝病最复杂，治疗的方法也最多，疏肝、理肝、调肝、柔肝、泻肝、清肝、伐肝。肝病实证有肝气郁结，肝火炽盛，肝阳上亢，肝风内动，寒滞肝脉，肝经湿热，肝血瘀阻。虚证有肝阴虚，肝血虚。热证多见，寒证少见。特点是：肝气易郁，肝阳易亢，肝阴肝血易虚，肝风易动。如肝血虚证常为闭经、甲亢、更年期综合征、月经紊乱等病症的兼夹证，肝阴虚常为甲亢、经前期综合征、更年期综合征、乳腺小叶增生、高泌乳素血症等病症的主症或兼夹证。肝气郁结及肝火上炎常见于甲亢、经前期综合征、更年期综合征、乳腺小叶增生、高泌乳素血症、男子乳房发育等病症。肝阳上亢证常见于经前期综合征、更年期综合征、乳腺小叶增生、甲亢、甲状腺腺瘤、性功能亢进等病症。

5. 肾病的辨证

肾病多虚证，肾阴虚、肾阳虚、肾气不固、肾虚水泛、精气亏虚都是虚证。肾虚的一般表现就是腰膝酸软，或者腰膝酸痛，耳鸣、牙齿松动或早脱，或者脱发。可能有小便清长、夜尿多，或者是小便不尽；性机能低下的表现。各个脏腑的病都可以影响到肾。由于肾为精、气、阴、阳的根本,肾虚了是根本虚了,所以起效是不太容易的。并发证多,脾肾阳虚、肝肾阴虚、肺肾气虚、心肾阳虚、水气凌心等。如肾精不足常见于呆小症、男子不育、女子不孕、成人早衰、性功能减退、甲减等,肾阳虚常为甲减、垂体功能减退、男子不育、女子不孕、肾上腺皮质功能减退、性功能减退等症。肾阴虚常见于糖尿病、甲亢、更年期综合征、闭经、功能性子宫出血等疾病。肾气不固常见于糖尿病神经源性膀胱、糖尿病肾病、性功能减退等症。

6. 腑病辨证

六腑都是受盛和传化水谷的器官。它的特性是泻而不藏,实而不满,以降为顺,以通为用。病变特点是比较轻、比较单纯、实证比较多、虚证比较少。六腑的病变可以互相影响,脾和胃、肝和胆、肾和膀胱、肺与大肠也可以互相影响。胃主要是受纳腐熟水谷,因此,胃有病的时候,它主要反映为受纳和腐熟功能异常,出现消谷善饥、多食易饥、饥不欲食,以及脘痞胀痛,胃气上逆出现恶心、呕吐、呃逆、嗳气。它的症状主要反映在这样几个方面:一是胃脘这个局部疼痛、胀、痞满、不舒服;二是饮食不正常,要么是不想吃,要么是吃得多,要么吃了不消化,或者是有饥饿而没有食欲的要求等。胃证有,胃气虚、胃阳虚、胃阴虚,寒邪犯胃、胃热炽盛、寒饮停胃、食积于胃、胃肠气滞与血瘀。小肠接受胃传导下来的食糜,进一步进行消化和吸收。小肠有相当一部分功能归属于脾。小肠的症状有腹痛、腹胀、肠鸣、腹泻。急性的腹泻经常归属于肠,长期的便溏,缓慢的那种情况归属于脾。常见的证型有寒凝、气滞、饮食停留、虫积。大肠有病,既可以出现腹泻、腹胀、腹痛,也可以出现便秘,还有便下脓血。证型可有湿热、津亏、腑实便秘。胆主要是贮藏胆汁,把胆汁排泄到肠子里面帮助消化,胆有病的时候可以出现口苦、黄疸、胁痛。膀胱的病变,主要就是小便的质、量和排泄感出现异常。尿频、尿急、尿涩、尿短赤,或者尿里面有砂石、脓血。

(刘学兰 刘弘毅 高娅丽)

第八章

中医内分泌代谢病的治则与治法

第一节 中医治疗原则

一、治未病

治未病包括未病先防、已病防变两个方面。未病先防，即是通过多种方法，内养正气、外慎邪气，防患于未然；已病防变，则是在疾病发生之后，采取亡羊补牢之法，争取早期诊断和治疗，以减缓疾病的发展与传变。内分泌代谢病多与体质、遗传、环境等因素密切相关，了解这些易感因素并采取积极有效的措施加以防范，对于控制疾病的发生和发展极为重要，与目前现代医学对于某些疾病的"三级预防"措施是相吻合的。例如，糖尿病的预防可以通过适当运动、合理饮食、关注体重、劳逸适度、情志调养等来预防；即病之后应通过综合治疗，减缓并发症的发生和发展，保持良好的生活质量。

二、调阴阳

阴阳失调是疾病发生的根本原因，故调阴阳是中医治疗疾病的根本大法。《素问·阴阳应象大论》提出："谨察阴阳所在而调之，以平为期"、"治不法天之纪，不用地之理，则灾害至矣"。调阴阳要在辨证精当的基础上，根据阴阳的偏盛偏衰来制定具体的治疗方法补偏救弊，以达阴平阳秘理想状态。阴阳失调在内分泌代谢病中的表现是十分复杂的，需要细加分辨，损其有余，补其不足，常需结合脏腑辨证及体质特点而定。调整阴阳还应了解阴阳互生互用、相互转化的微妙关系，有时需要阴中求阳、阳中求阴、阴阳双补。在组方用药方面，应注意复方药物的内在关系，以体现平调阴阳的治疗大法。

三、和脏腑

脏腑功能失调是导致内分泌代谢疾病发生的主要原因，故调和脏腑功能是最常用的治疗大法之一。人体是一个有机整体，脏与脏、脏与腑、腑与腑之间在生理功能上是互相协调和相互为用的，在病理上则相互影响。内分泌代谢病涉及五脏六腑功能的失调，多为多脏腑病变同时存在，因此在调理脏腑功能时，不能单独考虑某一脏腑的某一种生理功能失常，而应注意调理病变所涉及的相关脏腑生理功能及其相互关系，虚补实泻，热清寒温。还应注意分析病势病态，保护未病脏腑，先安未受邪之地，顾护后天，充养先天。如在虚劳治疗中以调补脾肾为主，在治肝之时兼顾实脾。

四、畅气血

气血运行，以畅达为顺。血气冲和，百病不生。在许多内分泌代谢病及其不同的病理阶段，调畅气血是治疗常法。应根据气血不畅的具体原因制定相应的治疗方案，因虚而滞者以补通之，因郁而滞者以利畅之，瘀血为患者化瘀行血，络脉不畅者给予通络，痰浊阻滞者以化痰去浊，癥瘕积聚者消癥散结，总之以气血流畅，恢复其正常生理功能为要。

五、扶正祛邪

正系指人体脏腑组织的功能活动、抗病康复能力及机体生命活动的物质基础；邪泛指各种致病因素，如六淫、痰饮、宿食、瘀血、浊毒等致病因素。扶正就是运用补益或其他手段扶助正气以祛除邪气，祛邪就是通过多种治疗手段祛除病邪，使邪去正安。在具体应用扶正祛邪原则时，要正确判断正邪双方的盛衰状况，根据正、邪在矛盾斗争的主次地位，采取扶正与祛邪的主次先后，使祛邪不伤正，扶正不留邪。

六、治病求本

治病求本是治疗疾病的大法。临证应根据标本之所在，病势之缓急，病证之本质，应用"正治与反治"、"治标与治本"，因人、因地、因时制宜，指导具体的施治过程。内分泌代谢病病证多复杂多变，常有标本主次的不同，在治疗上应有先后缓急的区别。"标"与"本"是一个相对的概念。以邪正而言，正气是本，邪气是标；以病因病机和症状而言，病因病机为本，症状为标；以疾病先后而言，原发病为本，继发病为标；以新病旧病而言，旧病为本，新病为标。在运用"正治与反治"、因人、因地、因时制宜等方面，仲景用得非常精妙。例如，在反治法的运用中，身热面赤反用姜附重剂以热因热用；脉滑而手足厥冷用白虎汤以寒因寒用；腹满用理中汤类以塞因塞用；自利清水反用大承气汤以通因通用等。

七、因势利导

根据病邪所在的部位，因势就近引导，使之排出体外，让正气少受或免受损伤。《素问·阴阳应象大论》云："其高者，因而越之，其下者，引而竭之；中满者，泻之于内；其有邪者，渍形以为汗；其在皮者，汗而发之；其剽悍者，按而收之；其实者，散而泻之。"在《金匮要略·腹满寒疝宿食病脉证治第十》篇中指出："脉数而滑者，实也，此有宿食，下之愈，宜大承气汤"，"宿食在上脘，当吐之，宜瓜蒂散"。再如在治疗水肿病时指出，"诸有水者，腰以下肿，当利小便；腰以上肿，当发汗乃愈"等，对内分泌代谢病的治疗有重要的指导意义。

第二节 中医常用治法

一、补肾益气法

肾为一身阴阳之根本，为先天之本，是男女生长发育和生殖系统的基本物质基础和功能基础。许多内分泌代谢疾病与禀赋和肾气虚损关系密切，故补肾益气在内分泌代谢病治疗中尤为重要。补肾益气，即是通过补肾气而治疗肾气亏虚诸证。肾气包括肾阴和肾阳两个方面，故治疗根据具体临床证候，又分为滋补肾阴、温补肾阳、阴阳双补等几个方面。适用于糖尿病及其多种并发症、腺垂体功能减退症、甲状腺功能减退症、更年期综合征，以及内分泌代谢病导致的性功能障碍、月经不调等病证中属于肾虚者。代表方如阴阳双补之肾气丸、温肾利水之真武汤。

二、健脾和胃法

脾为后天之本，气血化生之源。内分泌代谢疾病病程长，变化多，其发病及预后常与脾胃功能关系密切。健脾和胃法是治疗慢性虚损性疾患的主要方法，包括益气健脾、和胃降逆、温中健脾、清胃养阴法等，适用于诸多内分泌代谢疾病中表现为脾虚胃弱、中焦失和等证者，如糖尿病胃轻瘫、糖尿病酮症酸中毒、糖尿病抑郁症、甲状腺功能减退症、慢性肾上腺皮质功能减退症、高脂血症等。代表方如小建中汤、理中汤、薯蓣丸、黄芪建中汤、小半夏汤、旋覆代赭汤、白虎加人参汤、竹叶石膏汤等。

三、调气解郁法

气机畅达是脏腑功能维持正常的基本条件；气机失调是许多内分泌代谢病发生及发

展变化的重要因素，并可由此导致多种病证。故理气解郁法在治疗内分泌代谢病方面尤为重要。气机失调是指气的升降出入失常而引起的气滞、气陷、气逆、气闭和气脱等病理变化。调气解郁法是以调理气机、解郁行滞为主要目的的治法，适用于糖尿病及其诸多并发症、肥胖症、更年期综合征、甲状腺功能亢进症、代谢综合征等辨证属于气机失调者。代表方如四逆散、逍遥散、柴胡疏肝散、半夏厚朴汤等。治疗中应始终注意恢复肝之疏泄条达之性，同时，心理疏导及许多有益于气机调和的非药物疗法也不应忽略。

四、清热解郁法

许多内分泌代谢病之郁热证候比较明显，故清热解郁法亦常使用。如代谢综合征、肥胖症、高脂血症、糖尿病、甲状腺功能亢进症等，凡有郁热征象者可用此法。代表方如栀子豉汤、丹栀逍遥散、大柴胡汤、调胃承气汤等。应注意分析形成郁热的原因及病变部位，必要时结合其他治法。

五、利水化湿法

水液代谢失常出现的水肿、身重、喘满、泄泻等病证，在内分泌代谢病中亦属常见证候，如糖尿病及其各种并发症、甲状腺功能减退症、更年期综合征、特发性水肿等。水液的代谢与肺、脾、肾关系最为密切，故在使用利水化湿法的同时应注意辨析病因及病变脏腑，尤以恢复脾的运化功能最为重要。代表方如五苓散、苓桂术甘汤、防己茯苓汤、泽泻汤等。

六、攻逐水饮法

水气不化，饮邪泛滥，凌心射肺，或停于腹中肠间，多成危重之势。内分泌代谢病在其病变过程中亦常见此，尤其是合并肾病、低蛋白血症、胸腔积液、腹水、心力衰竭、少尿无尿等情况下屡有发生。攻逐水饮法治疗内分泌代谢病中有适宜病证者卓有疗效，颇有特色。代表方如十枣汤、葶苈大枣泻肺汤、己椒苈黄丸、甘遂半夏汤等。然攻伐之剂，只可暂用，不宜久服，并应注意减毒增效和顾护脾胃。

七、通腑泻热法

邪热与燥屎互结于内，腑气不通，津液受伤，或虽无燥屎，但热蕴胃肠，或欲从肠道泄解浊毒，均可使用此法，使邪去正安，乃"急则治标"之具体应用。内分泌代谢病诸如糖尿病、代谢综合征、肥胖症、高脂血症等有以上情形者可用此法。代表方如大承气汤、调胃承气汤、小承气汤、麻子仁丸等。使用此法应注意中病即止，不可过用，以免伤正，并应注意善后调理。

八、清热养阴法

热盛津伤，或阴虚热炽，当用此法。清热养阴与养阴清热其侧重点不同，但皆以清热、养阴之品配伍。临证应分清虚实证候、主次缓急，有的放矢。清热养阴法在内分泌代谢病中应用很广，如糖尿病、甲状腺功能亢进症、代谢综合征等，代表方如白虎加人参汤、竹叶石膏汤、百合地黄汤等。使用时常需配合益气之品。

九、固肠止泻法

脾肾虚损，运化无权，封藏失司，水湿内停，洞泻不止，或久泻不愈，皆可使用此法。内分泌代谢病病程中亦常可见到胃肠功能紊乱而致泄泻不止者，如糖尿病并自主神经病变等，方如桃花汤、赤石脂禹余粮汤。

十、消瘿散结法

气血运行不畅，痰瘀内阻，皆可形成瘿瘕积聚，治宜消瘿散结。内分泌代谢病如甲状腺功能亢进症、糖尿病肾病、糖尿病血管病变等常有此证。代表方如桂枝茯苓丸、四海疏郁丸。使用该法应注意审因、审证论治，必要时酌加夏枯草、贝母、玄参、穿山甲、皂刺、威灵仙、昆布、海藻等，亦可配合其他治法。

十一、宣痹通阳法

在内分泌代谢病中，因病情复杂，缠绵难愈，变证蜂起，常有胸闷、胸痛等证，此法亦属常用。如糖尿病性心脏病、代谢综合征、高脂血症以及多种疾病引发的心肺功能障碍，皆在可使用之列。代表方如瓜蒌薤白白酒汤、枳实薤白桂枝汤、瓜蒌薤白半夏汤。

十二、祛邪解表法

内分泌代谢疾病常由外感诱发，或因外感加重，由于免疫功能紊乱，机体抗病力减弱，许多患者常反复出现上呼吸道感染或类似"感冒"症状，故祛邪解表法亦为常用之法。代表方如麻黄汤、桂枝汤、小柴胡汤、小青龙汤、桂枝麻黄各半汤、桂枝二麻黄一汤、柴胡桂枝汤等。应用时当充分考虑患者的体质因素和节气时令变化，分析正邪力量对比，必要时合用益气、养阴、养血等法。

十三、活血通络法

多种因素可导致气血失和，血脉不通，络脉瘀阻，血流不畅，故活血通络法在临床应用甚广。内分泌代谢疾病伴有血瘀证候者比比皆是，可出现在不同的病理阶段。活血通络法不仅可以有效地改善患者病理状态，使相关症状、体征趋向好转，而且能减缓病情进展，使其他治法发挥更好的作用。代表方如黄芪桂枝五物汤、当归芍药散、抵当汤、大黄䗪虫丸、当归四逆汤等。

十四、清热解毒法

外感风热毒邪，或寒郁化热，或瘀阻热结，或湿热蕴毒，皆可出现热毒证候，故清热解毒法为临床所常用。在内分泌代谢病中，热毒内蕴亦常可见到，如在合并上呼吸道感染及多种感染时皆可考虑应用。如糖尿病合并肺部感染、糖尿病足感染、高脂血症、代谢综合征等证属热毒炽盛者。代表方如大黄黄连泻心汤、大黄牡丹皮汤、白虎汤等。

十五、祛痰化浊法

痰为百病之源，与气血津液和脏腑代谢的失常密切相关。痰浊为患，表现各异，故有怪病多责之于痰之说。许多内分泌代谢病中皆可见痰浊证候，如高脂血症、代谢综合征、甲状腺功能亢进症、糖尿病及其多种并发症等，凡有痰浊内蕴者皆可使用，代表方如硝石矾石散、小陷胸汤、瓜蒌薤白半夏汤等。

十六、辛开苦降法

辛开苦降法是张仲景所创立的治疗寒热错杂痞证的有效治疗方法，仲景认为，心下痞的特点是"但满而不痛"。一般认为，心下痞的病机为脾胃升降失常，寒热错杂于中。治宜寒温并用，辛开苦降，攻补兼施，阴阳并调。代表方如半夏泻心汤等。内分泌代谢病中有胃肠功能紊乱者常用此法，屡用屡验。在糖尿病酮症酸中毒、糖尿病胃轻瘫及诸多疾病中皆可使用此法。辛开苦降法是仲景提出的一种治疗思路，其创立的许多方剂中均含有此意，须用心揣摩，以使这一治法更好地应用于临床。

十七、调和阴阳法

阴阳失调是疾病发生的根本原因，故调和阴阳应视为中医治疗疾病的根本大法，并由此衍生出许多具体治法。将调和阴阳作为一种具体治疗方法，是指临床所见的证候复杂，寒热错杂，虚实互见，或寒热往来，发作有时，用以上诸法无法取效，可用此法。内分泌代谢病如糖尿病、更年期综合征等常见此证。代表方如乌梅丸、小柴胡汤等。

十八、养心安神法

心为五脏六腑之大主，主血脉，主神志，与其他脏腑病变互为影响。心神不宁、虚烦不寐为临床常见之证。内分泌代谢病中如糖尿病、甲状腺功能亢进症、代谢综合征、更年期综合征等亦常有此证，治宜养心安神。代表方如酸枣仁汤、甘麦大枣汤等。

十九、交通心肾法

此法为心火炎上、肾水不足证而设。心肾不交，症见心中烦，不得卧，口干舌燥，舌红少苔，脉沉细数等阴虚火旺之象。内分泌代谢病如糖尿病、甲状腺功能亢进症、更年期综合征、代谢综合征等常可见到此证候。治当泻心火，滋肾阴，交通心肾。代表方如黄连阿胶汤等。

二十、回阳救逆法

此法为治疗少阴寒化证阴盛阳衰而设，症见四肢厥冷、但欲寐、脉沉甚或脉微欲绝之危重证候。多种内分泌代谢病但见上述证候可使用此法，如糖尿病多种并发症、甲状腺功能亢进症、甲状腺功能减退症、慢性肾上腺皮质功能减退症等。代表方如四逆汤、通脉四逆汤、白通汤等。

（刘学兰　高娅丽）

第九章

中医内分泌代谢病的常用药物与方剂

第一节 常用方剂

方剂是在辨证审因确定治法之后，选择合适的药物，酌定用量，按照组方结构的要求，妥善配伍而成的。根据内分泌病学的常用治法，现将常用方剂归纳如下。所选之方，多为全国各地中医内分泌与代谢病科临床基本方、常用方。由于所选方剂方源年代各不相同，原书所载剂量及煎服方法与当前临床实际存在差异，故方源中具体方药剂量及煎服方法一概删除不录。具体用量请同道在临床工作中结合原方立意及国家药典等文献参考范围斟酌。应用要点中所列内分泌与代谢病方面具体疾病的参考应用等内容，遵循言必有征的原则，选取依据均参考自国内外公开发表的学术期刊中确有所载者，限于篇幅，具体参考文献恕不一一录出，在此谨向为中医内分泌与代谢病事业无私奉献的前辈及诸位同道致以诚挚谢意。

1. 八正散

八正散出自《太平惠民和剂局方》卷六。方由车前子、瞿麦、萹蓄、滑石、山栀子仁、炙甘草、木通、熟大黄组成。功效：清热泻火，利水通淋。在内分泌与代谢性疾病中，应用要点如下：

（1）应用范围：糖尿病并发泌尿系感染、糖尿病肾病蛋白尿、糖尿病神经源性膀胱、痛风性关节炎急性期等属下焦湿热者可加减使用。

（2）应用指征：方为主治下焦湿热之常用方。临床应用以尿频尿急，溺时涩痛，舌苔黄腻，脉滑数为辨证要点。

（3）应用注意事项：肾虚气弱及虚寒病者非本方所宜。孕妇慎用，本方多服会引起虚弱的症状，如头晕、心跳、四肢无力、胃口欠佳。

2. 白虎加人参汤

白虎加人参汤出自《伤寒论》。方由知母、石膏、炙甘草、粳米、人参组成。功效：清热益气、生津止渴。在内分泌与代谢性疾病中，应用要点如下：

（1）应用范围：糖尿病、糖尿病酮症、糖尿病汗症等属气分热盛，气阴两伤证者可加减使用。

（2）应用指征：白虎汤证而汗出过多，倦怠乏力，脉大无力者。

（3）应用注意事项：诸亡血虚家，不可与之，得之则腹痛而利；忌海藻、菘菜。

3. 半夏白术天麻汤

半夏白术天麻汤出自《医学心悟》卷四。方由半夏、白术、天麻、橘红、茯苓、炙甘草、生姜、大枣组成。功效：燥湿化痰，平肝息风。在内分泌与代谢性疾病中，应用要点如下：

（1）应用范围：糖尿病合并高血压、代谢综合征、胰岛素抵抗等属痰浊兼夹肝风者可加减使用。

（2）应用指征：以头晕呕恶，舌苔白腻为辨证要点。

（3）注意事项：阴虚阳亢，气血不足所致之眩晕，不宜使用。

4. 百合固金汤

百合固金汤出自《慎斋遗书》卷七。方由熟地、生地、当归身、白芍、甘草、桔梗、玄参、贝母、麦冬、百合组成。功效：养阴润肺，化痰止咳。在内分泌与代谢性疾病中，应用要点如下：

（1）应用范围：糖尿病合并肺结核、更年期综合征等属肺肾阴虚者可加减使用。

（2）应用指征：以咳嗽气喘，咽喉燥痛，舌红少苔，脉细数为辨证要点。

（3）应用注意事项：脾胃虚寒，食少便溏者慎用。

5. 人参败毒散

人参败毒散出自《太平惠民和剂局方》卷二。方由柴胡、甘草、桔梗、人参、川芎、茯苓、炒枳壳、前胡、羌活、独活组成。功效：散风祛湿，宣疏肌表，行气活血。在内分泌与代谢性疾病中，应用要点如下：

（1）应用范围：亚急性甲状腺炎急性期等属外感风寒湿而表实者可加减使用。

（2）应用指征：临床应用以恶寒发热，鼻塞声重，无汗，脉浮濡或浮数重按无力为辨证要点。

（3）应用注意事项：证属外感风热及素体阴虚者忌用。

6. 半夏厚朴汤

半夏厚朴汤出自《金匮要略》卷下。方由半夏、厚朴、茯苓、生姜、苏叶组成。功效：行气散结，降逆化痰。在内分泌与代谢性疾病中，应用要点如下：

（1）应用范围：糖尿病胃轻瘫、糖尿病伴抑郁、甲状腺良性结节、单纯性甲状腺肿、桥本氏甲状腺炎、甲状腺功能减退、更年期综合征等属痰气郁结者可加减使用。

（2）应用指征：以咽中如有物阻，吞吐不得，胸膈满闷，苔白腻，脉弦滑为辨证要点。

（3）应用注意事项：气郁化火，阴伤津少者不宜。

7. 半夏泻心汤

半夏泻心汤出自《伤寒论》。方由半夏、黄芩、干姜、人参、炙甘草、黄连、大枣组成。功效：行气消痞，降逆化痰。在内分泌与代谢性疾病中，应用要点如下：

（1）应用范围：糖尿病胃轻瘫、糖尿病伴抑郁、甲状腺良性结节、单纯性甲状腺肿、桥本甲状腺炎、甲状腺功能减退、更年期综合征等属寒热错杂、虚实互见者可加减使用。

（2）应用指征：临床应用以心下痞满，呕吐泻利，苔腻微黄为辨证要点。

（3）应用注意事项：气郁化火，阴伤津少者不宜。

8. 保和丸

保和丸出自《丹溪心法》卷三。方由山楂、神曲、半夏、茯苓、陈皮、连翘、莱菔子组成。功效：和胃消食。在内分泌与代谢性疾病中，应用要点如下：

（1）应用范围：糖尿病胃轻瘫、糖尿病性便秘、糖耐量减低、高脂血症、甲状腺功能减退、更年期综合征等属食积中阻，中焦升降失司者可加减使用。

（2）应用指征：以脘腹胀满，嗳腐吞酸，恶食呃逆，苔厚腻，脉滑为辨证要点。

（3）应用注意事项：本方属攻伐之剂，故不宜久服。

9. 萆薢分清散（饮）

萆薢分清散（饮）出自《杨氏家藏方》卷九。方由益智仁、川萆薢、石菖蒲、乌药组成。功效：温肾利湿，分清化浊。在内分泌与代谢性疾病中，应用要点如下：

（1）应用范围：糖尿病肾病见可下焦虚寒可加减使用。

（2）应用指征：临床应用以小便浑浊频数，舌淡苔白，脉沉为辨证要点。

（3）应用注意事项：湿热者不宜。

10. 补阳还五汤

补阳还五汤出自《医林改错》卷下。方由黄芪、当归尾、赤芍、地龙、川芎、桃仁、红花组成。功效：补气活血通络。在内分泌与代谢性疾病中，应用要点如下：

（1）应用范围：糖尿病、糖尿病周围神经病变、糖尿病周围血管病变、糖尿病肾病、糖尿病视网膜病变、糖尿病足、糖尿病并发脑梗死、糖尿病性性功能障碍、糖尿病性心脏病、糖尿病多汗症、糖尿病性便秘、胰岛素抵抗、更年期综合征等属气虚血滞、脉络瘀阻证可加减使用。

（2）应用指征：以半身不遂、肢体痿废、苔白脉缓等总属气虚不能行血之本虚标实之证为辨证要点。

（3）应用注意事项：阴虚阳亢，痰阻血瘀者不宜。

11. 补中益气汤

补中益气汤出自《内外伤辨惑论》。方由黄芪、炙甘草、人参、升麻、柴胡、橘皮、当归身、白术组成。功效：补中益气，升阳举陷。在内分泌与代谢性疾病中，应用要点如下：

（1）应用范围：糖尿病、脆性糖尿病、糖尿病胰岛素抵抗、糖尿病合并胃轻瘫、糖尿病性腹泻、糖尿病神经源性膀胱、骨质疏松、更年期综合征等属脾胃气虚或中气下陷可加减使用。

（2）应用指征：临床应用以体倦乏力，少气懒言，面色萎黄，脉虚软无力为辨证要点。

（3）应用注意事项：阴虚内热者不宜。

12. 柴胡疏肝散

柴胡疏肝散出自《景岳全书》。方由柴胡、陈皮、川芎、芍药、炒枳壳、炙甘草、香附组成。功效：疏肝行气，和血止痛。在内分泌与代谢性疾病中，应用要点如下：

（1）应用范围：糖尿病、糖尿病性胃轻瘫、糖尿病性抑郁、桥本甲状腺炎、甲减、亚急性甲状腺炎、甲亢、甲亢相关性眼病、更年期综合征等属肝失疏泄，气郁血滞可加减使用。

（2）应用指征：临床以胁肋疼痛，脘腹胀满，善太息，苔薄，脉弦为辨治要点。

（3）应用注意事项：肝阴不足者慎用。

13. 大补阴丸

大补阴丸出自《丹溪心法》。方由熟地黄、制龟板、炒黄柏、炒知母、猪脊髓组成。功效：滋阴降火。在内分泌与代谢性疾病中，应用要点如下：

（1）应用范围：糖尿病、糖尿病性周围神经病变、糖尿病汗症、甲亢、骨质疏松、中枢性性早熟、更年期综合征等属阴虚火旺者可加减使用。

（2）应用指征：以骨蒸潮热，舌红少苔，尺脉数而有力为辨证要点。

（3）应用注意事项：脾胃虚弱食少便溏者不宜。

14. 大柴胡汤

大柴胡汤出自《金匮要略》。方由柴胡、黄芩、芍药、半夏、生姜、炒枳实、大枣、大黄组成。功效：外解少阳，内泻热结。在内分泌与代谢性疾病中，应用要点如下：

（1）应用范围：肥胖型糖尿病、糖尿病合并脂代谢紊乱、糖尿病肾病、糖尿病胃轻瘫、更年期综合征等属少阳兼阳明腑实证者可加减使用。

（2）应用指征：临床应用以往来寒热，胸胁苦满，心下满痛，呕吐，便秘，苔黄，脉弦数有力为辨证要点。

（3）应用注意事项：脾胃虚弱食少便溏者不宜。

15. 当归六黄汤

当归六黄汤出自《兰室秘藏》。方由当归、生地黄、黄芩、黄柏、黄连、熟地黄、黄芪组成。功效：滋阴泻火，固表止汗。在内分泌与代谢性疾病中，应用要点如下：

（1）应用范围：糖尿病、糖尿病泌汗异常、糖尿病肾病、糖尿病皮肤瘙痒、糖尿病周围神经病变、桥本甲状腺炎、甲状腺功能亢进、更年期综合征等属阴虚火旺者可加减使用。

（2）应用指征：临床应用以盗汗面赤，心烦溲赤，舌红，脉数为辨证要点。

（3）应用注意事项：脾胃虚弱，纳减便溏者不宜。

16. 当归四逆汤

当归四逆汤出自《伤寒论》。方由当归、桂枝、芍药、细辛、炙甘草、通草、大枣组成。功效：温经散寒，养血通脉。在内分泌与代谢性疾病中，应用要点如下：

（1）应用范围：糖尿病周围神经病变、糖尿病血管病变、糖尿病足、糖尿病下肢动脉闭塞症、更年期综合征属血虚有寒者可加减使用。

（2）应用指征：临床应用以手足厥寒，舌淡苔白，脉细欲绝为辨证要点。

（3）应用注意事项：证属阴虚火旺者不宜。

17. 导赤散

导赤散出自《小儿药证直诀》。方由生地黄、木通、生甘草梢组成。功效：清心养阴，利水通淋。在内分泌与代谢性疾病中，应用要点如下：

（1）应用范围：糖尿病并泌尿系感染、糖尿病神经源性膀胱、更年期潮热等属心经热盛者可加减使用。

（2）应用指征：临床应用以心胸烦热，口渴，口舌生疮或小便赤涩，舌红脉数为辨证要点。

（3）应用注意事项：脾胃虚弱者慎用。

18. 地黄饮子

地黄饮子出自《圣济总录》。方由熟地黄、巴戟天、山茱萸、肉苁蓉、附子、石斛、五味子、肉桂、白茯苓、麦门冬、远志、石菖蒲组成。功效：滋肾阴，补肾阳，开窍化痰。在内分泌与代谢性疾病中，应用要点如下：

（1）应用范围：胰岛素抵抗、糖尿病周围神经病变、糖尿病性脑梗死、更年期潮热等属肾阴阳两虚者可加减使用。

（2）应用指征：临床应用以足冷面赤，脉沉细弱为辨证要点。

（3）应用注意事项：本方偏于温补，故对气火上升，肝阳偏亢而阳热之象明显者，不宜应用。

19. 独活寄生汤

独活寄生汤出自《备急千金要方》。方由独活、桑寄生、杜仲、牛膝、细辛、秦艽、茯苓、肉桂、防风、川芎、人参、甘草、当归、芍药、地黄组成。功效：祛风湿，止痹痛，益肝肾，补气血。在内分泌与代谢性疾病中，应用要点如下：

（1）应用范围：糖尿病下肢血管病变、骨质疏松等属肝肾两虚、气血不足者可加减使用。

（2）应用指征：以腰膝冷痛，肢节屈伸不利，心悸气短，脉细弱为辨证要点。

（3）应用注意事项：属湿热实证者忌用。

20. 二至丸

二至丸出自《医方集解》。方由女贞子、旱莲草组成。功效：补肝肾，滋阴血。在内分泌与代谢性疾病中，应用要点如下：

（1）应用范围：糖尿病前期、糖尿病肾病、糖尿病性视网膜病变、甲亢、桥本甲状腺炎、骨质疏松、更年期月经紊乱等属肝肾阴虚者可加减使用。

（2）应用指征：临床应用以头晕耳鸣、潮热汗出、鼻咽干燥、腰膝酸软为辨证要点。

（3）应用注意事项：脾胃虚弱、纳少便溏者不宜。

21. 防风通圣散

防风通圣散出自《素问·宣明论方》。方由防风、川芎、当归、芍药、大黄、薄荷叶、麻黄、连翘、芒硝、石膏、黄芩、桔梗、滑石、甘草、荆芥、白术、栀子组成。功效：疏风解表，泻热通便。在内分泌与代谢性疾病中，应用要点如下：

（1）应用范围：高胰岛素血症、肥胖型糖尿病、糖尿病皮肤瘙痒、高脂血症、多囊卵巢综合征、单纯性肥胖等属风热壅盛、表里俱实者可加减使用。

（2）应用指征：临床应用以憎寒壮热，口苦而渴，二便秘涩，苔黄，脉滑数为辨证要点。

（3）应用注意事项：本方汗下之力均较为峻猛，素体虚弱者慎用。

22. 防己黄芪汤

防己黄芪汤出自《金匮要略》。方由防己、黄芪、炒甘草、白术、生姜、大枣组成。功效：益气祛风，健脾利水。在内分泌与代谢性疾病中，应用要点如下：

（1）应用范围：糖尿病皮肤溃疡、糖尿病足、糖尿病肾病、糖尿病并高血压、甲减水肿、高脂血症、高尿酸血症、痛风性关节炎、肥胖、特发性水肿等属风湿、风水属表虚证者可加减使用。

（2）应用指征：临床应用以汗出恶风，小便不利，苔白脉浮为辨证要点。

（3）应用注意事项：若水湿壅盛肿甚者，非本方所宜。

23. 葛根芩连汤

葛根芩连汤出自《伤寒论》。方由葛根、黄芩、黄连、炙甘草组成。功效：解表清里。在内分泌与代谢性疾病中，应用要点如下：

（1）应用范围：糖尿病、糖尿病肾病、糖尿病性腹泻、糖尿病视网膜病变、甲亢性腹泻、高脂血症等属表证未解，里热甚者或湿热困脾者可加减使用。

（2）应用指征：临床应用以身热下利，苔黄脉数为辨证要点。

（3）应用注意事项：若虚寒下利者忌用。

24. 归脾汤

归脾汤出自《济生方》。方由白术、茯苓、黄芪、龙眼肉、炒酸枣仁、人参、木香、炙甘草、当归、远志（当归、远志从《校注妇人大全良方》补入）组成。功效：益气养血、健脾养心。在内分泌与代谢性疾病中，应用要点如下：

（1）应用范围：糖尿病肾病、糖尿病合并抑郁、糖尿病神经病变、抗甲亢药物所致白细胞减少、更年期综合征、更年期抑郁症、更年期崩漏、更年期高血压、骨质疏松等属心脾两虚或脾不统血者可加减使用。

（2）应用指征：临床应用以心悸失眠，体倦食少，便血或崩漏，舌淡，脉细弱为辨证要点。

（3）应用注意事项：实热证者不宜。

25. 桂枝汤

桂枝汤出自《伤寒论》。方由桂枝、芍药、炙甘草、生姜、大枣组成。功效：解肌发表，调和营卫。在内分泌与代谢性疾病中，应用要点如下：

（1）应用范围：糖尿病、糖尿病肾病、糖尿病泌汗功能异常、糖尿病心脏自主神经病变、甲状腺功能减退、甲减性低热、更年期综合征、更年期失眠、更年期自汗、更年期潮热等属营卫不和者可加减使用。

（2）应用指征：临床应用以恶风，发热，汗出，脉浮缓为辨证要点。

（3）应用注意事项：凡外感风寒表实无汗者禁用。服药期间禁食生冷、黏腻、臭恶等物。

26. 龙胆泻肝汤

龙胆泻肝汤出自《医方集解》引《太平惠民和剂局方》。方由酒炒龙胆草、炒黄芩、炒栀子、泽泻、木通、当归、生地黄、柴胡、生甘草、车前子组成。功效：泻肝胆实火、清下焦湿热。在内分泌与代谢性疾病中，应用要点如下：

（1）应用范围：糖尿病、糖尿病肾病、糖尿病合并天疱疮、甲亢、亚急性甲状腺炎、甲亢相关性眼病、更年期综合征、多囊卵巢综合征等属肝胆实火、湿热者可加减使用。

（2）应用指征：临床应用以口苦溺赤，舌红苔黄，脉弦数有力为辨证要点。

（3）应用注意事项：方中药多苦寒，易伤脾胃，故对脾胃虚寒和阴虚阳亢之证，皆非所宜。

27. 黄芪桂枝五物汤

黄芪桂枝五物汤出自《金匮要略》。方由黄芪、桂枝、芍药、生姜、大枣组成。功效：益气温经，和营通痹。在内分泌与代谢性疾病中，应用要点如下：

（1）应用范围：糖尿病周围神经病变、糖尿病周围血管病变、糖尿病足等属营卫气血不足，阴血凝滞者可加减使用。

（2）应用指征：临床以肌肤麻木不仁，肢节疼痛，或汗出恶风，脉微为辨证要点。

（3）应用注意事项：湿热证、阴虚证慎用。

28. 藿香正气散

藿香正气散出自《太平惠民和剂局方》。方由大腹皮、白芷、紫苏、茯苓、半夏曲、白术、陈皮、厚朴、苦桔梗、藿香、炙甘草组成。功效：解表化湿，理气和中。在内分泌与代谢性疾病中，应用要点如下：

（1）应用范围：糖尿病腹泻、糖尿病胃轻瘫等属内伤湿滞者可加减使用。

（2）应用指征：临床应用以恶寒发热，上吐下泻，舌苔白腻为辨证要点。

（3）应用注意事项：本方重在化湿和胃，解表散寒之力较弱，故服后宜温覆以助解表。湿热霍乱之吐泻，则非本方所宜。

29. 金锁固精丸

金锁固精丸出自《医方集解》。方由沙苑子、芡实、莲须、炙龙骨、煅牡蛎组成。功效：补肾涩精。在内分泌与代谢性疾病中，应用要点如下：

（1）应用范围：糖尿病肾病、更年期盗汗等属肾虚精气不足，下元不固者可加减使用。

（2）应用指征：临床应用以遗精滑泄，腰痛耳鸣，舌淡苔白，脉细弱为辨证要点。

（3）应用注意事项：相火内炽或下焦湿热所致者则非本方所宜。

30. 金匮肾气丸

金匮肾气丸出自《金匮要略》。方由干地黄、山药、山茱萸、泽泻、茯苓、牡丹皮、桂枝、制附子组成。功效：温补肾阳。在内分泌与代谢性疾病中，应用要点如下：

（1）应用范围：糖尿病、糖尿病肾病、糖尿病胰岛素抵抗、糖尿病并高脂血症、糖尿病认知功能障碍、糖尿病神经源性膀胱、甲状腺功能减退、更年期综合征、围绝经期浮肿、骨质疏松、醛固酮增多症、肾上腺皮质功能减退等属肾阳不足者可加减使用。

（2）应用指征：临床应用以腰痛脚软，小便不利或反多，舌淡而胖，脉虚弱而尺部沉细为辨证要点。

（3）应用注意事项：若咽干口燥、舌红少苔属肾阴不足，虚火上炎者，不宜应用。

31. 济生肾气丸

济生肾气丸出自《济生方》。方由制附子、白茯苓、泽泻、茱萸肉、山药、车前子、牡丹皮、肉桂、川牛膝、熟地黄组成。功效：温补肾阳，利水消肿。在内分泌与代谢性疾病中，应用要点如下：

（1）应用范围：糖尿病、糖尿病肾病、糖尿病周围神经病变、糖尿病神经源性膀胱、糖尿病勃起功能障碍、甲减、骨质疏松、更年期综合征等属肾阳不足或肾虚水泛者可加减使用。

（2）应用指征：临床应用以形寒畏冷、腰以下尤甚，小便不利，排出无力，水肿下半身为主，苔白滑，舌淡嫩质胖，脉沉弦为辨证要点。

（3）应用注意事项：①本品多温燥渗利之品，孕妇慎用；②服药期间，忌生冷油腻、辛辣刺激之品，以防助湿生痰。

32. 理中丸

理中丸出自《伤寒论》。方由人参、干姜、炙甘草、白术组成。功效：温中祛寒、补气健脾。在内分泌与代谢性疾病中，应用要点如下：

（1）应用范围：糖尿病、糖尿病并高脂血症、糖尿病性腹泻、糖尿病胃轻瘫、糖尿病周围神经病变、糖尿病便秘、更年期综合征等属中焦虚寒或阳虚失血者可加减使用。

（2）应用指征：临床应用以脘腹绵绵作痛，呕吐便溏，畏寒肢冷，舌淡，苔白，脉沉细为辨证要点。

（3）应用注意事项：湿热内蕴中焦或脾胃阴虚者不宜。

33. 六味地黄丸

六味地黄丸出自《小儿药证直诀》。方由熟地黄、山萸肉、山药、泽泻、牡丹皮、茯苓组成。功效：滋补肝肾。在内分泌与代谢性疾病中，应用要点如下：

（1）应用范围：糖尿病、糖尿病并高脂血症、胰岛素抵抗、糖尿病周围神经病变、糖尿病肾病、糖尿病并牙周炎、糖尿病视网膜病变、糖尿病伴肥胖、糖尿病并非酒精性脂肪肝、甲亢、甲亢伴白细胞减少、更年期综合征、更年期高血压、更年期失眠、更年期功血、更年期抑郁、骨质疏松、单纯性肥胖等属肝肾不足者可加减使用。

（2）应用指征：临床应用以腰膝酸软，头晕目眩，口燥咽干，舌红少苔，脉沉细数为辨证要点。

（3）应用注意事项：脾虚便溏者不宜。

34. 麻子仁丸

麻子仁丸出自《伤寒论》。方由麻子仁、芍药、炒枳实、大黄、制厚朴、杏仁组成。功效：润肠泄热，行气通便。在内分泌与代谢性疾病中，应用要点如下：

（1）应用范围：糖尿病、糖尿病便秘等属胃肠燥热，津液不足者可加减使用。

（2）应用指征：临床应用以大便秘结，小便频数，舌苔微黄少津为辨证要点。

（3）应用注意事项：年老体虚，津亏血少者，不宜常服，孕妇慎用。

35. 麦门冬汤

麦门冬汤出自《金匮要略》。方由麦门冬、半夏、人参、甘草、粳米、大枣组成。功效：滋养肺胃，降逆和中。在内分泌与代谢性疾病中，应用要点如下：

（1）应用范围：糖尿病胃轻瘫、甲状腺功能亢进等属肺阴不足或胃阴不足者可加减使用。

（2）应用指征：临床应用以咳唾涎沫，短气喘促，或口干呕逆，舌干红少苔，脉虚数为辨证要点。

（3）应用注意事项：虚寒者不宜。

36. 平胃散

平胃散出自《太平惠民和剂局方》。方由炒苍术、制厚朴、陈皮、炙甘草组成。功效：燥湿运脾，行气和胃。在内分泌与代谢性疾病中，应用要点如下：

（1）应用范围：糖尿病、高胰岛素血症、糖尿病胃轻瘫、糖尿病周围神经病变、降糖药性胃肠道反应等属湿滞脾胃者可加减使用。

（2）应用指征：临床应用以脘腹胀满，舌苔厚腻为辨证要点。

（3）应用注意事项：阴虚气滞，脾胃虚弱者，不宜使用。

37. 三仁汤

三仁汤出自《温病条辨》。方由杏仁、飞滑石、白通草、白蔻仁、竹叶、厚朴、生薏苡仁、半夏组成。功效：宣畅气机，清利湿热。在内分泌与代谢性疾病中，应用要点如下：

（1）应用范围：糖尿病、糖尿病性水疱病、糖尿病性不宁肢综合征、糖尿病胃轻瘫、糖尿病汗证等属湿热湿多热少者可加减使用。

（2）应用指征：临床应用以头痛恶寒，身重疼痛，午后身热，苔白不渴为辨证要点。

（3）应用注意事项：舌苔黄腻，热重于湿者则不宜使用。

38. 桑螵蛸散

桑螵蛸散出自《本草衍义》。方由桑螵蛸、远志、石菖蒲、龙骨、人参、茯神、当归、制龟甲组成。功效：调补心肾，涩精止遗。原书主治：治健忘，小便数。在内分泌与代谢性疾病中，应用要点如下：

（1）应用范围：糖尿病肾病、糖尿病便秘等属心神两虚者可加减使用。

（2）应用指征：临床应用以尿频或遗尿，心神恍惚，舌淡苔白，脉细弱为辨证要点。

（3）应用注意事项：下焦湿热或相火妄动所致之尿频、遗尿或遗精滑泄，非本方所宜。

39. 生脉散

生脉散出自《医学启源》。方由人参、麦冬、五味子组成。功效：益气敛阴，生津养心。原书主治：补肺中元气不足。在内分泌与代谢性疾病中，应用要点如下：

（1）应用范围：糖尿病、糖尿病性冠心病、糖尿病肾病、糖尿病酮症酸中毒、糖尿病性下肢血管闭塞症、糖尿病下肢血管病变、糖尿病性周围神经病变、胰岛素抵抗、糖尿病性多汗、糖尿病性抑郁症、糖尿病视网膜病变、糖尿病性骨质疏松、甲亢、甲亢性心力衰竭、亚急性淋巴细胞性甲状腺炎、甲减性心脏病、更年期综合征、更年期抑郁、更年期功血、更年期失眠、更年期自汗等属气阴两虚者可加减使用。

（2）应用指征：临床应用以体倦，气短，咽干，舌红，脉虚为辨证要点。

（3）应用注意事项：若属外邪未解，或暑病热盛，气阴未伤者，均不宜用。

40. 实脾散

实脾散出自《重订严氏济生方》。方由制厚朴、白术、木瓜、木香、草果仁、大腹子、炮附子、白茯苓、炮姜、炙甘草组成。功效：温阳健脾，行气利水。原书主治：阴水为病，脉来沉迟，色多青白，不烦不渴，小便涩少而清，大腑多泄，此阴水也，则宜用温暖之剂，如实脾散、复元丹是也。在内分泌与代谢性疾病中，应用要点如下：

（1）应用范围：糖尿病肾病、更年期综合征、甲减性腹水、特发性水肿等属气阴两虚者可加减使用。

（2）应用指征：临床以身半以下肿甚，胸腹胀满，舌淡苔腻，脉沉迟为辨证要点。

（3）应用注意事项：若属阳水者，非本方所宜。

41. 四妙勇安汤

四妙勇安汤出自《验方新编》。方由金银花、玄参、当归、甘草组成。功效：清热解毒，活血止痛。在内分泌与代谢性疾病中，应用要点如下：

（1）应用范围：糖尿病足、糖尿病视网膜病变、糖尿病下肢血管闭塞症、糖尿病足下肢溃疡、糖尿病周围神经病变、糖尿病合并痛风、糖尿病并发急性蜂窝织炎、糖尿病大血管病变、亚急性甲状腺炎等属热毒内蕴，气血瘀阻，阴血亏耗者可加减使用。

（2）应用指征：临床以四末患处红肿痛剧，或溃烂流水，烦热口渴，舌红，脉数为辨证要点。

（3）应用注意事项：服药时间较长，伴脾胃虚弱者慎用，寒湿型及气血亏损者非本方所宜。

42. 四逆散

四逆散出自《伤寒论》。方由炙甘草、炒枳实、柴胡、芍药组成。功效：透邪解郁，疏理肝脾。在内分泌与代谢性疾病中，应用要点如下：

（1）应用范围：糖尿病、糖尿病血脂异常、糖尿病胃轻瘫、糖尿病脂肪肝肝损害、糖尿病抑郁、糖尿病周围神经病变、甲亢、桥本甲状腺炎、甲亢性腹泻、甲状腺腺瘤、更年期失眠、更年期综合征等属肝脾（胃）不和者可加减使用。

（2）应用指征：临床应用以手足不温，或胁肋、脘腹疼痛，脉弦为辨证要点。

（3）应用注意事项：肝阴虚或中焦虚寒者非本方所宜。

43. 四物汤

四物汤出自《仙授理伤续断秘方》。方由当归、川芎、白芍、熟地黄组成。功效：补血调血。在内分泌与代谢性疾病中，应用要点如下：

（1）应用范围：糖尿病肾病、糖尿病胰岛素抵抗、糖尿病合并脂肪肝、糖尿病性周围神经病变、糖尿病周围血管病变、糖尿病足、糖尿病合并高尿酸血症、糖尿病心肌病变、糖尿病性冠心病、糖尿病勃起功能障碍、糖尿病皮肤瘙痒、糖尿病神经源性膀胱、糖尿病合并骨关节炎、糖尿病视网膜病变、糖尿病性黄斑水肿、糖尿病眼底出血、甲亢、甲亢突眼、甲亢性骨质疏松、桥本甲状腺炎、甲状腺腺瘤、骨质疏松、更年期综合征、更年期功血、更年期头痛、多囊卵巢综合征等属血虚又血行不畅者可加减使用。

（2）应用指征：临床应用以面色无华，唇甲色淡，舌淡，脉细为辨证要点。

（3）应用注意事项：阴虚发热，以及血崩气脱之证，则非所宜。

44. 酸枣仁汤

酸枣仁汤出自《金匮要略》。方由炒酸枣仁、甘草、知母、茯苓、川芎组成。功效：养血安神，清热除烦。在内分泌与代谢性疾病中，应用要点如下：

（1）应用范围：糖尿病性失眠、糖尿病性焦虑伴抑郁状态、甲亢、甲亢失眠、更年期心悸、更年期失眠、更年期高血压等属肝血不足，虚热内扰者可加减使用。

（2）应用指征：临床应用以虚烦失眠，咽干口燥，舌红，脉弦细为辨证要点。

（3）应用注意事项：凡有实邪郁火及患有滑泄症者慎服。

45. 天麻钩藤饮

天麻钩藤饮出自《中医内科杂病证治新义》。方由天麻、钩藤、生决明、山栀、黄芩、川牛膝、杜仲、益母草、桑寄生、夜交藤、朱茯神组成。功效：平肝息风，清热活血，补益肝肾。在内分泌与代谢性疾病中，应用要点如下：

（1）应用范围：糖尿病周围神经病变、糖尿病伴高血压、胰岛素抵抗、甲亢、更年期眩晕、更年期高血压、更年期综合征等属肝阳偏亢，肝风内扰者可加减使用。

（2）应用指征：临床应用以头痛，眩晕，失眠，舌红苔黄，脉弦为辨证要点。

（3）应用注意事项：气血虚甚者慎服。

46. 痛泻要方

痛泻要方出自《丹溪心法》。方由炒白术、炒白芍、陈皮、防风组成。功效：补脾泻肝。在内分泌与代谢性疾病中，应用要点如下：

（1）应用范围：服用二甲双胍后胃肠道反应、甲亢性腹泻、更年期肠易激综合征等属脾虚肝旺者可加减使用。

（2）应用指征：临床应用以肠鸣腹痛，大便泄泻，泻必腹痛，泻后痛缓，脉左弦而右缓为辨证要点。

（3）应用注意事项：热证湿毒等引起的痛泻非本方所宜。

47. 温胆汤

温胆汤出自《三因极一病证方论》。方由半夏、竹茹、炒枳实、陈皮、炙甘草、茯苓组成。功效：理气化痰、清胆和胃。在内分泌与代谢性疾病中，应用要点如下：

（1）应用范围：糖尿病、糖尿病无症状心肌缺血、糖尿病糖脂代谢紊乱、糖尿病并眩晕、糖尿病胰岛素抵抗、糖尿病并抑郁、糖尿病周围神经病变、糖尿病失眠、代谢综合征、更年期失眠、更年期综合征、更年期抑郁等属胆郁痰扰者可加减使用。

（2）应用指征：临床应用以心烦不寐，眩悸呕恶，苔白腻，脉弦滑为辨证要点。

（3）应用注意事项：寒痰者不宜。

48. 温脾汤

温脾汤出自《备急千金要方》。方由大黄、当归、干姜、附子、人参、芒硝、甘草组成。功效：攻下冷积，温补脾阳。在内分泌与代谢性疾病中，应用要点如下：

（1）应用范围：糖尿病肾病尿毒症、甲状腺腺瘤术后便秘、亚急性甲状腺炎等属脾阳不足，寒积中阻者可加减使用。

（2）应用指征：临床应用以腹痛，便秘，手足不温，苔白，脉沉弦为辨证要点。

（3）应用注意事项：热实里结，津伤便秘，当用寒下剂，而决非此方所宜。

49. 乌梅丸

乌梅丸出自《伤寒论》。方由乌梅、细辛、干姜、黄连、当归、附子、蜀椒、桂枝、人参、黄柏组成。功效：温脏安蛔。在内分泌与代谢性疾病中，应用要点如下：

（1）应用范围：糖尿病、糖尿病胰岛素抵抗、糖尿病胃轻瘫、中重度糖尿病周围神经病变、糖尿病性腹泻、糖尿病性心脏病、糖尿病黎明现象、围绝经期失眠、更年期综合征等属寒热错杂以寒为主者可加减使用。

（2）应用指征：临床应用以腹痛时作，烦闷呕吐，常自吐蛔，手足厥冷为辨证要点。

（3）应用注意事项：泻痢初起者、阳热为主者慎用。

50. 五苓散

五苓散出自《伤寒论》。方由猪苓、泽泻、白术、茯苓、桂枝组成。功效：利水渗湿，温阳化气。在内分泌与代谢性疾病中，应用要点如下：

（1）应用范围：糖尿病、胰岛素抵抗、糖尿病高脂血症、糖尿病肾病、糖尿病神经源性膀胱、糖尿病合并肥胖、糖尿病视网膜病变、甲亢多汗、特发性水肿、单纯性肥胖、代谢综合征、甲减、甲状腺相关性眼病、高尿酸血症、急性痛风性关节炎、更年期头痛、更年期浮肿等属水湿内盛，膀胱气化不利者可加减使用。

（2）应用指征：临床应用以小便不利，舌苔白，脉浮或缓为辨证要点。

（3）应用注意事项：湿热者不宜。

51. 仙方活命饮

仙方活命饮出自《校注妇人良方》。方由白芷、贝母、防风、赤芍药、当归尾、甘草节、皂角刺、穿山甲、天花粉、乳香、没药、金银花、陈皮组成。功效：活血溃坚、消肿止痛、清热解毒。在内分泌与代谢性疾病中，应用要点如下：

（1）应用范围：糖尿病足、糖尿病并皮肤病变、甲状腺腺瘤等属热毒痈肿者可加减使用。

（2）应用指征：临床以局部红肿焮痛，甚则伴有身热凛寒，脉数有力为辨证要点。

（3）应用注意事项：本方性偏寒凉，阴证疮疡忌用；脾胃本虚，气血不足者应慎用。

52. 逍遥散

逍遥散出自《太平惠民和剂局方》。方由炙甘草、当归、茯苓、白芍药、白术、柴胡组成。功效：疏肝解郁，健脾和营。在内分泌与代谢性疾病中，应用要点如下：

（1）应用范围：糖尿病、胰岛素抵抗、糖尿病伴抑郁、糖尿病便秘、糖尿病视网膜病变、甲亢、甲亢性肝损害、甲状腺相关性眼病、亚急性甲状腺炎、甲状腺腺瘤、单纯性甲状腺肿、多囊卵巢综合征、更年期综合征者可加减使用。

（2）应用指征：临床应用以两胁作痛，神疲食少，月经不调，脉弦而虚为辨证要点。

（3）应用注意事项：气虚、阴虚者应慎用。

53. 消渴方

消渴方出自《外台秘要》引崔氏方。方由黄连、天花粉、人乳汁（或牛乳）、藕汁、生地汁、姜汁、蜂蜜组成。功效：清热润肺，生津止渴。在内分泌与代谢性疾病中，应用要点如下：

（1）应用范围：糖尿病、胰岛素抵抗、糖尿病肾病、糖尿病周围神经病变、糖尿病汗出异常者可加减使用。

（2）应用指征：临床应用以烦渴多饮，口干舌燥，尿频量多，舌红苔黄，脉洪数。

（3）应用注意事项：气非阴虚燥热者应慎用。

54. 小柴胡汤

小柴胡汤出自《伤寒论》。方由柴胡、黄芩、人参、炙甘草、半夏、生姜、大枣组成。功效：和解少阳。在内分泌与代谢性疾病中，应用要点如下：

（1）应用范围：糖尿病、糖尿病胃轻瘫、糖尿病肾病、糖尿病血脂异常、糖尿病酮症、糖尿病合并抑郁、糖尿病合并感冒、甲亢、亚急性甲状腺炎、甲状腺癌、甲状腺癌术后、桥本甲状腺炎、甲状腺囊肿、良性甲状腺结节、更年期综合征、更年期失眠、更年期潮热、更年期功血者可加减使用。

（2）应用指征：临床应用以往来寒热，胸胁苦满，默默不欲饮食，心烦喜呕，口苦，咽干，苔白，脉弦为辨证要点。

（3）应用注意事项：对阴虚血少者应慎用。

55. 小陷胸汤

小陷胸汤出自《伤寒论》。方由黄连、半夏、瓜蒌组成。功效：清热化痰，宽胸散结。在内分泌与代谢性疾病中，应用要点如下：

（1）应用范围：糖尿病、糖尿病周围神经病变、糖尿病皮肤瘙痒、高脂血症者可加减使用。

（2）应用指征：临床应用以胸脘痞闷，按之则痛，舌红苔黄腻，脉滑数为辨证要点。

（3）应用注意事项：脾胃虚寒，大便稀溏者均不宜用。

56. 血府逐瘀汤

血府逐瘀汤出自《医林改错》。方由桃仁、红花、当归、生地黄、川芎、赤芍、牛膝、桔梗、柴胡、枳壳、甘草组成。功效：活血化瘀，行气止痛。应用要点如下：

（1）应用范围：糖尿病、胰岛素抵抗、糖尿病肾病、糖尿病性心肌病、糖尿病周围神经病变、糖尿病足、糖尿病性视网膜病变、糖尿病失眠、糖尿病血脂异常、甲减并发心脏病、甲状腺术后血肿、更年期综合征、更年期冠心病、更年期抑郁、更年期功能性消化不良者可加减使用。

（2）应用指征：临床应用以两胁作痛，神疲食少，月经不调，脉弦而虚为辨证要点。

（3）应用注意事项：方中活血祛瘀药较多，易出血者慎用。

57. 右归丸

右归丸出自《景岳全书》。方由熟地、炒山药、山茱萸、枸杞子、鹿角胶、菟丝子、炒杜仲、当归、肉桂、制附子组成。功效：温补肾阳，填精补髓。应用要点如下：

（1）应用范围：糖尿病视网膜病变、甲减、亚临床甲减、糖尿病勃起功能障碍、骨质疏松、更年期综合征、围绝经期水肿属肾阳不足，命门火衰者可加减使用。

（2）应用指征：临床应用以神疲乏力，畏寒肢冷，腰膝酸软，脉沉迟为辨证要点。

（3）应用注意事项：本方纯补无泻，故对肾虚兼有湿浊者，不宜使用。

58. 镇肝熄风汤

镇肝熄风汤出自《医学衷中参西录》。方由怀牛膝、生赭石、生龙骨、生牡蛎、生龟板、生杭芍、玄参、天冬、川楝子、生麦芽、茵陈、甘草组成。功效：镇肝息风，滋阴潜阳。应用要点如下：

（1）应用范围：糖尿病皮肤瘙痒、糖尿病伴高血压、糖尿病性脑梗死、甲亢、更年期高血压、更年期综合征、更年期潮热、更年期眩晕等属肝肾阴虚，肝风内动者可加减使用。

（2）应用指征：临床以头目眩晕，脑部热痛，面色如醉，脉弦长有力为辨证要点。

（3）应用注意事项：气虚血瘀之风，则不宜。

59. 左归丸

左归丸出自《景岳全书》。方由熟地黄、菟丝子、牛膝、龟板胶、鹿角胶、山药、山茱萸、枸杞子组成。功效：滋阴补肾。应用要点如下：

（1）应用范围：糖尿病、糖尿病合并高血压、糖尿病肾病、糖尿病合并骨质疏松、糖尿病合并黎明现象、糖尿病周围神经病变、卵巢早衰、骨质疏松性骨折等属真阴不足，精髓内亏者可加减使用。

（2）应用指征：临床以头目眩晕、腰酸腿软，舌光少苔，脉细为辨证要点。

（3）应用注意事项：需久服常服，每易滞脾碍胃，故脾虚泄泻者慎用。

（刘弘毅）

第二节 常用药物

药物之所以能够针对病情，发挥扶正祛邪、消除病因、恢复脏腑的正常生理功能，纠正阴阳气血偏盛偏衰的病理现象等作用，是由于各种药物本身各自具有若干特性和作用，前人将之称为药物的偏性，就是说以药物的偏性来纠正疾病所表现出来的阴阳偏盛偏衰。

一、常用的中药

1. 葛根
药性：甘、辛、凉。归脾、胃经。

功效：解肌退热，透疹，生津止渴，升阳止泻。

应用：葛根甘凉，于清热之中，又能鼓舞脾胃清阳之气上升，而有生津止渴之功。用治热病津伤口渴，常与芦根、天花粉、知母等同用，治疗消渴证属阴津不足者可与鲜生地、麦门冬等清热养阴生津药配伍，如天花散；若内热消渴，口渴多饮，体瘦乏力，气阴不足者，又多配伍乌梅、天花粉、麦门冬、党参、黄芪等药物，如玉泉丸。另外，葛根尚有治：表证发热，项背强痛；麻疹不透；热泻热痢，脾虚泄泻等证。

2. 黄芪
性味：甘、微温。归脾、肺经。

功效：健脾补中，升阳举陷，益卫固表，利尿，托毒生肌。

应用：黄芪甘温，善入脾胃，为补中益气第一要药，可单用熬膏服；又能利水消肿，标本兼治，为治气虚水肿之要药，常与白术、茯苓等利水消肿之品配伍；黄芪入肺经能补益肺气，可用于肺气虚弱，咳喘日久，气短神疲者，常与紫菀、款冬花、杏仁等同用；脾肺气虚之人常有卫气不固，表虚自汗，所以亦常用于气虚自汗。

3. 白术
性味：甘、苦、温。归脾、胃经。

功效：健脾益气，燥湿利尿，止汗，安胎。

应用：白术甘苦性温，主归脾胃经，以健脾、燥湿为主要作用，被誉为"脾脏补气健脾第一要药"。还可应用于气虚自汗，脾虚胎动不安等症。

4. 山药
性味：甘、平。归脾、肺、肾经。

功效：补脾养胃，生津益肺，补肾固涩。

应用：消渴的基本病机为：阴虚为本、燥热为标，并与脾肺肾有关，山药既能补脾肺肾之气，又补其阴，常与黄芪、天花粉、知母同用，如玉液汤。此外，还可用于脾虚证、肺虚证、肾虚证等。

5. 石膏
药性：甘、辛，大寒。归肺、胃经。

功效：生用：清热泻火，除烦止渴；煅用：敛疮生肌，收湿，止血。

应用：石膏辛寒，入肺胃经，取石膏清泻胃热配知母、生地、麦冬等，可用治胃热上蒸、耗伤津液之消渴证，如玉女煎。另可治：温热病气分实热证；肺热喘咳证；胃火牙痛、头痛；溃疡不敛，湿疹瘙痒，水火烫伤，外伤出血。

6. 柴胡
性味：苦、辛，微寒。归肝、胆经。

功效：解表退热，疏肝解郁，升举阳气。

应用：柴胡辛行苦泻，性善条达肝气，疏肝解郁。治疗肝失疏泄，气机郁阻所致的胸胁或少腹胀痛、情志抑郁、妇女月经失调、痛经等症，常与香附、川芎、白芍同用，如柴胡疏肝散；若肝郁血虚，脾失健运，妇女月经不调，乳房胀痛，胁肋作痛，神疲食少，脉弦而虚，常配伍当归、白芍、白术、茯苓等，如逍遥散。柴胡还可用于：表证发热，少阳证；气虚下陷，脏器脱垂。

7. 知母

性味：苦、甘，寒。归肺、胃、肾经。

功效：清热泻火，生津润燥。

应用：知母性甘寒质润，能泻肺火、滋肺阴，泻胃火、滋胃阴，泻肾火、滋肾阴，可用治阴虚内热之消渴，常配天花粉、葛根等同用，如玉液汤；还可入肾经而能滋肾阴、泻肾火、退骨蒸，用治阴虚火旺所致骨蒸潮热、盗汗、心烦者常配黄柏、生地黄等药用，如知柏地黄丸。知母尚用于热病烦渴；肺热燥咳；骨蒸潮热；肠燥便秘等证。

8. 芦根

性味：甘，寒。归肺、胃经。

功效：清热泻火，生津止咳，除烦，止呕，利尿。

应用：芦根性味甘寒，既能清透肺胃气分实热，又能生津止渴、除烦，故可用治热病津伤，烦热口渴者，常配麦冬、天花粉等药用；或取其鲜汁配麦冬汁、梨汁、荸荠汁、藕汁服用，如五汁饮。还可用于胃热呕哕；肺热咳嗽，肺痈吐脓；热淋涩痛。

9. 天花粉

性味：甘、微苦，微寒。归肺、胃经。

功效：清热泻火，生津止咳，消肿排脓。

应用：天花粉甘寒，既能清肺胃二经实热，又能生津止渴，故常用治热病烦渴，可配芦根、麦门冬等用，如天花散，或取本品生津止渴之功，配沙参、麦冬、玉竹等用，可治燥伤肺胃，咽干口渴，如沙参麦冬汤；天花粉还善清肺胃热、生津止渴，可用治积热内蕴，化燥伤津之消渴，气阴两虚者，如玉壶丸。还用于热病烦渴；肺热燥咳；疮疡肿毒等方面。

10. 黄连

性味：苦、寒。归心、脾、胃、胆、大肠经。

功效：清热燥湿，泻火解毒。

应用：黄连善清胃火而可用治胃火炽盛，消谷善饥之消渴证，常配麦冬用，如消渴丸；或配黄柏用，以增强泻火之力，如黄柏丸；若配生地黄，可用治肾阴不足，心胃火旺之消渴，如黄连丸。另外黄连还可用治：实热痞满，呕吐吞酸；实热泻痢；高热神昏，心烦不寐，血热吐衄；外用治湿疹、湿疮、耳道流脓等。

11. 黄柏

性味：苦、寒。归肾、膀胱、大肠经。

功效：清热燥湿，泻火除蒸，解毒疗疮。

应用：黄柏入主肾经而泻相火、退骨蒸，用之阴虚火旺，潮热盗汗，腰酸遗精，常与知母相须为用，并配生地黄、山药等，如知柏地黄丸。另治湿热带下，热淋涩痛；热泻痢，黄疸；热脚气，痿证等。

12. 熟地黄

性味：甘、微温。归肝、肾经。

功效：补血养血，填精益髓。

应用：熟地甘温质润，养阴益精以生血，为养血补虚之要药，常与当归、白芍、川芎同用，治疗血虚萎黄、眩晕、心悸、失眠、月经不调、崩漏等；若心血虚心悸怔忡，可与远志、酸枣仁等安神药同用；还可用于肝肾阴虚诸证。

13. 生地黄

性味：甘、苦、寒。归心、肝、肾经。

功效：清热凉血，养阴生津。

应用：生地甘寒质润，既能清热养阴，又能生津止渴。用治热病伤阴，烦渴多饮，常配麦冬、沙参、玉竹等，如益胃汤；治阴虚内热之消渴证，可配山药、黄芪、山茱萸等，如滋膵饮；若治温病津伤，肠燥便秘，可配玄参、麦冬用，如增液汤。此外，生地还用于阴虚内热，骨蒸劳热；热入营血，舌绛烦渴，斑疹吐衄等证。

14. 白芍

性味：苦、酸、微寒。归肝、脾经。

功效：养血敛阴，柔肝止痛，平抑肝阳。

应用：白芍味酸，收敛肝阴益养肝血，常与熟地、当归等同用，用治肝血亏虚，面色苍白，眩晕心悸，或月经不调，崩漏等；还用于肝脾不和，胸胁脘腹疼痛，四肢挛急疼痛，或肝阳上亢，头痛眩晕等证。

15. 当归

性味：甘、辛、温。归肝、心、脾经。

功效：补血调经，活血止痛，润肠通便。

应用：当归甘温质润，长于补血，为补血之圣药，且可补血活血、调经止痛，常用于血虚诸证，或血虚血瘀，月经不调，经闭，痛经，或虚寒性腹痛，跌打损伤，痈疽疮疡，风寒痹痛，或血虚肠燥便秘等症。

16. 玄参

性味：甘、苦、咸、微寒。归肺、胃、肾经。

功效：清热凉血，泻火解毒，滋阴。

应用：玄参甘寒质润，功能清热生津、滋阴润燥，可治热病伤阴，津伤便秘，常配生地、麦冬用，如增液汤；治肺肾阴虚，骨蒸劳咳，可配百合、生地、贝母等用,如百合固金汤。玄参还有治温邪入营,内陷心包,温毒发斑,目赤咽痛,白喉,痈肿疮毒之能。

17. 麦冬
性味:甘、微苦、微寒。归胃、肺、心经。

功效:养阴生津,润肺清心。

应用:麦冬味甘柔润,性偏苦寒,长于滋养胃阴,生津止渴,兼清胃热,广泛用于胃阴虚有热之舌干口渴,胃脘疼痛,饥不欲食,呕逆,大便干结等证。治胃热阴伤,常于生地、玉竹、沙参同用。治消渴可与天花粉、乌梅同用。此外,还可用于肺阴虚、心阴虚等证。

18. 五味子
性味:酸、甘、温。归肺、心、肾经。

功效:收敛固涩,益气生津,补肾宁心。

应用:五味子甘以益气,酸能生津,具有益气生津止渴之功,治疗热伤气阴,汗多口渴者,常与人参、麦冬同用,如生脉散;治阴虚内热,口渴多饮之消渴证,多与山药、知母、天花粉、黄芪等同用,如玉液汤。天花粉亦有治疗久咳虚喘、自汗、盗汗、遗精、滑精、久泻不止、心悸、失眠、多梦之功效。

19. 山茱萸
性味:酸、涩、微温。归肝、肾经。

功效:补益肝肾,收敛固涩。

应用:山茱萸酸微温质润,其性温而不燥,补而不酸,补益肝肾,既能益精,又能助阳,为平补阴阳之要药。还用于遗精滑精,遗尿尿频,崩漏,月经过多,大汗不止,体虚欲绝等证。

20. 牡丹皮
性味:苦,甘,微寒。归心、肝、肾经。

功效:清热凉血,活血祛瘀。

应用:本品性味苦辛寒,入血分而善于清透阴分伏热,为治无汗骨蒸之要药,常配鳖甲、知母、生地等药物,如青蒿鳖甲汤;另可用治:温毒发斑,血热吐逆;血滞经闭、痛经、跌打损伤;疮痈肿毒。

21. 地骨皮
性味:甘,寒。归肺、肝、肾经。

功效:凉血除蒸,清肺降火。

应用:地骨皮甘寒清润,能治肝肾之虚热,除有汗之骨蒸,为退虚热、疗骨蒸之佳品,常与知母、鳖甲、银柴胡等配伍,治疗阴虚发热,如地骨皮汤;用治盗汗骨蒸、肌瘦潮热,常与秦艽、鳖甲配伍;另可用于肺热咳嗽,血热出血等症。

22. 茯苓
性味:甘、淡、平。归心、脾、肾经。

功效：利水消肿，渗湿，健脾，宁心。

应用：茯苓可益心脾而宁心安神。常用治心脾两虚，气血不足之心悸，失眠，健忘，多与黄芪、当归、远志同用，如归脾丸；若心气虚，不能藏神，惊恐而不安卧者，常与人参、龙齿、远志同用，如安神定志丸。另外，茯苓味甘而淡，甘则能补，淡则能透，药性平和，既可驱邪，又可扶正，利水而不伤正气，实为利水消肿之要药。可用治寒热虚实各种水肿。还可用于脾虚泄泻，痰饮等证。

23. 泽泻

性味：甘、寒。归肾、膀胱经。

功效：利水消肿，渗湿，泄热。

应用：本品淡渗，利水作用较强，可用治疗水湿停蓄之水肿，小便不利，泄泻。泽泻性寒，既能清膀胱之热，又能泻肾经之虚火，下焦湿热者尤为适宜；对肾阴不足，相火偏亢之遗精、潮热，则与熟地黄、山茱萸、牡丹皮同用，如六味地黄丸。

24. 陈皮

性味：辛、苦、温。归脾、肺经。

功效：理气健脾，燥湿化痰。

应用：陈皮辛能温痛，有行气止痛、健脾和中之功，因其苦温而燥，故寒湿阻中之气滞最宜。还可用于呕吐、呃逆、湿痰、寒痰咳嗽，胸痹等证。

25. 枳实

性味：苦、辛、酸、温。归脾、胃、大肠经。

功效：破气除痞，化痰消积。

应用：枳实辛行苦降，善破气除痞、消积导滞可用治饮食积滞，胃肠积滞，气滞胸胁疼痛，产后腹痛及胸痹，结胸等证。

26. 香附

性味：辛、微苦、微甘、平。归肝、脾、三焦经。

功效：疏肝解郁，调经止痛，理气调中。

应用：本品入主肝经气分，芳香行气，善散肝气之郁结，味苦疏泄以平肝气之横逆，故为疏肝解郁、行气止痛要药。治肝气郁结之胁肋疼痛，多与柴胡、川芎、枳壳等同用，如柴胡疏肝散。另可治月经不调，痛经，乳房胀痛，气滞腹痛。

27. 神曲

性味：甘、辛、温。归脾、胃经。

功效：消食和胃。

应用：神曲辛以行散消食，甘温健脾开胃，和中止泻。常配山楂、麦芽、木香等同用，治疗食滞脘腹胀满，食少纳呆，肠鸣腹泻者。或者用于大队滋补或清热伤阴药，固护脾胃之气。

28. 麦芽

性味：甘、平。归脾、胃、肝经。

功效：消食健胃，回乳消胀。

应用：麦芽性味甘平，健胃消食，尤能促进淀粉性食物的消化。主治米面薯芋类积滞不化，常配山楂、神曲、鸡内金同用；本品还有回乳之功，可用治断乳、乳房胀痛；又兼能疏肝解郁，常配川楝子、柴胡等，治肝气郁滞或肝胃不和之胁痛。

29. 鸡内金

性味：甘、平。归脾、胃、小肠、膀胱经。

功效：消食健脾，涩精止遗。

应用：鸡内金消食化积作用较强，并可健运脾胃，故广泛用于米面薯芋乳肉等各种食积证。鸡内金健脾作用较强，故常配伍其他药物如损伤脾胃之气的同用，保护胃阴不受损失。另外，还用于肾虚遗精、遗尿，沙石淋证，胆石证等。

30. 川芎

性味：辛、温。归肝、胆、心包经。

功效：活血行气，祛风止痛。

应用：川芎辛散温通，既能活血化瘀，又能行气止痛，为"血中之气药"，具通达气血功效，故治气滞血瘀之胸胁、腹部诸痛。若治心脉瘀阻之胸痹心痛，常与丹参、桂枝、檀香等同用；若治肝郁气滞之胁痛，常配柴胡、白芍、香附，如柴胡疏肝散。川芎善"下调经水，中开郁结"，为妇科要药，能活血调经，可用治多种妇产科的疾病。还可用于头痛、风湿痹痛。

31. 延胡索

性味：辛、苦、温。归心、肝、脾经。

功效：活血、行气、止痛。

应用：延胡索辛散温通，为活血行气止痛之良药，被称"行血中之气滞，气中血滞，故能专治一身上下诸痛"，为常用止痛药。如气滞胃痛，可配伍香附、木香、砂仁；中虚胃痛，可配党参、白术、白芍等。

32. 丹参

性味：苦、微寒。归心、心包、肝经。

功效：活血调经，祛瘀止痛，凉血消痈，除烦安神。

应用：丹参善能通行血脉，祛瘀止痛，广泛应用于各种瘀血病症，如血瘀心痛、脘腹疼痛、癥瘕积聚、跌打损伤、风湿痹证等；还可入心经，既可清热凉血，又可除烦安神；既能活血，又能养血以安神定志。

33. 红花

性味：辛、温。归心、肝经。

功效：活血通经、祛瘀止痛。

应用：红花可活血通脉以化滞消斑，可用于瘀热郁滞之斑疹色暗，常配伍清热凉血透疹的紫草、大青叶等。此外，尚用于血滞经闭、痛经，产后瘀滞腹痛，癥瘕积聚，胸痹心痛，胁痛，跌打损伤，瘀滞肿痛。

34. 桃仁
性味：苦、甘、平，有小毒。归心、肝、大肠经。

功效：活血祛瘀，润肠通便，止咳平喘。

应用：桃仁味苦，入心肝血分，善泄血滞，祛瘀力强，又称破血药，为之治疗多种瘀血阻滞病症的常用药。常与红花相须为用。亦用于肠痈、肺痈、肠燥便秘、咳嗽气喘等。

35. 半夏
性味：辛，温，有毒。归脾、胃、肺经。

功效：燥湿化痰，降逆止呕，消痞散结；外用消肿止痛。

应用：半夏辛开散结，化痰消痞。治痰热阻滞致心下痞满者，常配干姜、黄连、黄芩以辛开苦降，开痞散结，如半夏泻心汤；治梅核气，气郁痰凝者，配紫苏、厚朴、茯苓等，以行气解郁，化痰散结，如半夏厚朴汤。半夏味苦降逆和胃，为止呕要药，各种原因的呕吐，皆可随证配伍运用如阴虚呕吐，配伍石斛、麦冬；气虚呕吐，配伍人参、白蜜等。另可用于湿痰、寒痰证、瘿瘤、痰核、痈疽肿痛、毒蛇咬伤等。

36. 川贝母
性味：苦、甘，微寒。归肺、心经。

功效：清热化痰，润肺止咳，散结消肿。

应用：川贝母性寒味微苦，能清泻肺热化痰，又味甘质润能润肺止咳，尤宜以内伤久咳，燥痰，热痰之证。治肺阴虚劳咳，久咳有痰者，常配沙参、麦冬等以养阴润肺化痰止咳；治肺热，肺燥咳嗽，常配知母以清肺润燥，化痰止咳，如二母散等。此外，本品尚用于乳痈、肺痈等证。

37. 瓜蒌
性味：甘，微苦，寒。归肺、胃、大肠经。

功效：清热化痰，宽胸散结，润肠通便。

应用：瓜蒌能利气开郁，导痰浊下行而奏宽胸散结之效。还可用于肠燥便秘，肺痈，肠痈，乳痈，痰热咳喘等证。

38. 竹茹
性味：甘，微寒。归肺、胃经。

功效：清热化痰，除烦止呕。

应用：竹茹甘寒性润，善清化痰热。治肺热咳嗽，痰黄稠者，常配瓜蒌、桑白皮等同用；治痰火内扰，胸闷痰多，心烦不寐者，常配枳实、半夏、茯苓，如温胆汤。另外，还可用于胃热呕吐，妊娠恶阻等。

39. 海藻
性味：咸，寒。归肝、肾经。

功效：消痰软坚，利水消肿。

应用：海藻咸能软坚，消痰散结。治瘿瘤，常配昆布、贝母等同用，如海藻玉壶汤；

治瘿瘤，常与夏枯草、玄参、连翘等同用。本品善有利水消肿之功，但单用力薄，故多配伍茯苓、猪苓、泽泻等药物。

40. 龙骨
性味：甘、涩，平。归心、肝、肾经。

功效：镇惊安神，平肝潜阳，收敛固涩。

应用：龙骨质重，入心、肝经，能镇静安神，为重镇安神的常用药，用治心神不宁，心悸失眠，健忘多梦等，可与石菖蒲、远志等同用，或与酸枣仁、柏子仁、朱砂、琥珀等配伍；本品还可入肝经，质重沉降，有较强的平肝潜阳作用，故常用治肝阴不足，肝阳上亢所致的头晕目眩，烦躁易怒等症，多与代赭石、生牡蛎、生白芍等滋阴潜阳药同用，如镇肝熄风汤。还可用于滑脱诸证，湿疮瘙痒，疮疡久溃不敛等证。

41. 牡蛎
性味：咸，微寒。归肝、胆、肾经。

功效：重镇安神，潜阳补阴，软坚散结。

应用：牡蛎质重能镇，有安神之效，用治心神不安，惊悸怔忡，失眠多梦等症，常与龙骨相须为用，亦可配伍朱砂、琥珀、酸枣仁等安神之品。此外，还用治水不涵木，阴虚阳亢，头目眩晕，烦躁不安，耳鸣者常与龙骨、龟甲、白芍等同用；以及滑脱诸证，痰核，瘿瘤，癥瘕积聚等。

42. 人参
性味：甘、微苦，平。归肺、脾、心经。

功效：大补元气，补脾益肺，生津，安神益智。

应用：人参甘、微苦，既能补气，又能生津，所以，热邪伤津耗气，或热病气津两伤，口渴，脉大无力者，常与知母、石膏同用，如白虎加人参汤，消渴一病，虽有在肺、脾（胃）、肾的不同，但常常相互影响，其病理变化主要是阴虚与燥热，往往气阴两伤，人参既能补益肺脾肾之气，又能生津止渴，故治消渴的方剂中较常用。此外，还用于元气虚脱证，肺脾心肾气虚证。

43. 党参
性味：甘，平。归脾、肺经。

功效：补脾肺气，补血，生津。

应用：党参对热伤气津之气短口渴，亦有补气生津的作用，适用于气津两伤的轻证，宜与麦冬、五味子等养阴生津之品同用。性味甘平，主归脾肺二经，以补脾肺之气为主要作用。用于中气不足的体虚倦怠，食少便溏等症，常与补气健脾除湿的白术、茯苓同用；对肺气亏虚的咳嗽气促，语声低微等症，可与黄芪、蛤蚧等同用，以补益肺气，止咳定喘。还可用以气血两虚证，临症见：面色苍白或萎黄、乏力、头晕、心悸之气血两虚证。

44. 太子参
性味：甘、微苦，平。归脾、肺经。

功效：补气健脾，生津润燥。

应用：太子参能补脾肺之气，兼能养阴生津，其性略偏寒凉，属补气药中的清补之品。宜用于热病之后，气阴两亏，倦怠自汗，饮食减少，口干少津，而不易温补者。因其作用平和，多入复方作病后调补之药。治疗脾气虚弱，胃阴不足所致食少倦怠、口干舌燥，宜与山药、石斛等益脾气、养胃阴之品同用；亦可用于心气与心阴两虚所致心悸不眠、虚热汗多，宜与五味子、酸枣仁等养心安神敛汗之品同用。

45.北沙参

性味：甘、微苦。归肺、胃经。

功效：养阴清肺，益胃生津。

应用：北沙参甘润而偏于苦寒，能补肺阴、胃阴，而生津止渴，兼能清肺、胃热，适用于阴虚肺燥有热之干咳少痰、咳血或音哑等证或胃阴虚有热之口干多饮、饥不欲食、大便干结、舌苔光剥或舌红少津及胃痛、胃胀、干呕等症。

46.甘草

性味：甘，平。归心、肺、脾、胃经。

功效：补脾益气，祛痰止咳，缓急止痛，清热解毒，调和诸药。

应用：甘草在许多方剂中都可发挥调和药性的作用：通过解毒，可降低方中某些药的毒烈之性；通过缓急止痛，可缓解某些药的刺激肠胃引起的腹痛；另其甜味浓郁，可矫正方中药物的滋味。此外，甘草还常用于：心气不足，脉结代、心动悸，脾气虚弱，咳喘，脘腹、四肢挛急疼痛，热毒疮疡，咽喉肿痛，药食中毒等症。

二、常用中成药

1.糖脉康颗粒

组成：黄芪、生地黄、赤芍、丹参、牛膝、麦冬、黄精等十一味药。

功效：养阴清热，活血化瘀，益气固肾。

主治：适用于2型糖尿病及并发症见上述症状者，属气阴两虚兼瘀血症所致的倦怠乏力、气短懒言、自虚盗汗、五心烦热、口渴喜饮、便秘等症。

2.消渴康颗粒

组成：生石膏、知母、生地黄、麦冬、天花粉、玉竹、玄参、牛膝、丹参、泽泻、党参、山萸肉、枇杷叶、南五味子。

功效：清热养阴，生津止渴。

主治：适用于2型糖尿病阴虚热盛型。症见：口渴喜饮，消谷易饥，小便频数，急躁易怒，怕热心烦，大便干结等。

3.金芪降糖片

组成：黄芪、金银花、黄连等。

功效：清热泻火，补中益气。

主治：用于内热兼气虚所致的消渴病，症见口渴喜饮、易饥多食、气短乏力；2型糖尿病轻、中见上述证候者。

4. 消渴丸
组成：葛根、地黄、黄芪、天花粉、玉米须、南五味子、山药、格列本脲。
功效：滋肾养阴，益气生津。
主治：用于气阴两虚所致的消渴病，症见多饮、多尿、多食、消瘦、体倦乏力、眠差腰痛；2型糖尿病见上述证候者。

5. 津力达颗粒
组成：人参、黄精（制）、苍术（炒）、苦参、麦冬、地黄、何首乌（制）、山茱萸、茯苓、佩兰、黄连、知母、淫羊藿（炙）、丹参、葛根、荔枝核、地骨皮。
功效：益气养阴，健脾运津。
主治：用于2型糖尿病气阴两虚证，症见：口渴多饮，消谷易饥，尿多，形体渐瘦，倦怠乏力，自汗盗汗，五心烦热，便秘等。

6. 百令胶囊
组成：成分为发酵虫草菌菌丝体干粉。主要含有虫草酸、甘露醇、甾体及19种氨基酸等组成。
功效：具有补肺肾、益精气的功效。
主治：用于肺肾两虚所致的咳嗽、气喘、腰背酸痛等症，现用于糖尿病肾病早期，可减少尿蛋白丢失。

7. 海昆肾喜胶囊
组成：成分为褐藻多糖硫酸酯。
功效：化浊排毒。
主治：用于慢性肾衰竭（代偿期、失代偿期和尿毒症早期）湿浊证，对肾功能有保护，可延缓肾功能减退的速度。

8. 尿毒清颗粒
组成：由大黄、黄芪、桑白皮、苦参、白术、茯苓、白芍、制何首乌、丹参、车前草等药味组成。
功效：通腑降浊、健脾利湿、活血化瘀。
主治：用于慢性肾衰竭，氮质血症期和尿毒症早期，中医辨证属脾虚湿浊证和脾虚血瘀证者。可降低肌酐、尿素氮，稳定肾功能，延缓透析时间。

9. 六味地黄丸或胶囊
组成：由熟地黄、茯苓、山药、丹皮、泽泻、山萸肉等组成。
功效：补肾滋阴。
主治：肾阴虚者可以选用。

10. 金匮地黄丸或胶囊
组成：制附子、肉桂、熟地黄、茯苓、山药、丹皮、泽泻、山萸肉等组成。

主治：温补肾阳。

功效：肾阳虚者可以选用。

11. 知柏地黄丸（浓缩丸）

组成：熟地、山萸肉（制）、山药、知母、黄柏、茯苓、泽泻、丹皮。

功效：滋阴降火。

主治：用于阴虚火旺，潮热盗汗，口干咽痛，耳鸣遗精，小便短赤。用法用量：一次8丸，一日3次。注意事项：本品为阴虚火旺证而设，气虚发热及实热者忌服；感冒者慎用，以免表邪不解；本品药性滋腻而寒凉，凡脾虚便溏、气滞中满者不宜使用；服药期间饮食宜选清淡易消化之品，忌食辛辣、油腻食品。

12. 明目地黄丸

组成：熟地黄、山茱萸（制）、牡丹皮、山药、茯苓、泽泻、枸杞子、菊花、当归、白芍、蒺藜、石决明（煅）。

功效：滋肾，养肝，明目。

主治：用于肝肾阴虚，目涩畏光，视物模糊等。

13. 石斛夜光丸

组成：石斛、人参、山药、茯苓、甘草、地黄、麦冬。

功效：滋阴补肾，清肝明目。

主治：用于肝肾两亏，阴虚火旺，内障目暗，视物昏花等。

14. 木丹颗粒

组成：黄芪、延胡索（醋制）、三七、赤芍、丹参、川芎、红花、苏木、鸡血藤。

功效：益气活血，通络止痛。

主治：用于治疗糖尿病性周围神经病变属气虚络阻证，临床表现为四肢末梢及躯干部麻木、疼痛及感觉异常；或见肌肤甲错、面色晦暗、倦怠乏力、神疲懒言、自汗等。

15. 活血通脉胶囊

组成：水蛭。

功效：破血逐瘀，活血散瘀，通经，通脉止痛。

主治：用于癥瘕痞块，血瘀闭经，跌打损伤及高脂血症，见有眩晕、胸闷、心痛、体胖等属于痰瘀凝聚者。可用于糖尿病性周围神经病变之痰瘀阻络型。

16. 甲亢丸

组成：橘红、清半夏、云苓、海藻、昆布、夏枯草、煅牡蛎、大贝、三棱、黄药子、甘草、琥珀、朱砂。

功效：理气化痰，软坚散结。

主治：适用于因内伤七情，忧思恼怒，日久酿成痰气郁结的瘿瘤。

17. 甲亢灵片

组成：墨旱莲、山药、丹参、龙骨（煅）、夏枯草、牡蛎（煅）。

功效：平肝潜阳，软坚散结。

主治：用于具有心悸、汗多、烦躁易怒、咽干、脉数等症状的甲状腺功能亢进症。

18. 血脂康胶囊

组成：红曲。

功效：除湿祛痰，活血化瘀，健脾消食。

主治：用于脾虚痰瘀阻滞证的气短、乏力、头晕、头痛、胸闷、腹胀、食少纳呆等；高脂血症；也可用于由高脂血症及动脉粥样硬化引起的心脑血管疾病的辅助治疗。

19. 荷丹片

组成：荷叶、丹参、山楂、番泻叶、盐补骨脂。

功效：化痰降浊。

主治：用于高脂血症属痰夹挟瘀证候者。

20. 地奥脂必妥片

组成：主要成分为红曲。

功效：健脾消食、除湿祛痰、活血化瘀。

主治：用于脾瘀阻滞证，症见气短，乏力，头晕，头痛，胸闷，腹胀，食少纳呆等。高脂血症，也可用于高脂血症及动脉粥样硬化引起的其他心脑血管疾病的辅助治疗。

三、云南省中医医院院内制剂

1. 降糖丸

组成：太子参、山药、麦冬、知母、葛根、紫丹参等。

功效：养阴清热，益气活血。

主治：用于消渴症。症见：口渴、消瘦、多汗、乏力等。

2. 通脉降脂丸

组成：灵芝、黄芪、三七、益母草、山楂、水蛭等。

功效：活血通脉，行滞化浊。

主治：证属脾肾亏虚、痰浊内阻、气滞血瘀者。用于高脂血症、动脉粥样硬化等。

3. 凉血解毒颗粒

组成：地黄、金荞麦、牡丹皮、赤芍、白鲜皮等。

功效：清热除湿，祛风止痒。

主治：用于湿疹、荨麻疹、日光皮疹、皮肤瘙痒等。

4. 复方光明胶囊

组成：龙血竭、水蛭、地龙、川芎等。

功效：活血化瘀，通络明目。

主治：用于视瞻昏渺，视物不清或昏花，视网膜静脉阻塞，眼底出血等疾病见上述证候者。

5. 珍珠光明丸

组成：熟地黄、桑椹、沙苑子、珍珠、三七等。

功能：滋补肝肾，健脾生血，益精明目。

主治：用于肝血不足、肾精亏虚引起的视瞻昏渺、丹内障，视网膜病变、视神经萎缩、视疲劳、老年性白内障等疾病见上述证候者。

6. 痛风消颗粒

组成：附片、制草乌、黄芪、防己等。

功效：驱寒除湿、益气祛风、舒经止痛。

主治：用于痛风性急性关节炎。

7. 蠲痹颗粒

组成：附片、川芎、桂枝、独活、透骨草、五加皮等。

功能：温经散寒、祛风除湿、消肿止痛。

主治：用于风寒湿痹之关节肌肉疼痛不适等症。风湿性关节炎、类风湿关节炎、痛风性关节炎等疾病见上述证候者。

8. 痛风清洗剂

组成：苦参、金荞麦、虎杖、透骨草。

功效：清热祛湿，消肿止痛。

主治：用于痛风急性关节炎。

9. 黄金万红膏

组成：紫草、黄芩、黄连、黄柏等。

功效：清热解毒，祛腐生肌。

主治：用于烫伤，烧伤，婴儿红臀，皮肤溃疡及感染。

10. 湿疹霜

组成：丹皮、紫草、桔梗等。

功效：清热解毒、燥湿止痒。

主治：主治急慢性湿疹、神经性皮炎、接触性皮炎、过敏性皮炎、毛囊炎等。

11. 消炎止痒散

组成：苦参、龙胆、白头翁、虎杖等。

功效：清热解毒，燥湿止痒。

主治：用于急性湿疹、脓皮病、手足癣水疱型。

12. 润肤止痒散

组成：广藿香、香薷、茵陈、乌梅等。

功效：除湿通络，润肤止痒。

主治：用于手足癣干燥型、红斑鳞屑性皮肤病。

（刘学兰　高娅丽　张　芸）

第十章

中医内分泌代谢病的预防保健与护理

中药学历来就注重对疾病的预防保健,早在《内经》就提出了"治未病"的预防思想。《素问·四气调神大论》中指出:"圣人不治已病治未病,不治已乱治未乱……夫病已成而后药之,乱已成而后治之,譬犹渴而穿井,斗而铸锥,不亦晚乎。"预防,对健康人可增强体质,预防疾病的发生;对患者可防止疾病的发展及转变。

中医内分泌代谢病的预防保健,是以预防和治疗中医内分泌代谢病、保持和促进人体健康为研究内容,是中医内分泌代谢病学理论体系的重要组成部分,也是中医预防医学的一部分。内分泌代谢病多因脏腑发生病变,导致气血津液的变化;而气血津液的变化,也必然会影响脏腑的功能活动。气血津液病证有虚有实。虚证因于久病体虚、劳累过度、年老体弱等导致脏腑组织功能减退,气血津液被耗而成;实证多由于七情所伤、感受外邪,或由于脏腑功能减退,气血津液失常所致。经过长期的临床探索及实践,中医内分泌代谢病在预防保健方面积累了丰富的经验,在现代中医预防医学中发挥着重要的作用。

第一节 预防保健

一、预防与保健原则

以促进人体健康为根本目的的中医预防医学,随着中医学的发展,其范围也有所扩充,在长期的保健防病过程中形成了以"治未病"和"三因制宜"为核心内容的基本原则,这种预防原则及其方法,是中医预防医学区别于其他预防医学的关键所在,是中医的优势和特长,也是中医内分泌代谢病的预防与保健的原则。

(一)治未病

祖国传统医学把"未病先防"、"既病防变"、"瘥后防复"均称作"治未病"。

1. 未病先防

未病先防，是指在疾病发生之前，采取正确的养生、保健方法，有效的预防措施，防止疾病的发生。中医学在长期的医疗实践中，充分认识到于未病之前做好预防工作的重要性，也是中医内分泌代谢病学所强调的。

2. 既病防变

既病防变，是指在疾病发生之后，采取各种措施，预防病情的发展和恶化，促进疾病的痊愈和机体的康复。《金贵要略》的"肝病实脾"理论和叶天士治疗温病的"先安未受邪之地"之说是既病防变理论中立论较早，影响较大者，能有效地指导中医内分泌代谢病的预防与保健。

3. 瘥后防复

瘥后，即指疾病初愈至完全恢复正常健康状态的一段时间。疾病初愈，机体正气尚未健旺、阴阳平衡尚未稳固，脏腑功能活动也未恢复正常，余邪也可能未完全清除，此时若不谨慎预防，旧病容易复发，或感受新邪而再发他病。即病后恢复期如何正确地进行调养，使机体尽早康复，这也是中医内分泌代谢病预防医学的一大特色。

"治未病"原则中的未病先防、既病防变、瘥后防复，贯穿于中医防病保健的整个过程之中，成为确立和采取各种预防措施和预防方法的指导原则。

（二）三因制宜

中医内分泌代谢病的预防与保健，是在中医整体观念指导下形成的"因时、因地、因人制宜"。这也是中医内分泌代谢病预防与保健所必须遵循的基本原则。

1. 因时制宜

因时制宜是指根据时令气候节律特点，来制订适宜的预防与保健原则。《灵枢·岁露论》说："人与天地相参也，与日月相应也。"因而年月季节、昼夜晨昏时间因素，既可影响自然界不同气候特点和物候特点，同时对人体的生理活动与病理变化也带来影响。

2. 因地制宜

因地制宜是指根据不同的地域环境特点，来制订适宜的预防与保健原则。不同的地域，地势高低不一，气候有寒热燥湿、水土性质各异。因而，在不同地域长期生活的人就具有不同的体质，加之其生活及工作环境、生活习惯与方式各不相同，使其生理活动与病理变化也不尽相同。所以，针对不同地域所造成的人群体质差异和疾病发病情况的不同而形成"因地制宜"的原则。这一原则在中医内分泌代谢病预防与保健的实践中应予以重视及应用。

3. 因人制宜

因人制宜是指根据患者的年龄、性别、体质等不同特点，来制订的预防及保健原则，是中医内分泌代谢病学因人制宜的预防原则。不同年龄和性别的群体，生理机能、病理反应各异，病理特点不同，个体体质存在着差异，对疾病的易感性和抗御疾病的能力也有很大差异。这就要求在实施疾病的预防与保健中,对不同的个体采取相应的针对性措施。

"治未病"和"三因制宜"是中医预防医学的具体实践,也是中医内分泌代谢病预防与保健的两大原则。

二、预防与保健的基本内容

为达到防病保健的目的,在"治未病"和"三因制宜"等原则的指导下,形成了多种多样的保健防病方法。其内容可归纳为内养正气、外避邪气两个方面。

（一）内养正气

在中医学中,"气"是构成机体具有生理活性的精微物质,它既是正常生命活动的物质基础,又是正常生理功能的体现,故称为"正气"。气在人体整个生命活动过程中,一方面促进免疫组织和免疫细胞的形成,发挥着免疫调节平衡,确保免疫功能稳定的作用；另一方面通过与精、神的密切联系组成了维持生命系统代谢的精、气、神三大要素,也是人身之"三宝",它们在人体的健康和防病方面起着决定作用。有人认为气是人体免疫功能的物质基础,其实质就是新陈代谢,是人体的微环境,其核心是生命力。正气在人体生命活动中有十分重要的作用,所以平素要注意保护正气,调理脏腑气血阴阳。

（二）外避邪气

邪气是泛指各种能够损害正气引起疾病的因素。根据来源、形成、发病途径及致病特点的不同,其包括六淫、七情内伤、饮食失宜、劳逸失度、起居失节等。这些因素或者能够损伤正气而致病,或者引致疾病而损伤正气,都是导致内分泌代谢病的外在因素,也是中医内分泌代谢病预防与保健的重要内容。《黄帝内经》认为"夫百病之所始生,必起于燥湿寒暑风雨,阴阳喜怒,饮食居处",强调了预防这些邪气致病的重要性,防病保健必须"虚邪贼风,避之有时","避虚邪之道,如避矢石然"。

1. 预防六淫邪气侵袭

由于六淫邪气的客观存在并超出人体调节适应能力,损害人体而致病的特点,在预防时应注重机体的耐受能力锻炼,改善体质,提高人体的自我调节及适应能力。

2. 预防七情内伤

预防措施归纳起来有七个方面：一是以情制情法,二是移情法,三是升华超脱法,四是暗示法,五是开导法,六是节制法,七是疏泻法。

3. 预防饮食失宜

饮食是人类赖以生存和维持健康的基本条件,是人体后天生命活动所需精微物质的重要来源。饮食和调，则化源充沛，脏腑形身得其正常滋养而健康无病。若饮食失宜，或过饥过饱，或五味偏嗜，则不仅作为"仓廪之本"的脾胃受损伤，而且还会导致人体阴阳失调，脏气失衡而致病。因此中医内分泌代谢病把调适饮食作为预防和保健的重要内容之一。

4. 预防劳逸失度

劳动与休息的合理调节，也是保证人体健康的必要条件。正常的体力劳动，可使气血流畅，筋骨坚实，增强体魄。必要的睡眠和安逸，又是消除疲劳、恢复体力和脑力的重要因素。贪图安逸，会使人体气血不得流畅，经脉不利，筋骨不坚，肌肉不实，关节活动不灵，正气日衰，机体抗病能力下降，可导致百病丛生。如果劳逸失度，或长时间过于劳累，或过于安逸静养，都不利于健康，如《素问·宣明五气篇》云："五劳所伤，久视伤血，久卧伤气，久坐伤肉，久立伤骨，久行伤筋"。所以中医内分泌代谢病的预防与保健要做到劳逸适度，动静结合。

5. 预防起居失节

起居失节也是危害健康、引致疾病的一种因素。若生活起居不规律，势必破坏人体内部的正常生理节律，轻则影响健康，重则引致疾病，即《黄帝内经》所指出的"以酒为浆，以妄为常，醉以入房……起居无节，故半百而衰也"。合理的安排起居，妥善处理生活细节，保持良好的生活习惯，建立符合自身生物节律的活动规律，有助于保证身心健康。

总之，要做好中医内分泌代谢病的预防与保健，就必须采用"内养正气，外避邪气"的防病保健方法，两者相互配合，达到预防疾病、保持健康的作用。

第二节　护理常规

中医内分泌代谢病护理是在中医基础理论指导下，充分体现中医护理的整体观念和辨证施护原则，因人、因时、因地制宜，对患者实施整体的护理，其基本内容包括一般护理、起居护理、饮食护理、情志护理、服药护理、病后调护、急症护理。

一、一般护理

（一）病室环境

病室应整洁、安静、空气新鲜、光线柔和，使患者感到舒适愉快。素体阴虚者，居室应背阴，室温要偏低；素体阳虚者居室应向阳，室温应偏高。根据其年龄、体质的虚弱程度，疾病的阴阳属性调节室内的温湿度。

（二）病情观察

（1）虚证患者要防止发生阳气欲脱，起床或体位改变时动作宜缓慢，有头晕、眼花时立即平卧，若出现出汗、肢冷者，应报告医生及时进行处理。

（2）对血虚者，要注意观察血压、心率等情况。

（3）水肿、尿少者应准确记录出入量。

（4）发热者注意观察体温变化，定时测量，做好记录。

（5）身体有肿块者，注意观察有无迅速长大或压迫症状。

（6）多饮、消瘦者，注意观察饮水量及体重变化。

（三）生活护理

（1）凡气血津液不足者，脏腑组织失养，均应注意适当休息，气虚、血虚重症应卧床休息，病室空气应新鲜。但气滞、血瘀者应进行适当的运动，如进行气功、太极拳等，以使气血流动，经脉畅通。

（2）虚证患者抗病能力差，要注意防寒保暖，适时增减衣被，以防复感外邪。

（四）饮食调理

（1）气血不足患者，应进食营养丰富又易于消化的食物，如适当进食蛋类、鱼类、瘦肉等，以少食多餐为宜，忌暴饮暴食及食肥甘厚腻之品。

（2）津液不足者，应多食新鲜水果、蔬菜，给予含汤食物，忌食辛辣香燥之品。

（3）有水湿停滞者应忌食生冷瓜果，适当限制水、盐摄入。

（4）有气滞血瘀者，忌食黏滞碍气之品。

（5）选用适当的食疗方法，气血亏虚者，可常食党参、山药、莲子、大枣、桂圆等；有水肿者，可以进食冬瓜、薏苡米等；津亏者可多食苦瓜、马兰等。

（五）情志调护

（1）要帮助患者建立战胜疾病的信心。虚证患者病程长，多给予开导，使其安心静养。

（2）做好家属及患者的思想工作，避免一切不良。

二、起居护理

合理安排起居作息，妥善处理生活细节，保持良好的生活习惯，建立符合自身生物节律的活动规律，有助于保证内分泌代谢病患者身心健康。

1. 起居有常

起居有常是指日常作息时间的规律化。起居作息符合自然界阴阳消长的规律及人体的生理长度，其中最重要的是昼夜节律。否则，会引起早衰与损寿。内分泌代谢病患者在起居方面要遵循：《素问·四气调神大论》中所论述的"春夏养阳，秋冬养阴"以及春季应"夜卧早起，广步于庭，被发缓形，以使志生"；"夏季应夜卧早起，无厌于日，使志无怒，使华成秀"；秋季应"早卧早起，与鸡俱兴，使志安宁，以缓秋刑"；冬季应"早卧晚起，必待日光，使志若伏若匿，若有私意，若有所得"的原则。

2. 安卧有方

睡眠是人的一种生理需要。人在睡眠状态下，身体各组织器官大多处于休整状态，气血主要灌注于心、肝、脾、肺、肾五脏，使其得到补充和修复。安卧有方就可以保证高质量的睡眠，从而消除疲劳，恢复精力，有利于内分泌代谢病患者身体的健康。若要安卧有方就必须保证足够的睡眠，注意卧床软硬适宜，枕头高低适度，保持正确的睡姿，养成良好的卫生习惯，晚饭不宜过饱，不宜吃刺激和兴奋性食物，中医认为"胃不和则卧不安"；睡前宜梳头，用热水浴足。

3. 谨防劳伤

内分泌代谢病患者要注意保肾固精，避免生理功能失调，一方面要顺应天性，不宜禁欲；另一方面要节制房事，保精养生。在劳作中，要坚持循序渐进、量力而行，注意适度的劳动，不能逞强斗胜，切忌久坐久视，以维护强壮机体。

4. 衣着适宜

衣着对内分泌代谢病患者的健康有一定影响。古今养生学家认为"服装宜宽不宜紧"，并提出"春穿纱，夏着绸，秋穿呢绒，冬装棉毛"的要求。内衣应质地柔软、吸水性好的棉织品。同时要注意"春不忙减衣，秋不忙增衣"的春捂秋冻的养生防病措施。

三、饮食护理

1. 内分泌代谢病患者的饮食调护要遵循"春夏养阳，秋冬养阴"的原则

春天是万物生发的季节，也是人体新陈代谢开始旺盛的时候。春季的气候环境有利于人体气血津液的化生，能充养组织器官。内分泌代谢病患者的饮食应清淡，可适当进食一些温性食品如葱、姜，既可保护人体的阳气，又可助升春阳之气。但不能多吃，以防耗伤津液，更不可食大热及过度辛辣的食品如肉、牛肉及辣椒等。

夏季是四时中阳光最强，万物繁荣，也是人体新陈代谢最旺盛的季节。此时人体存在着阳气外发，阴精伏于内的特点。内分泌代谢病患者在饮食调理方面要注意：以健脾祛暑化湿为原则，饮食选择具有清淡滋阴功效之品，如鸭肉、鲫鱼、香菇、银耳、扁豆等。少吃苦寒食物以防损伤人之胃气和阳气，要注意补充水分、盐分和维生素。

秋节是阳气渐收，阴气渐长，气候由热转凉，是阳消阴长的过渡阶段。秋季气候干燥，易损耗津液。内分泌代谢病患者在饮食调护方面要注意：选用滋阴润肺，

生津止渴的食品如山楂、枸杞、麦冬、沙参、百合、莲藕等，忌食辛辣刺激之品，因辛辣之品多属热性食物可耗伤津液，并致肝气郁结，对病情的缓解和稳定不利。可适当吃一些酸性果品和蔬菜。

冬季是四季中最冷的季节，此时阴气极盛，阳气衰微。内分泌代谢病患者饮食要注意保阴潜阳，可吃甲鱼、鸡、芝麻、兔肉等。吃饭时宜温热适宜，忌吃生冷之品，以免损伤脾胃。

2. 饮食有节

饮食有节，定时定量，过饥过饱易损伤脾胃功能。内分泌代谢病患者必须做到定时定量，少食多餐，使脾胃消化功能处于常态，以保证身体健康。在饮食方面，要坚持"三少一多"原则。三少即：少糖，少盐，少油饮食为主，稍进瘦肉、鱼类等食品，忌动物脂肪、动物内脏；一多即：多吃富含维生素的食物，如粗粮、芹菜、胡萝卜、苹果、莴笋、豆类等。

3. 辨证施食

食物有寒、热、温、凉之性，辛、甘、酸、苦、咸之味，疾病有寒热虚实之辨，阴阳表里之别，在内分泌代谢病患者饮食调护中，要根据患者的疾病证候属性，指导其选择不同的食物，以达"虚则补之，实则泻之，寒者热之，热者寒之"，而达到配合治疗的目的。体胖者多痰湿，宜食清淡、化痰之品，忌食肥甘厚腻、助湿生痰之品；体瘦者多阴虚，血亏津少者宜多食滋阴生津、补血食品，忌食辛辣动火、伤阴之品；老年人脾胃功能虚弱，气血容易亏损，宜食清淡营养、易消化之品，忌食生冷、硬固、黏腻之品；青年人活动量大，气血旺盛，宜食营养丰富的血肉有情之品和五谷杂粮、新鲜水果蔬菜，忌暴饮暴食，饥饱无度；妇女在妊娠期或哺乳期宜食清淡、富营养、易消化之品，忌食辛辣燥火之品。

4. 疾病中要特别注意忌食某些食物，以免影响药效和疾病的康复

一方面是药后忌口，如服中药汤剂期间忌食黏腻、海腥等不易消化之品；另一方面是疾病忌口，如消渴患者忌食糖，糖尿病周围神经病变皮肤瘙痒者忌食鱼、虾等海腥发物，甲亢患者忌食加碘盐及含碘丰富的海产品如海带、紫菜、海鱼、海虾等。

四、情志护理

内分泌代谢病患者多病程长，治愈率低，终身带病，因此，多数患者存在着不同程度的心理问题。良好的心情、稳定的情绪，可促进疾病的好转乃至康复，不良的情绪可使病情加重。情志护理是以中医基础理论为指导，注意观察了解患者的情志变化，掌握其心理状态，设法防止和消除患者的不良情绪，从而到达预防和治疗疾病目的的一种方法。《素问·汤液醪醴论》中指出："精神不进，志意不治，故病不可愈。"因此，加强情志护理，消除患者心理上的消极因素，使其情绪平稳，机体内外环境稳定，对疾病的预防和康复起着积极的作用。

五、服药护理

内分泌代谢病多以服药为主，患者对服药时间、服药温度、服药方法的掌握与否，直接影响药效的发挥及治疗效果。

1. 服药时间

补益药宜饭前服用；对胃肠道有刺激性的药物应饭后服用；健胃药也应饭后服，以便充分发挥药效。无论饭前或饭后服药，均应略有间隔，一般服药与进食间隔1h为宜，以免影响药物疗效。安神药、涩精止遗药宜睡前服，待药物起效后才能起到安神之效果。

2. 服药的温度

内分泌代谢病服用中药汤剂一般采取温服。理气、活血、化瘀、补益药均应热服。止血、收敛、清热、解毒祛湿药均应凉服。服药呕吐者，应先口服少许姜汁后嚼少许陈皮后再凉服，以减轻症状。

3. 服药方法

分服：将一天的药物总量分成几次服用，使药物在体内维持适宜的浓度，持续发挥作用，达到治疗效果，一般采取每日2~3次等量服。顿服：将一剂汤药一次服下，以取其量大力峻而快速起效之功效。适宜于危重症的抢救治疗。频服：将一天的药少量多次服入，使药效持续且量少力缓以防伤正。有利于正虚邪实不宜峻攻的患者，适宜呕吐等患者。连服：在短时间内连续服较大剂量的药物，使体内达到较高的药物浓度，发挥更好的疗效。

六、病后调护

内分泌代谢病多为终身带病，为防止病后复发，预防并发症的发生，护理上要做好患者的病后调养。

1. 防止因风邪复病

（1）扶正助卫：人体卫气布于体表，是抵御六淫之邪入侵的主要力量。如果卫气充盛，外邪难以入侵。因卫气根于下焦阳气，为中焦水谷之气所补充，所以调节饮食、加强营养、调理脾肾是必要的措施。还可利用自然调护，以日光晒浴背部或全身。

（2）谨避风邪：患者在病后恢复阶段，气血阴阳平衡处于渐渐恢复之中，机体适应能力较弱，应随气候变化及时增减衣物，以免风寒入侵。居室应保持温暖，以防风邪挟杂他邪侵袭人体。

2. 防止因食复病

（1）合理食养：病后初愈的患者饮食要洁净卫生、容易消化。寒病的患者宜偏于温养，但不宜过燥；热病的患者宜清养，应防止过寒；虚证的患者宜补益，但不宜大补。由于病后初愈的患者具有阴阳平衡不稳及正虚邪恋的特点，饮食调补时，应防止偏补太多与因补邪滞。一般以平补递进为宜。

（2）注意忌口：病后初愈者，病邪余焰未熄，凡有助于增邪伤正的饮食都应注意忌口。

3. 防止因劳复病

（1）防精神疲劳：做到劳逸结合，起居有节。

（2）防形体劳倦：进行必要的形体活动，使气血流畅，有助于彻底康复。

（3）防房事复病：对患者及其配偶应强调在身体完全康复之前宜独宿静处。

4. 防止因情复病

（1）心情要舒畅：鼓励患者树立乐观情绪，保持心情舒畅，避免不良刺激。

（2）避免情志异常波动：避免五志过极，因五志变化可导致脏腑功能失调，加重病情。

下篇·各论

糖尿病

一、概述

(一) 西医定义及流行病学

糖尿病 (diabetes mellitus) 系一组由于胰岛素分泌缺陷及其生物学作用障碍引起的以高血糖为特征的代谢性疾病。由于体内胰岛素分泌缺陷或胰岛素抵抗或两者同时存在，引起糖、脂肪、蛋白质代谢紊乱而出现慢性高血糖。糖尿病可由遗传和环境因素相互作用而引起。近年来随着世界各国社会经济的发展和居民生活水平的提高，糖尿病在全球范围呈流行趋势，且越演越烈，目前糖尿病已跃居慢性非传染性疾病的第三位，是继肿瘤、心血管疾病之后的公共卫生问题。

(二) 中医相关的病证论述

消渴病病名及病因病机的理论始见于《黄帝内经》；消渴病的准确定义出自《古今录验方》；辨证论治形成于《金匮要略》；证候分类首见于《诸病源候论》；体育运动疗法源于巢元方；三消分治始于唐宋时期，饮食治法起于孙思邈；金、元、明、清医家均从不同侧面对消渴病及其并发症的病因病机、治则治法等予以完善和发展。这些几千年来积累的宝贵遗产，为我们深入研究糖尿病的防治提供了一定的借鉴。

二、病因病机

古人把消渴病分为上、中、下三消，上消多饮属肺，中消善饥属脾胃，下消多尿属肾，但临床上很难截然区分开，往往是肺、脾、肾兼而有之。该病病位在肺、胃、肾，其病理因素有虚、火、痰、瘀、热，主要为阴津亏损，燥热偏盛，是以阴虚为本，燥热为标的本虚标实证。

1. 发病因素

中医认为消渴病病因是先天禀赋不足或后天失调、劳累过度、房事失节、七情过激、肥甘厚味、饮食所伤，或感受外邪，化热伤阴，使阴津亏耗、燥热偏盛，久之脏腑失养所致。

2. 病机及演变规律

中医认为消渴病的发生，是体质因素加以多种环境因素所引起的，其发生主要是与先天禀赋不足、肾精亏虚；后天劳逸失度（劳累过度、房事失节、七情过激、肥甘厚味、饮食失调、情志内伤、长期饮酒、外感六淫）、瘀血阻滞、服药不当等诱发因素有关，最终导致阴津亏耗、燥热偏盛，而致消渴病的发生。从因果关系来看，阴津亏耗是因，燥热偏盛是果，可促使阴津更为亏耗。从标本关系来看，阴津亏耗是发病之本，燥热偏盛是发病之标，故在治疗消渴病时，必须审度因果，权衡轻重缓急，制订治疗方案，阻止病情发展。阴虚燥热日久，必然产生气阴两虚，有不同程度的多饮、多尿、多食易饥。时日既久，阴损及阳而出现气虚阳微现象，如全身困乏，精神倦怠，甚至形寒怯冷、食少难化、大便偏溏、口干不欲多饮、夜尿多，舌质淡、苔薄白、脉细无力，这是由于肺、胃、肾三经阴气既虚，阳气被遏而出现的阴阳两虚病证。消渴病早期阴虚火旺，中期出现气阴两虚，晚期阴损及阳导致阴阳两虚。由于气虚不能帅血而行，阳虚寒凝血滞，阴虚火旺煎灼津液，均可导致瘀血痰浊的形成。气阴两虚、痰浊瘀血痹阻脉络是消渴病发生并发症的病理基础。消渴日久，肝肾阴虚，精血不能上承于目，目无所养，可导致雀盲、内障，甚至失明。营阴被灼，内结郁热，壅毒成脓，故发为疮疖痈疽。阴虚燥热，炼液成痰，痰阻经络或蒙蔽心窍而为中风偏枯。痰瘀阻滞，心脉失养，出现胸痹、心痛、心阳暴脱等证。瘀血痹阻四肢，经络不通，则见肢体不温、麻木不仁；血瘀日久，郁而化热，热毒内壅而成脱疽。肾阴不足，阴损及阳，脾肾阳衰，水湿泛滥，成为水肿，温煦不足，大肠功能失司，导致肠功能紊乱而出现腹泻或便秘。阴阳俱虚，则是阴阳互根，阴损及阳的结果。以正气不足，易感外邪，导致风热外受，或湿热留恋，或内生热毒，则可成喘嗽、肺痨、淋浊、癣疾、疮疖、痈疡等。以上是历代医家对糖尿病及其并发症病因病机的分析。

3. 病位、病性

消渴病病位的主要脏腑在肺、脾、肾，尤以肾为关键。病性为本虚标实，虚实夹杂，以阴虚、燥热及瘀血互为因果。其病以肾虚为本，肺燥、胃热、痰浊、瘀血为标。

4. 分证病机

（1）肺热津伤：本证多系上焦肺脏脆弱，复外感燥火；或内伤七情；或心热移于肺等导致燥火伤肺。《辨证录·消渴门》曰："肺为心火所刑，则肺金干燥。"以热盛证候为主兼有阴虚。表现为肺燥伤阴。肺燥治节失司，不能输布津液而口渴喜冷饮，肺主一身之气，肺燥伤气，表气不固则汗多乏力，肺燥热盛，不能通调水道而溲赤频数；肺与大肠相表里，肺燥阴虚，阳明燥热而便秘等。

（2）气阴两虚：本症以气虚证候为主兼阴虚。表现为肺气、脾气、心气不足，肾阴、肝阴亏虚。因阴津不足，阴不制阳；阴虚燥热，耗伤正气，而引起脏腑功能不足。肺燥耗气，肺气不足而气短乏力、汗出；表虚不固，腠理空虚，则易感外邪，易感冒；脾胃功能失调，升降失司，气机不畅则食少腹胀；心气不足，心不藏神，神无所舍而心悸失眠；肺主治节而朝百脉，肺津虚亏，无以布津而咽干舌燥，口渴喜饮等。

（3）气阴两虚兼瘀：由于消渴日久，耗阴伤气，气阴两虚，阴虚必耗血，阴血同源，阴血不足，血脉不充，血行不畅则血脉瘀滞；气为血之帅，气虚血行不畅，血脉瘀阻，血不养筋，筋脉失养则肢体麻木；阴虚之极，致阳虚，阳虚生内寒，寒凝血瘀，血脉瘀阻不通则痛，而见胸痹心痛等。

（4）肝肾阴虚：本症多因五志过极，郁怒伤肝，肝火亢盛，耗伤肝阴；肝阴不足，肝阳上扰，则头晕目眩；阴津被灼，水不上承，而咽干舌燥；肝与心为母子相关，肝阴不足而致心阴虚亏，心失所养则心烦失眠；肝肾同源，肝阴不足而致肾阴虚亏，腰为肾之府，膝为肾之络，肾开窍于耳，肾阴虚则腰膝酸软、头晕耳鸣、双目干涩、视物模糊；肾虚精关失固而遗精等。

（5）阴阳两虚：本症以阳虚证候为主兼阴虚证。多为消渴日久，由浅入深，由上焦肺胃下传于脾肾，由阴病及阳而致脾肾阳虚。阳气不足，脏腑功能衰退，可出现一系列温煦失职的临床表现。肾阳亏虚，命门火衰，火不生土，而致脾肾阳虚。肾阳不足，开阖失司，水湿泛滥，则见水肿；阳虚机体失于温煦而腰膝酸冷；脾肾阳虚，阳气不能外达四末，四肢失于气化温煦，则畏寒肢冷；脾虚水谷精微不能濡养周身，则神疲倦怠，面色㿠白无华；肾气虚，肾阳亏损，无以气化而疲乏无力；阳虚气化不利则小便清长；命门火衰，阳事不举等。

三、辨病

（一）糖尿病的诊断

1. 症状

糖尿病典型症状为多饮、多食、多尿的"三多"症，同时伴有消瘦乏力的"一少"症，统称为"三多一少"症。糖尿病临床表现不一，差异较大。相当一部分2型糖尿病患者缺乏典型的糖尿病症状，或因体检发现血糖升高、或因病检查时发现血糖异常，尤其是以餐后2h血糖升高者；或因出现糖尿病酮症酸中毒；或昏迷在急诊科救治时发现糖尿病；或因出现糖尿病慢性并发症就诊时发现糖尿病。

2. 体征

糖尿病早期病情较轻，大多无明显体征。病情严重时出现急性并发症时有失水等表现，病久则出现与大血管、微血管、周围或内脏神经、肌肉、骨关节等各种并发症相应的体征。

3. 辅助检查

（1）常规检查

1）血液细胞分析、尿液分析。尿糖阳性、尿酮体强阳性是诊断糖尿病的重要线索，酮体在肝脏生成，糖尿病酮症酸中毒时常显著增加，尿酮体常用于糖尿病酮症酸中毒诊断。

2）静脉血浆血糖：具体如表11-1所示。

表11-1　糖尿病的诊断标准

诊断标准	静脉血浆葡萄糖水平（mmol/L）
（1）典型糖尿病症状（多饮、多尿、多食、体重下降）加上随机血糖检测或加上	≥11.1
（2）空腹血糖检测或加上	≥7.0
（3）葡萄糖负荷后2h血糖检测无糖尿病症状者，需改日重复检查）	≥11.1

注：空腹状态指至少8h没有进食热量；随机血糖指不考虑上次用餐时间，一天中任意时间的血糖，不能用来诊断空腹血糖受损或糖耐量异常

3）血生化：糖化血红蛋白、血脂、肝功能、肾功能、电解质等。空腹血糖≥7.0mmol/L，餐后血糖或随机血糖≥11.1 mmol/L，糖化血红蛋白≥6.5%，血脂异常。

4）十二通道心电图：心电图示部分患者可有S-T段的改变。

5）血液黏稠度：部分患者可见血黏度异常。

6）尿微量白蛋白：该检查是糖尿病影响肾脏的早期征象。可用于诊断早期糖尿病肾病。

（2）特殊检查

1）葡萄糖耐量试验+胰岛素+C肽释放检查：B细胞分泌的胰岛素原可被相应的酶水解生成胰岛素和C肽，C肽可作为评价B细胞分泌胰岛素能力的指标，C肽测定的特异性高，能反映糖尿病患者的B细胞合成和分泌能力，同时对DM的分型、治疗和预后判断也有意义。1型糖尿病患者空腹及餐后C肽曲线低下；2型糖尿病患者C肽峰值下降，高峰延迟出现；1型糖尿病患者的胰岛素分泌低下，曲线低平；2型糖尿病患者的胰岛素分泌高峰延迟，峰值下降。

2）糖尿病自身抗体：1型糖尿病发病与自身免疫有关，患者血清中可检出多种针对胰岛细胞及其细胞成分的自身抗体，可协助分型，指导治疗。

3）血管彩色多普勒（颈部、四肢血管）：评价糖尿病患者血管病变的诊断和程度。

4）眼底检查：早期发现眼部各组织的病变，眼部微血管病变的程度可以反应全身微血管病变的发展程度。

5）神经传导速度：提高对糖尿病周围神经病的早期确诊率。

6）动态血压测定：是了解糖尿病患者血压波动的特点及昼夜规律性的变化，对发现血压升高有帮助。

7）动态心电图：了解患者在静息及运动状态时心率的变化，了解是否有心律失常及S-T段的改变。

（二）糖尿病分型

1. 1型糖尿病（T1DM）

该病为胰岛B细胞破坏导致胰岛素绝对缺乏。主要特点：起病急，有中度至重度的临床症状，体型消瘦，易发生酮症酸中毒；典型病例见于小儿及青少年，但任何年龄均可发病；血浆胰岛素水平低；空腹及餐后C肽曲线低下；必须依赖胰岛素治疗；自身抗体多为阳性。根据现有的研究结果，可认为T1DM是一种免疫调节性疾病。

2. 2型糖尿病（T2DM）

该病主要表现以胰岛素抵抗为主伴胰岛素相对不足，大约95%的糖尿病为2型糖尿病。主要特点：60%为肥胖型，多见于成年人，尤其是40岁以上发病率急剧上升，多数起病缓慢，隐匿，病情较轻；血浆胰岛素相对性降低；胰岛素的效应相对不好；C肽峰值下降，高峰延迟出现；多数无需依赖胰岛素，但在诱因下可发生酮症；常有家族史，但遗传因素复杂；2型糖尿病半数以上发病时无明显症状，以健康普查发现。由发现时慢性并发症的检出情况看，可能已有5~10年糖尿病病史。总之，目前认为2型糖尿病是一种多基因异质性加环境因素引发多种疾病。

3. 其他特殊类型糖尿病

（1）胰岛B细胞功能遗传性缺陷：第12号染色体，肝细胞核因子-1α（HNF-1α）基因突变（MODY3），第7号染色体，葡萄糖激酶（GCK）基因突变（MODY2），第20号染色体，肝细胞核因子-4α（HNF-4α）基因突变（MODY1），线粒体DNA及其他。

（2）胰腺外分泌疾病：胰腺炎、创伤/胰腺切除术后、胰腺肿瘤、胰腺囊性纤维化、血色病、纤维钙化性胰腺病及其他。

（3）内分泌疾病：肢端肥大症、库欣综合征、胰高糖素瘤、嗜铬细胞瘤、甲状腺功能亢进症、生长抑素瘤、醛固酮瘤及其他。

（4）药物或化学所致的糖尿病：Vacor（N-3吡啶甲基N-P硝基苯尿素）、喷他脒、烟酸、糖皮质激素、甲状腺激素、二氮嗪、β-肾上腺素能激动剂、噻嗪类利尿剂、苯妥英钠、α-干扰素及其他。

（5）感染：先天性风疹、巨细胞病毒感染及其他。

（6）不常见的免疫介导型糖尿病：僵人（Stiff-man）综合征，胰岛素自身免疫综合征，胰岛素受体抗体及其他。

（7）其他与糖尿病相关的遗传综合征：Down综合征，Klinefelter综合征，

Turner 综合征，Wolfmann 综合征，Friedrich 共济失调，Huntington 舞蹈病，Lawrence-Moon-Beidel 综合征，强直性肌萎缩，卟啉病，Prader-Willi 综合征及其他。

4. 妊娠期糖尿病

妊娠期糖尿病指正常妇女在妊娠过程中初次出现糖耐量异常，或糖尿病者，不包括妊娠前已知的糖尿病患者（糖尿病合并妊娠）。妊娠期糖尿病患者中可能存在其他类型糖尿病，只是在妊娠中显现而已，所以要求产后 6 周以后，重新按常规诊断标准确认。妊娠期糖尿病的筛查和诊断标准：24~28 周孕妇需进行 75g 葡萄糖筛查试验，空腹血糖 ≥ 5.1mmol/L；餐后 1h ≥ 10.0mmol/L，餐后 2h ≥ 8.5mmol/L，3 次血糖测定值只要有任意 1 个符合，即可诊断。

四、类病辨别

糖尿病诊断一旦成立，需行分型检查，再者排除继发糖尿病，常见的继发性糖尿病有以下几种：

1. 生长激素瘤

由于生长激素分泌过多引起的一种综合征，在儿童发病可以表现为巨人症，在成人发病则表现为肢端肥大症。

2. 皮质醇增多症

由于肾上腺增生或肿瘤分泌过多的皮质醇所引起的综合征，表现为向心性肥胖、高血压、骨质疏松、糖尿病等。

3. 嗜铬细胞瘤

由于肾上腺髓质或交感神经嗜铬细胞发生的肿瘤，分泌过多的肾上腺素和去甲肾上腺素导致高血压、高血糖。

4. 甲状腺功能亢进症

甲状腺激素可促进肠道单糖的吸收，促使肝糖元分解增加并有一定的促进糖异生作用，甲亢时加速全身代谢和消耗热量，葡萄糖利用和氧化增加，加重胰岛素负担而诱发糖尿病，甚至诱发糖尿病急性并发症的发生。典型甲状腺功能亢进如多食易饥，怕热汗出，消瘦明显，心悸手抖等症状，甲状腺功能检查有助于诊断。

5. 胰升糖素瘤

胰升糖素瘤（glucagon，GG）是一种非分泌胰岛素的胰岛瘤，肝细胞为胰升糖素瘤的主要靶细胞，主要促进肝糖原分解及糖异生，并抑制肝糖原生成，促进肝细胞对氨基酸的摄取，促进酮体生成并抑制胆固醇和甘油三酯的合成。出现由胰岛 A 细胞瘤分泌过多胰升糖素瘤所引起的临床综合征，临床特点表现为坏死溶解性游走性红斑，疼痛性舌炎、唇炎和口腔黏膜炎症，体重下降，低蛋白血症，正细胞正色素性贫血，实验室检查血浆 GG 显著增高，临床较为罕见。

6. 醛固酮增多症

肿瘤分泌过量的醛固酮,增加尿钾排出,引起低血钾症,推测低血钾症可抑制胰岛素释放而造成糖耐量低减或血糖升高。醛固酮增多症可因缺钾性肾病出现多尿、夜尿增多、口干多饮,加之缺钾引起的糖代谢紊乱,容易误诊为糖尿病,故需审慎加以鉴别。

7. 自身免疫性多腺体性内分泌病

自身免疫性多腺体性内分泌病又称多腺性自身免疫综合征,是由于两种以上内分泌腺发生自身免疫性损害而致功能异常,临床上大致分为1型和2型两大类,2型患者中大约50%有1型糖尿病,常伴有自身免疫性埃迪森病、Grave病、甲状腺功能低下或甲状旁腺功能减退组合,从而产生相应的临床综合征。据临床表现及实验室检查,不难鉴别,给予相应靶激素替代治疗可使症状明显改善。

8. 性激素异常

多数研究者认为女性雄激素增高容易引起胰岛素抵抗,其作用途径是抑制胰岛素的糖原合成,典型的女性胰岛素抵抗可见多囊卵巢综合征,反之男性雄激素降低容易引起腹型肥胖及胰岛素抵抗。临床上女性可见肥胖、月经紊乱、不孕、多毛、长胡须等,实验室检查及妇科彩超可有助诊断。

9. POEMS 综合征

POEMS 综合征是指多发性周围神经病变(P)、脏器肿大(O)、内分泌改变(包括糖耐量异常、性功能低下、甲状腺功能低下、高泌乳素血症和肾上腺皮质功能低下)(E)、单克隆丙种球蛋白病(M)和皮肤损害(S),是一种少见的伴有骨硬化性骨髓瘤和多系统损害的浆细胞疾病。临床诊断标准:①慢性进行性多发性周围神经病变;②肝脾淋巴结肿大;③内分泌改变;④异常球蛋白血症;⑤皮肤改变;⑥视盘水肿;⑦低热、肢体水肿、杵状指。凡有上述综合征中三项临床特征即可诊断。

10. 胰源性糖尿病

胰腺全切术后,慢性酒精中毒或胰腺炎等引起的胰腺病变可伴有 DM。临床表现和实验室检查类似 T1DM,但血中胰高糖素和胰岛素均明显降低,在使用胰岛素或其他口服降糖药物时,由于拮抗胰岛素的胰高糖素亦同时缺乏,极易发生低血糖症,但这些患者不易发生严重的酮症酸中毒。无急性并发症时,患者多有吸收不良、营养不良和慢性腹泻和消化不良等表现。

五、中医论治

(一)论治原则

论治原则辨别虚实,分清标本。

本病以肾虚为本，肺燥、胃热、痰浊、瘀血为标。临床上不是所有的糖尿病均表现有"三多一少"症，尤其是2型糖尿病患者中约有40%~60%的患者缺乏典型的糖尿病症状，难以按三消辨证论治，故在三消辨证理论基础上，进行证候和证型辨证，遵循中医的四诊（望、闻、问、切），八纲（阴阳、表里、寒热、气血）以及脏腑理论，对糖尿病进行系统的辨证论治。以八纲辨证为纲，以脏腑辨证为目，糖尿病患者具有热盛、阴虚、气虚及阳虚四大基本证候。此外，还有虚实夹杂证，临证时应予详细辨别。虚证当以益气养阴、滋养肝肾、健脾温阳为主，根据兼瘀、夹湿热、夹寒湿的不同，分别采用活血通络、清热利湿、祛寒燥湿等标本同治的原则。病到后期，虚中有实，病情复杂，则宜标本兼顾，攻补兼施。

（二）分证论治

1. 肺热津伤

证候：烦渴多饮、口干舌燥、尿频量多，溲赤便秘，舌边尖红，苔薄黄，脉滑数。

治法：清热润肺，生津止渴

处方：消渴方（《丹溪心法》）加减。

组成：天花粉、黄连、生地黄、葛根、生石膏、麦冬、沙参、知母、玉竹、天冬、当归、枸杞等。

加减：口渴多饮加乌梅、石斛；尿频量特多，尿浊如脂加生牡蛎、山萸肉、五倍子、益智仁；消谷善饥者，重用黄连；大便干结者，加火麻仁、桃仁、郁李仁。

2. 气阴两虚

证候：咽干舌燥，疲乏无力，汗出气短，易感冒，少食腹胀，心悸失眠，腰膝酸软无力，小便正常，大便正常或稀溏，舌胖或舌边有齿印，苔白，脉沉细。

治法：益气养阴

处方：生脉饮（《医学启源》）加减。

组成：北沙参、麦冬、五味子、天花粉、生地黄、茯苓、黄芪、山药、葛根、知母、生鸡内金、炙甘草等。

加减：口干明显者加熟地黄、石斛、葛根、芦根；肢体乏力，气短困倦者加党参、黄芪、黄精；腰膝酸软无力者加炒杜仲、怀牛膝、炒续断、桑寄生；大便干结难解者加火麻仁、肉苁蓉、当归、何首乌。

3. 气阴两虚兼瘀

证候：咽干舌燥，疲乏无力，汗出气短，肢体麻木，刺痛，胸痹心痛，舌胖或有齿印、舌质暗或有瘀斑点、脉沉细。

治法：益气养阴、活血化瘀

处方：益气降糖活血汤加减。

组成：木香、当归、赤芍、川芎、葛根、丹参、黄芪、北沙参、黄精、益母草等。

加减：腰膝酸软无力者加炒杜仲、怀牛膝、炒续断、桑寄生；心悸胸闷、睡眠不安者加太子参、麦冬、五味子、柏子仁；大便干结难解者加火麻仁、肉苁蓉、当归、何首乌、桃仁。

4. 肝肾阴虚

证候：咽干舌燥，腰膝酸软，头晕耳鸣，双目干涩，视物模糊，遗精，潮热盗汗，心烦失眠，舌红少苔，脉沉细。

治法：滋养肝肾。

处方：六味地黄汤（《小儿药证直诀》）加减。

组成：细生地、枣皮、山药、茯苓、泽泻、当归、丹皮、黄精、肉苁蓉、菊花、枸杞、葛根、决明子等。

加减：肢体麻木、刺痛者加鸡血藤、川芎、白芍、络石藤、路路通；头晕甚者加天麻、川芎、炒杜仲、怀牛膝；大便干结难解者加火麻仁、肉苁蓉、柏子仁、何首乌；尿量多且混浊者加益智仁、五味子、桑螵蛸、芡实。

5. 阴阳两虚

证候：水肿，畏寒肢冷，神疲倦怠，面色㿠白无华，腰膝酸冷，阳痿或遗精，小便清长，大便溏泻，舌淡胖，苔白润，脉沉细无力。

治法：阴阳双补。

处方：肾气丸（《金匮要略》）加减。

组成：制附子、桂枝、牛膝、车前子、熟地黄、山药、泽泻、山茱萸、茯苓、仙茅、淫羊藿、丹皮等。

加减：心悸胸闷、睡眠不安者加太子参、麦冬、五味子、川芎；水肿甚、尿中泡沫者加黄芪、玉米须、薏苡仁、芡实；头晕者加天麻、钩藤、炒杜仲、川芎；纳差者加木香、波蔻、焦楂、炒二芽、炒鸡内金。

（三）中医特色治疗

1. 专方专药

（1）益气降糖活血汤：木香、当归、赤芍、川芎、葛根、丹参、黄芪、北沙参、黄精、益母草等组成，具有益气养阴、活血化瘀等功效。适用于糖尿病气阴两虚兼瘀为主的患者。

（2）脾肾双补方：黄芪、山药、苍术、玄参、生地、熟地黄、麦冬、党参、五味子等组成，具有益气健脾、滋阴补肾之功效。适用于糖尿病脾肾亏虚者（施今墨方）。

（3）降糖方：玄参、生地、麦冬、党参、五味子、茯苓、黄芪、牡蛎、葛根、山药、丹参等组成，具有益气养阴补肾。适用于糖尿病气阴两虚者（祝谌予方）。

（4）生地八物汤：生地黄、山药、知母、麦冬、黄芩、黄连、黄柏、丹皮、荷叶等组成，具有养阴清热之功效，适用于糖尿病胃热肾虚者。

（5）生脉地黄汤：生地黄、山药、山萸肉、泽泻、茯苓、丹皮、北沙参、麦冬、五味子等组成，具有滋补肾阴之功效。适用于糖尿病气阴两虚者。

加减：腰膝酸软无力者加炒杜仲、怀牛膝、炒续断、桑寄生；心悸胸闷、睡眠不安者加太子参、麦冬、五味子、柏子仁；大便干结难解者加火麻仁、肉苁蓉、制首乌；血压偏高者加炒杜仲、红花、夏枯草；血脂高加山楂、泽泻、茵陈；纳差加鸡内金、炒莱菔子、焦楂、炒麦芽。

（6）根据患者不同证型及病情选择静滴注射用盐酸川芎嗪、舒血宁注射液、注射用灯盏花、参芪扶正注射液、大株红景天注射液、天麻素注射液、血塞通注射液、黄芪注射液等静滴。

（7）中成药

1）糖脉康颗粒：药物组成：黄芪、生地黄、赤芍、丹参、牛膝、麦冬、黄精等十一味药。功能主治：养阴清热，活血化瘀，益气固肾。适用于2型糖尿病及并发症见上述症状者，属气阴两虚兼瘀血症所致的倦怠乏力、气短懒言、自虚盗汗、五心烦热、口渴喜饮、便秘等。2型糖尿病见上述证候者。

2）消渴康颗粒：药物组成：生石膏、知母、生地黄、麦冬、天花粉、玉竹、玄参、牛膝、丹参、泽泻、党参、山萸肉、枇杷叶、南五味子。功能主治：清热养阴，生津止渴。适用于2型糖尿病阴虚热盛型。症见：口渴喜饮，消谷易饥，小便频数，急躁易怒，怕热心烦，大便干结等。2型糖尿病见上述证候者。

3）金芪降糖片：药物组成：黄芪、金银花、黄连等。功能主治：清热泻火，补中益气。用于内热兼气虚所致的消渴病，症见口渴喜饮、易饥多食、气短乏力；2型糖尿病轻、中见上述证候者。

4）消渴丸：药物组成：葛根、地黄、黄芪、天花粉、玉米须、南五味子、山药、格列本脲。功能主治：滋肾养阴，益气生津。用于气阴两虚所致的消渴病，症见多饮、多尿、多食、消瘦、体倦乏力、眠差腰痛；2型糖尿病见上述证候者。

2. 名老中医经验

（1）祝谌予教授治疗糖尿病的经验：祝老认为消渴病的治疗应着重于养阴益气和活血化瘀。祝老潜心研究糖尿病（消渴）多年，根据中医理论并结合施今墨老中医的经验，认为消渴病虽有虚实之分，然三消之证多虚，病本在于肾虚。祝老经过多年的临床观察，主张用阴阳、脏腑、气血辨证合参的方法进行辨证施治。他还观察到，大多数糖尿病患者并不出现典型的"多食、多饮、多尿"症状，而常出现经年累月的神疲乏力、少气懒言、口淡无味、易患感冒、不耐劳累，尤其是下肢酸沉等气阴两虚的表现。而且，糖尿病患者舌头下部的两根静脉，都黑紫粗大，有的甚至有黑斑，而正常人的都很细难以察觉。这表示糖尿病患者有瘀血，采用活血化瘀的治疗方法，效果很好。祝老总结了施今墨先生"苍术配元参、黄芪配山药"的用药特点，将其进一步发挥和发展为降糖对药方，即中药两两配伍，成对使用，并发现黄芪配生地的。效果比黄芪配山药更好。迄今，"糖尿病对药方"黄芪配生地降尿糖，苍术配玄参降血糖，葛根配丹参养阴化瘀标本兼治，已被用作治疗糖尿病的首选基本药物。祝老创制的治疗糖尿病的基本方组成为：生黄芪、生地、元参各30g，苍术、葛根、丹参各15g。以此方为基础，辨证增减。

（2）施今墨名老中医治疗糖尿病的经验：施老认为消渴病的治疗以毓阴清热、益气健脾为基本法则。施老认为三消之表现，仅为消渴病的一个证候，多数患者均伴有不同程度的少气懒言，倦怠乏力，喜卧自汗，虚胖无力或日渐消瘦，舌质胖大或有齿痕，脉沉缓或沉细无力等正气虚弱的征象。说明消渴病患者虽多饮多食，但精华物质却未被人体所用。血糖系饮食所化之精微，若脾失健运，则血中之糖不能输布于脏腑，营养四肢，使血糖蓄积而增高。蓄积过多的血糖，随小便而排出体外，致使尿有甜味，尿糖阳性。故消渴病患者气虚证的出现，多因脾失健运，精气不升，生化乏源导致。施先生创立的降尿糖、降血糖的中药对治疗消渴病十分有效，如黄芪配山药、天花粉配生地黄、乌梅配五倍子降尿糖，苍术配玄参、生石膏，知母配人参降血糖，丹参配葛根活血养血，生津养脉。

（3）程益春教授治疗糖尿病的临证经验：程老治疗糖尿病有丰富的临证经验。他认为生黄芪、天花粉、黄连合用在糖尿病的治疗有独特的效果，本组药物具有益气养阴清热的作用，是程老治疗早、中期糖尿病应用频率最高的一组药对。针对糖尿病患者初期病机：气阴两虚，燥热内盛，具有直接的治疗作用。刘完素《三消论》曰："三消者，燥热一也。"本组药物简洁明确，直入病机，临床疗效满意。其中生黄芪健脾补气，固摄津液；天花粉，甘苦酸，凉，入肺、胃经，养阴清热、生津止渴，是治消渴之要药；黄连，苦，寒，入心、肝、胃、大肠经，泻火、燥湿、解毒，在此清中焦胃热。现代药理研究证明：治疗糖尿病中药中黄连、黄芪的降血糖效果较好。三药合用，具有益气、养阴、清热之功，是治疗气阴两虚型糖尿病的经典组合。丹参、葛根、瓜蒌合用这也是程老临床使用率较高的一组药物。2型糖尿病患者的各种慢性血管神经并发症的根本病机在于瘀血内阻，为防止糖尿病的慢性并发症，活血化瘀法应贯彻糖尿病病程的始终。本组药物的作用就在于活血化瘀，尤其适用于糖心病患者，其中丹参、葛根这组降糖对药源于祝湛予教授经验，已为大家熟知。丹参既能活血化瘀，祛瘀生新，又可养血安神，中医常有一味丹参功同四物的说法；葛根轻扬升发，能生津止渴，濡润筋脉。两药参合，相互促进，活血化瘀作用明显增强，从而达到降低血糖之目的。临床适用于有瘀血证候的糖尿病患者。临床处方中，程老常配伍具有降血脂作用的决明子、绞股蓝、生山楂等药，使全方具有降血脂、减轻体重、改善胰岛素抵抗的作用，从而达到降血糖的目的。

3. 针刺治疗

（1）实证选肺俞、胰俞、胃俞、心俞、脾俞、三焦俞、肝俞、足三里、内关、三阴交等穴，用毫针行泻法，每次3~5穴，不灸。

（2）虚证需辨证施治

1）心脾两虚选脾俞、心俞、胃俞、足三里、三阴交、中脘等，每次3~4穴，每日一次，15次为一个疗程。足三里、三阴交、脾俞用补法，其余穴位用泻法。

2）肝肾亏虚选肾俞、关元、气海、太溪、三阴交、阳陵泉等，每次3~4穴，每日一次，15次为一个疗程。用毫针行平针法。

3）脾肾两虚选脾俞、肾俞、胃俞、足三里、关元、气海、合谷、内关、三阴交等，每次4~5穴，每日一次，15次为一个疗程。用毫针行补法并配合艾灸法。

4）阴虚火旺选肾俞、心俞、神门、三阴交等，每次3~4穴，每日一次，15次为一个疗程。用毫针行补法。

4. 艾灸治疗

可隔姜艾灸双足三里、双三阴交。通过刺激该穴位，调整机体免疫系统，治以温经散寒，疏通经络。

5. 气功疗法

气功疗法具有身心疗法和运动疗法的双重作用，是祖国医学宝库中强身健体的方法之一。气功分静动两类，静功和动功的区别在于肢体是否运动。静功包括卧功、坐功和站功；动功包括五禽戏、太极拳、八段锦等。气功能改善胰岛素抵抗；能提高抗病防病能力；能改善自主神经的调节能力；能减轻紧张、焦虑、疲劳等精神症状。气功动静结合，适合各种年龄、各种身体状况的糖尿病患者锻炼。

6. 耳压治疗

据病情取穴，可选神门、心、内分泌、皮质下。通过刺激穴位调节机体内分泌功能，改善高血糖、治疗糖尿病自主神经病变。

7. 中药热奄包腰部、双下肢

根据药物渗透原理，将中药汁通过皮肤吸收，治以滋补肝肾，益气活血。改善糖尿病周围神经病变及糖尿病肾病。

8. 直流电药物离子导入

直流电药物离子导入双肾俞、双足三里、双三阴交。通过刺激该穴位，调节机体内分泌，治以舒筋活络，行气活血，化瘀止痛。治疗糖尿病周围神经病变。

9. 食疗

中国自古有"民以食为天"、"药食同源"的说法，很多食物也可是药物，目前认为粗粮、麦麸、纤维素、豆类、蔬菜有降糖，降血脂的作用。糖尿病患者宜食食品：山药、大白菜、小白菜、青菜、油菜、卷心菜、紫菜苔、莴苣、绿豆芽、冬瓜、西葫芦、黄瓜、番茄、苦瓜、南瓜、萝卜、鲜蘑菇、芹菜、韭菜、菠菜、蒜苗、芥菜、生菜、茼蒿、水芹、茄子、雪里红、豌豆苗、鸡毛菜、龙须菜、萝卜缨等蔬菜，含糖量都在3%以下。尤其是山药，糖尿病患者可蒸山药做主粮，也可作菜、熬粥等，具有健脾益气、固肾等作用，长期服用能取得降血糖养生的作用。

肺热津伤患者饮食宜清淡，宜选用凉而滋润的食物，如冬瓜、苦瓜、白菜、萝卜等口渴甚时可用白茅根、金银花煎水代茶饮，具有清热生津止渴的作用。气阴两虚患者宜食益气养阴之品，如兔肉、香菇、百合等，忌食辛辣、煎炸等燥热之品，口渴甚时，可用沙参、玉竹适量煎水代茶饮，具有养阴生津止渴的作用。汗出明显时予淮山药、北黄芪党参炖鸡。气阴两虚兼瘀患者宜适量增加活血化瘀的食物，如金针菜、山楂、木耳，还可食川芎鱼头汤等。肝肾阴虚患者，需避免劳累，饮食宜食地黄粥、枸杞粥、桑椹汁等。

（1）荷叶绿豆粥。

原料：绿豆200g，大米100g，荷叶一张。

制法：先将绿豆泡发，加清水300ml，煎煮至豆开，再加入大米熬煮成粥，熟时取荷叶一张，盖粥锅上，10min后关火，焖10min即可食用，早晚服一次。

功效：调脂降压。适用于肥胖型糖尿病合并高血压病、高脂血症患者口干舌燥、头晕闷痛者。

（2）葛根粉粥。

原料：葛根50g，大米100g，山药100g，枸杞10g。

制法：先将葛根洗净切片，加水磨成浆，取淀粉晒干。粳米洗净加清水300ml并放入新鲜山药熬煮，在半熟时加入葛根粉及枸杞子，继续熬煮到熟，即可食用。

功效：清热养阴，健脾益气，生津止渴。适用于糖尿病合并高血压病、冠心病患者口燥咽干，烦渴多饮者。

（3）枸杞蒸蛋。

原料：枸杞子10g，新鲜鸡蛋2个，少许精盐。

制法：先将鸡蛋打入碗中，加入少许精盐，加适量水调匀，将蛋蒸至10min，撒上洗净的枸杞子再蒸5min，即可食用。

功效：滋补肝肾，养心安神。适用于糖尿病头晕眼花，心悸失眠者。

（4）荠菜粥。

原料：新鲜荠菜100g，粳米200g，薏苡仁50g。

制法：粳米、薏苡仁洗净加清水500ml煮粥，粥即将煮熟时将洗净切碎的荠菜，继续熬煮10min后即可食用。

功效：健脾益气，清肝明目。适用于糖尿病患者肾性水肿、目赤肿痛者。

（5）玉米须黄芪瘦肉汤。

原料：玉米须30g，黄芪50g，山药50g，瘦肉50g。

制法：将玉米须、黄芪、山药洗净煮汤，再将瘦肉切片放入汤中，以盐调味。

功效：益气健脾，利尿消肿。适用于糖尿病及糖尿病肾病浮肿。

（6）芡实粥。

原料：芡实50g，大米100g，茯苓30g。

制法：先煮芡实，将芡实放入500ml的冷水中，煮至半熟，再将大米洗净入锅中同时放入茯苓，继续煮沸20min，改为文火煮熟即成。

功效：凉润补虚，利尿消肿。适用于糖尿病慢性腹泻，小便频数，糖尿病肾病面目浮肿，小便不利。

（7）蘑菇菠菜鸡蛋汤。

原料：鲜蘑菇 100g，菠菜 250g，鸡蛋两个，水 100ml，干淀粉 50g，盐适量，生姜、香菜少许。

制法：冷水中加入食盐少许，姜丝适量及蘑菇煮沸，将干淀粉用水拌成均匀稀糊状，淋入锅内，锅沸，将鸡蛋搅匀入锅内成蛋花，放入菠菜，滚一下，据口味酌加麻油、味精，端锅放香菜，置温可食。

功效：益胃理气、止渴润燥、滋阴润燥、补脾养血。适用于糖尿病多食易饥，口渴多饮，身体消瘦，潮热盗汗，小便频多，大便秘结，头晕耳鸣，目赤目眩，舌红苔黄，脉象细数。

（8）鸡丝拌苦瓜。

原料：鸡胸肉 100g，苦瓜 200g，葱白少许，白醋、味精、盐、麻油少许。

制法：鸡胸肉切为寸长鸡丝，苦瓜去瓤子，竖切为寸长细条；葱白切为寸长细丝。锅内放水，稍放一点麻油，水沸加入苦瓜，翻两下，捞出摊在盘内；鸡丝入锅少倾捞入盘内，将葱白放在鸡肉表面，加入少许食盐、味精、白醋、麻油或椒油，拌匀即可食。

功效：清热解毒，益气补虚，调补阴阳。适用于糖尿病上消型。临床表现为咽干、口渴多饮。小便量多、色黄，食量一如常人，舌红少津，苔黄，脉数。

（9）猪胰汤。

原料：猪胰一条，薏苡仁 100g，黄芪 30g，山药 150g，适量盐。

制法：将黄芪、山药煎取浓汁，与猪胰、薏苡仁共煮成汤，加入适量盐，分 2~3 次食用。

功效：益气养阴。适用于糖尿病气阴两虚者。

（10）金樱子煮鲫鱼汤。

原料：鲫鱼一条（300~500g），金樱子 30g，适量盐、味精、葱、姜等调味品。

制法：将鲫鱼去脏留鳞，洗净，与金樱子同时入锅，加入适量清水炖煮，至汤呈乳白色时加入适量盐、味精、葱、姜等调味品，再煮沸后即可起锅，分多次食用。

功效：补肾固涩。适用于糖尿病阳痿遗精者。

功效：益气健脾。适用于糖尿病初发合并胃肠病变者。

六、西医治疗

（一）治疗原则

糖尿病的治疗以控制和纠正糖脂代谢紊乱，防治并发症的发生为主要目标。糖尿病的治疗有五架马车学说：即饮食、运动、药物、糖尿病教育和血糖监测，这是引导糖尿病患者走向健康之路的重要策略。强调个体化治疗，控制血糖，使其达标；

预防和延缓糖尿病的微血管及大血管并发症的发生。防止致残、致死率,提高患者生活质量,减轻社会及家庭负担。

(二) 常用方法

1. 饮食治疗

饮食治疗应尽可能做到个体化,达到平衡膳食。热量分配:碳水化合物占 55%~65%、脂肪占 25%~30%、蛋白质占 15%,主副合理,粗细搭配,营养均衡;限制饮酒,特别是肥胖、高血压和(或)高甘油三酯血症的患者;每天食盐限量在 6g 以内,尤其是高血压患者;妊娠的 DM 患者应注意叶酸的补充以防止新生儿缺陷;钙的摄入量应保证每天 1000~1500mg,以减少发生骨质疏松的危险性。

2. 运动治疗

运动治疗的原则是适量、经常性和个体化。保持健康为目的的体力活动包括每天至少 30min 中等强度的活动,如慢跑、快走、骑自行车、游泳等,运动时注意安全性。

3. 糖尿病自我监测

糖尿病监测,即对糖尿病的病情变化及治疗效果进行监控,是加深患者对糖尿病知识的理解、实施糖尿病自我管理的重要手段。

4. 糖尿病健康教育

糖尿病教育是糖尿病现代综合治疗的五大措施之一。糖尿病教育从广义讲就是宣传糖尿病防治知识,让人们了解糖尿病的发病因素及防治方法。

(1) 进行糖尿病基础知识宣教,让患者了解其诱发因素、一般症状和危害,提高自觉防治意识,及时控制发病因素,可降低糖尿病发病率。

(2) 做好糖尿病饮食、运动及用药指导,做到合理饮食及运动,教会患者正确掌握用药的时间、用法及用量。

(3) 了解糖尿病并发症的相关知识,定期监测,防止并发症的发生。

5. 药物治疗

糖尿病药物治疗的目的是消除高血糖症状、控制血糖,使其达标。目前有口服药及胰岛素两大类。

(1) 口服降糖药:选择降糖药物应注意的事项:肥胖、不良反应、过敏反应、年龄及其他的健康状况如肾病、肝病可影响药物选择;联合用药宜采用不同作用机制的降糖药物;口服降糖药物联合治疗后仍不能有效地控制高血糖,应采用胰岛素治疗。严重高血糖的患者应首先采用胰岛素降低血糖,减少发生糖尿病急性并发症的危险性。待血糖得到控制后,可根据病情重新制订治疗方案。

1) 促胰岛素分泌剂。

2) 双胍类药物。

3) α-糖苷酶抑制剂。

4) 噻唑烷二酮类。

5）DDP-4 抑制剂（二肽基肽酶-4 抑制剂）。

（2）胰岛素治疗：1DM 要及时应用胰岛素治疗，2DM 可用胰岛素补充治疗，根据病情与经济条件适当选用动物或人胰岛素。胰岛素治疗的注意事项：①加强患者对胰岛素治疗的教育；②平稳降糖，定期监测血糖；③预防低血糖；④注意联合用药；⑤超体重者不适合胰岛素治疗。胰岛素治疗的不良反应：①低血糖反应；②过敏反应；③胰岛素性水肿；④胰岛素抵抗；⑤屈光不正。

（3）GLP-1 受体激动剂（胰高血糖素样肽-1 受体激动剂）。

七、转归与预后

糖尿病的转归及预后与其防治的关系极为密切，糖尿病一旦确诊，患者预后大多不良，主要存在因血糖波动而发生急性、慢性并发症，如低血糖、糖尿病酮症酸中毒、糖尿病高渗性昏迷、糖尿病乳酸性酸中毒、各种感染以及糖尿病眼病、糖尿病性肾病、糖尿病性周围神经病变、糖尿病自主神经病变、糖尿病足、糖尿病心脑血管病变、糖尿病胃肠动力紊乱等，这些并发症常伴随糖尿病患者的始终，使致残率及致死率居高不下，严重威胁糖尿病患者生命。就目前的医疗水平来看，糖尿病尚不能治愈，但若能早期发现，并采取合理的治疗方案，可望得到良好的控制，维持于健康状态，预防或减少并发症的发生，可和健康人群一样，健康长寿。

八、预防与调护

加强糖尿病的三级预防工作，预防糖尿病的发生、发展，延缓和控制糖尿病并发症的出现，提高和改善糖尿病患者的生存和生活质量，降低致残率、致死率的发生。

1. 一级预防

对高危人群实行早期预防、筛查，避免发生糖耐量异常及糖尿病。新生儿及早产儿不吃牛奶蛋白，避免新生儿易感；防止和纠正肥胖；避免高糖、高脂、低纤维素的饮食；食物成分分配合理，粗细搭配，荤素适中；避免严重精神创伤及外伤；适量增加体力活动，做到劳逸结合。

2. 二级预防

对葡萄糖耐量异常者进行早期干预，防止由隐性阶段转为显性阶段，发展成为糖尿病；及时发现无症状的糖尿病，找出早期干预治疗的有效方法。即对已诊断的糖尿病患者预防糖尿病并发症，主要是慢性并发症，防治糖尿病并发症的关键是尽早和尽可能地控制好患者的血糖、血压、纠正血脂紊乱和肥胖，戒烟等导致并发症的危险因素。对 2 型糖尿病患者定期进行糖尿病并发症及相关疾病的筛查，了解患者有无糖尿病并发症以及有关的疾病或代谢紊乱，如高血压、血脂紊乱或心脑血管疾病等，以加强相关的治疗措施，全面达到治疗的目标。

3. 三级预防

糖尿病的三级预防就是减少或延缓糖尿病并发症的发生和发展，减少糖尿病患者的残废率和死亡率，改善糖尿病患者的生活质量。DCCT 试验和 UKPDS 试验均已证实，严格地控制好血糖可以降低糖尿病患者的病死率和残废率。通过有效的治疗，慢性并发症的发展在早期是可能终止或逆转的。

九、疗效判定标准

糖尿病疗效判定包括疾病疗效判定标准、主要指标疗效（即降糖疗效）评价和证候疗效判定标准。参照《22 个专业 95 个病种中医诊疗方案》中消渴病（糖尿病）的诊疗方案制定。

1. 疾病疗效判定标准

显效：中医临床症状、体征明显改善，证候积分减少≥70%；空腹血糖及餐后 2h 血糖下降至正常范围，或空腹血糖及餐后 2h 血糖值下降超过治疗前的 40%，糖化血红蛋白值下降至 6.2% 以下，或下降超过治疗前的 30%。

有效：中医临床症状、体征均有好转，证候积分减少≥30%；空腹血糖及餐后 2h 血糖下降超过治疗前的 20%，但未达到显效标准，糖化血红蛋白值下降超过治疗前的 10%，但未达到显效标准。

无效：中医临床症状、体征均无明显改善，甚或加重，证候积分减少不足 30%；空腹血糖及餐后 2h 血糖无下降，或下降未达到有效标准，糖化血红蛋白值无下降，或下降未达到有效标准。

2. 主要检测指标（血糖）疗效判定标准

显效：空腹血糖及餐后 2h 血糖下降至正常范围，或空腹血糖及餐后 2h 血糖值下降超过治疗前的 40%，糖化血红蛋白值下降至正常，或下降超过治疗前的 30%。

有效：空腹血糖及餐后 2h 血糖下降超过治疗前的 20%，但未达到显效标准，糖化血红蛋白值下降超过治疗前的 10%，但未达到显效标准。

无效：空腹血糖及餐后 2h 血糖无下降，或下降未达到有效标准，糖化血红蛋白值无下降，或下降未达到有效标准。

注：空腹血糖、餐后 2h 血糖应分别进行疗效评估。

3. 中医证候疗效判定方法

显效：临床症状、体征明显改善，积分减少≥70%。

有效：临床症状、体征均有好转，积分减少≥30%。

无效：临床症状、体征均无明显改善，甚或加重，积分减少不足 30%。

按照尼莫地平法计算：疗效指数（n）=[（疗前积分—疗后积分）÷疗前积分]×100%。

（吴　燕　张　芸）

第十二章

糖尿病急症及急性并发症

第一节 糖尿病酮症酸中毒

一、概述

(一)西医的定义及流行病学

糖尿病酮症酸中毒(diabetic ketoacidosis,DKA)是糖尿病最常见的急性并发症,本症是胰岛素缺乏,拮抗胰岛素的激素增多所引起的以高血糖、高酮血症和代谢性酸中毒为主要生化改变的临床综合征。酮症与酮症酸中毒是在同一病理改变下产生的两种不同程度的临床表现。糖尿病酮症相对较轻,临床可有轻度厌食、恶心、食欲不振等症,也可无任何症状,而尿酮体阳性,血酮升高(血酮超过高限 2mmol/L 时,称为酮血症)。糖尿病酮症酸中毒则病情较重,血酮常在 5mmol/L 以上,血 pH<7.35,CO_2CP<13.47mmol/L,血浆实际碳酸氢盐(HCO_3^-)常 <10mmol/L,血糖可高达 16.7mmol/L 以上。在酮症的基础上,有机代谢产物进一步堆积,临床出现酸中毒症状,明显的脱水,电解质紊乱,酸碱平衡失调,严重者可陷入昏迷以至死亡。临床以发病急、病情重、变化快为特点。本综合征是各型糖尿病,尤其是 1 型糖尿病较常见的急性并发症,以往死亡率较高。随着理论与临床水平的提高,死亡率虽已降至 1% 左右,但不能及时诊断及治疗,仍将造成严重后果。DKA 常见的诱因有急性感染、胰岛素不适当减量或突然中断治疗、饮食不当、胃肠疾病、脑卒中、心肌梗死、创伤、手术、妊娠、分娩、精神刺激等。

(二)中医相关的病证论述

祖国医学的文献中无糖尿病酮症酸中毒的病名,但根据其临床表现,不同的发展阶段和病情的轻重缓可隶属于中医学中的"呃逆"、"神昏"、"厥证"、"脱证"

等范畴。该病与东汉张仲景《金匮要略》所谓"厥阴消渴"非常类似。《金匮要略·消渴小便不利病脉证并治篇》指出:"厥阴之为病,消渴,气上冲心,心中疼热,饥而不欲食,食即吐,下之不肯止。"

二、病因病机

1. 发病因素

本症的发生系素体阴虚,或消渴患者因治疗中断、饮食不节、它病加临,复因情志刺激、劳倦太过、感受外邪所致,使得消渴本病雪上加霜。

(1) 饮食不节:长期过食肥甘厚味,致脾胃运化失职,积热内蕴,化燥伤津,发为本病。

(2) 情志刺激:情志不遂,导致气机郁结,进而化火,熏灼伤肺胃阴液,加重消渴本病,发为本症。

(3) 劳倦太过:病后气力未复,勤于劳作,劳倦过度,耗损津液,发为本症。

(4) 感受外邪:外感六淫邪气,起居失调,它病加临,脏腑功能紊乱,气阴愈耗,发为本病。

2. 病机及演变规律

糖尿病酮症酸中毒的发生,在消渴病阴虚燥热的病理基础上,加之诱因使得燥热更加炽盛,热盛可化火成毒,热毒、湿浊加之瘀血蕴结于内,耗气伤阴,阻滞气机,使气阴更加虚耗,阴津阳气欲竭,最终发展成为阴虚阳脱之危象。

3. 病位、病性

糖尿病酮症酸中毒涉及肺、胃、心、肾诸脏;本症以阴虚为本,燥毒瘀浊为标,病机为燥热内盛蕴结于血分。本证属本虚标实之证。

4. 分证病机

(1) 燥热亢盛证:症状比较轻微,属于燥热内盛,本症见于 DKA 的初起或仅有酮症而未发展到酸中毒的轻症。在消渴病日久,气阴愈耗,肺胃津伤,形成燥热内盛。本证气阴不足为本,肺燥胃热为标,本虚标实。病位在肺胃,以肺燥津伤为主。

(2) 浊毒中阻证:本症见于中度 DKA,伴有较明显的脱水症,在肺胃燥热的基础上发展而成。燥热之邪劫伤津液,肺胃津枯液涸,欲引水自救,故见大渴引饮,渴饮无度,浊毒阻于中焦而见胸闷纳呆,恶心呕吐。清阳不升则见头昏嗜睡、精神萎靡、饮一溲二。肺燥无津液敷布,四肢肌肉无津液濡养则干瘪皱褶。脏腑宰气不通,大便干燥,秽浊火毒之气熏蒸炎上,口中有秽臭似烂果样气味。

(3) 浊毒闭窍证:多见于糖尿病 DKA 的重症,糖尿病酮症昏迷。为浊毒阻滞中焦的进一步发展,热毒内陷心包而嗜睡不醒,神志昏迷。肾虚不纳,气不归原,元气散乱而呼吸深快,气短不续,气虚阳微,但见汗出不止,四肢厥逆。舌暗无津,脉微欲绝,全为阴虚阳脱危象。本症由于浊毒亢盛,真阴被劫,病位以心肾为中心。

三、辨病

（一）症状

早期症状主要表现有为多尿、烦渴多饮和乏力症状加重。逐渐出现食欲减退、恶心、呕吐，常伴头痛、烦躁、嗜睡等症状，呼吸深快，呼气中有烂苹果味（丙酮气味）；病情进一步发展，出现严重失水现象，尿量减少、皮肤黏膜干燥、眼球下陷，脉快而弱，血压下降、四肢厥冷；到晚期，各种反射迟钝甚至消失，终至昏迷。

（二）体征

体检时可有脱水征象，如黏膜干燥、皮肤弹性丧失、眼球凹陷、眼压降低、视力模糊、口唇呈樱桃红、舌质红干少津。严重脱水时则见心率加快，心音低弱，血压下降，脉微弱而数，四肢发凉。呼吸有烂苹果味，但不是必然出现。酸中毒体征，轻度时呼吸轻度增快，重度时呼吸加深而快，呈Kussmonl呼吸，严重时因呼吸中枢麻痹而逐渐消失。腹部肌肉紧张，可有压痛或反跳痛。一般无意识障碍，严重时出现表情淡漠、嗜睡、神志模糊甚至昏迷，瞳孔对称性扩大，生理反射减退或消失。

（三）辅助检查

1. 尿常规

可出现尿蛋白、管型、白细胞、红细胞等，尿糖定性呈强阳性，尿糖定量 > 1000mg/dl。尿酮定性呈强阳性，尿酮定量 > 15mg/dl。肾功能严重受损害时酮体减弱或阴性，合并严重肝功能受损害时可出现强阳性。

2. 血常规

无感染可出现白细胞增多，血细胞比容增大，血红蛋白增高，血液黏稠度增加等。

3. 血生化检测

血糖可达 16.67~27.78mmol/L（300~500mg/dl）；老年患者血糖高达 > 33.3mmol/L、并可出现高渗昏迷；血酮体（有条件）定性强阳性，定量 >5mmol/L；电解质紊乱；血尿素氮可中度升高28.0~32.13mmol/L，主要为肾前性脱水或血液循环衰竭。

4. 高血浆渗透压

渗透压 > 350mmol/L，渗透压的计算方法：血浆渗透压（mmol/L）=2（血钠+血钾）mmol/L+ 血糖（mmol/L）+ 尿素氮（mmol/L）。

5. 电解质紊乱

血钠 > 150mmol/L，或可正常，血钾正常或偏低。

6. 血气分析

酸碱度失调 HCO_3^- < 10mmol/L，或二氧化碳结合力 < 10%，pH<7.20 为重度酸中毒。

四、类病辨别

糖尿病酮症酸中毒的诊断一般并不困难,但以往无糖尿病病史的患者尤其是老年患者,发生糖尿病酮症酸中毒伴有意识障碍者,常易被误诊为脑血管病变而延误治疗时机,死亡率较高。因此,凡出现意识障碍患者,无论有无糖尿病病史,均需测定尿常规(尿酮体、尿糖)、血酮、血糖、电解质、HCO_3^- 或 CO_2^-CP、pH 以及血气分析以资与脑血病变鉴别。以往有糖尿病病史而出现意识障碍者应首先考虑为酮症酸中毒所致,并应与其他糖尿病急性并发症,包括糖尿病高渗性昏迷、乳酸性酸中毒和低血糖昏迷相鉴别。

1. 低血糖症昏迷

糖尿病低血糖症多以突然昏迷的方式起病,起病前曾有注射大量胰岛素及口服降糖药史,用药后未进食或过度劳累、激动等。患者有饥饿感及心慌、出汗、手抖、反应迟钝及性格改变。体检可见双侧瞳孔散大、心跳加快、出汗、意识模糊甚至昏迷。腱反射增强,巴宾斯基征可阳性。实验室检查血糖小于 3.9mmol/L,尿糖(-)。

2. 非酮症高渗性昏迷

非酮症高渗性昏迷起病较为缓慢,从发病到昏迷约数日以上。本症多见于老年患者,有呕吐腹泻,而入水量不足;或有感染存在;静脉注射过多的高渗葡萄糖;或正在使用皮质醇、噻嗪类等药物。患者多有神志及运动障碍,表现为幻觉、躁动、抽搐、瘫痪等。体格检查可见明显的脱水,皮肤干燥,弹性差,心跳快速但无力,腱反射亢进或消失。实验室检查血糖多在 16.7~33.3mmol/L,尿糖(++)~(+++),酮体弱阳性,二氧化碳结合力下降。

3. 乳酸酸中毒昏迷

乳酸酸中毒昏迷起病较急,从起病到昏迷为 1~24h。诱因多见于感染、休克、缺氧、饮酒,或服用大量苯乙双胍药片药,或原有慢性肝、肾病史。本病的临床表现常被多种原发疾病所掩盖。由缺氧及休克状态引起者,在原发病的基础上可伴有紫绀、休克等症状。无缺氧及休克状态者,除原发病以外,以代谢性酸中毒为主,常伴有原因不明的深呼吸、神志模糊、嗜睡、木僵、昏迷等,有些患者常伴有恶心、呕吐、腹痛,或偶有腹泻。体温可降,体格检查可见呼吸深大而快。无酮味,皮肤潮红,心跳快速有力,腱反射迟钝。实验室检查,血乳酸 >5mmol/L,pH < 7.35 或阴离子隙(AG)>18mEq/L,乳酸/丙酮酸(L/P)> 3.0,结合病史进行诊断。

五、中医论治

(一)治疗原则

本病属中医急症范畴。目前当发生 DAK 时主要以西医治疗为主,辅以中医治疗。

中医予以急则治其标，标本兼治，固津防脱为先。

（二）分证论治

1. 燥热亢盛

证候：烦渴引饮，随饮随消，四肢倦怠，或纳差泛恶，舌暗红，苔薄黄或白腻，脉细数或濡数。

治法：益气生津，清泄肺热。

处方：白虎汤（《伤寒论》）合玉女煎（《景岳全书》）加减。

组成：生石膏、知母、生地、麦冬、太子参、甘草、粳米、川牛膝。

加减：呕恶不止者重用半夏、竹茹、藿香以芳香化浊，和胃降逆；渴饮无度可加五味子、乌梅以甘酸化阴，加玄参、石斛、天花粉以加强养阴生津之效；倦怠乏力加黄芪，加强太子参补益肺气之效。尿中有烂苹果气味经久不消者，频饮淡盐水，咸味入肾，引上炎之火归元，常可取速效。

2. 浊毒中阻

证候：大渴引饮，口干唇焦，渴饮无度，饮一溲二，皮肤干瘪皱褶，精神委靡，嗜睡。胸闷，纳呆，恶心呕吐，口有秽臭烂果之气，时有少腹疼痛如绞。大便秘结，舌红苔腻而燥，脉沉细或滑数。

治法：清热导滞，芳香化浊。

处方：增液承气汤（《温病条辨》）合清胃散（《兰室秘藏》）加减。

组成：生大黄、芒硝、枳实、生地、麦冬、玄参、藿香、半夏、生石膏。

加减：饮不解渴者加石斛、天花粉以加强养阴生津之效；头昏嗜睡者加佩兰、石菖蒲芳香化浊，除秽通窍。

3. 浊毒闭窍

证候：气息秽臭，烦躁不安，嗜睡不醒，甚则昏迷。呼吸深快，面色苍白，肌肉干瘪，自汗不止，四肢厥逆，舌暗无津，脉微欲绝。

治法：回阳固脱，益气养阴。

处方：生脉散（《内外伤辨惑论》）合参附汤（《正体类要》）。

组成：人参、制附子、五味子、麦冬、黄芪、肉桂、干姜、炙甘草等。

加减：肢冷面红，气逆喘促，加黑锡丹镇浮阳，纳气平喘。

（三）中医特色治疗

1. 专方专药

（1）消渴方（《丹溪心法》）药物组成：黄连、天花粉、生地、藕汁、石斛、黄芩。功效：清肺润燥，生津止渴。适用于燥热亢盛之轻症，见烦渴多饮者。

（2）黄连温胆汤加味（《糖尿病酮症（酸中毒）中医诊疗方案》）药物组成：黄连、半夏、陈皮、竹茹、枳实、茯苓、玄参、天花粉、生地黄、山药、葛根、黄芪。

功效：清热化痰，健脾利湿。适用于湿毒中阻型，见口燥咽干，烦渴引饮，皮肤干燥，精神委靡，嗜睡，胸闷纳呆，恶心呕吐，口有秽臭，时有少腹疼痛如绞，大便秘结，舌红苔黄燥，脉沉细而数。

（3）生脉散（《内外伤辨惑论》）药物组成：人参、麦冬、五味子。功效：益气养阴。适用于气阴两虚者。

（4）参附汤（《正体类要》）药物组成：附子、人参。功效：益气回阳固脱。适用于：阳气暴脱证。

（5）中成药：安宫牛黄丸（《温病条辨》）药物组成：牛黄、水牛角浓缩粉、麝香、黄连、黄芩、栀子、雄黄、冰片、郁金、珍珠、朱砂。功能主治：清热解毒，镇惊开窍。用于热病，邪入心包，高热惊厥，神昏谵语等。

2. 名老中医经验

（1）林兰教授论糖尿病酮症酸中毒，认为糖尿病酮症酸中毒应归于中医口臭、恶心、呕吐、哕等范畴。据病机临床上可分为燥火亢盛、浊毒中阻、浊毒闭窍、虚风内动、阴脱亡阳证型。治以清泄肺胃，生津止渴；清热导滞，芳香化浊；芳香开窍，清营解毒；滋阴清热，平肝息风；益气养阴，回阳固脱。

（2）张发荣教授论糖尿病合并酮症酸中毒，认为糖尿病酮症酸中毒的基本病机是浊热上犯，阴虚阳浮及阴竭阳亡。治疗上围绕基本病机采用泄热化浊，救阴固脱为基本大法。临证上分为浊热上犯、阴虚阳浮、阴竭阳亡；治以泄热存阴，化浊和胃为法；滋阴潜阳，纳气平喘；益气养阴，回阳救逆为法。

（3）程益春教授治疗糖尿病酮症酸中毒，认为糖尿病酮症酸中毒是在阴虚燥热的病理基础上感染邪毒、饮食不节、劳倦内伤、情志刺激等病因诱发而成，使得燥热更加炽盛，热盛可化火成毒，导致热毒留滞血分；另一方面又重伤脾气，使脾气更加虚弱，水谷精微不能得以正常运化输布，致湿浊内停，热毒、湿浊加之瘀血蕴结于内，耗气伤阴，阻滞气机，使气阴更加虚耗，气机升降失常，清阳不升、浊阴不降，使病情进一步加重，认为本病的病机为本虚标实，病之本为气阴两虚，病之标为热毒、湿浊、瘀血。治疗上以调整阴阳为基础，根据不同的发展阶段和病情的轻重缓解辨证立法。临证上分气阴虚耗、浊毒内蕴、阴虚火炽、阴阳衰竭，治以益气养阴，清热生津；健脾化浊，清热解毒；滋阴清热，泻火解毒；益气回阳，救逆固脱为法。

（4）赵进喜教授治疗糖尿病酮症酸中毒，认为糖尿病酮症酸中毒在症状上类似于"厥阴消渴"，临证上分为阴虚内热、肝气横逆；气阴两伤、胃热内盛；气阴两虚、湿热中阻；阴虚燥热、浊蒙清窍；阴虚液竭、真阴欲脱；阴竭阳脱、气绝神亡。治以养阴清热、柔肝和胃；益气养阴，清热和胃；益气养阴，清热化湿；育阴清热，醒脑开窍；育阴增液，益气固托；育阴回阳，益气固托。

3. 针刺治疗

体针：穴位可取中冲、素髎、内关穴俱灸。

（1）浊毒中阻型可取内关、中脘、足三里、内庭、丰隆等穴，针用泻法，留针

15min。

（2）糖尿病酮症酸中毒昏迷者可针刺人中、百会、关元、神阙、太溪、涌泉穴，有益气养阴，回阳固脱的作用。若亡阴者，可加太溪穴；若亡阳者，可加气海穴。

4. 耳针

浊毒中阻型可取胰、胃、肺、内分泌、皮质下、神门、渴点。轻刺激，间歇运针，留针30min~1h。

5. 灸法

取百会、关元、神阙、劳宫、涌泉穴，神阙隔盐灸，关元隔附子饼灸各5~10壮，百会、劳宫、涌泉艾条灸20~30min，具有益气养阴、回阳固脱的功效。

6. 食疗

（1）葛根：新鲜葛根10g，生食。按语：本方适用于糖尿病酮症酸中毒脾胃虚热而渴者。

（2）乌梅饮：乌梅20g，冲水代茶饮。按语：本方适用于糖尿病酮症酸中毒饮不解渴者。

六、西医治疗

（一）西医治疗原则

西医治疗原则主要为消除诱因，纠正脱水，控制血糖、纠正电解质紊乱及酸中毒。

（二）常用方法

DKA是一种急性代谢性疾病，一旦确诊后应予以相应的急诊处理，否则延误病期后果不可设想，尤其发病6~12h内是治疗的关键。

1. 抢救措施

（1）下病重通知，密切监测生命体征，加强监护视病情：每0.5~2h测1次血压、呼吸、脉搏；伴发热者每4~8h测体温1次；严密观察神志，面色的变化。

（2）严密监测血糖变化，据血糖数值调整输液糖胰比例：每2h测血糖、尿糖、血酮、尿酮体等，拟于每瓶液体即将滴完前，进行测定，其结果以作为下次液体调配参考；每2~8h测定电解质（钾、钠、氯）；每4~24h作动脉血气分析，至血气各项指标恢复正常为止。定期测定血浆渗透压、pH等。

2. 抢救方法

（1）补液：补充机体有效血容量，纠正脱水，纠正酸中毒，电解质紊乱；预防心、脑、肾低灌注引起急性心脑病变及急性肾衰竭发生为目的。

1）补液方法：补充水分低渗液体为原则。酮症有轻度脱水者，鉴于条件所限则可用口服法补液，以加速酮体的排泄。糖尿病酮症酸中毒严重脱水者应予以静脉补液。

2）液体成分：视病情而定，一般早期予以不含糖的等渗液生理盐水，或可用林格液。当血糖降低到 13.9mmol/L（250mg/dl）以下，为防止低血糖发生，可改用 5% 葡萄糖盐水。

3）补液量：可按脱水情况而定，一般每日补充 1300~1500ml；轻度脱水者补充 1500~2000ml；中度补充 2000~4000ml。或按血钠浓缩程度估计所需液体量 = [（血钠浓度 −142）×0.6× 体重（kg）]÷142（L）。

4）补液速度：一般先快后慢，开始 500ml/h，当脱水情况得到改善，补液速度可适当减慢为 250ml/h。

5）注意事项：老年患者，或有心脏病，或肾功能损害者液体输入速度不宜过快过大。

（2）补充胰岛素以纠正糖尿病酮症酸中毒，达到降低血糖，消除酮血症为目的。胰岛素：一般采用小剂量胰岛素静脉滴注治疗方案，开始以 0.1U/（kg·h），如在第一个小时内血糖下降不明显，且脱水已基本纠正，胰岛素剂量可加倍。每 1~2h 测定血糖，根据血糖下降情况调整胰岛素用量。当血糖降至 13.9mmol/L 时，胰岛素剂量减至 0.05~0.1U/（kg·h）。

（3）纠正电解质紊乱和酸中毒：在开始胰岛素及补液治疗后，患者的尿量正常，血钾低于 3.5mmol/L 即可静脉补钾。治疗前已有低钾血症，尿量≥40ml/h 时，在胰岛素及补液治疗同时必须补钾。严重低钾血症（<3.3mmol/L）可危及生命，此时应立即补钾，当血钾升至 3.5mmol/L 时，再开始胰岛素治疗，以免发生心律失常、心搏骤停和呼吸肌麻痹。血 pH 在 7.0 以下时，应考虑适当补碱，直到上升至 7.0 以上。

（4）去除诱因和治疗并发症：如休克、感染、心力衰竭和心律失常、脑水肿和肾衰竭等。

七、转归与预后

糖尿病酮症一般经处理后症状及酮体很快消失，预后较好，严重的糖尿病酮症酸中毒可因并发症较重经抢救无效后死亡。

八、预防与调护

（一）预防

（1）长期坚持严格控制血糖提高糖尿病患者对 DKA 的危害性的认识，加强自我护理，不能随意减少或擅自停用胰岛素或降糖药。

（2）积极防治和消除各种诱因感染、发热、精神创伤、手术等应激因素。

（3）提高警惕性，作好预防工作根据病情轻重不同分别对待，酸中毒程度较轻，脱水不明显，无循环衰竭，神志清楚者给予足量胰岛素，鼓励患者多饮水或予以淡盐水口服，可使尿酮体消失；当酸中毒程度较重者血 HCO_3^- <10mEq/L，pH<7.3、血酮 > 5mmol/L，甚至伴有循环衰竭应积极抢救。

（4）支持疗法患者意识清楚，则鼓励患者多进半流或流食，易消化的营养物质，必要时予以血浆等。

（5）提高抢救成功率，降低死亡率积极预防并发症脑水肿、肺水肿、心肌梗死、肾等多脏器功能衰竭等并发症的发生。

（二）调护

（1）对于轻症患者，鼓励多饮水，加速酮体排泄。能进食的患者，鼓励患者进餐，宜服食清淡易消化饮食；对于较重的患者，如呕吐剧烈者，可暂禁食，治疗后能进食宜服食清淡易消化饮食，少吃多餐为宜。糖尿病患者平素饮食应定时、定量，禁食油腻、坚硬不易消化、刺激性及含食物纤维多的食物，如肥肉、腌肉、辣椒、烈酒、芥末、粗粮、生冷瓜果、冷饮、韭菜、榨菜等。

（2）治疗期间应该注意休息，病情好转后可适当运动，平时运动宜选在饭后半小时至一个小时进行，可采用太极拳、五禽戏、八段锦等传统锻炼功法，适量活动，循序渐进。

（3）心理调摄：保持心情舒畅，调整情绪，调畅气机；树立战胜疾病的信心，配合医生进行合理的治疗和监测。

九、疗效判定标准

1. 《中医病证诊断疗效标准》（国家中医药管理局.中华人民共和国中医药行业标准.南京大学出版社，1994：35）中关于消渴的疗效评定

（1）治愈：症状消失，实验室检查多次正常。

（2）好转：主要症状及有关实验室检查有改善。

（3）未愈：症状及实验室检查无变化。

2. 中医证候疗效评定标准

疗效指数 =[（治疗前积分－治疗后积分）÷治疗前积分]×100%，以百分数表示。

（1）近期控制：中医临床症状、体征消失或基本消失，证候积分减少≥90%。

（2）显效：中医临床症状、体征明显改善，证候积分减少≥70%，<90%。

（3）有效：中医临床症状、体征均有好转，证候积分减少≥30%，<70%。

（4）无效：中医临床症状、体征无明显改善，甚或加重，证候积分减少<30%。

（柳 尧）

第二节 糖尿病非酮症性高渗综合征

一、概述

（一）西医的定义及流行病学

糖尿病高渗性昏迷又称非酮症性高渗综合征（DNHS），是糖尿病严重急性并发症之一，本病起病隐匿，发展较缓慢。临床上以高血糖（>33.3mmol/L）、无酮症、严重脱水，高血浆渗透压（>350mmol/L），伴有不同程度神经系统损害为特征的糖尿病综合征。多见于老年2型糖尿病患者，少数为1型糖尿病，部分患者既往无糖尿病病史，而以高渗性昏迷为首发症状而就诊，极易被误诊或漏诊。死亡率高达50%，必须及时诊断，积极抢救治疗。

（二）中医相关的病证论述

祖国医学的文献中无糖尿病非酮症性高渗综合征病名，根据症状可隶属中医的"呕吐"、"神昏"、"昏愦"等急性病范畴。本病与东汉张仲景《金匮要略》所谓"厥阴消渴"实际上也非常类似。

二、病因病机

1. 发病因素

该综合征是在老年消渴患者阴亏液少的情况下，复因感受外邪，或因失治误治利下太过，更耗津液，或精神刺激，引动肝阳，化风上扰神明；或津伤血少，血脉空虚，血行艰涩，瘀阻脑络或心脉；或热毒内淫，邪陷心包，神明被扰；或油腻甜食，生痰生湿，蒙蔽清窍而致。严重至阴阳亡脱之证。

2. 病机及演变规律

本综合征在消渴病阴虚燥热的病理基础上，加之诱因使得燥热更加炽盛，损伤阴液，津亏液竭，阴竭阳脱，气脱神亡发为本病。

3. 病位、病性

糖尿病非酮症性高渗综合征病变部位在心、脑，涉及肺、胃、肾诸脏；本病的本质是阴伤津耗。本症以阴虚为本，燥、热、痰、瘀、风为标，病机为燥热痰瘀火结于血分。本证属本虚标实之证。

4. 分证病机

（1）肺燥津枯：消渴病日久失治，或感受热邪后，热灼津伤，肺燥津枯。

（2）痰浊中阻：平素过食肥甘，损伤脾胃，脾胃受伤，脾失健运，痰浊内生，湿浊中阻。

（3）热入心包：消渴病日久，耗竭阴津，热灼成痰，痰热内蕴，扰动心神。

（4）瘀血阻络：消渴病日久，内热津伤，气阴两虚，阴虚津竭而至瘀血，血瘀闭阻心脉，可至真心痛，脑络闭阻可至肢体偏瘫。

（5）阴虚动风：消渴病日久，或精神刺激，肺燥津枯，热灼真阴，水不涵木，阴虚风动。

（6）阴脱阳亡：阴津耗竭，阴损及阳，元阴元阳欲绝，髓海空虚，元神失守。

三、辨病

（一）症状

1. 前驱症状
前驱症状仅有口渴，多尿，倦怠乏力。

2. 典型症状
典型的主要有严重失水和神经系统两组症状，还可见心血管及消化道症状。

（1）严重脱水，可出现眼眶凹陷，眼球松软，体重明显减轻，后期可少尿，甚至无尿。进行性意识障碍初期定向障碍，表情淡漠，反应迟钝或躁动不安，嗜睡，乃至昏迷。

（2）中枢神经系统受累，由于中枢病变，可出现不同程度的抽搐、失语、偏瘫、四肢呈弛缓性或强直性瘫痪、眼球震颤、浅反射亢进或消失、或有癫痫样发作、或有前庭功能障碍等。

（3）心血管病变，可出现心悸、心动过速，易并发冠心病、心肌梗死、心律失常以致发生严重糖尿病心脏病而暴卒。

（4）消化道症状早期有厌食、恶心呕吐等胃肠症状，可伴有腹痛。

（二）体征

体检时可有脱水征象，如嘴唇干裂，皮肤干瘪，缺乏弹性，眼球凹陷；呼吸浅慢，无酮味，无酸中毒呼吸；心率增快，心律不齐，心音低弱，血压降低，脉微而数，四肢发凉。可有神经系统体征，包括癫痫样大发作，轻偏瘫，失语，自发性肌肉收缩，偏盲、眼球震颤，视觉障碍，巴宾斯基征阳性，体温显著升高等。

（三）辅助检查

（1）血糖 ≥ 33.3mmol/L（600mg/dl）；有时可高达 45mmol/L（810mg/dl）以上。

（2）电解质血钠 > 145mmol/L，可正常或偏低。血钾 > 5mmol/L，可正常或偏低。

(3) 有效渗透压 > 320mOsm/L，可高达 450mOsm/L 以上。

有效血浆渗透压计算公式：渗透压 =2（Na+K）mmol/L+ 血糖 mmol/L。

(4) 酸碱度血 pH 正常或 < 7.35；血清 [HCO_3^-] 正常或偏低。

(5) 血生化血酮多数正常，伴酸中毒者可高于正常；血尿素氮（BUN）中度升高 28.56~32.13mmol/L（80~90mg/dl）；血肌酐（Cr）也可升高达 42~530μmol/L（56~66mg/dl），大多属肾前性，由脱水、循环衰竭、急性肾衰竭所致。

(6) 血、尿常规白细胞明显增高，血细胞比容增大；糖定性强阳性，定量 > 55.5mmol/L；尿酮体阴性或弱阳性。

四、类病辨别

非糖尿病脑血管意外患者相鉴别，这种患者血糖多不高，或有轻度应激性血糖增高，但不可能达 33.3mmol/L。其次应与其他原因的糖尿病昏迷相鉴别（详见糖尿病酮症酸中毒章节）。

五、中医论治

（一）治疗原则

本病属中医急症范畴。目前当发生 DNHS 时主要以西医治疗为主，辅以中医治疗。中医予以急则治其标，治疗关键是养阴增液。

（二）分证论治

1. 肺燥津枯

证候：烦渴引饮，随饮随消，口干舌燥，四肢倦怠，或纳差，泛恶，皮肤干燥，小便量少，大便干，舌红少津，苔薄黄或白腻，脉细数或濡数。

治法：清肺润燥，生津止渴。

处方：白虎汤（《伤寒论》）合消渴方（《丹溪心法》）加减。

组成：生石膏、知母、生地、麦冬、天花粉、人参、石斛、黄芩、甘草、藕汁、玄参、大黄。

加减：发热、面赤、舌红者加栀子苦寒泄热；乏力明显者加太子参。

2. 痰浊中阻

证候：烦渴思饮，倦怠嗜睡，恶心呕吐，脘痞纳呆，口甜口臭，四肢重着，头晕如蒙，舌红苔黄腻，脉滑数。

治法：芳香化浊，和胃降逆。

处方：温胆汤（《三因极一病证方论》）合藿香正气散（《太平惠民和剂局方》）

加减。

组成：半夏、陈皮、茯苓、枳实、砂仁、佩兰、竹茹、藿香、厚朴、甘草、石菖蒲、大黄。

加减：口渴欲饮加天花粉、石斛、葛根。

3. 热入心包

证候：心烦不宁，神志恍惚，时有谵语，口渴饮水不解，甚至神昏谵语，舌绛红苔黄燥，脉细数。

治法：清热凉营，豁痰开窍。

处方：清营汤（《温病条辨》）加味。

组成：金银花、玄参、麦冬、生地、竹叶心、连翘、丹参、水牛角、钩藤、竹沥、磁石、石决明、黄连、石菖蒲。

加减：可用安宫牛黄丸口服或鼻饲。

4. 瘀血阻络

证候：烦渴多饮，半身不遂，或有失语，舌歪，心悸，胸痛，疲乏无力，舌质暗红，舌苔黄或干，脉弦数。

治法：益气养阴，活血化瘀。

处方：补阳还五汤（《医林改错》）加减。

组成：生黄芪、当归尾、川芎、赤芍、桃仁、红花、地龙等。

加减：语言謇涩可选加石菖蒲、白附子、僵蚕等；吐痰流涎，加制半夏、石菖蒲、制天南星、远志。

5. 阴虚动风

证候：渴而多饮，头晕目眩，手足蠕动，强直抽搐，或口噤不开，躁动不安，或神志昏迷，大便秘结，舌红绛无苔，脉弦数。

治法：清热镇惊，平肝息风。

处方：羚羊钩藤汤（《重订通俗伤寒论》）合黄连阿胶汤（《伤寒论》）加味。

组成：钩藤、生地、天竺黄、黄连、鸡子黄、阿胶、山羊角、甘草、生龙骨、白芍、生牡蛎、竹沥。

加减：另至宝丹（《太平惠民和剂局方》）化水灌胃。

6. 阴脱阳亡

证候：面色苍白，目闭口开，大汗不止，手撒肢冷，二便自遗，舌质黯淡，苔白腻，脉微欲绝。

治法：益气养阴，回阳固脱。

处方：生脉饮（《内外伤辨惑论》）合参附汤（《正体类要》）加减。

组成：人参、附子、五味子、山萸肉、麦冬、干姜、生龙骨、生牡蛎、黄芪、甘草。

（三）中医特色治疗

1. 专方专药

（1）消渴方（《丹溪心法》）药物组成：黄连、天花粉、生地、藕汁、石斛、黄芩。功效：清肺润燥，生津止渴。适用于燥热亢盛之轻症，见烦渴多饮者。

（2）黄连温胆汤（《六因条辨》）药物组成：黄连、半夏、陈皮、竹茹、枳实、茯苓。功效：清热燥湿，理气化痰。适用于痰浊中阻型。

（3）生脉散（《内外伤辨惑论》）药物组成：人参、麦冬、五味子。功效：益气养阴。适用于气阴两虚者。

（4）参附汤（《正体类要》）药物组成：附子、人参。功效：益气回阳固脱。适用于：阳气暴脱证。

（5）中成药：安宫牛黄丸（《温病条辨》）药物组成：牛黄、水牛角浓缩粉、麝香、黄连、黄芩、栀子、雄黄、冰片、郁金、珍珠、朱砂。功能主治：清热解毒，镇惊开窍。用于热病，邪入心包，高热惊厥，神昏谵语等。

2. 名老中医经验

（1）林兰教授论糖尿病非酮症性高渗综合征，认为本病应归于中医口臭、恶心、呕吐、哕等范畴。据病机临床上可分为肺燥津枯、痰浊中阻、热入心包、阴虚动风、阴脱阳亡证型。治以清肺润燥，生津止渴；芳香化浊，和胃降逆；清热凉营，豁痰开窍；清热镇惊，平肝息风；益气养阴，回阳固脱。

（2）张发荣教授论糖尿病非酮症性高渗综合征，认为本病是伤阴耗液所致，本质是阴伤液耗，治疗关键养阴增液。临证上分为肺燥津枯、虚风内动、阴竭阳亡。治以清热保津，养阴增液；滋阴息风；救阴挽阳。

（3）赵进喜教授治疗糖尿病非酮症性高渗综合征，认为本病在症状上类似于"厥阴消渴"，临证上分为气阴两虚、热邪扰胃；阴虚津伤、热扰神明；阴虚津伤、热扰胃肠；阴虚热盛，内风扰动、阴虚热结、痰瘀阻滞；阴虚液竭、元阳欲脱。治以养阴清热、柔肝和胃；益气养阴，清热和胃；益气养阴，清热化湿；育阴清热，醒脑开窍；育阴增液，益气固托；育阴回阳，益气固托。

3. 针刺治疗

（1）肺燥津枯型：可取肺俞、鱼际、尺泽、合谷、太渊、金津、玉液等穴，针用泻法，留针15min。

（2）阴虚风动型：可取三阴交、百会、太冲、合谷、照海、然谷等穴，取平补平泻法，留针30min。

（3）阴竭亡阳型：可取人中、百会、关元、神阙、太溪、涌泉等穴。

4. 耳针

肾上腺、升压点、心。中强刺激留针30min~1h。

5. 灸法

百会、关元、神阙、劳宫、涌泉穴，神阙隔盐灸，关元隔附子饼灸各5~10壮，百会、劳宫、涌泉艾条灸20~30min，具有益气养阴、回阳固脱的功效。

6. 食疗

（1）葛根：新鲜葛根10g，生食。按语：本方适用于脾胃虚热而渴者。

（2）乌梅饮：乌梅20g，冲水代茶饮。按语：本方适用于饮不解渴者。

六、西医治疗

（一）西医治疗原则

西医治疗原则主要为纠正脱水、控制血糖、纠正电解质紊乱。

（二）常用方法

DNHS也是一种急性代谢性疾病，一旦确诊后应予以相应的急诊处理，否则延误病期后果不可设想。

1. 抢救措施

（1）下病重通知，密切监测生命体征，加强监护视病情：每0.5~2h测1次血压、呼吸、脉搏；伴发热者每4~8h测体温1次；严密观察神志，面色的变化。

（2）严密监测血糖变化，据血糖数值调整输液糖胰比例：每2h测血糖、尿糖、血酮、尿酮体等，拟于每瓶液体即将滴完前进行测定，其结果可作为下次液体调配参考；每2~8h测定电解质（钾、钠、氯）；每4~24h作动脉血气分析，至血气各项指标恢复正常为止。定期测定血浆渗透压、pH等。

2. 抢救方法

（1）补液：严重脱水，高渗状态为糖尿病非酮症性高渗综合征（DNHS）的特点。迅速补液，扩充血容量，纠正高渗为抢的关键。补液量、补液速度及等渗或低渗液体，视脱水程度而定。

1）补液速度和量：脱水程度超过体重1/10者，应快速补液，头1h内静脉滴注1000~2000ml，1h内应补足总失水量的1/3，12h补足总失水量的1/2，加尿量，24h内补足失水量。补液量可按体重的10%~15%估计，一般第一天3000~8000ml。

2）液体选择：目前一般认为无休克而渗透压明显升高者，拟先予以0.45%~0.6%低渗氯化钠。因低渗液具有迅速扩容、降低血液渗透压、降低血液黏稠度、纠正脱水等作用；但低渗液有溶血倾向，易导致脑水肿等作用应加以注意。伴有休克者应予以0.9%氯化钠以迅速补充血容量，纠正血浆渗透压，改善和维持微循环；当血糖降到13.89~16.67mmol/L（250~300mg/dl）时，血浆渗透压仍高者则改为0.45%

氯化钠，或5%葡萄糖液（配以适量胰岛素）。

3）注意事项：经补充足量液体4~6h后仍无尿或少尿者，宜给予哌替啶；老年患者输液过程中必须严密监视，防止发生肺水肿、脑水肿、心力衰竭等。无论有无心脏病均应作心电图监测，有心脏病老年患者作中心静脉压监护。在治疗过程中应每2h监测血糖、血钾、血钠、血氯等电解质。每天监测血浆渗透压、尿素氮、血肌酐等。

（2）补钾：血钾 < 4.0mmol/L（或4.0~5.0mmol/L）有尿者在补液同时补钾，每小时15~20mmol/L（相当于氯化钾1.0~1.5g），24h内总量<100mmol/L；无尿者暂缓补钾，待补液后有尿时再给，补钾时应进行尿量和心电图监测。在补液和补钾的同时，应补充胰岛素和氯化钠。

（3）补充胰岛素：DNHS对胰岛素比较敏感者，必须谨慎，开始不宜使用大剂量。因高血糖、少尿、休克时胰岛素过量，使血糖迅速下降，血压更低，尿量更少，病情加重。血糖 > 33.3mmol/L（600mg/dl）时首次冲击量静脉推注成人8~12U/h，儿童0.25U/kg，并以小剂量胰岛素加入生理盐水内静脉滴注，成人4~8U/h，儿童0.1U/h；当血糖降至13.87mmol/L（250mg/dl）时，胰岛素改为皮下注射，用量酌减，延长间隔时间5~7天后，视病情可恢复发病前的治疗。

（4）解除各种诱因与合并症：控制感染，注意维持心、脑、肾等重要脏器功能。

七、转归与预后

糖尿病非酮症高渗综合征（DNHS）近年来受到一定程度重视，多数能得到及时诊断和及时救治，而死亡率仍然较高，老年患者死亡率为20%，年轻患者为2%。DNHS的患者主要死于DNHS并发症，如成人呼吸窘迫综合征、慢性肾功能不全、革兰阴性菌肺炎、败血症、胃肠出血及心脑血管病变等，其中意识障碍者较无意识障碍死亡率为高。

八、预防与调护

（一）预防

（1）加强糖尿病知识的普及教育糖尿病发病率随年龄增长而增高，尤其对50岁以上者进行保健工作，应定期检测血糖，加强糖尿病知识的普及教育，凡空腹血糖受损或葡萄糖耐量减低者，鼓励饮食控制，加强体力活动，延缓或阻止发展成2型糖尿病。加强健康检查达到早期发现，早期治疗，对糖尿病者严格控制血糖。

（2）防治各种诱发因素积极治疗各种感染；血透、腹透；应用甘露醇脱水等应注意是否有脱水现象和及时监测血糖、尿糖；意应用可导致DNHS的药物：利尿剂、糖皮质激素、普萘洛尔等有利尿脱水，使血糖升高的药物，应用期间必须进行血糖、渗透压的监测。

（二）调护

（1）对于轻症患者，鼓励多饮水，较重或昏迷的患者可下胃管，由胃管灌注，尽快纠正脱水。

（2）治疗期间应该注意休息，病情好转后可适当运动，平时运动宜选在饭后半小时至一个小时进行，可采用太极拳、五禽戏、八段锦等传统锻炼功法，适量活动，循序渐进。

（3）心理调摄：保持心情舒畅，调整情绪，调畅气机；树立战胜疾病的信心，配合医生进行合理的治疗和监测。

九、疗效判定标准

1.《中医病证诊断疗效标准》（国家中医药管理局.中华人民共和国中医药行业标准.南京大学出版社，1994：35）中关于消渴的疗效评定

（1）治愈：症状消失，实验室检查多次正常。

（2）好转：主要症状及有关实验室检查有改善。

（3）未愈：症状及实验室检查无变化。

2. 中医证候疗效评定标准

疗效指数 =[(治疗前积分 − 治疗后积分) ÷ 治疗前积分]×100%，以百分数表示。

（1）近期控制：中医临床症状、体征消失或基本消失，证候积分减少 ≥ 90%。

（2）显效：中医临床症状、体征明显改善，证候积分减少 ≥ 70%，< 90%。

（3）有效：中医临床症状、体征均有好转，证候积分减少 ≥ 30%，< 70%。

（4）无效：中医临床症状、体征无明显改善，甚或加重，证候积分减少 < 30%。

（柳　尧）

第三节　糖尿病合并低血糖

一、概述

（一）西医的定义及流行病学

低血糖症是糖尿病治疗过程中最常见，也是最重要的并发症。低血糖是指由多种原因引起的血糖低于2.8mmol/L（50mg/dl），而接受药物治疗的糖尿病患者只要血糖水平低于3.9mmol/L就属于低血糖范畴。低血糖发作时可出现一系列交感神经兴奋和中枢神经系统功能紊乱的症状，严重者可出现昏迷，称低血糖昏迷（亦称低血糖脑病），持续性严重低血糖将导致不可逆性脑损害，甚至可引起脑实质损害而致死。因而，低血糖症应该引起特别注意和重视，必须紧急处理。及时予以葡萄糖治疗可使低血糖迅速缓解，低血糖多数为功能性，少数为器质性。

（二）中医相关的病证论述

虽然中国医学古籍中没有低血糖的名称，但根据低血糖的临床症状，可隶属于中医学中的"脱汗"、"虚痉"、"绝汗"、"晕厥"、"脱证"等范畴。早在《灵枢·决气》中指出："腠理发泄，汗出溱溱，是谓津。……气脱者，目不明；津脱者，腠理开，汗大泄；液脱者，骨属屈伸不利，色夭，脑髓消，胫酸，耳数鸣……。"《罗氏会约医镜》认为："汗本血液，属阴。阴亡阳随之而走，此危证也。"又《灵枢·经脉》说："六阳气绝，则阴与阳相离，离则腠理发泄，绝汗乃出。"《中医临证备要》中也说："汗出如珠，凝滞不流，或汗出如油，着手黏腻，常伴气喘声微，为元气耗散，绝症之一，称作绝汗。"《临证指南医案·脱》篇中，所言："脱之名，惟阳气骤起，阴阳相离，汗出如油，六脉垂危，一时急迫之证，方名为脱。"

二、病因病机

1. 发病因素

糖尿病日久，气阴两虚，脏腑功能长期失调，加之饮食不节、劳倦内伤，忧思恼怒等，最终伤及气血阴阳的结果。

（1）饮食不节：由于进食量少、嗜酒，使得水谷摄入少，生化乏源，或脾胃损伤，脾失健运，湿热内蕴，蒙闭心窍，发为本病。

（2）情志所伤：情志不遂，肝郁气滞，横犯脾胃，脾胃虚弱，运化失常，气血不能上荣，心神失养，致发本病。

（3）劳累过度：病后气力未复，勤于劳作，或活动量大，损伤脾胃肝肾，五脏失养，发作本症，重则虚脱、动风、亡阴亡阳。

2. 病机及演变规律

糖尿病合并低血糖病的发生，主要在于糖尿病日久，脏腑功能失调，气阴两虚。心主血脉，主神志；脾主运化，主统血；肝藏血，三脏之间关系密切。脾气虚弱，运化失职，气血生化乏源，可导致血虚而心无所主，而见头昏、心悸、体倦、面色无华等症。脾之运化有赖于肝主疏泄，且脾生化之血有赖于肝藏血的功能。人的精神意识、思维活动由心所主，但与肝的疏泄功能密切相关，因气血不足，肝藏血，主筋脉，肝血不足，血不养筋，四肢抽搐；气为血之帅，气行则血行，气滞则血滞，气以阳气为根,阳气不足,气血不能上荣于脑,肝虚风动,可见精神恍惚,恐惧健忘,甚则精神异常等症。气虚无力固摄津液,气随汗脱而阴阳俱亡,而见大汗淋漓、四肢厥冷,甚至昏厥等症。

3. 病位、病性
糖尿病合并低血糖症的病变涉及心、脾、肝诸脏,病性属虚证范畴。

4. 分证病机
(1)心脾两虚:脾主运化,水谷摄入少,生化乏源,或脾胃损伤,脾失健运,脾虚不能生血统血,血虚,心神失养,发为本病。

(2)肝虚风动:情志不遂,肝郁气滞,横犯脾胃,脾胃虚弱,运化失常,气血生化乏源,肝血不足,虚风内动,发为本病。

(3)气虚阳脱:气虚无力固摄津液,气随汗脱,气以阳气为根,阳气衰竭,不能鼓运血液温养四肢,亦不能固护营阴,遂阴津不能内守,发为本病。

三、辨病

(一)症状

本病早期表现为头昏、心悸、汗出、手抖、头痛、疲乏腿软、饥饿、恶心呕吐等症状。若未及时控制,进一步发展会出现精神兴奋或淡漠,注意力不集中,语无伦次,反应迟钝等,有些还会出现手舞足蹈或癫痫样抽搐,严重者出现昏迷。老年患者发生低血糖时常可表现为行为异常或其他非典型症状,有的甚至出现无先兆症状的低血糖昏迷。

(二)体征

一般情况差,可有大汗淋漓,皮肤湿冷,面色苍白,四肢厥冷,严重者可有血压下降、心率增快,后心率下降,循环衰竭,甚至昏迷。

(三)辅助检查

低血糖是一种危急病症,必须迅速准确地测定患者血糖。

1. 生化检查
(1)微量血糖测定:该方法是简便快捷的血糖测定方法,现已广泛得运用于临床及患者的日常自我管理的血糖监测中。

(2)血糖、糖化血红蛋白、肝肾功能、电解质测定。

(3)尿酮、血酮、乳酸、渗透压测定:有助于与DKA、DNHS和乳酸酸中毒相鉴别。

2. 特殊检查
(1)心电图检查可排外心源性昏迷或有无合并。

（2）头颅CT或头颅MRI可排外脑血管疾患或有无合并。

四、类病辨别

低血糖发作时表现交感神经兴奋和中枢神经功能不全症状，常易误诊为癫痫、癔症、精神分裂症、昏厥、直立性低血压、脑血管病变等而延误治疗时机。须作进一步的检查鉴别。同时低血糖昏迷者需与其他糖尿病急性并发症鉴别（详见糖尿病酮症酸中毒章节）。

五、中医论治

（一）治疗原则

本病属中医急症范畴。目前当发生低血糖时主要以西医治疗为主，中医以虚则补之，急则治其标，益气回阳固脱为先。

（二）分证论治

1. 心脾两虚证

证候：起病多缓，头晕，汗出，面色苍白，心慌心悸，恐惧健忘，甚则精神异常。舌淡苔薄，脉细数。

治法：补益心脾。

处方：归脾汤（《济生方》）加减。

组成：黄芪、龙眼肉、酸枣仁、党参、白术、茯苓、当归、远志、木香、炙甘草等。

加减：汗出多者加浮小麦、牡蛎；烦热、盗汗者，加入生地、玄参、知母、天冬；精神亢奋者，加入磁石、生龙骨；心悸者加柏子仁。

2. 肝虚风动

证候：神疲自汗、头晕目眩、视物不清、痴呆不语、两眼发直、四肢肢体麻木或震颤，或抽搐、两目上翻、口吐白沫，甚则晕厥。舌淡红，苔薄，脉细弦。

治法：益气养血，柔肝镇痉。

处方：补中益气汤（《脾胃论》）加减。

组成：人参、黄芪、白术、生龙牡、柴胡、白芍、当归、石菖蒲、甘草、升麻、茯苓。

加减：若出现癫痫严重症状加胆南星、白附子；出现精神抑郁加柴胡、郁金等。

3. 气虚阳脱

证候：突然心悸大汗淋漓，或汗出如油，声短息微，神疲不支，面㿠神疲，四肢厥冷，或不省人事，舌淡少津、脉虚大无力或微细欲绝。

治法：益气回阳固脱。

处方：参附龙牡救逆汤（《中医儿科学》）加减。

组成：人参、制附子、生龙骨、生牡蛎、黄芪、炙甘草、麦冬、五味子、石菖蒲、山萸肉等。

加减：多汗者加白芍；手足抽搐者加熟地黄、当归；心闷汗出不识人加蜂蜜。

（三）中医特色治疗

1. 专方专药

（1）独参汤（《景岳全书》）药物组成：人参3~9g 水煎服。功效：大补元气，复脉固脱。适用于脾虚、气虚阳脱者。

（2）四逆汤（《伤寒论》）药物组成：附子、干姜、甘草。功效：回阳固脱。适用于阳气虚脱者。

（3）生脉散（《内外伤辨惑论》）药物组成：人参、麦冬、五味子。功效：益气养阴。适用于气阴两虚者。

（4）参附汤（《正体类要》）药物组成：附子、人参。功效：益气回阳固脱。适用于：阳气暴脱证。

（5）中成药

1）麝香保心丸：药物组成：麝香、蟾蜍、人参提取物等。功效主治：芳香温通，益气强心。

2）生脉饮胶囊：药物组成：人参、麦冬、五味子提取物等。功效主治：益气养阴。

3）益气口服液：药物组成：黄芪、当归、熟地黄等提取制成。每日3次，每次10ml。有益气养血的作用，适用于血虚之低血糖症。

2. 名老中医经验

（1）林兰教授论糖尿病合并低血糖症，认为糖尿病合并低血糖症归属于中医脱汗、虚痉、绝汗范畴，据症状属于脱汗症者，本症因阴阳互根，阳不敛阴，汗液大泄而大汗淋漓，或汗出如油；即阳随汗泄，出现亡阳；气随汗脱而阴阳俱亡，则声短息微，神疲不支，面色苍白，四肢厥逆，脉虚大无力，或脉微欲绝。证属亡阴亡阳之脱汗。本证脱汗之危症。多见于低血糖症伴循环衰竭。治以益气回阳固脱。据症状属于虚痉者，本症因气血不足，肝藏血，主筋脉，肝血不足，血不养筋，四肢抽搐；气为血之帅，气行则血行，气滞则血滞，气以阳气为根，阳气不足，气血不能上荣于脑，而头晕目眩，幻觉幻想，痴呆不语，两眼发直，不知饥饱；气阴俱虚而神疲自汗，证属虚痉。为气阴不足之虚痉。本病属虚证范畴。多见于低血糖症伴脑功能障碍。治以益气养血，柔肝镇痉。

（2）张发荣教授论糖尿病合并低血糖症，认为糖尿病合并低血糖症归属于中医气脱汗证范畴，乃饮食不足或运动过量等因素，致饮食五味之精气不足以填充宗气，诸经之气无所统摄而出现低血糖诸种临床表现，主张建中以填宗气，气散欲脱者益气固托。

（3）王晓峰主任论糖尿病合并低血糖症，认为糖尿病合并低血糖症归属于中医晕厥、虚风等范畴，因禀赋虚弱、病后体虚、脾胃不健或气血乏源而导致心肝失养、元神失主，进而引发此病。将此病分为心脾两虚、肝虚风动、痰热扰窍和气虚阳脱型，治以补益心脾、养肝息风、清热化痰、开窍醒神、益气回阳固脱。

3. 针刺治疗

（1）气虚阳脱型可取人中、百会、足三里、内关等穴，针灸并用，针用补法，灸至病情缓解为止。

（2）低血糖昏迷抽搐可针刺十二井穴、百会、水沟、涌泉、承浆、四神聪等穴，有开窍止痉的作用，留针15min。

（3）低血糖之脱症可针刺水沟、素髎、神阙、关元、涌泉、足三里，有回阳固脱、调节阴阳的作用，留针20min。若亡阴者，可加太溪穴；若亡阳者，可加气海穴；心阳不振者，尚可加内关穴。

（4）脾气虚之低血糖症可针刺内关、足三里、三阴交，有健脾益气、补益血的作用，适用于（2）耳针　针刺下屏尖、脑、枕、心，轻刺激，间歇运针，留针1～2h。适用阴阳虚脱者。

4. 灸法

（1）阳虚之低血糖昏迷可灸百会、神门、中脘、关元、涌关、神阙，用药卷悬灸10～20min。

（2）脾虚之低血糖症可灸中脘、关元、气海、足三里、三阴交，用艾条灸20min，有健脾益气的作用。

5. 食疗

（1）糖水：组成：适量红糖或白糖。制法：加温水冲服。按语：适用于低血糖发作时。

（2）人参龙眼汤：组成：人参100g，龙眼肉100g，白糖500g。制法：人参煎汤去渣（渣可另用），与龙眼肉同煮再与白糖一起熬成龙眼糖。低血糖发作时服，如低血糖常发者可于餐后1h左右服用，每次10g。阴虚有热者不宜。

六、西医治疗

（一）西医治疗原则

低血糖为危重病症，怀疑或确诊低血糖需立即治疗及抢救。

（二）治疗方法

（1）轻症：轻度低血糖者可饮葡萄糖水，或含糖食品即可自行缓解。

（2）重症：有意识障碍无法口服者，应用50%葡萄糖静脉滴注，或静脉注射50~100ml可升高血糖1.94~19.4mmol/L（35~350mg/dl）；因格列本脲所致低血糖者，可用10%~20%的葡萄糖静脉滴注48h以上，多数患者经用葡萄糖后低血糖可得到改善；或用胰高血糖素，一般成年人常用量为1mg，肌内注射20min发挥作用，其不良反应主要为恶心、头晕、头痛等；口服降糖药在体内的作用时间可持续6~72h之久，所以口服降糖药过量所致低血糖，胰高血糖素应持续给药48h，血糖稳定后再停药。

（3）在治疗过程中应注意血钾浓度，因随着低血糖得到纠正，血糖浓度的提高，钾离子进入到细胞内，则易出现低血钾现象，必须适当的补充钾盐。

（4）支持疗法为防止低血糖再次发生，给予高蛋白饮食，每日3~6次进餐。

（5）针对发生低血糖的诱因及时纠正：因口服降糖药使用不得当者，应调整降糖药的剂量，或改用降糖药的品种，或其他药物所致的低血糖应停用。

（6）胰岛细胞瘤引起的低血糖者应行手术治疗，肝源性低血糖者应予以保肝治疗。

七、转归与预后

经积极处理，一般低血糖症状可很快纠正，预后可，无不良并发症。但应防止低血糖反复发生。

八、预防与调护

（一）预防

1. 加强糖尿病知识的教育

糖尿病的家属及糖尿病患者应了解引起低血糖的原因和临床表现。加强自我保健意识，掌握定期检查血糖、尿糖的技能。尽量避免低血糖的发生，一旦出现低血糖的先兆时，应及时进餐或喝糖水，严重者紧急护送到医院急救。

2. 加强低血糖预防意识教育，积极防止低血糖发生

（1）糖尿病患者的治疗应坚持个体化原则。

（2）胰岛素或胰岛素促分泌剂：应从小剂量开始，逐渐增加剂量，谨慎地调整剂量。

（3）治疗上：1型糖尿病行胰岛素强化治疗者应使HbA1c维持于6%~7%水平。对年老者应放松血糖控制的标准。尚需复查肝肾功能。肾功能明显减退者不宜用任何口服药，并慎用长效胰岛素。轻度肾功能损害者不宜用糖适平（格列喹酮）和诺和龙（瑞格列奈）以外的任何口服降糖药。肝功能异常者应少食多餐，使用短效胰

岛素从小剂量开始。使用中、长效胰岛素和口服降糖药患者应注意必要时监测凌晨3点血糖。遇有早晨空腹血糖增高者须注意排除夜间低血糖引发的Somogyi反应。

（4）反复发生低血糖：应调整糖尿病的治疗方案或适当放宽血糖控制目标。

（二）调护

（1）饮食治疗：糖尿病患者尤其是口服药物及胰岛素治疗患者，随身携带水果糖、巧克力等食品，如出现低血糖症状，及时进行自我救治。患者应定时定量进餐，有可能误餐时应提前做好准备。

（2）合理运动：饭后半小时至一个小时运动，可采用太极拳、五禽戏、八段锦等传统锻炼功法，适量活动，循序渐进，切勿运动过量。运动前应增加额外的碳水化合物摄入。

（3）心理调摄：保持心情舒畅，调整情绪，调畅气机；树立战胜疾病的信心，配合医生进行合理的治疗和监测。

（4）应避免酗酒和空腹饮酒：酒精摄入，尤其是空腹饮酒，酒精能直接导致低血糖。

（5）治疗中不能随意增加胰岛素或降糖药剂量，如果进餐量减少应相应减少降糖药物剂量，不进餐不服用降糖药物或注射胰岛素治疗。

九、疗效判定标准

1.《中医病证诊断疗效标准》（国家中医药管理局．中华人民共和国中医药行业标准．南京大学出版社，1994：35）中关于消渴的疗效评定

（1）治愈：症状消失，实验室检查多次正常。

（2）好转：主要症状及有关实验室检查有改善。

（3）未愈：症状及实验室检查无变化。

2.中医证候疗效评定标准

疗效指数=[（治疗前积分－治疗后积分）÷治疗前积分]×100%，以百分数表示。

（1）近期控制：中医临床症状、体征消失或基本消失，证候积分减少≥90%。

（2）显效：中医临床症状、体征明显改善，证候积分减少≥70%，<90%。

（3）有效：中医临床症状、体征均有好转，证候积分减少≥30%，<70%。

（4）无效：中医临床症状、体征无明显改善，甚或加重，证候积分减少<30%。

（柳 尧）

第十三章

糖尿病慢性并发症及合并症

第一节 糖尿病性肾病

一、概述

（一）西医的定义及流行病学

糖尿病肾脏病变（DN）即糖尿病肾小球硬化症，是糖尿病常见的慢性微血管并发症，是糖尿病本身病变引起的肾脏损害，是糖尿病患者致死的主要原因之一。糖尿病肾病的主要特点是肾小球血管受损、肾小球硬化、肾小球形成结节性病变，临床上糖尿病患者出现间段或持续白蛋白尿（尿蛋白排泄率 > 200μg/min）或24h尿蛋白 > 300mg，或6个月内连续3次尿微量白蛋白阳性，临床及实验室检查排除其他肾脏疾病或尿路疾病，即可诊断为糖尿病肾病。糖尿病肾病是糖尿病主要的微血管并发症，也是导致终末期肾病（ESRD）发生的最重要的原因之一。

（二）中医相关的病证论述

中医学没有糖尿病肾病的病名，但根据其主要临床表现分属于中医的"消渴"、"水肿"、"眩晕"、"尿浊"、"癃闭"、"虚劳"、"溺毒"等范畴，中医认为本病初期多为消渴，中期出现变症分属水肿、眩晕、尿浊，后期因久病全身脏腑功能衰退而见癃闭、虚劳、溺毒。糖尿病肾病病位在肝脾肾，尤以肾为重点，涉及五脏六腑，病性为本虚标实，本虚涉及肝脾肾及五脏气血阴阳，标实为气滞、血瘀、痰浊、浊毒等。

二、病因病机

1. 发病因素

糖尿病日久，气阴两虚，进一步演变到肝、脾、肾及五脏气血阴阳失调，加之气滞、血瘀、痰浊、浊毒及湿热等邪实，以致脾失健运，肾失固摄，肾之藏精失司，水谷精微下注，不能分清泌浊而致病。

2. 病机及演变规律

糖尿病肾病初期大多数患者无明显症状，均由于因病住院检查或体检发现微量白蛋白尿阳性、尿液分析检查多次出现尿蛋白。中晚期由于阴阳失调，肾虚无精气可藏，肾失气化，水湿滞留，泛滥肌肤而出现水肿；肾失固摄，水谷精微下注，不能分清泌浊，故见小便混浊泡沫增多，出现蛋白尿；阴虚日久，阴损及阳，脾肾衰败，湿浊瘀血阻滞，上扰清窍，可见眩晕；湿浊阻滞中焦，可见恶心呕吐、纳差等慢性肾衰竭的症状。

3. 病位、病性

糖尿病肾病病位涉及肝、肾、脾胃、心、肺等脏腑，尤以肾为重点，涉及五脏六腑，病性为本虚标实之证，以肝脾肾心肺及五脏气血阴阳为本虚，以气滞、血瘀、痰浊、浊毒及湿热为标实。

4. 分证病机

（1）心脾两虚：长期饮食不节，过食肥甘，醇酒厚味，辛辣香燥之品，损伤脾胃，致脾失健运，脾胃互为表里。脾主运化，为后天之本，水谷生化之源，胃气阴不足，而致脾气虚，运化失司，心与脾为母子相关，子病及母，引起心脾气阴两虚。心气阴不足，神不守舍，故见心悸气短，失眠多梦。脾虚不能输布水谷精微营养周身，故见神疲乏力，四肢酸软。由肺胃两虚演变而来，本症为糖尿病气血两虚之范围，病位在中上两焦，相当于糖尿病肾病早期Ⅱ~Ⅲ期。

（2）脾肾气虚：随着病程的进展，在心脾两虚的基础上进一步加重，脾虚运化失司，湿浊内阻而感胃脘胀闷，大便溏薄；脾主肌肉，其华在面，脾气虚弱，气血生化无源，不能输布水谷精微，气虚不能荣于上，则肢体倦怠乏力，面色萎黄。肾为先天之本，内藏元阴元阳。肾气虚，气化失司，则小便不利，面目、肢体浮肿，本症为糖尿病气阴两虚之范围，病位在中下焦。相当于糖尿病肾病早期Ⅲ~Ⅳ期。

（3）肝肾阴虚：阴虚为糖尿病发病的内在因素，多因内伤七情、气郁化火，热耗阴精而致肝肾阴虚。肾阴不足，相火偏旺，肝肾同源，肝为刚脏，性喜条达，开窍于目，肝阴不足，肝阳偏亢；肾水不足，水不涵木，肝阳上亢则急躁易怒，面红目赤，上扰清窍而头晕目眩，甚则虚风内动。本症病位在下焦，多见于糖尿病肾病继发肾性高血压者。相当于糖尿病肾病早期Ⅳ~Ⅴ期。

（4）脾肾阳虚：本症多因先天禀赋不足，或久病阴虚及阳，或脾胃气虚，进而导致脾肾阳虚。脾阳不振，运化无权，气不化水，水湿泛滥，以致全身水肿，腰以下为甚，伴脘闷腹胀，纳呆便溏；腰为肾之府，肾虚而水气内盛，则腰痛酸重，肾阳衰微，则腰膝以下水肿，按之凹陷不起；肾与膀胱相表里，肾阳不足，膀胱气化不利，则尿少不畅，肾阳虚惫，命门火衰，不能温养肢体则肢冷。本症为糖尿病肾病的进一步发展与加重，相当于糖尿病肾病早期Ⅳ～Ⅴ期。

三、辨病

（一）症状

糖尿病肾病的确诊应根据病史、临床表现、生化及病理检查等综合作出判断。早期可无任何临床表现，晚期可表现为泡沫尿、顽固性的水肿、高血压、严重的低蛋白血症、贫血、心力衰竭、恶心呕吐、血肌酐持续升高等。

（二）体征

测血压，了解血压变化情况。糖尿病肾病早期的血压可正常或者偏高，但是在后期90%糖尿病肾病患者都出现高血压；观察眼结膜及甲床有无贫血的征象。糖尿病肾病中晚期部分患者可见贫血，即眼睑及唇甲苍白；检查双下肢及全身水肿情况，早期无水肿等症，中晚期多见双下肢和全身性浮肿，重点检查心肺。由于糖尿病肾病中晚期大量的蛋白尿伴有低蛋白血症出现，故出现不同程度的全身性水肿，严重者可有胸腔积液、腹水。检查双肾区有无叩击痛，部分患者可有腰部酸痛或叩击痛。

（三）辅助检查

（1）尿液分析：主要为蛋白尿，为大、中分子蛋白尿，如有合并尿路感染或肾乳头坏死，则可有较多白细胞和显微镜下血尿。

（2）血生化：肝功能、血脂、血糖、糖三联、肾功能、血电解质。餐后2h血糖，了解病情，指导用药。

（3）微量白蛋白尿：目前优选的临床早期诊断糖尿病肾病的指标，是反映肾脏受血流动力学和代谢因素（高血压、糖脂代谢紊乱）影响的敏感指标，是全身血管内皮细胞受损的重要标志。

（4）24h尿蛋白定量：通过该检查可行糖尿病肾病的分期，并判断预后。

（5）心电图：部分糖尿病肾病患者可出现S-T段的改变，可了解心血管病变。

（6）四肢血管彩色多普勒：可发现肢体血管的内膜增厚等变化。

（7）肾小球滤过率（GFR）：若持续蛋白尿或24h尿蛋白定量 >500mg，GRF开始下降，平均每月下降1ml/min，GFR不断下降，<15 ml/min，可出现血尿素氮和肌酐增高明显伴严重高血压、低蛋白血症、高度水肿及尿毒症状；该检查可诊断慢性肾脏疾病的分期，了解口服药的适应范围，判断预后，确定透析时间等。

(8) 泌尿系彩超：可见肾大小正常或增大，部分肾影缩小。

(9) 眼底检查：眼底可发现微血管瘤。

(10) 动态心电图：可了解患者在静息及运动状态时心率的变化，了解是否有心律失常及 S-T 段的改变。

(11) 动态血压：用于了解糖尿病患者血压波动的特点及昼夜规律性的变化，对发现血压升高有帮助。

(12) 肾脏穿刺活组织病理检查：糖尿病肾病早期，此时肾小球直径增大，肾脏体积也相应增大20%~40%；临床检查无蛋白尿形成。随着糖尿病肾病的加重，肾脏高滤过引起一系列变化，此时由于肾小球囊内皮细胞通透性增高，临床出现运动后白蛋白尿或微量白蛋白尿，白蛋白尿又会促进细胞外基质的蓄积，结果导致肾小球基膜弥漫变厚，肾小球系膜基质增多，导致细胞外基质不断聚集，肾小球基膜不断增厚，这种过程长期存在并不断恶化，最终会导致两种病理变化。一种是肾小球弥漫性的硬化，另一种是结节性的肾小球硬化，光镜下可见肾小球系膜基质增宽，并且积聚在一起形成 K-W 结节，周围毛细血管袢受压或呈小血管瘤样扩张，肾小球基膜弥漫性增厚，这一型为 DN 的特异表现。随着病程的延长，除了肾小球发生变化外，肾脏血管、肾小管、肾间质都会发生逐渐加重的变化，由于长期的高滤过状态，肾小管早期内皮细胞损伤，各种异物沉积在基膜，引起基膜增厚。晚期肾小管发生萎缩，最终导致泌尿功能消失；肾间质晚期大量纤维化。终末期肾小球结构改变，导致肾衰竭。

四、类病辨别

(1) 功能性蛋白尿：剧烈运动、寒冷、发热、原发性高血压、心功能不全均可引起尿蛋白增加，可通过详询病史、观察临床表现、实验室检查及其他相关检查，协助鉴别。

(2) 原发性肾病综合征：原发性肾病综合征和糖尿病肾病并发原发性肾病综合征很难鉴别，而两者在治疗上有根本的不同，必须做好鉴别诊断：①糖尿病肾病综合征常有糖尿病史大于5年以上，而糖尿病并发原发性肾病综合征者则不一定有这么长的病史；②糖尿病肾病同时有眼底改变，即糖尿病视网膜病变，必要时作眼底荧光造影，可见微动脉瘤等糖尿病眼底变化，但原发性肾病综合征则没有糖尿病视网膜病变；③糖尿病肾病同时有慢性多发性神经病变、心脑血管病变等，但原发性肾病综合征不一定有；④糖尿病肾病尿检查通常无红细胞，但原发性肾病综合征可能有；⑤糖尿病肾病尿可同时有水肿、高血压和氮质血症，但原发性肾病综合征不一定同时存在。

(3) 对鉴别诊断有困难的肾病综合征，如缺乏糖尿病视网膜病变、GFR 迅速降低、短期迅速增加的蛋白尿或肾病综合征、顽固性高血压、存在活动性尿沉渣、其他系统性疾病的症状或体征、予血管紧张素转换酶抑制剂（ACEI）或血管紧张素受体拮抗剂（ARB）后在短期内GFR下降>30%者，应作肾活检，明确诊断。

五、中医论治

（一）治疗原则

糖尿病肾病的中医治疗原则是辨别虚实，分清标本。其以阴虚为本，在气阴两虚为基本证候的基础上演变而来。以肝脾肾心肺及五脏气血阴阳为本虚，以气滞、血瘀、痰浊、浊毒为标实。治疗原则为益气养阴、滋补肝肾、补气养血、温肾健脾、活血化瘀为法。病到后期，虚中有实，病情复杂，则宜标本兼顾，攻补兼施。

（二）分证论治

1. 气阴两虚证

证候：尿浊，神疲乏力，气短懒言，咽干口燥，头晕多梦，或尿频尿多，手足心热，心悸不宁，舌体瘦薄，质红或淡红，苔少而干，脉沉细无力。多见于糖尿病肾病早期。

治法：益气养阴。

处方：参芪地黄汤（《沈氏尊生书》）加减。

组成：生黄芪、党参、茯苓、生地黄、山药、山茱萸、丹皮、泽泻等。

加减：若口渴甚者加天花粉、石斛、玉竹、葛根、芦根生津止渴；多尿者加木瓜、芡实敛阴制尿；腰酸者加杜仲、牛膝、续断强腰健肾；内热甚者加知母、生石膏清胃火；大便干结者加生大黄、当归、桃仁活血化瘀，润肠通便。

2. 肝肾阴虚证

证候：尿浊，头晕耳鸣，五心烦热，腰膝酸软、疼痛，双目干涩，视物模糊，小便短少，舌质红少苔，脉细数。多见于糖尿病肾病早期，仅有轻度蛋白尿。

治法：滋补肝肾。

处方：杞菊地黄汤（《医经》）加减。

组成：枸杞、菊花、熟地黄、茯苓、泽泻、怀山药、山茱萸、丹皮等。

加减：尿频急者加白茅根、淡竹叶、生地榆、萹蓄、瞿麦清热利湿通淋；头晕甚者加天麻、钩藤、决明子滋阴潜阳；腰酸者加杜仲、牛膝、续断强腰健肾；水肿甚者加车前子、玉米须、大腹皮利尿消肿。

3. 气血两虚证

证候：尿浊，神疲乏力，气短懒言，面色淡白或萎黄，头晕目眩，唇甲色淡，心悸失眠，腰膝酸痛，舌淡苔薄白，脉弱。多见于临床糖尿病肾病期伴贫血。

治法：补气养血。

处方：归脾汤（《济生方》）加减。

组成：黄芪、党参、炒白术、茯苓、炙远志、当归、炒枣仁、木香、怀山药、山茱萸、丹皮、泽泻等。

加减：心悸不适者加麦冬、五味子、柏子仁补心气定志，腰酸者加杜仲、牛膝、炒续断强腰健肾，水肿甚者加车前子、玉米须、大腹皮利尿消肿。

4. 脾肾阳虚证

证候：尿浊，神疲畏寒，腰膝酸冷，肢体浮肿，下肢为甚，面色㿠白，小便清长或短少，夜尿增多，或五更泄泻，舌淡体胖边有齿痕，脉沉迟无力。多见于临床糖尿病肾病期。

治法：温肾健脾。

处方：附子理中丸（《阎氏小儿方论》）和真武汤（《伤寒论》）加减。

组成：制附子、干姜、党参、炒白术、炙甘草、茯苓、白芍、黄芪、淫羊藿、仙茅、牛膝、车前子、益母草等。

加减：若肾阳虚甚加补骨脂、菟丝子补肾阳之气，水肿甚者加玉米须、大腹皮利尿消肿，瘀血重、便秘者加生大黄、川芎、红花、当归、桃仁、肉苁蓉活血化瘀、润肠通便。

（三）中医特色治疗

1. 专方专药

（1）中药保留灌肠，选用泄浊排毒灌肠方：生大黄15~30g，益母草15g，生牡蛎20g，浓煎100~180ml，保留灌肠用，每日一剂。

（2）生脉散加味：党参、麦冬、五味子、黄芪、玄参、生地、赤芍、山药、山萸肉。功效为益气养阴。适用于糖尿病肾病早期，轻度蛋白尿，属气阴两虚者。

（3）杞菊地黄丸：枸杞、菊花、生地、山药、丹皮、泽泻、山萸肉、知母等。功效为滋养肝肾。适用于糖尿病肾病早期，轻度蛋白尿，属肝肾阴虚者。

（4）金匮肾气丸：制附子、肉桂、熟地黄、泽泻、山萸肉、茯苓、山药、淫羊藿、川芎。功效为温补肾阳。适用于糖尿病肾病临床期，显性蛋白尿，属阴阳两虚者。

（5）补肾化瘀汤：太子参、生黄芪、生地黄、山萸肉、枸杞子、何首乌、丹参、川芎、谷精草。功效为滋补肝肾，活血化瘀。适用于糖尿病肾病早期，轻度蛋白尿，属肝肾阴虚、瘀血阻络者（北京中医药大学高彦彬教授方）。

（6）健脾补肾活血方：仙茅、淫羊藿、白术、猪苓、茯苓、芡实、金樱子、生黄芪、当归、川芎、丹参、大黄。功效为益肾补虚，活血化瘀。适用于糖尿病肾病临床期，水肿明显者，属脾肾两虚、瘀血阻络者（北京中医药大学高彦彬教授方）。

（7）中成药

1）院内通脉降脂丸，其主要成分为黄芪、灵芝、山楂、三七、益母草、水蛭等。方中黄芪健脾益气、利水消肿，灵芝补养阴血、补气健脾，灵芝、益母草调补肝肾，三七活血化瘀，益母草活血利水消肿，水蛭逐瘀通络，山楂活血散瘀、行气化滞等。

用于治疗早期糖尿病肾病，达到健脾益气，活血化瘀，降低蛋白尿。适用于糖尿病肾病早期，微量白蛋白尿阳性，属气虚夹瘀者。

百令胶囊：成分为发酵虫草菌菌丝体干粉。主要含有虫草酸、甘露酵、甾体，以及19种氨基酸等。具有补肺肾、益精气的功效。用于肺肾两虚所致的咳嗽、气喘、腰背酸痛等症，现用于糖尿病肾病早期，可减少尿蛋白丢失。

2）海昆肾喜胶囊：成分为褐藻多糖硫酸酯。具有化浊排毒的功效。用于慢性肾衰竭（代偿期、失代偿期和尿毒症早期）湿浊证，对肾功能有保护，可延缓肾功能减退的速度。

3）尿毒清颗粒：由大黄、黄芪、桑白皮、苦参、白术、茯苓、白芍、制何首乌、丹参、车前草等药味组成。具有通腑降浊、健脾利湿、活血化瘀的功效。用于慢性肾衰竭、氮质血症期和尿毒症早期，中医辨证属脾虚湿浊证和脾虚血瘀证者。可降低肌酐、尿素氮，稳定肾功能，延缓透析时间。

4）六味地黄丸或胶囊，由熟地黄、茯苓、山药、丹皮、泽泻、山萸肉等组成，具有补肾滋阴作用，肾阴虚者可以选用。

5）金匮地黄丸或胶囊，由制附子、肉桂、熟地黄、茯苓、山药、丹皮、泽泻、山萸肉等组成，具有温补肾阳作用，肾阳虚者可以选用。

2. 名老中医经验

（1）叶任高教授治疗经验：糖尿病肾病根据临床表现可归属于中医的"消渴"、"水肿"、"眩晕"、"虚劳"等范畴，本病的初期多为消渴，中期出现一些变证如水肿、眩晕；后期因久病全身脏腑功能减退而见虚劳。情志过极，郁怒伤肝，肝气郁结，久郁化火，伤津化燥，加之肾气素虚，肾之闭藏失司，肾亏液枯，阴虚阳亢而见眩晕。又因劳欲过度，肾精亏损，阴虚生内热，阴津暗耗致脏腑失于濡养，其功能日渐虚羸致气血虚弱，阴阳失调。然肾虚则无精可藏，气化乏力则水湿潴留而成水肿。糖尿病肾病进一步发展，久病缠绵不愈而致虚劳。就气阴两虚而论，有以气虚偏重，有以阴虚偏重，有气虚、阴虚大致相同，临床上必须辨别清楚。气阴两虚偏阴虚，可以转化为脾肾虚。气阴两虚偏气虚，既可以转化为脾肾气虚，也可转化为阴阳两虚。反之，原来脾肾气虚或肝肾阴虚者，均能转化为气阴两虚。治疗上应顺应疾病本身的动态变化灵活辨证论治，切不可僵化于某种证型。辨证分型、随证加减。

（2）林兰教授治疗经验：林教授对糖尿病肾病的治疗主张益气养阴，活血化瘀。气阴两虚是糖尿病肾病早期最常见的证型，也是病情转机的枢纽。针对气阴两虚夹瘀血的病机，采用益气养阴、活血化瘀法治疗糖尿病肾病，标本同治，根据此原则研制出糖微康胶囊。该药由黄芪、女贞子、大黄等组成。方中黄芪等药益气为君，女贞子等药养阴滋肾益精为臣，大黄等药活血化瘀、通腑泄热为佐使。

（3）张琪教授治疗经验：张教授临床擅长内科疑难病的诊治，尤以肾病见长，对糖尿病肾病的治疗独具特色，疗效显著。张教授认为糖尿病肾病是糖尿病严重的微血管并发症，是由糖尿病失治、误治或治不得法发展而来，属本虚标实证，病机复杂多变。临床脾肾两虚，五脏受损，三焦阻隔，湿浊瘀血交阻，变证丛生。抓住病机，未病先防，即病防变，是张琪教授治疗糖尿病肾病的指导思想。张老认为糖尿病肾病发病多脾肾两虚。糖尿病肾病多夹瘀血，张老认为，瘀血不仅是糖尿病肾病的主要病理基础，而且贯穿糖尿病肾病的始终。糖尿病肾病病程冗长，"久病入络"，气滞血瘀，"久病多瘀"。瘀阻肾络，精气不能畅流，壅而外溢，常使蛋白尿顽固难消。瘀血内阻，经脉不利，则见舌质紫暗或瘀斑，舌下静脉曲张，脉涩沉迟等。血瘀一直贯穿糖尿病肾病发生、发展的全过程。糖尿病肾病是一种临床疾病较为复杂的疾病，故张老认为糖尿病肾病属本虚标实之证。本虚多为脾肾两虚，标实多湿浊毒邪内阻、气血瘀滞，虚实交互并存，互为因果，故治疗时应注意虚实的存在及两者的转化，分清正邪虚实，轻重缓急，祛邪不忘扶正，扶正不碍祛邪，才能免犯虚虚实实之戒。张琪教授认为晚期糖尿病肾病临床以脾肾两虚，阴阳俱伤，湿毒贮留，瘀血互结，虚实夹杂出现者居多。治应补泻兼施，必以宜补脾肾，泻湿浊，解毒活血法。补与泻熔于一炉，扶正不留邪，祛邪不伤正。方中红参、白术、茯苓、甘草合用取四君子汤益气健脾之意，助气血生化之源；何首乌、菟丝子、淫羊藿补肾益精养血；黄连、大黄合草果仁、半夏解毒泻热化浊；桃仁、红花、丹参、赤芍活血化瘀。

3. 针刺治疗

（1）虚证选脾俞、肾俞、足三里、三阴交、中脘、太冲、阳陵泉、风池、曲池等穴。手法以各穴均用平补平泻法，不留针，出针后隔姜灸至皮肤呈红晕状，每日灸一次，10~15次为一个疗程。血压高、急躁失眠者加神门、合谷、足三里，强刺激，留针20~30min，三阴交捻转补法，每日一次。

（2）实证选脾俞、肾俞、中脘、气海、关元、足三里等穴。手法以背部穴位均用捻转手法，不留针，出针后隔姜灸或用艾条悬灸，气海、关元、水分穴，针而灸之，能温肾利水，四肢穴平补平泻。

4. 耳穴压豆疗法

糖尿病肾病以肾病综合征表现：可取肾、膀胱、交感、神门等穴。手法以先用探针在相应耳穴区测得敏感压痛点，经常规消毒后，以左手固定耳部，右手用王不留行籽在上述穴位压豆，每日压3次，每日20min。

糖尿病肾病肾性高血压：取肾、神门、皮质下等穴。手法以先用探针在相应耳穴区测得敏感压痛点，经常规消毒后，以左手固定耳部，右手用王不留行在上述穴位压豆，每日压3次，每日20min。

5. 中药保留灌肠

拟予护肾泻浊排毒灌肠方为基础，据辨证施治加味中药方药：生大黄15g，牡蛎20g，益母草15g等，浓煎100~180ml，保留灌肠，每日一次。

6. 中药热奄包腰部（双肾俞、双膀胱俞）

该法用于糖尿病肾病伴腰膝酸冷、肢体麻木、浮肿者。每日1~2次。

7. 中药贴敷治疗

中药穴位贴敷治疗（双肾俞、双内关、双足三里）：用于糖尿病肾病伴腰膝酸冷、肢体麻木、饮食欠佳、浮肿者。每日1~2次。

8. 中药涂擦

中药涂擦用于糖尿病肾病伴肢体麻木、困重、疼痛者。每日一次。

9. 食疗

（1）芡实煮老鸭。

原料：芡实200g，老鸭一只，食盐5g，黄酒5g。

制法：将鸭子杀死，褪去毛及内脏，将芡实填入鸭腹内，将鸭放入砂锅内，加清水炖煮，煮沸后加入黄酒，改文火炖2h，至肉烂熟，加入调味即可。

功效：具有滋阴养胃、固肾涩精作用，适用于糖尿病肾病，脾虚水肿，肾虚遗精，尿频量多等症状的患者。

（2）黄芪薏苡仁粥。

原料：黄芪30~50g，大米100g，薏苡仁30g，陈皮末2g。

制法：先用冷水500ml煮黄芪30~50g取汁400ml，再将大米100g及薏苡仁30g纳入黄芪汁中煮粥，粥熟后加陈皮末2g即可食用。

功效：具有健脾补中、和胃理气功用，用于糖尿病肾病脾气虚亏，肌表不固，乏力汗多者。

（3）鲫鱼赤小豆汤。

原料：鲫鱼一条洗净，赤小豆50g。

制法：鲫鱼一条洗净，赤小豆50g，加入少量食盐及少许葱姜煮汤食用。

功效：具有健脾、利湿、消肿功效。适用于糖尿病肾病脾肾两虚，小便不利，面目肢体浮肿者。

（4）黄芪冬瓜汤。

原料：黄芪30g，干玉米须15g，鲜冬瓜500g。

制法：黄芪30g，干玉米须15g，加水，再加鲜冬瓜500g煮汤，代茶饮用。

功效：具有益气利水消肿功效，用于糖尿病肾病气虚小便不利，面目肢体浮肿者。

（5）熟地山药瘦肉汤。

原料：熟地黄24g，淮山药50g，茯苓50g，小茴香3g，猪瘦肉50g。

制法：将熟地黄、淮山药、茯苓、小茴香洗净，猪瘦肉洗净，切小块。把全部用料一齐放入瓦锅内，加清水适量，武火煮沸后，文火煮1h，调味即可。随量吃肉饮汤。

功效：具有滋补肝肾、健脾固肾的作用，适用于小便频数，夜尿甚频，头晕耳鸣，腰酸膝软，视物模糊的糖尿病肾病患者。

（6）枸杞地黄粥。

原料：枸杞30g，生地黄汁100ml，白米100g。

制法：枸杞30g，生地黄汁100ml，白米100g，煮粥食用。
功效：治以益阴补虚。平素可常服。

（7）姜汁砂仁粥。
原料：大米200g，砂仁5g，姜汁10ml，适量食盐。
制法：先将大米煮熬成粥，再将砂仁放入粥内，姜汁10ml，适量食盐加入粥中即可。
功效：健脾行气，温中散寒，和胃止呕。适用于糖尿病肾病脾胃虚寒，食少呕吐者。

六、西医治疗

（一）治疗原则

糖尿病肾病的预后不良，一旦出现持续尿蛋白，肾功能将进行性下降，约50%的患者在10年内发展为尿毒症，从出现尿蛋白到死于尿毒症平均10年，每日尿蛋白>3.0g者多在6年内死亡。因此，早期应采取一切措施帮助患者严格控制血糖，尽量使血糖接近正常水平，通过控制血糖、血压、血脂、抗凝等措施延缓糖尿病肾病的发生发展，延缓肾功能减退的速度。晚期宜作透析、肾移植和胰肾联合移植。

（二）常用方法

1. 控制高血糖

控制血糖需因人而异，可行个体化治疗，对于新诊断的、年轻的、病程短的需严格控制血糖；对于年龄较大的、病程较长且基础疾病较多的，血糖控制可放宽。在糖尿病早期（糖尿病肾病Ⅲ期之前）严格控制血糖，使血糖达标，HbA1c < 6.5%~7%，餐前血糖 < 7.0mmol/L，餐后血糖 <10mmol/L，凌晨3点血糖 > 4.0mmol/L，可以降低增高的肾小球滤过率和改善微量白蛋白尿，延缓甚至防止糖尿病肾病的发生发展。

（1）口服降糖药：常用的口服降糖药多数经肝脏、肾脏排泄，有肝肾功能受损者尽量避免使用口服药，或者选择对肾功能影响较小的降糖药或者改用胰岛素控制血糖。

1）格列喹酮片：本品主要在肝脏代谢，95%从肠道排出，5%从肾脏排泄。在磺脲类药物中，是唯一对肾脏功能影响最小的药物，对糖尿病肾病、轻度肾功能损害者可选用。

2）阿卡波糖片：本品主要作用为抑制蔗糖、麦芽糖等碳水化合物有关酶的活性，延缓对碳水化合物的消化和吸收，有降低餐后血糖、减轻肾小球基膜肥大、降低肾小球的硬化、减少近曲小管上皮糖原沉积等作用。对糖尿病肾病、轻度肾功能损害者可选用。

3）瑞格列奈片：是一类具有独特分子结构的促胰岛素分泌剂，不含磺酰脲基团，药物不进入细胞内，吸收和代谢迅速，在血糖升高时，诺和龙作用于B细胞钾通道受体，刺激第一时相胰岛素分泌，主要降低餐后血糖，92%通过胆汁从粪便排出，8%从尿液排泄，瑞格列奈（诺和龙）没有肾功能不全禁忌证，适合2型糖尿病伴肾功能损害及肾移植者，是慢性肾脏疾病1~5期唯一能用的口服药。

（2）胰岛素降糖：糖尿病肾病宜尽早使用胰岛素降糖治疗。使血糖得到良好控制。胰岛素30%~40%在肾脏代谢，经肾小球滤过，由近端肾小管细胞摄取，在小管上皮细胞内降解，当肾功能不全时，肾脏对胰岛素的降解速度明显减慢，故糖尿病肾病患者肾功能不全时应及时调整胰岛素用量及剂型，避免低血糖的发生。

2. 控制高血压

糖尿病肾病降压药的选择，要求既有较强的降压作用又具有靶器官的保护作用，避免肾脏损害，减少蛋白尿等多重功效的药物。糖尿病患者的血压，当尿蛋白<1g/24h，血压控制≤130/80mmHg，当尿蛋白≥1g/24h，血压控制≤125/75mmHg为好，可以延缓糖尿病肾病的发展，延长糖尿病肾病患者的生存期，减少死亡率。ACEI或ARB，除了降低血压外，还有特殊的肾脏保护作用，现在为治疗药物的首选。钙离子通道阻滞剂（CCB）通过阻止钙离子进入血管平滑肌细胞和心肌细胞，松弛血管平滑肌，降低心肌收缩力而发挥降压作用，可分为二氢吡啶类（DHP）和非二氢吡啶类（NDHP）两类，临床DHP主要用硝苯地平缓释片和控释片（拜心同）；长效类DHP有氨氯地平和非洛地平等为治疗高血压主要CCB类药，降压疗效确切，对糖脂代谢无不良影响，可延缓肾小球滤过率下降，对肾脏有保护作用。总之，大量临床实践证实一种降压药即使轻度高血压其有效率仅50%~60%，若血压稍高者，单用ARB或ACEI即可，若血压较高者，需要两者降压药联合以达到控制目标，以ARB（或ACEI）与CCB为主的联合用药。

3. 控制高血脂

糖尿病伴高血脂者应进行调脂治疗，使血脂控制达标：TC<4.5mmol/L，LDL-C<2.6mmol/L，HDL-C>1.1mmol/L，TG<1.5mmol/L。研究证实高血脂（HL）参与糖尿病肾病发病过程，高血糖与高血脂相互作用，促进糖尿病肾病的发展。

4. 酮酸/必需氨基酸疗法

限制蛋白质饮食主要目的是减少体内无法排泄的代谢产物（尿素等），以减轻尿毒症患者的临床症状，延缓慢性肾功能不全的进展速度。多项研究表明，在保证足够热量的前提下，添加含有必需氨基酸的酮酸衍生物可以满足机体的蛋白质需要甚至达到氮平衡。同时补充酮酸/氨基酸的限制蛋白饮食治疗可以减少蛋白尿，继之可使清蛋白上升并使各营养指标维持在正常范围内；酮酸/氨基酸治疗能够改善尿毒症患者中大部分的碳水化合物代谢紊乱，可以减轻胰岛素抵抗和高胰岛素血症并增加能量，所以适合尿毒症患者；酮酸/氨基酸治疗有益于纠正脂代谢紊乱，尤其是降低三酰甘油和升高HDL-C水平。

5. 肾功能不全的药物治疗

糖尿病肾病出现蛋白尿时可予百令胶囊或金水宝胶囊，可减少蛋白尿，保护肾功能。一旦血肌酐升高即予护肾排毒治疗，目前临床使用较多的有海昆肾喜胶囊、包醛氧淀粉胶囊、尿毒清颗粒等，其可吸附肠道及血液中过多的代谢毒性物质如尿素、肌酐、尿酸、钾离子等。糖尿病肾病伴肾功能不全，有低血钙与继发性甲状旁腺功能亢进时，可用活性维生素D制剂口服，防治肾性骨病，有贫血者，可予叶酸及铁剂口服，并根据贫血情况给予促红细胞生成素皮下注射，纠正贫血。

6. 透析治疗和肾移植

糖尿病肾病一旦出现肾衰竭，透析治疗和肾移植是唯一有效的办法。肾移植是治疗糖尿病肾病尿毒症的最好办法，患者生活质量优于透析治疗。由于供体来源受限与医疗费用昂贵，接受肾移植者为数不多，而多数终末期糖尿病肾病患者，只能接受透析治疗以延长生命。糖尿病肾病透析治疗目前主要有两种方式：长期血透和不卧床持续腹膜透析（CAPD）。随着透析技术的发展，糖尿病肾病终末期肾衰竭者进行血液透析，近期存活率有了明显提高，2年存活率已达78%。患者经透析充分能增加食欲，增加对蛋白质的摄入，改善营养状况，增加免疫力，减少感染发生率，降低死亡率，目前已广泛应用。腹透每日丢失蛋白质约10g，要注意蛋白质摄入，腹腔感染后易影响透析效果。糖尿病患者不卧床连续腹膜透析的1年、2年和4年生存率分别为92%、75%和30%~40%，年龄在55岁以上者一年生存率为71%。

七、转归与预后

多年来，许多学者悉心从事于糖尿病肾病的研究，对延缓肾衰竭的进程，提高糖尿病肾病患者的生活质量，延长寿命而作出了巨大的努力。临床与实验研究证实，饮食不当、高蛋白、高磷饮食可促进肾功能减退，而低蛋白、低磷饮食可使肾功能代偿期延长，肾功能不全者可减慢其发展速度。为此，医学上主张采用低蛋白饮食或低蛋白饮食加必需氨基酸疗法治疗肾功能失代偿者，使其病情得以一定的控制和缓解。再则早期强化降糖治疗可降低微量白蛋白尿的发生率并减缓肾病的进程，早期糖尿病肾病通过干预可发生逆转，通过控制血糖、血压、血脂、抗凝等措施可延缓糖尿病肾病的发生发展，延缓肾功能减退的速度。糖尿病肾病的预后不良，一旦出现持续尿蛋白，肾功能将进行性下降，约50%的患者在10年内发展为尿毒症。

八、预防与调护

糖尿病肾病患者除到医院治疗外，还应注意自我保健，自我监测血糖、血压、体重、水肿、尿量等变化，系统规律服药，注意饮食，适量运动，劳逸结合，避免感冒、感染，避免使用任何损伤肾脏的药物，这样既可巩固疗效，又可避免病情发展及恶化。需增强与慢性疾病作斗争的信心,保持乐观情绪,积极配合治疗。注意饮食,宜吃清淡、易消化的低盐或无盐及富含优质蛋白之品,但不宜多食,忌辛辣、肥甘厚味之品。注意体重及饮水量。注意避风寒、慎起居,秋末及初春,天气变化无常,糖尿病患者一定要注意防寒,避免感冒、感染的发生。慎用药物,避免使用任何损伤肾脏的药物。调畅情志,消除患者悲观等不良情绪,积极配合治疗,增强与慢性疾病作斗争的信心,保持乐观积极的心情,避免情绪波动,过度紧张及忧思恼怒,经常参加文体活动及气功、八段锦锻炼等,有助于增加机体抵抗力,改善循环延缓病情发展。积极参加健康教育讲座,注意养生,改善不良的生活方式,忌烟酒。注意保持大便通畅,使毒素尽快排出,减轻对肾脏的损害。一旦病情变化,及时到医院就诊。

九、疗效判定标准

参照《22个专业95个病种中医诊疗方案》中消渴病肾病(糖尿病肾病)早中期诊疗方案制定:

1. 疾病判定标准

参照《糖尿病及其并发症中西医诊治学》第2版(吕仁和,赵进喜.北京:人民卫生出版社,2009)。

显效:临床主要症状及体征减轻≥50%,尿微量白蛋白排泄率或尿蛋白定量减少≥50%,或正常。

有效:临床主要症状及体征减轻≥30%,但不足≥50%,尿微量白蛋白排泄率或尿蛋白定量减少≥30%,但不足≥50%。

无效:未达到上述有效标准者。

2. 症状疗效判定标准

显效:症状明显好转或消失,临床主要症状积分减轻≥50%。

有效:临床主要症状积分减轻≥30%,但不足≥50%。

无效:临床主要症状积分减轻<30%,症状无改善或加重。

(吴 燕)

第二节 糖尿病性足病

一、概述

(一)西医的定义及流行病学

糖尿病足(diabetic foot, DF)是指糖尿病患者由于合并神经病变及各种不同程度的末梢血管病变而导致下肢感染、溃疡形成和（或）深部组织的破坏。在临床上，由于糖尿病患者由于长期受到高血糖的影响，下肢血管硬化、血管壁增厚、弹性下降，血管容易形成血栓，并集结成斑块，而造成下肢血管闭塞、支端神经损伤，从而造成下肢组织病变。因此糖尿病病足又可称糖尿病肢端坏疽、糖尿病性动脉闭锁症。其临床特点为早期肢端麻木、疼痛、发凉，和（或）有间歇跛行、静息痛，继续发展则出现下肢远端皮肤变黑、组织溃烂、感染、坏疽。糖尿病足是一种全身性、慢性、进行性糖尿病并发症，是糖尿病最严重的和治疗费用最高的慢性并发症之一，严重影响患者生活质量，严重的会致残、致死。据报道，国内糖尿病足患者占住院糖尿病患者的12.4%，在非创伤性截肢病例中，糖尿病足患者占50%以上。糖尿病患者下肢截肢的相对危险性是非糖尿病患者的40倍。大约80%的糖尿病患者截肢是由于足溃疡，约15%的糖尿病患者在其一生中发生足溃疡。我国糖尿病患者并发足坏疽的占0.9%~1.7%，60岁以上的老年患者并发糖尿病足坏疽的占2.8%~14.5%，国内本病的截肢率21%~66%。

（二）中医相关的病证论述

糖尿病足根据其临床表现，可隶属于中医学的消渴病并发疽、筋疽、痹证、骨痹等病证。其中以脱疽最为常见。祖国医学早在《金匮要略·血痹虚劳》中就指出"血痹，阴阳俱微"，"外证身体不仁，如风痹状"。《医宗金鉴》认为："未发疽之先，烦渴发热，颇类消渴，日久始发此患"，就对糖尿病足的病因、病机、症状做出了精辟的论述。

二、病因病机

1. 发病因素

本病主要由于消渴迁延日久，在阴虚热结的基础上耗伤气阴，五脏气血阴阳俱损，肌肤失养，血脉瘀滞，气血不能布达于四肢，可见肢体麻木、疼痛，甚至肌肉萎缩、足部畸形。日久内生邪毒，灼伤肌肤和（或）外邪气滞、血瘀、痰阻、热毒积聚，以致肉腐骨枯所致。若过食肥甘、醇酒厚味，损伤脾胃，致湿浊内生，湿热互结，气血运行失畅，络脉瘀阻，四肢失养；或脾运失常，痰湿内停，阻遏气机，气滞血瘀，久而化热，热盛肉腐；或肝阴亏虚，疏泄失职，气血瘀滞，郁久化热，热瘀相合，筋烂肉腐；或年高脏腑功能失调，正气不足，肝肾之气渐衰，水亏火炽，火毒炽盛，热灼营血；复因感受外邪及外伤等诱因，致皮肤经脉受损，局部瘀血阻滞，瘀久化火，蕴热湿毒灼烁脉肉、筋骨而发为坏疽、溃疽。失治、误治，还可能发生痈毒内陷，而成高热神昏以致厥脱之变。

2. 病机及演变规律

糖尿病足病程较长，病机复杂，根据其病机演变和症状特征分以下三个阶段。

(1) 早期：气阴两虚，脉络瘀阻。本病因消渴日久，耗气伤阴，气虚则血行无力，阴虚则热灼津血、血行涩滞，均可酿成血瘀，瘀阻脉络，气血不通，阳气不达，肢端局部失养而表现为肢冷、麻木、疼痛。

(2) 中期：湿热瘀毒，化腐成疽。若燥热内结，营阴被灼，络脉瘀阻；或患肢破损，外感邪毒，热毒蕴结；或肝经湿热内蕴，湿热下注，阻滞脉络；或脉络瘀血化热，淫气于筋，发于肢末，则为肢端坏疽，而致肉腐、筋烂、骨脱。若毒邪内攻脏腑，则高热神昏，病势险恶。

(3) 晚期：若迁延日久，气血耗伤，正虚邪恋，伤口迁延难愈。表现为虚实夹杂，以肝肾阴虚或脾肾阳虚夹痰瘀湿阻为主。病情发展至后期则阴损及阳，阴阳两虚，阳气不能敷布温煦，致肢端阴寒凝滞，血脉瘀阻而成。若治疗得当，正气复，气血旺，毒邪去，则可愈合。

3. 病位、病性

糖尿病足为本虚标实之证，以气血阴阳亏虚为本，以湿热、邪毒、络阻、血瘀为标，病位在血、脉、筋。

4. 分证病机

(1) 气阴两虚、脉络瘀阻证：本证因消渴日久，耗气伤阴，气虚则血行无力，阴虚则热灼津血、血行涩滞，均可酿成血瘀，瘀阻脉络，气血不通，阳气不达，肢端局部失养而表现为肢冷、麻木、疼痛。

(2) 湿热毒盛证：本证因消渴日久伤阴，燥热内结，营阴被灼，络脉瘀阻；或患肢破损，外感邪毒，热毒蕴结；或肝经湿热内蕴，湿热下注，阻滞脉络；或脉络瘀血化热，淫气于筋，发于肢末，则为肢端坏疽，而致肉腐、筋烂、骨脱。若毒邪内攻脏腑，则高热神昏，病势险恶。

(3) 气血亏虚、湿毒内蕴证：本证因消渴日久，久病伤正，耗伤气血，气血双亏，营卫两虚，血不营筋，脉络空虚而肢体麻木不仁，酸楚乏力，气为血之帅，气行则血行，气虚则血行不畅，经脉痹阻，不通则痛；营血虚少，脉道空虚，则趺阳脉、太溪脉微；气血两虚不能充养血脉，加之湿毒内蕴，正虚邪恋，伤口迁延难愈。

(4) 肝肾阴虚、痰瘀互阻证：本证因消渴日久，肝肾阴虚，阴虚则热灼津血、血行涩滞，均可酿成血瘀，瘀阻脉络，气血不通，阳气不达，寒凝痰滞，痰瘀互结，发于肢末，而致肉腐、筋烂、骨脱，正虚邪恋，伤口迁延难愈。

(5) 脾肾阳虚、经脉不通证：本证因消渴日久，累及脾肾，肾为先天之本，脾为后天之本，气血生化之源，日久营血亏虚；肾阳衰不能温养脾土，日久脾肾俱虚，阳气失于温煦，阴寒内盛，寒凝血瘀，血脉不通，阳虚无以温煦而形寒怕冷；营血亏虚、阳气不能通达四肢，而致肉腐、筋烂、骨脱，寒为阴邪，夜为至阴，疼痛入夜尤甚；正虚邪恋，伤口迁延难愈。

三、辨病

（一）症状

糖尿病本病的临床表现，伴肢端感觉异常，包括双足袜套样麻木，以及感觉迟钝或丧失。多数可出现痛觉减退或消失，少数出现患处针刺样、刀割样、烧灼样疼痛，夜间或遇热时加重。常有步履不便（间歇性跛行）、疼痛（静息痛）、皮肤瘙痒、肢端凉感。

（二）体征

皮肤无汗、粗糙、脱屑、干裂，毳毛少，颜色变黑伴有色素沉着。肢端发凉、苍白或潮红或浮肿，或形成水泡，足部红肿、糜烂、溃疡，形成坏疽或坏死。肢端肌肉萎缩，肌张力差，易出现韧带损伤，骨质破坏，甚至病理性骨折。可出现跖骨头下陷，跖趾关节弯曲等足部畸形。形成弓形足、捶状趾、鸡爪趾、夏科（Charcot）关节等。患足发热或发凉，或趾端皮肤空壳样改变，肢端动脉搏动减弱或消失，双足皮色青紫，有时血管狭窄处可闻及血管杂音，深浅反射迟钝或消失。足部感染的征象包括红肿、疼痛和触痛，脓性分泌物渗出、捻发音，或深部窦道等。

（三）辅助检查

1. 相关的理化检查

（1）测定空腹血糖、餐后2h血糖及糖化血红蛋白，了解血糖情况。
（2）血常规、尿常规、24h尿微量白蛋白/蛋白测定。
（3）血脂、血浆蛋白、血肌酐、尿素氮、二氧化碳结合力。
（4）坏疽分泌物细菌学培养及药物敏感试验：取坏疽分泌物送检，了解糖尿病足感染的病原菌，选择有效抗生素，尽快消除感染。

2. 特殊检查

（1）神经系统的检查：主要是了解患者是否仍存在保护性的感觉。较为简便的方法是采用10g尼龙丝（semmes-weinstein monofilament）进行检查。使用10g尼龙丝测定的方法为：尼龙丝垂直于测试的皮肤，施压力使尼龙丝弯曲约1cm，后去除压力，在测定点停止2~3s；测定时应避免胼胝，但应包括容易发生溃疡的部位；建议测试的部位是大足趾，跖骨头1、2、3和5处。

（2）神经电生理检查：了解神经传导速度。神经传导速度、诱发电位的检测可作为诊断下肢有无周围神经病变和评估神经病变程度的方法。

（3）皮肤温度检查：温度觉的测定分为定性测定和定量测定。定性测定可放杯温热水，将音叉或一根细不锈钢小棍置于水中，取出后置于患者皮肤部位的皮肤让其感觉，同时与测试者的感觉作比较。定量测定利用皮肤温度测定仪如infra-red dermal thermometry，测试快捷、方便，准确性和重复性均较好。

（4）压力测定：有助于糖尿病足的诊断。

（5）周围血管检查：足背动脉搏动，通过触诊，扪及足背动脉和（或）胫后动脉搏动来了解足部大血管病变。足背动脉搏动消失往往提示患者有严重的周围病变，需要进行密切监测或进一步检查。

1）下肢血管彩色多普勒超声检查：了解下肢血管（尤其是动脉）内壁的粥样硬化斑块的大小和管腔阻塞程度，显示动脉结构及功能异常。检查部位包括足背动脉、胫后动脉、腘动脉和股动脉等。

2）踝/肱指数（ABI）：这是非常有价值的反映下肢血压与血管状态的指标，正常值为 0.9≤ABI<1.4，0.7≤ABI<0.9 为轻度缺血，0.5≤ABI<0.7 为中度缺血，<0.5 为重度缺血，重度缺血患者容易发生下肢（趾）坏疽。

3）跨皮氧分压（$TePO_2$）：反映微循环状态，也能反映周围动脉的供血情况。测定方法为采用热敏感探头置于足背皮肤。正常人足背皮肤氧张力为 40mmHg。$TePO_2$ 小于 30mmHg 提示周围血液供应不足，足部易发生溃疡，或已有的溃疡难以愈合。$TePO_2$ 小于 20mmHg，足溃疡没有愈合的可能，需要进行血管外科手术以改善周围血供。如吸入 100% 氧气后，$TePO_2$ 提高 10mmHg，则说明溃疡预后良好。

（6）X 线检查：可发现肢端骨质疏松、脱钙、骨髓炎、骨质破坏、骨关节病及动脉硬化，也可发现气性坏疽感染后肢端软组织变化，对肢端坏疽有重要诊断意义，可作为本病患者常规检查。

（7）血管造影：经静脉注入碘造影剂进行扫描。可了解下肢血管闭塞程度、部位，既可为决定截肢平面提供依据，又可为血管旁路手术做准备。

（8）下肢磁共振血管造影（MRA）：通过磁共振对不同部位的动脉进行扫描检查，能清晰地显示出动脉阻塞部位和程度，精确度仅次于选择性血管造影，可有效指导临床清创和部分截肢手术。

四、类病辨别

本病需与"肢厥"中雷诺征鉴别。雷诺征是末梢动脉功能性疾病之一，为肢端小动脉痉挛性疾病所致。单纯性雷诺征，桡动脉、尺动脉、足背动脉及胫后动脉搏动均正常。女性远多于男性，临床表现为手足指趾在遇寒冷或精神紧张时对称性的皮肤颜色呈"苍白－发绀－潮红－正常"的颜色变化，可伴有疼痛、麻木、寒冷等症状，温度升高或活动后症状消失。长期发作时肢端或可发生局限性浅表小溃疡。雷诺征多继发于其他疾病，以结缔组织疾病为主。

五、中医论治

（一）治疗原则

糖尿病足在糖尿病的各个阶段均可以起病，与湿、热、火毒、气血凝滞、阴虚、阳虚或气虚有关，为本虚标实之证。故临证辨治要分清标本，强调整体辨证与局部辨证相结合，内治与外治相结合，以扶正祛邪为基本治则，具体应用时要根据正邪轻重和主次，或以祛邪为主，或以扶正为主。

（二）分证论治

1. 内治法：重在全身辨证

（1）气阴两虚、脉络瘀阻证。

证候：患肢麻木、疼痛，状如针刺，夜间尤甚，痛有定处，足部皮肤暗红或见紫斑，或间歇性跛行；或患足肉芽生长缓慢，四周组织红肿已消；舌质紫暗或有瘀斑，苔薄白，脉细涩，趺阳脉弱或消失，局部皮温凉。

治法：行气活血、化瘀止痛。

处方：生脉饮（《内外伤辨惑论》）合血府逐瘀汤（《医林改错》）加减。

组成：太子参、麦冬、五味子、桃仁、红花、川芎、当归、生地、赤芍、枳壳、地龙、川牛膝、黄芪。

加减：足部皮肤暗红，患肢皮肤发凉，加桂枝、细辛、延胡索；疼痛剧烈，加乳香、没药；瘀血重加全蝎、水蛭。

（2）湿热毒盛证。

证候：患足局部漫肿、灼热、皮色潮红或紫红，触之患足皮温高或有皮下积液、有波动感，切开可溢出大量污秽臭味脓液，周边呈实性漫肿，病变迅速，严重时可累及全足及小腿，舌质红绛，苔黄腻，脉滑数。趺阳脉可触及或减弱，局部皮温偏高。

治法：清热利湿，活血解毒。

处方：四妙勇安汤（《验方新编》）合茵栀莲汤（奚九一验方）加减。

组成：金银花、玄参、当归、牛膝、黄柏、茵陈、栀子、半边莲、连翘、紫花地丁、桔梗。

加减：热甚加蒲公英、冬青、虎杖，湿重加车前子、泽泻、薏苡仁，肢痛加白芍、木瓜、海桐皮。

（3）气血亏虚、湿毒内蕴证。

证候：神疲乏力，面色苍黄，气短懒言，口渴欲饮，舌淡胖，苔薄白，脉细无力。患肢麻木、疼痛明显，夜间尤甚，足部皮肤感觉迟钝或消失，局部红肿，间歇性跛行，或见疮口脓汁清稀较多或足创面腐肉已清，肉芽生长缓慢，经久不愈，趺阳脉搏动减弱或消失。

治法：益气养血，清化湿毒。

处方：当归补血汤（《内外伤辨惑论》）合二妙散（《丹溪心法》）加减。

组成：生黄芪、当归、党参、土茯苓、贝母、黄柏、薏苡仁、天花粉、皂角刺。

加减：湿热明显加用牛膝、苍术；肢麻重加赤芍、桃仁、丹参、地龙活血通络；疼痛剧烈，加乳香、没药。

（4）肝肾阴虚、痰瘀互阻证。

证候：腰膝酸痛，双目干涩，耳鸣耳聋，手足心热或五心烦热，肌肤甲错，口唇舌暗，或紫暗有瘀斑，舌瘦苔腻，脉沉弦。局部见病变已伤及骨质、筋脉。溃口色暗，肉色暗红，久不收口。

治法：调补肝肾，化痰通络。

处方：六味地黄丸（《小儿药证直诀》）加减。

组成：熟地、山药、山萸肉、丹皮、茯苓、三七粉、鹿角片、地龙、穿山甲、枳壳。

加减：口干、胁肋隐痛不适，加生地、白芍、沙参；腰膝酸软，舌红少苔者，加用怀牛膝、女贞子、墨旱莲。

（5）脾肾阳虚、经脉不通证。

证候：腰膝酸软，畏寒肢冷，耳鸣耳聋，大便溏，肌瘦乏力，肌肤甲错，舌淡暗，脉沉迟无力或细涩。局部见足发凉，皮温下降，皮肤苍白或紫暗，冷痛，间歇性跛行或剧痛，夜间尤甚，严重者趾端干黑，逐渐扩大，溃口色暗，久不收口，跗阳脉搏动减弱或消失。

治法：温补脾肾，活血通脉。

处方：金匮肾气丸（《金匮要略》）加减。

组成：熟地、山药、山萸肉、黄精、枸杞、三七粉（冲）、水蛭粉（冲）、桂枝、制附子、地龙、穿山甲。

加减：肢端不温，冷痛明显，加制川乌、制草乌、木瓜；乏力明显，重用黄芪；大便干结不通，加肉苁蓉、火麻仁。

2. 外治法

外治法重在局部辨证。

（1）下肢血管尚未破溃：可辨证论治基础上，选用解毒通络、活血散寒的外用方：

1）温经活血止痛适用于肢体麻木，发凉，疼痛较剧为主者。洋金花、花椒、红花、乳香、没药等加水煎汁200~300ml行离子透入治疗，每日1次，30分钟/次，10天为一个疗程。

2）辛温散寒，舒通血脉适用于肢体麻木，发凉作痛者。生姜、甘草、葱根加水煎500~800ml趁热熏洗，1~3次/日，30分钟/次。

3）清热解毒，消肿止痛适用于局部出现红肿、热痛为主者。黄柏、金银花、紫花地丁、蒲公英、红花。加水煎汁500~800ml趁热熏洗，1~3次/日，30分钟/次，熏洗后局部可外敷如意金黄散用麻油调和。

4）辛温散结，消肿止痛适用于周围红肿不明显，脓肿未破溃，病灶局限于趾端者。白芷、甘草、细辛、白芍诸药研细末用麻油或茶水调和外敷，可促进脓液吸收。

（2）溃破后

1）湿热毒盛：早期治以清热解毒适用于疮口溃破，大量脓性分泌物，气味恶臭者肉腐筋烂，多为早期（炎症坏死期），宜祛腐为主，方选九一丹外用或四黄汤（黄连、黄柏、黄芩、大黄）煎汁，清洗疮面后；然后黄连膏纱布、或紫草膏纱布、或四黄软膏等外敷疮面，每日换药一次，治疗后疮面干净，脓性分泌物显著减少，出现新肉芽者可外敷生肌玉红膏以促进疮口愈合。

中期治以脓消肿、和血止痛适用于局部脓液较多，疼痛剧烈者。黄麻酒、麻黄、马钱子，上药浸泡于75%乙醇500ml液体中，湿敷患处，一周后脓液显著减少，出现新鲜疮面时，则用（汁）蛋黄油纱条敷疮面，促进疮口愈合，或用生肌玉红膏。

2）正邪纷争：宜治以祛腐生肌为主，适用于疮面分泌物少，异味轻，肉芽渐红，多为中期（肉芽增生期），方选红油膏也可选用云南省中医医院黄金万红膏。

3）毒去正胜：宜生肌长皮为主，适用于疮面干净，肉芽嫩红，多为后期（瘢痕长皮期），方选生肌玉红膏等。

4）疮面脓腐难脱脓汁稀薄，肉芽不鲜，疼痛明显者，可用全蝎膏敷于疮面。

5）疮面水肿可用蛤蚧粉撒于疮面促其收口。

（三）中医特色治疗

1. 专方专药

（1）云南省中医医院降糖及调脂药物。

1）院内降糖丸：由太子参、山药、麦冬、知母、葛根、紫丹参等组成。具有养阴清热、益气活血功效。适用于消渴证，症见口渴、消瘦、多汗、乏力等。

2）院内通脉降脂丸：由灵芝、黄芪、三七、益母草、山楂、水蛭等组成。具有活血通脉、行滞化浊功效。适用于证属脾肾亏虚、痰浊内阻、气滞血瘀者。用于高脂血症、动脉粥样硬化等。

（2）云南省中医医院内分泌科中药浸泡熏洗经验用方。

1）四藤末梢灵：由钩藤、海风藤、鸡血藤、炙延胡索、川芎、桂枝、威灵仙、桃仁等组成。具有活血化瘀、温经通络止痛功效。适用于糖尿病足未破溃以下肢疼痛为主症者。

2）四皮祛风散：由牡丹皮、桑白皮、地骨皮、白鲜皮、当归、丹参、赤芍、防风、荆芥、地肤子、白花蛇舌草等组成。具有清热祛风、通络止痛功效。适用于糖尿病足未破溃以皮肤瘙痒为主症者。

3）院内外用或局部换药：黄金万红膏：由紫草、黄芩、黄连、黄柏等组成。具有清热解毒、祛腐生肌功效。适用于糖尿病足皮肤溃疡及感染。

（3）中成药。

1）口服药物：可口服活血化瘀药物，如血塞通胶囊、复方血栓通胶囊、灯盏细辛胶囊等。颗粒剂糖脉康颗粒以养阴清热，活血化瘀，益气固肾。用于阴虚内热、血脉瘀阻证。

2）外用：九一散，用于热毒壅盛所致的溃疡；生肌玉红膏，用于热毒壅盛所致的疮疡；黄金万红膏用于热毒壅盛所致的溃疡。

2. 名老中医经验

（1）奚九一教授诊治糖尿病足经验，在病因病机上奚老提出的"因邪致瘀"的发病观点，概括病机为：急性坏死溃烂期，多以湿热毒邪为主，稳定恢复以及疾病早期多以气阴两虚、痰浊瘀血痹阻脉络为主。临床探索中将糖尿病足临床分为3型：①大疱型。②筋疽型。③缺血坏疽型。治疗上主要分为两期辨证论治：①急性发作期：此期局部漫肿灼热，或破溃，筋腐不去，或大疱，滋液浸淫，或组织坏死，分泌物较多且秽臭，伴发热，舌红、苔黄腻，脉象滑数。大疱早期、大部分筋疽溃烂以及缺血坏死表现混合型坏疽均属此期，奚老认为此期的致病之邪，主要责之于"湿热"。奚老根据"祛邪为先"治疗理念，本期当以清解湿热、湿毒为主，如果主要表现为筋疽者应及早清疮，清除坏死肌腱组织。切不可运用大剂量活血化瘀之品，以防激惹反应病情恶化。可选用中药陈兰花冲剂：茵陈、泽兰、苦参、黄连、黄柏、山栀等。奚老认为邪盛不去，瘀血不断发展加重，同时强调祛邪应务早、务快、务尽，驱邪越早，人体正气受到的损害越轻，也越有利于病邪驱除后机体的恢复。②好转缓解、恢复期：局部肿退，坏死肌腱已脱净，肉芽上皮生长，热退，舌嫩、苔化，脉象细数或弦数。辨证属气阴两虚，气血不足。予以益气养阴，调补气血，涤痰活血通脉用中药黄芪、制首乌、当归、生地、党参、白术，可选鸡血藤等为主，痰癖阻滞脉道重者，可加僵蚕、蜈蚣、全蝎、土鳖虫、水蛭、山甲等虫类药物。治疗上还重视基础治疗和局部病灶处理相结合的治疗理念。

（2）张庚扬教授诊治糖尿病足经验，总结出了"全身综合治疗与及时的局部处理的中西医结合疗法"，张教授将糖尿病足分为：气阴两虚、湿热毒盛、气血两虚三型并组创了专治糖尿病足的消疽系列汤剂。①气阴两虚坏疽型：患足暗红肿胀，疼痛剧烈，干枯焦黑，溃破腐烂，疮流血水，肌腱坏死则脓水剧臭。伴高热烦躁，寒战，口渴，汗出，心悸气短，大便秘结，舌红苔薄，脉弦细无力而数。治以益气养阴、和营解毒。处方消疽1号方：黄芪、党参、石斛、玄参、当归、牛膝、金银花、紫花地丁、连翘、白芍、白花蛇舌草等。②湿热毒盛坏疽型：患足紫红肿胀，足趾坏疽溃烂，迅速向四周扩散，疮色灰黑，脓为污浊秽水，腥臭难闻，疼痛剧烈，伴壮热口渴，烦躁，便秘溲赤，舌红苔黄腻，脉滑数。治以清热利湿、和营解毒。处方消疽2号方：知母、玄参、黄柏、萆薢、桃仁、红花、当归尾、牛膝、赤芍、白芍、金银花、白花蛇舌草、连翘、紫花地丁、车前子、甘草、赤芍等。③气血两虚坏疽型：患足疼痛肌肉萎缩，皮肤干燥或浮肿，坏疽溃烂，疮色棕灰脓似粉浆污水，气味恶臭，脓腐难脱，肉芽淡红，久不敛口，伴发热寒战，面黄肌瘦，不思饮食，神疲乏力，心悸气短，自汗，溲清便溏，舌淡有齿痕，苔腻，脉沉细无力。治以补益气血，和营解毒。处方消疽3号方：黄芪、当归、川芎、赤芍、白芍、生地、皂刺、党参、白术、白花蛇舌草、紫花地丁、甘草等。

（3）现代医家姚沛雨和胡建良治疗糖尿病足的经验，其认为糖尿病的病因不外乎"阳疽"和"阴疽"，辨证为热毒炽盛（阳疽），阳虚血凝（阴疽）及病灶愈合期，分别用五味消毒饮、阳和汤、内托生肌散加减并配合西药治疗，可得较好疗效。

3. 针刺治疗

（1）下肢麻木发凉，酸楚疼痛，痛如针刺状，肌肤暗红或青紫，肢端有瘀斑，活动后皮肤呈苍白色，步态跛行，太溪脉细微者。穴位可取足三里、阳陵泉、委中、三阴交、昆仑、太溪、解溪、陷谷、八邪、血海、照海。足三里可用补法手法，余穴均用平补平泻法或泻法；委中可点刺放血。

（2）下肢厥冷者，足三里、阳陵泉可隔姜灸；每次取3~5穴，日1次，留针15~30min，10次为一个疗程。

4. 耳针疗法

取交感、肾、皮质下、心、肺、肝、脾等穴。每次选2~4穴，连续捻转1~2min，留针1~2h，每30min捻转一次，每日一次；或用王不留行穴位压豆，每压7天为一个疗程。

5. 推拿

上肢取大椎、肩髃、臂臑、曲池、手三里、大陵、合谷；下肢取命门、阳关、居髎、环跳、阴市、阳陵泉、足三里、委中、承山、昆仑。用推、拿、按、搓、摇等手法。

6. 食疗

（1）下肢皮肤病变：可选用山楂饮、瓜蒌冬瓜汤、蘑菇冬瓜汤、当归羊肉汤、素炒黄豆芽、桃仁粥、鲜藕粥、山药粥、玉米须冬瓜汤、核桃仁炒韭菜。

山楂饮：山楂15g 开水泡服，带茶饮。

山药粥：鲜山药120g（干品60g），粳米50g，同煮为粥，供早晚食用。

玉米须冬瓜汤：玉米须30g，冬瓜50g，将玉米须、冬瓜洗净煮切片放入汤中，以盐调味。

（2）糖尿病下肢坏疽：可选用清制黑豆、人参菠饺、雀儿粥、羊脊骨粥、食栗补肾方、归参炖母鸡、肉苁蓉炖羊肾、参麦团鱼、参芪排骨汤、归参鳝鱼羹、山萸肉饮、白参茶。

（3）归参炖母鸡：当归10g，人参15g，母鸡1只，将母鸡洗净煮汤，再将当归、人参放入汤中，以盐调味。

六、西医治疗

(一)西医治疗原则

1. 基础病治疗

严格控制血糖、血压、血脂。此外,积极处理心、脑、肾并发症及影响坏疽愈合的各种不良因素,限制活动,减少体重负荷,抬高患肢,以利于下肢血液回流。

2. 神经性足溃疡的治疗

神经性足溃疡可用 B 族维生素(甲钴胺)、神经生长因子等以促进神经细胞核酸及蛋白质合成、促进轴索再生和髓鞘形成;另可进行局部换药等处理。

3. 缺血性病变的处理

缺血性病变内科治疗可采用扩血管、改善微循环药物、抑制血小板积聚药物阿司匹林、华法林等;对于严重的周围血管病变,可采用外科治疗,包括手术治疗、介入治疗、自体干细胞移植术、截肢(趾)术等。局部有气性坏疽感染者可采用高压氧舱治疗,但对于非厌氧菌的严重感染患者,尤其是合并肺部感染者不宜用高压氧治疗。

4. 抗感染治疗

对于合并感染的患者,应尽量在局部处理前取分泌物进行细菌培养,根据药物敏感实验结果选用有效抗生素。在未知病原菌的情况下,可根据经验选用喹诺酮类、β-内酰胺类广谱抗生素,并可加用抗厌氧菌的药物。

(二)内科治疗常用方法

1. 严格控制血糖

慢性高血糖会导致多种传递信号异常,加速血管病变的发生和发展,稳定接近正常血糖水平有助于抑制血管病变的进展和缓解疼痛。

2. 控制血压

控制血压,纠正异常血脂纠正异常代谢等为必不可少的基本治疗。

3. 纤维蛋白溶解疗法溶栓、抗凝疗法可防治血管阻塞或血栓形成

2005 年 ACC/AHA 有关 PAD 诊治指南:

(1)抗血小板治疗可以减少下肢 PAD 患者发生心肌梗死、卒中或血管性死亡的风险。

(2)下肢 PAD 患者每日口服 75~300mg 阿司匹林减少发生心肌梗死,其效果确切、安全。

(3)与阿司匹林相比,每日 75mg 氯吡格雷也是有效的,可减少下肢 PAD 患者发生心血管事件的风险。

4. 扩容疗法

可选用低分子右旋糖酐静脉滴注以扩充血容量，可以增加血液循环。

5. 扩张血管疗法

可选用扩张血管药，口服节胺哇啉或苯节胺、异克舒令、节丙酚胺等促进血流，改善趾端缺血情况，或罂粟碱以解痉止痛，或山莨菪碱（654-2）20~40mg 溶于 250ml 生理盐水中静脉滴注，每日 1 次，10 天为 1 个疗程；凯时 20mg 加入 100ml 生理盐水中静脉滴注，10~14 次为 1 个疗程；口服倍达（西洛他唑）50~100mg/d；己酮可可碱（潘通）400~300mg/d。

6. 抗感染

应根据脓液培养，选用敏感的抗生素以控制感染。治疗开始尚未知病原菌的情况下应使用广谱抗生素；住院患者先静脉滴注青霉素、头孢＋舒巴坦类、甲硝唑、喹诺酮类治疗；对于威胁肢体的感染可用泰能、氨苄西林＋克林霉素；也可据经验联合用不同抗菌谱的药物对抗所有可能的致病菌。在病原菌明确之后，抗生素应实现从广谱到窄谱，从联合用药至单个用药的转变；对于不累及骨的感染治疗约需 14 天或更长；对于严重感染，主张抗生素联合静脉用药，这种联合用药通常需要 10~14 天，如有骨髓炎则需要 4~6 周，并口服用药 10 周；已有 PVD 局部组织缺血，抗生素剂量应加大，以保证病灶处血药浓度，对深部感染或厌氧菌感染可进行高压氧疗。

7. 氧化应激

应用抗氧化剂 α-硫辛酸，缓解神经病变的症状和缩短神经病变的自然病程。

（三）糖尿病下肢血管病变介入治疗

下肢血管重建可挽救肢体，避免截肢，主要方法包括：手术治疗、介入治疗、自体干细胞移植技术。

（四）糖尿病足外科治疗

糖尿病足深部溃疡多合并严重感染，给全身带来感染威胁，截肢并不是必须的，也不是越早越好；只有在严重坏疽界限清楚后才需进行截肢。积极保守治疗仍发生坏疽时，应及时予以截肢，截肢部位要精确估计、局部循环作出选择，确保良好的循环高度。

七、转归与预后

糖尿病足预后一般较差，致残率和截肢率较高，预后主要取决于血糖控制、病程长短、糖尿病足的严重程度。其治疗较难，按 Wagner 分级法，1 级、2 级经治疗足部溃疡面可逐步恢复，但神经症状仍存在；3 级以上足部溃疡面较难愈合，可伴有局部却如，甚至截肢。

八、预防与调护

（一）预防

1. 定期筛查

所有糖尿病患者一旦确诊，均应进行糖尿病足危险因素筛查，并坚持每年进行全面的足检查。

2. 加强患者教育

所有糖尿病患者均应接受足部护理以及如何预防糖尿病足的教育。

3. 积极预防足外伤

减少受伤和感染因素是预防足溃疡发生的根本措施，积极预防足外伤应从日常生活中每一件与脚有关的事情做起。

4. 加强足部皮肤的护理

每晚用温水（不超过42℃）和中性皂液洗净双脚，糖尿病患者下肢血液循环差，肢体感觉减退，应由家人辅助测试水温或用温度计测温，以免引起烫伤。细心护理足部皮肤，防止干燥、开裂，保持清洁。修剪趾甲不可过短，避免光脚走路等。禁用刺激性消毒药水如碘酒等，必要时可用甲紫外擦，预防、积极治疗足部霉菌感染。足部鸡眼、胼胝等皮肤疾病应请有治疗经验的医生治疗，切不可自行处理。

5. 基础病治疗

控制血糖、调节血脂，纠正异常血液流体学和血液黏滞度。

6. 及时就诊

足部一旦受伤，应尽快就诊检查。

在糖尿病足病情为0级时，以内治法辨证论治为主，如一旦出现溃疡，则需积极配合外治法治疗。并按时复查血常规和载线检查，以监测并发感染以及有无对骨质的破坏及破坏的程度等情况。

7. 定期监测

所有的糖尿病足患者应定期监测血糖，监测溃疡面的进展程度、愈合程度及预后情况。

（二）调护

1. 控制饮食

糖尿病足患者以低糖、高蛋白、高纤维素、适量脂肪为原则，忌肥甘油腻、膏粱厚味。

2. 合理运动

合理运动可以控制体重，提高患者身体的综合素质。患者应选择适合自身的运动方式进行锻炼，注意减轻足部病变部位的负重和压迫。以柔顺的养生运动为主，如太极拳、八段锦、气功等，避免剧烈运动。必要时使用拐杖或限制活动，此外，还要注意足部的保护，避免足部受伤。

3. 心理调摄

由于糖尿病足致残率和截肢率较高，治疗过程长，因此要加强有关糖尿病足的健康教育，解除其思想负担，使其积极配合治疗。

九、疗效判定标准

1.《中医病证诊断疗效标准》（国家中医药管理局．中华人民共和国中医药行业标准．南京大学出版社，1994：144）中关于脱疽的疗效评定

（1）治愈：患肢疼痛消失，皮色、肤温恢复正常，疮口愈合，步履活动自如，或趺阳脉可触及。

（2）好转：疼痛基本消失，但步履活动不能持久，疮口范围缩小。

（3）未愈：疼痛不能控制，溃疡不能愈合，或继续向近端发展。

2. 中医证候疗效评定标准

疗效指数 =[（治疗前积分－治疗后积分）÷治疗前积分]×100%，以百分数表示。

（1）近期控制：中医临床症状、体征消失或基本消失，证候积分减少≥90%。

（2）显效：中医临床症状、体征明显改善，证候积分减少≥70%，＜90%。

（3）有效：中医临床症状、体征均有好转，证候积分减少≥30%，＜70%。

（4）无效：中医临床症状、体征无明显改善，甚或加重，证候积分减少＜30%。

（柳　尧）

第三节　糖尿病合并脑血管病

一、概述

（一）西医的定义及流行病学

糖尿病合并脑血管病为糖尿病并发的系列脑血管疾病，其中以脑动脉粥样硬化所致缺血性脑病最为常见。糖尿病脑血管病变的发病机制较为复杂，且尚未完全阐明，主要与糖尿病代谢紊乱、内分泌失调、血液高凝状态、微血管病变以及吸烟、肥胖等因素有关，如短暂性脑缺血发作（TIA）、腔隙性脑梗死、多发性脑梗死、脑血栓形成等。糖尿病合并脑血管病的患病率为16.4%～18.6%，高于非糖尿病人群，其中脑出血的患病率低于非糖尿病人群，而脑梗死的患病率为非糖尿病人群的4倍。糖尿病患者脑卒中的死亡率、病残率、复发率较高，病情恢复慢。

（二）中医相关的病证论述

本病属中医"中风"、"偏枯"、"头痛"等范畴。糖尿病合并脑血管病，就是中医学的消渴病脑病，是消渴病发展到后期并发的脑系病变。虽然中国医学古籍中没有消渴病脑病的名称，但是对本病的发病病机和临床症状早有论述。在《素问·通评虚实论》中有："消瘅，仆击，偏枯……甘肥贵人则高粱之疾也"的记载，阐述了过食脂甘，形体肥胖是发生本病的重要原因。金元时期的李东垣《兰室秘藏》载有"上下齿皆麻，舌根强硬，肿痛……四肢痿弱"等消渴病脑病的表现；明代戴思恭《证治要诀》也有记载："三消久之，精血既亏，或目无所见，或手足偏废，如风疾。"

二、病因病机

糖尿病合并脑血管病病位在脑，涉及心、肝、肾诸脏；其病理因素有虚、火、风、痰、气、血六端，病性多为本虚标实，上盛下虚。

1. 发病因素

糖尿病日久，气阴两虚，心、肝、肾三脏阴阳失调，加之劳倦内伤，忧思恼怒，肥甘厚味，变生痰瘀，痰热内蕴；或外邪侵袭等诱因，以致气血运行受阻，肌肤筋脉失于濡养；风痰瘀血，上犯清空，神气闭阻所致。

2. 病机及演变规律

糖尿病合并脑血管病的发生，主要在于糖尿病日久，气阴两虚，气虚运血无力，气虚运化无力，变生痰瘀，阻于脑脉，窍络滞塞，气血不相接续，神机失用；或阴亏于下，肝阳暴张，阳亢风动，血随气逆，夹痰夹火，横窜经隧，夹风动肝，风痰瘀血，上犯清空，蒙蔽清窍，而形成上实下虚，阴阳互不维系，闭脑卒中，神机失用。

3. 分证病机

（1）中经络

1）肝阳暴亢证：七情郁结，肝气失和，气机阻滞，五志过极化火，耗散肝阴，肝火亢盛，肝失所养，肝阳暴动生风，循肝经上巅络脑，发为薄厥。

2）风痰阻络证：平素过食肥甘，损伤脾胃，脾胃受伤，脾失健运，痰浊内生，痰湿内蕴化热化风，痰火上蒙清窍，脑络受阻则发生半身不遂或神志不清。

3）痰热腑实证：饮食不节，脾胃受伤，脾失健运，痰浊内生，痰湿内蕴化热，引起脾胃积热。胃与大肠相表里，胃热化燥伤津，大肠无津则便燥腑实，便燥不通，腑中痰热更甚而不降反升，循经上扰清窍，发生神志不清或半身不遂偏瘫。

4）气虚血瘀证：消渴日久，气阴暗耗或患者年迈，气阴亏虚，气为血之帅，气虚则血行无力，血脉瘀阻。外邪趁虚而入，脉络闭阻，甚者则发生肢体麻木不仁，偏身不用等。

5）阴虚风动证：消渴日久，元阴内耗，肝肾阴精不足，阴亏不能抱阳，故阳动生风，气血逆乱，并走于上，蒙蔽清窍则发生意识不清，甚者出现半身不遂偏瘫。

（2）中脏腑

1）痰火闭窍证：体型肥胖的消渴患者，多为脾虚痰盛之体，痰湿内盛，气不化津，痰湿久蕴化热，热盛化火生风，风阳痰火一并上攻于头面清窍，则易发生骤然昏倒，不省人事。

2）痰湿蒙窍证：消渴患者饮食不节，导致脾胃损伤或本为脾虚体质，脾失健运，痰浊内生，体内痰浊壅盛，上蒙清窍导致突然仆倒，不省人事。

3）元气衰败证：消渴病久，久耗元阴元阳，导致阴阳两衰，阴阳不相维系而阴阳离绝，出现亡阴亡阳的脱证。

三、辨病

（一）症状

1. 前驱症状

前驱症状主要表现为头晕、头痛、记忆力减退、肢体感觉异常或乏力、语言不利等。

2. 发作时表现

突然肢体偏瘫，或肢体突然变得痿软无力，或头痛较剧，伴恶心、呕吐，或意识丧失，或有抽搐。

（二）体征

根据梗死或出血部位、面积大小的不同可有不同的症状和体征。

1. 脑动脉硬化

脑动脉硬化指脑动脉粥样硬化、小动脉硬化、玻璃样变等引起的非急性、弥漫性脑组织改变和神经功能障碍，临床表现为广泛的脑损害症状。

2. 急性脑血管病

急性脑血管病多见于 2 型糖尿病，以脑梗死最为常见，以多发性中小或腔隙性脑梗死为特征。

3. 慢性糖尿病性脑病

慢性糖尿病性脑病以认知功能障碍为主要表现。

4. 大脑功能紊乱

大脑功能紊乱（糖尿病低血糖症）以思维障碍及心慌、汗出、手抖等交感神经症状为主要表现。

（三）辅助检查

1. 影像学检查

影像学检查可以直观地显示脑梗死或脑出血的范围、部位、血管分布、有无出血、陈旧和新鲜梗死灶等，帮助临床判断组织缺血后是否可逆、血管状况，以及血液动力学改变。帮助选择溶栓患者、评估继发出血的危险程度。

（1）头颅CT扫描：头颅CT平扫是最常用的检查。但是对超早期缺血性病变和皮质或皮质下小的梗死灶不敏感，特别是后颅窝的脑干和小脑梗死更难检出。在超早期阶段（发病6h内），可以发现一些轻微的改变：大脑中动脉高密度征；皮质边缘（尤其是岛叶）以及豆状核区灰白质分界不清楚；脑沟消失等。通常平扫在临床上已经足够使用。若进行CT血管成像，灌注成像，或要排除肿瘤、炎症等则需注射造影剂增强显像。头颅CT扫描是诊断脑出血安全有效的方法，可准确、清楚地显示脑出血的部位、出血量、占位效应、是否破入脑室或蛛网膜下腔及周围脑组织受损的情况。脑出血CT扫描示血肿灶为高密度影，边界清楚，CT值为75~80HU；在血肿被吸收后显示为低密度影。

（2）头颅磁共振：标准的MRI序列（T_1、T_2和质子相）对发病几个小时内的脑梗死不敏感。弥散加权成像（DWI）可以早期显示缺血组织的大小、部位，甚至可显示皮质下、脑干和小脑的小梗死灶。早期梗死的诊断敏感性达88%~100%，特异性达到95%~100%。灌注加权成像（PWI）是静脉注射顺磁性造影剂后显示脑组织相对血液动力学改变的成像。灌注加权改变的区域较弥散加权改变范围大，目前认为弥散-灌注不匹配区域为半暗带。对急性期脑出血的诊断CT优于MRI，但MRI检查能更准确地显示血肿演变过程，对某些脑出血患者的病因探讨会有所帮助，如能较好地鉴别瘤卒中，发现动静脉畸形（AVM）及动脉瘤等。

（3）经颅多普勒超声：对判断颅内外血管狭窄或闭塞、血管痉挛、侧支循环建立程度有帮助。最近，应用于溶栓治疗的监测，对预后判断有参考意义。

2. 腰穿检查

脑出血破入脑室或蛛网膜下腔时，腰穿可见血性脑脊液。在没有条件或不能进行CT扫描者，可进行腰穿检查协助诊断脑出血，但阳性率仅60%左右。对大量的脑出血或脑疝早期，腰穿应慎重，以免诱发脑疝。

3. 生化检查

生化检查可见血糖升高和（或）血清胆固醇增高，大脑功能紊乱发作时血糖降低，低于2.8mmol/L；脑出血时可见血性脑脊液，压力增高。

四、类病辨别

（1）脑卒中伴应激性高血糖：除有确切的糖尿病病史外，部分患者无相关病史，急性起病应激情况下血糖升高，应进一步检查血糖、OGTT、糖化血红蛋白或果糖胺以确诊有无糖尿病。目前临床上鉴别脑卒中伴高血糖的原因主要还是依赖询问病史和监测血糖，对显性糖尿病患者意义较大；而对隐匿性糖尿病患者，应检查糖化血红蛋白或糖化血清蛋白。

（2）颅内占位性病变：结合影像学检查一般可以鉴别。颅内肿瘤的症状包括定位症状和颅内压增高症状两类，颅内肿瘤其好发部位与年龄不同，多为缓慢发病，进行性加重，根据病史与临床特点，结合 CT 和 MRI 检查、脑血管造影等可鉴别。

（3）颅脑外伤：一般有明确的外伤史。颅脑外伤史由暴力作用于头部所引起，颅脑损伤分闭合性和开放性，中心问题是脑损伤。根据外伤史和损伤部位不同，其症状和体征也会不同，结合 CT、MRI 检查。

五、中医论治

（一）治疗原则

首辨病位深浅，邪中经络者浅，中脏腑者深。二辨病程的急性期、恢复期、后遗症期等不同阶段。三辨标本主次，虚、火、风、痰、气、血六端的盛衰变化。四辨病势的顺逆，根据不同的表现分别予以治标、治本或标本同治。

（二）分证论治

1. 中经络

（1）肝阳暴亢证。

证候：半身不遂，舌强言謇，口舌㖞斜，眩晕头痛，面红目赤，心烦易怒，口苦咽干，便秘尿黄，舌红或绛，苔黄或燥，脉弦有力。

治法：平肝潜阳。

处方：天麻钩藤饮（《杂病证治新义》）加减。

组成：药用天麻、钩藤、石决明、栀子、黄芩、川牛膝、杜仲、桑寄生、益母草、夜交藤、朱茯神等。

加减：面红烦热加栀子、丹皮；失眠加龙齿、生牡蛎。

（2）风痰阻络证。

证候：半身不遂，口舌㖞斜，舌强言謇，肢体麻木或手足拘急，头晕目眩，舌苔白腻或黄腻。

治法：化痰息风。

处方：导痰汤（《校注妇人良方》）合牵正散（《杨氏家藏方》）加减。

组成：药用半夏、陈皮、枳实、茯苓、制天南星、白附子、僵蚕、全蝎等。

加减：痰涎壅盛、苔黄腻、脉滑数，加天竺黄、竹沥；头晕目眩加天麻、钩藤。

（3）痰热腑实证。

证候：半身不遂，舌强不语，口舌㖞斜，口黏痰多，腹胀便秘，午后面红烦热，舌红，苔黄腻或灰黑，脉弦滑大。

治法：清热攻下，化痰通络。

处方：星蒌承气汤（《验方》）加减。

组成：药用生大黄、芒硝、胆南星、全瓜蒌等。

加减：腹胀便秘加枳实、厚朴；偏瘫、失语，加白附子、地龙、全蝎。

（4）气虚血瘀证。

证候：半身不遂，肢体软弱，偏身麻木，舌强语謇，手足肿胀，面色白，气短乏力，心悸自汗，舌质暗淡，苔薄白或白腻，脉细缓或细涩。

治法：补气行瘀。

处方：补阳还五汤（《医林改错》）加减。

组成：药用生黄芪、当归尾、川芎、赤芍、桃仁、红花、地龙等。

加减：语言謇涩可选加石菖蒲、白附子、僵蚕等；吐痰流涎，加制半夏、石菖蒲、制天南星、远志。

（5）阴虚风动证。

证候：半身不遂，肢体软弱，偏身麻木，舌㖞语謇，心烦失眠，眩晕耳鸣，手足拘挛或蠕动，舌红或暗淡，苔少或光剥，脉细弦或数。

治法：滋阴息风。

处方：大定风珠（《温病条辨》）加减。

组成：白芍、阿胶、生龟板、生鳖甲、生牡蛎、五味子、干地黄、鸡子黄、火麻仁、麦冬、甘草等。

加减：头痛、面赤，加牛膝、代赭石。

2. 中脏腑

（1）痰火闭窍证。

证候：突然昏倒，昏愦不语，躁扰不宁，肢体强直，项强；痰多息促，两目直视，鼻鼾身热，大便秘结；甚至抽搐，拘急，角弓反张，舌红，苔黄厚腻，脉滑数有力。

治法：清热涤痰开窍。

处方：导痰汤（《校注妇人良方》）送服至宝丹（《太平惠民和剂局方》）或安宫牛黄丸（《温病条辨》）加减。

组成：药用半夏、制天南星、陈皮、枳实、茯苓、甘草等。

加减：抽搐强直，合镇肝熄风汤（《医学衷中参西录》）加减，或加山羊角、珍珠母，大便干结加大黄、芒硝、瓜蒌仁。

（2）痰湿蒙窍证。

证候：神昏嗜睡，半身不遂，肢体瘫痪不收，面色晦垢，痰涎壅盛，四肢逆冷，舌质暗淡，苔白腻，脉沉滑或缓。

治法：燥湿化痰，开窍通闭。
处方：涤痰汤（《奇效良方》）合苏合香丸（《太平惠民和剂局方》）加减。
组成：制天南星、制半夏、枳实、陈皮、竹茹、石菖蒲、党参、甘草等。
加减：痰涎壅盛、苔黄腻、脉滑数，加天竺黄、竹沥。

（3）元气衰败证。
证候：神昏，面色苍白，瞳神散大，手撒肢厥，二便失禁，气息短促，多汗肤凉，舌淡紫或萎缩，苔白腻，脉散或微。
治法：温阳固脱。
处方：参附汤（《校注妇人良方》）加减。
组成：药用人参、炮附片、生姜、大枣等。
加减：汗出不止加山茱萸、黄芪、煅龙骨、煅牡蛎。

3. 后遗症期
（1）半身不遂。
1）肝阳上亢，脉络瘀阻证。
证候：眩晕目眩，面赤耳鸣，肢体偏废，强硬拘急，舌红，苔薄黄，脉弦有力。
治法：平肝息风，活血舒筋。
处方：天麻钩藤饮（《杂病证治新义》）加减。
组成：药用天麻、钩藤、石决明、栀子、黄芩、川牛膝、杜仲、桑寄生、益母草、夜交藤、朱茯神等。

2）气血两虚，瘀血阻络证。
证候：面色萎黄，体倦神疲，患侧肢体缓纵不收，软弱无力，舌体胖，质紫暗，苔薄。
治法：补气养血，活血通络。
处方：补阳还五汤（《医林改错》）加减。
组成：药用生黄芪、川芎、赤芍、桃仁、红花、地龙等。

（2）音喑。
1）肾虚音喑。
证候：音喑，心悸气短，下肢软弱，阳痿遗精早泄，腰膝酸软，耳鸣，夜尿频多，舌质淡体胖，苔薄白，脉沉细。
治法：滋阴补肾，开音利窍。
处方：地黄饮子（《黄帝素问宣明论方》）加减。
组成：药用熟地黄、巴戟天、山茱萸、五味子、肉苁蓉、远志、附子、肉桂、茯苓、麦冬、石菖蒲等。

2）痰阻音喑。
证候：舌强语謇，肢体麻木，或见半身不遂，口角流涎，舌红，苔黄，脉弦滑。
治法：祛风化痰，宣窍通络。

处方：解语丹（《医学心悟》）加减。
组成：药用胆南星、远志、石菖蒲、白附子、全蝎、天麻、天竺黄、郁金等。
（3）口眼㖞斜。
证候：口眼㖞斜，语言謇涩不利，舌红苔薄，脉弦细。
治法：化痰通络。
处方：牵正散（《杨氏家藏方》）加减。
组成：药用白附子、僵蚕、全蝎等。
（4）痴呆。

1）髓海不足证。
证候：头晕耳鸣，腰脊酸软，记忆模糊，神情呆滞，动作迟钝，肢体痿软，舌淡苔白，脉沉细弱，两尺无力。
治法：补精益髓。
处方：补天大造丸（《杂病源流犀烛》）加减。
组成：药用紫河车、熟地黄、枸杞子、杜仲、白术、生地黄、牛膝、五味子、黄柏、茴香、当归、党参、远志等。

2）肝肾亏损证。
证候：头晕眼花，耳鸣，腰膝酸软，颧红盗汗，舌红少苔，脉弦细数。
治法：滋补肝肾，安神定志。
处方：左归丸（《景岳全书》）加减。
组成：药用熟地黄、鹿角胶、龟板胶、山药、枸杞子、山茱萸、牛膝、菟丝子等。

（三）中医特色治疗

1. 专方专药

（1）降糖活血方：由丹参、生黄芪、生地、玄参、苍术、赤芍、益母草、葛根、木香、川芎、当归等组成。具有益气养阴、活血化瘀、行气利水等功效。适用于糖尿病合并脑血管病以气虚血瘀为主的患者。

（2）补气活血逐瘀汤：药物组成有炙黄芪、桃仁、红花、当归、川芎、莪术、牛膝、炙甘草。煎服，每次250ml，早晚各1次。主要用于气虚血瘀型缺血性中风（脑梗死）患者。

（3）华佗再造丸：由川芎、吴茱萸、冰片等药味经加工制成的浓缩水蜜丸。具有活血化瘀、化痰通络、行气止痛等功效。用于瘀血或痰湿闭阻经络之中风瘫痪，拘挛麻木，口眼歪斜，言语不清的患者。

（4）活血通脉胶囊：由单味水蛭配制而成。每服4粒，每日2~3次，用于血瘀阻滞较明显的中经络患者。活血通脉胶囊是用水蛭研制的一种新型制剂。经过11所医院的大量临床验证表明，本品治疗心绞痛的显效率为75%，TG下降率为92.97%，TC下降率为95.12%，使体内的6-KPGE1α水平明显增高，TXB2明显下降，其他症状如头晕、头痛、胸闷、心悸、气短等在治疗后也有 70% 以上获得好转。现代药理研究证明，水蛭素有极强的抗凝血、抗血栓和降血脂作用，是最强的凝血酶抑制剂；可使 PT、TT、APTT 明显延长，FIB 降低，阻滞血小板聚集，抑制 TXA 的形成。

（5）中成药

1）银杏叶片：药物组成：银杏叶提取物。适用于瘀血阻络引起的胸痹、心痛、中风、半身不遂等。

2）安宫牛黄丸：药物组成：牛黄、水牛角浓缩粉、麝香、黄连、黄芩、栀子、雄黄、冰片、郁金、珍珠、朱砂。功能主治：清热解毒，镇惊开窍。用于热病，邪入心包，高热惊厥，神昏谵语；中风昏迷及脑炎、脑膜炎、中毒性脑病、脑出血等见上述症状者。用法用量：口服，一次 1 丸，一日 1 次；或遵医嘱。

3）消栓再造丸：药物组成：血竭、赤芍、没药（醋炙）、当归、牛膝、丹参、川芎、桂枝、三七、豆蔻、郁金、枳壳（麸炒）、白术（麸炒）、人参、沉香、金钱白花蛇、僵蚕（麸炒）、白附子、天麻、防己、木瓜、全蝎、铁丝威灵仙、黄芪、肉桂、泽泻、茯苓、杜仲（炭）、槐米、麦冬、五味子（醋炙）、骨碎补、松香、山楂、冰片、苏合香、安息香、朱砂。功能主治：活血化瘀，息风通络，补气养血，消血栓。用于气虚血滞，风痰阻络引起的中风后遗症，肢体偏瘫，半身不遂，口眼㖞斜，言语障碍，胸中郁闷等症。用法用量：口服。水蜜丸 5.5，大蜜丸一次 1~2 丸，一日 2 次。

2. 名老中医经验

（1）祝谌予教授治疗经验：糖尿病在临床虽可分阴虚、血瘀、阴阳两虚、气阴两虚等型，但以气阴两虚型最为常见。这类患者都属肥胖型，以少气乏力，自汗口干为主要症状，祝教授常用四对降糖药：即黄芪配山药；苍术配玄参；生地配熟地；丹参配葛根。阴虚型以一贯煎为主方；阴阳两虚型以桂附八味丸为主方；血瘀型以"抗自身免疫"一号方为主，药物组成为木香、当归、益母草、赤芍、白芍、川芎。如其他型合并血瘀，此方也可加入其他各型中。

合并脑血管意外、半身不遂者，证见气血失调者，予以调气活血为主，血压高者用血府逐瘀汤加减；血压不高者用补阳还五汤加减。

（2）吕景山教授治疗糖尿病合并脑血栓经验：糖尿病合并脑血栓是糖尿病所引起的脑血管病变的一种。以眩晕、口眼㖞斜、半身不遂为主症。其主要病机为气虚血瘀，治疗应予补阳还五汤合降糖对药方，药物主要有生黄芪 50~90g，当归 10g，川芎 10g，赤芍 10g，桃仁 10g，红花 10g，生地 30g，玄参 30g，丹参 30g，葛根 30g，地龙 10g，苍术 15g。加减情况为：口眼㖞斜，加蜈蚣 3~5 条，僵蚕 10g；语言不利，加炒白术 10g、石菖蒲 10g、生蒲黄 10g；头痛眩晕，加钩藤 10g、茺蔚子 10g；下肢无力，加千年健 10g、狗脊 30g；肢体麻木，加鸡血藤 30g、桑寄生 25g、豨莶草 30g；上肢体浮肿，加丝瓜络 10g、姜黄 10g，下肢则加丝瓜络 10g、怀牛膝 10g。

经云"治病必求于本"。糖尿病合并中风半身不遂，其本乃是糖尿病本身，其标为半身不遂。均为气虚血瘀、脉络瘀阻之故。故以补阳还五汤治疗瘫痪，以降糖药对治本。标本兼治，以冀全功。

（3）王永炎教授论糖尿病合并脑血管病：王教授认为痰热腑实证是中风病重用阶段出现的重用证候。在中风急性期，只要出现痰热腑实证，治疗要点重在通腑化痰。痰热渐化，腑气得通，浊气下行，则无上逆扰闭清窍。胃气得降，脾气得升，中焦气机运化有度，有助于中风患者脏腑功能、经脉气血运行的恢复。基本方为化痰通腑汤，主治中风病急性期痰热腑实证，药物有瓜蒌、胆南星、生大黄、芒硝，方中瓜蒌清热化痰，理气散结；胆南星息风化痰清热，配瓜蒌功专清热化痰；生大黄后下，峻下热结，荡涤肠胃，通腑化浊；芒硝软坚散结，配生大黄通降腑气。四药配合，通腑化痰，势宏力专，能改善中风病急性期诸症。辨证加减，大便通而黄腻苔不退者，少阳枢机不利，气郁痰阻，合大柴胡汤化裁；风动不已，躁动不安，加镇肝息风之药，石决明、磁石、羚羊角等；瘀血重者，加丹参、桃仁、红花等活血化瘀；黄腻苔呈斑块样剥脱，已见阴伤，基本方减量，加麦冬、女贞子、旱莲草、玄参等，滋阴生津，有增液承气之意。化痰通腑汤有较为明确的适应证，对症下药，用之无虞。

（4）魏子孝教授论糖尿病合并脑血管病：魏教授治疗糖尿病合并脑血管病，注重标本先后，善于抓主证，辨标本，再辨证论治，确立基础方，然后根据临床症状进行加减。对调控血糖从餐后高血糖，必察其便；空腹高血糖，询问夜间睡眠；血糖不稳定，须问七情；调控血糖，须重天时；血糖顽固难降，则查其体质；更年期心烦不安，血糖会紊乱；血糖居高不下，注意感染等方面论治，获效明显。糖尿病合并脑血管病血瘀明显者，善用三棱、莪术以破血行瘀；对痰热腑实者，重用瓜蒌以化痰通腑。重视防御性治疗，糖尿病患者在合并脑血管病发病前易患因素，就可以避免糖尿病合并脑血管病的发生。

（5）丁学屏教授论糖尿病合并脑血管病：丁教授认为糖尿病合并脑血管病常分四种基本证型进行辨证论治。阴虚热盛者，治以滋阴清热；湿热内蕴者，治以清利湿热；气阴两虚者，治以益气养阴；阴阳两虚者，治以滋阴补阳固肾；若合并肝郁、痰湿、瘀血之异，症见繁杂，立足基本病证，参兼变以化裁。

（6）林兰教授论糖尿病合并脑血管病：林兰教授认为糖尿病脑血管病变应归于中医中风、偏枯等范畴，并涉及头痛、眩晕、痰证、血瘀。病机为禀赋不足，肾精亏虚，劳逸失度，肝肾不足，饮食不节，痰浊蒙闭，五志过极，肝阳暴张，气虚血瘀，经脉痹阻。治疗分为中经络、中脏腑两大类。中经络以临床不同证候辨为阴虚、气虚、痰瘀等。中脏腑又可分为闭证、脱证。辨证中谨守痰虚瘀。

3. 针刺治疗

针刺治疗取内关、神门、三阴交、天柱、尺泽、委中等穴。语謇加金津、玉液放血；口眼㖞斜流涎，配颊车透地仓、下关透迎香；上肢取肩髃、曲池、外关、合谷；下肢加环跳、阳陵泉、足三里、昆仑；血压高加内庭、太冲。

4. 耳针

耳针取皮质下、脑点、心、肝、肾、神门及瘫痪等相应部位，每次3～5穴，中等刺激，每次15～20min。

5. 头针

头针取对侧运动区为主。

6. 穴位注射

取穴肩髃、曲池、合谷、手三里、环跳、阳陵泉、髀关、解溪等，轮流选用，每穴注射当归注射液、丹参注射液等1～2ml。

7. 推拿

上肢取大椎、肩髃、臂臑、曲池、手三里、大陵、合谷；下肢取命门、阳关、居髎、环跳、阴市、阳陵泉、足三里、委中、承山、昆仑。用推、拿、按、搓、摇等手法。

8. 食疗

（1）菊花山楂茶：组成：菊花3g，生山楂6g。制法：开水冲浸。服法：代茶饮用。按语：本方适用于糖尿病合并高血压、冠心病、高脂血症者。

（2）菊槐绿茶饮：组成：菊花、槐花、绿茶各3g。制法：水煎或开水冲浸。服法：代茶饮用。按语：本方适用于糖尿病合并高血压者。

（3）决明子粥：组成：决明子（炒）15g，粳米50g。制法：先把决明子放入锅内炒至微有香气，取出，待冷后煎汁去渣，放入粳米煮粥，粥熟即可食。服法：食用。按语：本方适用于糖尿病合并高血压、高脂血症者。

（4）荷叶绿豆粥：组成：绿豆20g，大米50g，鲜荷叶1张。制法：取鲜荷叶洗净，煎汤取汁，绿豆泡发，入荷叶汤煮至豆开，加入大米共煮，至粥熟后即可食用。服法：食用。按语：本方适用于糖尿病合并高脂血症患者。

9. 康复锻炼

糖尿病合并脑血管病患者，宜及早进行康复治疗。可配合针灸、推拿及导引，如五禽戏、气功、太极拳等有助于身体恢复和预防复发。

六、西医治疗

1. 治疗原则

糖尿病合并脑血管病与一般的脑血管病治疗原则是相同的，但是由于糖尿病合并脑血管病具有一定的特殊性，特别是脑卒中急性期的处理过程中，存在诸多引起血糖升高的因素，应注意降糖药物的选择、感染及各种并发症的预防。急性期应绝对保持安静，减少搬运；恢复期应及早进行康复治疗，与早期的救治同步进行，可以提高疗效，减轻致残程度，提高生存质量。

2. 急性期

（1）积极控制血糖：适宜的血糖控制是脑卒中的治疗基础，严密的血糖监测是预防糖尿病并发急性代谢紊乱的前提。糖尿病合并急性脑卒中时，原则上应选用胰岛素治疗。

（2）增进血供、氧供及其利用，减少梗死区或半暗淡区，包括降低颅内压、改善血循环、促进脑细胞代谢、增加组织细胞供氧等。脑出血量较大或压迫重要部位时应考虑及时手术治疗。

（3）降低脑代谢：尤其是发热、高血糖等增高的代谢。

（4）防止并发症：如高渗性昏迷、肺部感染、消化道出血、中枢性高热、癫痫、脑心综合征、尿失禁等。

（5）预防复发：及早开展康复治疗。发病超过1～3个月后的陈旧性脑卒中，任何治疗均难收显效。

3. 恢复期

体疗、针灸、理疗等促进功能恢复，同时使用防止复发药物。

（1）积极控制血糖。脑血管病的发生和加重的因素与血糖水平密切相关，脑血管病本身对血糖来说又是一个应激因素。糖尿病合并急性脑卒中时，原则上应选用强化胰岛素治疗。强化胰岛素治疗方案包括一日4次法和胰岛素泵。

（2）糖尿病急性代谢紊乱及感染的预防。糖尿病并发脑卒中急性期，血糖明显升高，注意预防糖尿病高渗性非酮症昏迷及糖尿病酮症酸中毒。由于糖尿病患者多免疫力低下，加之脑卒中时常合并意识障碍、腔道导管的使用，易并发肺部、泌尿道等部位的感染。而且感染也是诱发以上两种糖尿病急性代谢紊乱并发症的常见原因，所以加强对感染的预防和控制也是十分重要的。

（3）糖尿病合并缺血性脑血管病的治疗。短暂性脑缺血发作、脑血栓形成、腔隙性脑梗死均属于缺血性脑卒中，原则同普通脑梗死，目标是改善局部血液供应，加强侧支循环，防止并发症。

（4）糖尿病合并出血性脑血管病的治疗。一般治疗：保持呼吸道通畅，吸氧，镇静，预防感染，调控血压，降低颅内压；止血药物一般不用，凝血障碍者可应用不超过一周，早期使用亚低温治疗。

七、转归与预后

糖尿病是脑血管病的主要危险因素之一，而脑血管病则是糖尿病死亡的重要原因。据报道糖尿病患者的脑血管病发生率较无糖尿病者多两倍。男女性患病率无明显差别，但患病率与年龄和体重超重显著相关。糖尿病脑血管合并症主要发生于成年发病的2型糖尿病肥胖患者。因此，应加以重视，以免糖尿病患者漏诊。

糖尿病并发脑血管病时以脑梗死多见，老年糖尿病并发脑梗死较非糖尿病者多见，而并发脑出血者较非糖尿病者少见。缺血性脑血管病是糖尿病的常见并发症，糖尿病增加脑梗死的发病率，这与糖尿病长期的血病变和血液流变学改变有关。糖尿病患者的血白细胞浓度增高，伴有补体、纤维蛋白原、血浆铜蓝白质及C反应蛋白浓度增高，而使血液黏稠度高，血流减慢，促使脑灌流压降低；而糖尿病压力感受器功能减退，脑组织不能通过自动节机制来代偿脑灌流压的改变，使脑局部血流低，导致脑缺血缺氧，严重者出现脑梗死。同使脂蛋白、载脂蛋白及一些酶的氨基酸残基糖，促进了动脉粥样硬化的发生、发展。脂质代谢乱可导致动脉粥样硬化、脑中风已被公认。TG、LDL增高，HDL降低这是动脉粥样硬化、冠心病的危险因素。

据报道糖尿病并发脑血管病者临床症状的程度及预后与入院时血糖水平的高低有关。高血糖有加重脑梗死的作用，这主要是因为糖尿病脑梗死患者脑组织在缺氧状态下，ATP供血应不足，大量葡萄糖以无氧酵解供能产生大量的乳酸，造成细胞内外严重酸中毒，使ATP的再生被破坏，致使钠泵功能障碍，造成胞内水肿，使临床症状加重，病死率增高。入院时血糖为8.2～16.7mmol/L者，预后较好。而血糖≥16.8 mmol/L者预后差，病死率（30.8%）明显高于血糖8.2～16.7 mmol/L者，高血糖所引起的内皮细胞功能失常包括内皮细胞黏附性增加，新血管生成紊乱，血管渗透性增加，炎症反应，血栓形成等，而且其损害程度与高血糖的峰值呈正比关系。

八、预防与调护

糖尿病患者易并发脑血管病，如脑梗死、脑出血等。这已成为2型糖尿病主要死亡原因。在脑梗死中，糖尿病为非糖尿病患者的2倍以上。糖尿病并发脑血管病的主要原因为高血糖、高胰岛素血症、脂代谢紊乱、动脉粥样硬化、血小板功能异常、血液黏度增高、并发高血压等。应从以下几方面预防：

（1）积极控制糖代谢紊乱。糖尿病患者发生脑动脉硬化较非糖尿病患者高出1倍，且发生于较年轻的时期，与糖尿病的病程和血糖控制不良密切相关。有报道病程在5年以下的糖尿病患者，脑动脉硬化发生率为31%，5年以上者为70%。因此，积极控制糖代谢紊乱是减少脑血管病的重要条件。

（2）认真治疗脂代谢紊乱。糖尿病时如并发脂代谢紊乱，高胆固醇、高甘油三酯、高低密度脂蛋白均易患动脉粥样硬化。应调整饮食结构，并加药物治疗，如辛伐他汀（舒降之）等。

（3）控制高血压。糖尿病患者伴高血压是非糖尿病者的1.5～2倍，高血压是动脉硬化的独立危险因子，可导致动脉内皮损伤、血小板黏附和凝聚等。高血压又是导致脑血管病的重要因素。因此，认真控制高血压无疑可减少脑血管病的发病率。可选用血管紧张素转换酶抑制剂（如卡托普利、依那普利、培哚普利、贝那普利）、钙离子拮抗剂、利尿剂等。

（4）戒烟、戒酒、控制体重，避免肥胖。

九、疗效判定标准

参考《中医病证诊断疗效标准》（国家中医药管理局.中华人民共和国中医药行业标准.南京：南京大学出版社，1994）中关于中风的疗效标准：
（1）治愈：症状及体征消失，基本能独立生活。
（2）好转：症状及体征好转，能扶杖行动，或基本生活能自理。
（3）未愈：症状及体征无变化。

（李海洋）

第四节　糖尿病合并心脏病

一、概述

（一）西医的定义及流行病学

糖尿病心脏病（diabetic cardiopathy，DC），是指糖尿病并发或伴发的心脏血管病变，涉及心脏的大、中、小、微血管损害，包括非特异性冠状动脉粥样硬化性心脏病（冠心病，CHD），微血管病变性心肌病和心脏自主神经功能失调所致的心律失常和心功能不全。自从胰岛素和抗生素用于治疗后，其中70%～80%死于心血管并发症。冠心病是糖尿病最主要的心血管病变，糖尿病患者的冠心病发病率较非糖尿病患者男性增加50%，女性增加200%。据报道约50%的2型糖尿病患者在诊断时已有CHD，而且糖尿病本身又加速CHD的发展。2011年中华医学会糖尿病分会调查发现，合并心血管并发症者高达92.3%，其中CHD占25.1%，约80%死于心血管并发症，其中75%死于CHD，为非糖尿病患者的2～4倍。糖尿病患者急性心肌梗死的发生率和病死率亦明显高于非糖尿病患者，男性约高1.5倍，女性约高3.5倍。超过1/3的糖尿病患者发生心肌梗死时为无痛性心肌梗死，因而不易被诊断而延误治疗。

（二）中医相关的病证论述

中医学无明确的糖尿病合并心脏病的概念，根据其临床表现既属于消渴病，又属于心病，可将其归于"消渴"、"心悸"、"怔忡"、"胸痹"、"真心痛"等病范畴。《灵枢·本藏》曰："心脆则善病消瘅热中"，《灵枢·邪气脏腑病形》提出"心脉微小为消瘅"，已表明消渴病与心脏的重要关系。《伤寒论·太阳病篇》记载"消渴，气上撞心，心中疼热"；《诸病源候论》有"消渴重，心中痛"的记载；《临证指南医案·三消》亦有"心境愁，内火燃，乃消渴火病"，说明消渴病发病与心相关。《圣济总录》载有用止渴瓜蒌饮治疗"口干舌焦，饮水无度，小便数多，心欲狂乱"，用瞿麦穗治疗"消渴后头面脚膝浮肿……心胸不利"。这是治疗消渴病并心病的具体记载。

二、病因病机

1. 发病因素

糖尿病合并心脏病、糖尿病并发或伴发心脏病为糖尿病迁延日久，累及心脏，因心气阴虚或心脾两虚，致痰浊、瘀血内阻心络，或素体心阴阳亏虚，或久病而致心肾阳虚。发病初期为心之气阴不足、心脾两虚，心脉失养，或脾虚痰浊闭阻，胸阳不振；渐至伤及肝、肾，血瘀阻塞心络，心之络脉绌急；病变晚期，心气衰微，水饮停聚，痰、瘀、水互结，络脉受阻，甚或阴损及阳，阴竭阳绝，阴阳离决。

2. 病机及演变规律

糖尿病合并心脏病初期临床症状多不明显，仅有缺血性心电图改变。大多数患者可见心悸气短、头晕乏力、胸闷或疼痛；进而胸痛彻背、背痛彻心，甚则心胸猝然大痛；或见晕厥，病变后期肢冷汗出、尿少水肿；重者腹大胀满、喘促不能平卧。根据病机演变和临床症状特征分三个阶段：

（1）发病初期：糖尿病经久不愈，心脏气阴耗伤，心阴不足，心火偏旺，心神不宁；或心脾两虚，气血亏虚，心脉失养则心悸、怔忡。脾虚失运，肺失治节，肾气失司，痰浊内生；或因阴虚燥热，灼津成痰，痰浊闭阻，气机不利，胸阳不振，弥漫心胸，发为胸痹。

（2）病变进展期："久病入络"，"久病必虚"，"久病必瘀"，气虚血瘀，血运不畅，或气滞血瘀，心络瘀阻，不通则痛，故胸中刺痛，甚者胸痛彻背、背痛彻心。阴损及阳，心脾阳虚，寒凝血瘀，阻闭心脉，则发为胸痹心痛。病情进一步发展，络脉绌急，心络瘀塞不通，可见心胸猝然大痛，而发真心痛。

（3）病变晚期：糖尿病累及心脏日久，脾虚湿阻，阴阳俱虚，痰湿内盛，血液凝滞，痰瘀稽留脉络，瘀血与痰浊凝聚，壅塞心络；或由虚损至衰微，脏腑血脉瘀阻不通，肺络瘀阻，肺气受遏，失其肃降，心肾阳虚，水邪内停，水饮上凌心肺，则喘息、四肢逆冷青紫、尿少、水肿；重则虚阳欲脱，阴竭阳绝，阴阳离决而见大汗淋漓、四肢厥冷、脉微欲绝等。

3. 病位、病性

糖尿病合并心脏病病位在心，涉及肺、脾、肝、肾。病性为本虚标实，虚实夹杂，以气血阴阳亏虚为本，以气滞、痰浊、血瘀、寒凝为标。

4. 分证病机

（1）气阴两虚证：消渴病日久不愈，阴虚燥热，导致气阴两虚，气虚推动血行无力，阴虚则脉络不充，均可使血行不畅，气血瘀阻，故心脉失养，出现心悸、胸闷隐痛等。

(2)痰浊阻滞证:消渴病体型肥胖者,本有脾虚,脾虚失运,内生痰湿,痰湿壅盛于内,阻滞气血运行,胸阳被遏,故见胸闷作痛,心下痞满等。

(3)心脉瘀阻证:消渴病日久不愈,久病耗伤气血,气血两虚,气虚运血无力而生瘀,瘀血阻于心络,闭阻心脉,不通则通,发为胸痛,甚至胸痛彻背。

(4)阴阳两虚证:消渴病日久,耗伤气阴,阴虚渐及阳虚,导致阴阳两虚,阴血不足,不能濡养心脉,再加阳虚不能升阴以养清窍,故见心悸怔忡、头晕目眩,甚至晕厥等。

(5)心肾阳虚证:消渴病经久不愈,损伤气阴,心阳受损,元气暗耗,心病及肾,导致心肾阳虚,阳虚寒凝,心脉闭阻,故见猝然心痛,痛如刀绞,汗出肢厥等。

(6)水气凌心证:消渴病后期,元气虚弱,肾阳不足,气化不利,水气上逆,停于胸中,凌犯心肺,肺失肃降,心阳不振,故见心悸,胸闷,气喘,或倚息不能卧,水肿等。

三、辨病

(一)症状

糖尿病合并心脏病临床症状主要表现为心悸,胸闷,胸痛,气短,乏力。进一步发展可能会有以下严重的症状:

1. 心绞痛

胸部有绞痛、紧缩、压迫或沉重感,由胸骨后放射到颈、上腹或左肩,持续时间 3~5min,休息或含服硝酸甘油后 2~3min 缓解,但糖尿病患者心绞痛常不典型。

2. 无痛性心肌梗死

心肌梗死面积大,后壁心肌梗死多,因心脏自主神经病变,痛觉传入神经功能减弱,其中 24%~42% 胸痛不明显,表现为无痛性心肌梗死,或仅有恶心呕吐、疲乏、呼吸困难、不能平卧等不同程度的左心功能不全。有的起病突然,迅速发展至严重的心律失常或心源性休克或昏迷状态而发生猝死。

(二)体征

心电图特异性改变,早期心尖区可闻及第四心音,第一心音低钝,P2 亢进,二尖瓣关闭不全,并可闻及收缩期杂音,双肺底湿啰音。心脏扩大,左心室收缩、舒张功能障碍,中期 75% 的患者有不同程度的左心室功能不全,后期 30% 的患者伴有右心衰竭和体循环瘀血征象。

(三)辅助检查

1. 心电图

左心室各导联的波形呈 ST 段压低,T 波低平或倒置或双相。急性心肌梗死 ST

段抬高，病理性 Q 波或无 Q 波，心动过速，心房颤动，多源性室性期前收缩，房室传导阻滞等心律失常改变。

2. 冠状动脉造影

多支冠状动脉狭窄病变是糖尿病合并冠心病的特点，管腔狭窄，直径缩小 70%~75% 以上会严重影响供血，直径缩小 50%~70% 也有一定的临床意义。

3. 超声心动图检查

超声心动图检查评价左心室舒张功能。心脏普遍扩大，以左心室为主，并有舒张末期和收缩末期内径增大，室壁运动呈阶段性减弱、消失或僵硬，对心肌病变具有诊断价值。

4. 心功能检查

该病收缩前期延长，左心室射血时间（LV/ET）及 PEP／LVET 比值增加。

四、类病辨别

（1）非糖尿病性冠心病：可通过病史、血糖、糖化血红蛋白检查予以鉴别。

（2）急性心肌梗死应激状态高血糖：急性心肌梗死时机体通过垂体－肾上腺系统，促使肾上腺皮质激素大量分泌及肾上腺髓质激素分泌增加，拮抗胰岛素，使血糖上升，糖耐量减低，但随着病情好转，3~6 个月可恢复正常。

五、中医治疗

（一）治疗原则

辨别虚实，分清标本。本病以气血阴阳两虚为本，气滞、痰浊、血瘀、寒凝为标。本虚者心胸隐痛而闷，因劳累而发，多属心气不足；绞痛兼见胸闷气短，四肢厥冷，则为心阳不振；隐痛时作时止，缠绵不休，动则多发，则属气阴两虚。标实者闷重而痛轻，兼见胸胁胀痛者多属气滞；胸部室闷而痛，多属痰浊；胸痛如绞，遇寒则发，为寒凝心脉；刺痛固定不移，夜间多发，舌紫暗或有瘀斑，由心脉瘀滞所致。此外，还有虚实夹杂证，临证时应予详细辨别。虚证当以益气养阴为主，根据兼瘀、痰、寒、水的不同，分别采用活血通络、健脾祛痰、宣痹通阳、祛寒通络、温阳利水等标本同治的原则。病到后期，虚中有实，病情复杂，则宜标本兼顾，攻补兼施。

（二）基础治疗

饮食宜清淡低盐，勿食过饱，保持大便通畅，饮食以适量米、麦、杂粮为宜，配以蔬菜、豆类、瘦肉、鸡蛋等，定时定量进餐。避免吸烟、饮酒、浓茶及刺激食品。

发作期患者应立即卧床休息；缓解期患者要注意适当休息，保证充足睡眠，坚持力所能及的活动，做到动中有静。

重视精神调摄，避免过于激动，不宜大怒、大喜、大悲，保持心情愉快。

（三）分证论治

1. 气阴两虚证

证候：胸闷隐痛，时作时止，心悸气短，神疲乏力，气短懒言，自汗，盗汗，口干欲饮，舌偏红或舌淡暗，少苔，脉虚数或细弱无力或结代。

治法：益气养阴，活血通络。

处方：生脉散（《内外伤辨惑论》）加减。

组成：药用太子参、麦冬、五味子、三七、丹参等。

加减：口干甚，虚烦不得眠加天冬、酸枣仁；气短加黄芪、炙甘草。

2. 痰浊阻滞证

证候：胸闷痛如窒，痛引肩背，心下痞满，倦怠乏力，肢体重着，形体肥胖，痰多，舌体胖大或边有齿痕，舌质淡或暗淡，苔厚腻或黄腻，脉滑。

治法：化痰宽胸，宣痹止痛。

处方：瓜蒌薤白半夏汤（《金匮要略》）加减。

组成：药用瓜蒌、薤白、半夏、白酒、干姜等。

加减：痰热口苦加黄连。

3. 心脉瘀阻证

证候：心痛如刺，痛引肩背、内臂，胸闷心悸，舌质紫暗，脉细涩或结代。

治法：活血化瘀，通络止痛。

处方：血府逐瘀汤（《医林改错》）加减。

组成：药用桃仁、当归、红花、赤芍、牛膝、川芎、柴胡、桔梗、枳壳、生地黄、甘草等。

加减：心痛甚加三七、延胡索、丹参；脉结代可加炙甘草、人参、桂枝。

4. 阴阳两虚证

证候：眩晕耳鸣，心悸气短，大汗出，畏寒肢冷，甚则晕厥，舌淡，苔薄白或如常，脉弱或结代。

治法：滋阴补阳。

处方：炙甘草汤（《伤寒论》）加减。

组成：药用炙甘草、生地黄、人参、桂枝、生姜、阿胶、麦冬、火麻仁、当归等。

加减：五心烦热加女贞子、旱莲草；畏寒肢冷甚加仙茅、淫羊藿。

5. 心肾阳虚证

证候：猝然心痛，宛若刀绞，胸痛彻背，胸闷气短，畏寒肢冷，心悸怔忡，自汗出，四肢厥逆，面色㿠白，舌质淡或紫暗，苔白，脉沉细或沉迟。

治法：益气温阳，通络止痛。

处方：参附汤（《校注妇人良方》）合真武汤（《伤寒论》）加减。
组成：药用人参、附子、白术、茯苓、白芍等。
加减：面色苍白、四肢厥逆加大人参、制附子用量；大汗淋漓加黄芪、煅龙骨、煅牡蛎。

6. 水气凌心证

证候：气喘，咳嗽吐稀白痰，夜睡憋醒，或夜寐不能平卧，心悸，动辄加剧，畏寒，肢冷，腰酸，尿少，面色苍白或见青紫，全身水肿，舌淡胖，苔白滑，脉沉细或结代。
治法：温阳利水。
处方：葶苈大枣泻肺汤（《金匮要略》）合真武汤（《伤寒论》）加减。
组成：药用葶苈子、制附子、茯苓、白术、人参、白芍、桂枝、五加皮等。
加减：胸腔积液、腹水加桑白皮、大腹皮。

（四）中医特色治疗

1. 专方专药

（1）消渴舒心方：由太子参、生黄芪、白术、葛根、山药、麦冬、地骨皮、郁金、丹参、三七、川芎等组成，具有益气养阴、清热生津、活血化瘀等功效，适用于糖尿病并心脏病属于气阴两虚夹血瘀的患者。

（2）益气活血方：由生黄芪、茯苓、葛根、山药、麦冬、泽兰、郁金、丹参、天花粉、川芎等组成，具有益气养阴生津、活血化瘀化痰等功效，适用于糖尿病并心肌缺血的患者。

（3）益气通脉汤：由西洋参、黄芪、丹参、麦冬、五味子、降香、郁金等组成，具有益气养阴、活血化瘀、理气通络等功效，适用于糖尿病合并心脏病属于气阴两虚兼气滞血瘀患者。

（4）糖冠康：由人参、黄芪、玄参、黄连、丹参等组成，主要作用为益气、清热、活血，用于糖尿病并冠心病患者。

（5）黄连调心汤：由黄连、西洋参、陈皮、珍珠、当归、甘草组成，功效为清心益气、活血补血，主要用于糖尿病合并心律失常等属于气血两虚有热象的患者。

（6）降糖宁心饮：由人参、黄芪、黄精、山药、山萸肉、麦冬、黄连、葛根、丹参、川芎、石菖蒲等组成，具有益气养阴、活血化瘀、开窍通络等功效，适用于糖尿病合并心脏病各型患者。

（7）中成药

1）糖心宁胶囊：由生黄芪、天花粉、山茱萸、石菖蒲、葛根、人参、山药、水蛭、荔枝核等组成，具有益气养阴生津、活血化瘀散结、开窍通络等功效，适用于糖尿病并冠心病的患者。

2）通心络胶囊，药物组成：人参、水蛭、全蝎、赤芍、蝉蜕、土鳖虫、蜈蚣、檀香、降香、乳香、酸枣仁、冰片。适用于冠心病心绞痛属心气虚乏，血瘀络阻证。

症见胸部憋闷、刺痛、绞痛、固定不移等。

3）参松养心胶囊，药物组成：人参、麦冬、山茱萸、丹参、酸枣仁、桑寄生、赤芍、土鳖虫、甘松、黄连、南五味子、龙骨。适用于冠心病心律失常属气阴两虚，心络瘀阻证。

4）芪苈强心胶囊，药物组成：黄芪、人参、附子、丹参、葶苈子、泽泻、玉竹、桂枝、红花、香加皮、陈皮。适用于轻、中度心功能衰竭属阳气虚乏，络瘀水停证。

2. 名老中医经验

（1）祝谌予教授论治糖尿病及心脏病：祝老认为：糖尿病在临床虽可分阴虚、血瘀、阴阳两虚、气阴两虚等型，但以气阴两虚型最为常见。这类患者都属肥胖型，以少气乏力，自汗口干为主要症状，祝老常用四对降糖药：即黄芪配山药；苍术配玄参；生地配熟地；丹参配葛根。阴虚型以一贯煎为主方；阴阳两虚型以桂附八味丸为主方；血瘀型以"抗自身免疫"一号方为主，药物组成为木香、当归、益母草、赤芍、白芍、川芎。如其他型合并血瘀，此方也可加入其他各型中。

常用加减法：兼有冠心病加生脉散；胸痛加川朴配郁金；血压高加夏枯草、紫石英或三石汤（生石膏、石决明、代赭石）；对少数血糖不下降者，可重用黄芪60g，生地、熟地30g。

（2）林兰教授论治糖尿病性心脏病：林兰教授总结多年临床经验认为，糖尿病心脏病的临床表现相当于中医学中的"消渴""心悸"、"怔忡"、"胸痹"、"惊悸"、"胸痛"、"心痛"、"厥心痛"、"真心痛"等证范畴。其中糖尿病冠心病多见"胸痹"、"胸痛"、"心痛"、"厥心痛"、"真心痛"；糖尿病心肌病与糖尿病心脏自主神经病变多见"心悸"、"怔忡"、"惊悸"、"晕厥"。针对糖尿病"久病必虚"，"久病必瘀"，"久病入络"，因虚致实，虚实夹杂，有以心气虚、心阴虚为本，心脉瘀阻为标的特点，林兰教授在临床实践中，对糖尿病心脏病采取辨证与辨病相结合，分型论治的方法，按西医理论分为糖尿病冠心病、糖尿病心肌病、糖尿病心脏自主神经病变三病种分别辨证，特别是对糖尿病心脏自主神经病变的辨治为其独创。另外，林教授在辨治时各有侧重。例如，糖尿病冠心病偏重于胸阳不振兼有血瘀，糖尿病心肌病偏重于心气虚，糖尿病心脏自主神经病变偏重于心阴虚，取得了良好的疗效。

（3）熊曼琪教授论治糖尿病及合并心脏病：经过大量临床研究发现，2型糖尿病患者多以疲倦乏力、口干、腰膝酸软、肥胖、舌红或淡胖、脉细等气阴两虚之证为突出，而在病程早期或高血糖未控制时，又常有多饮、多食、多尿及便干、便秘等症，此多为胃热肠燥所致；本病无论早、中、晚期都有潜在或明显的瘀血征存在，可酿成多种慢性并发症的发生或发展。治疗当以益气养阴、泻热逐瘀为法，方用桃核承气汤加味。处方：黄芪30~50g，怀山药18g，生地、熟地各15~24g，玄参15g，麦冬、桃仁各12g，桂枝、大黄各6~12g，玄明粉3~6g。若兼高血压者加钩藤、葛根；冠心病者加瓜蒌、丹参。经系列研究表明，该方治疗2型糖尿病能明显改善症状、辅助降糖及延缓血管并发症，疗效较好。

3. 针刺治疗

针灸治疗糖尿病心脏病，疗效较好，同时要积极配合药物治疗。糖尿病患者的皮肤易并发感染，在针刺过程中应注意严格消毒。

主穴：肺俞、脾俞、胃俞、胃脘下俞、肾俞、足三里、三阴交、太溪。

方义：消渴因肺燥、胃热、肾虚所致，故取肺俞清热润肺、生津止渴；取脾俞、胃俞、足三里、三阴交清胃泻火、和中养阴；取肾俞、太溪滋养肾阴；胃脘下俞为治疗消渴的经验效穴。诸穴合用，共奏清热润燥、滋阴生津之功。

加减配穴：心律失常加心俞、巨阙、内关、神门以宁心安神、定悸；冠心病心绞痛加巨阙、膻中、心俞、厥阴俞、膈俞、内关以益气活血、通阳化浊；慢性心力衰竭加心俞、厥阴俞、膏肓俞、膻中、内关补心气，温心阳。

手法：肺俞、脾俞、胃俞、胃脘下俞、肾俞等胸腹部穴位不可深刺，以免伤及内脏；其他腧穴常规针刺。根据辨证采取"实者泻之，虚者补之"的操作手法。

4. 耳针

取胰腺、内分泌、肾、三焦、心、神门、皮质下、交感、耳迷根等穴。每次选3~5穴，毫针针刺，留针20min；或耳穴压籽法。

5. 穴位注射

取肺俞、脾俞、胃俞、胃脘下俞、肾俞、足三里、三阴交、心俞等穴。每次选2~4穴，用当归注射液、黄芪注射液或小剂量胰岛素，每穴注入0.5~2ml。隔日1次。

6. 推拿治疗

（1）取穴及部位：膈俞、胰俞、心俞、肝俞、脾俞、胃俞、胃脘下俞、肾俞、命门、三焦俞、中脘、气海、关元、曲池、足三里、三阴交、太溪、涌泉、阿是穴等穴。

（2）主要手法：滚法、一指禅推法、按揉法、擦法、点法、振法。

（3）操作方法：①患者俯卧位。医者用滚法在脊柱两侧施术，约5min，重点在胰俞和胃脘下俞。用一指禅推法推背部膀胱经第一侧线，约5min。按揉膈俞、胰俞、心俞、肝俞、脾俞、胃俞、胃脘下俞、肾俞、命门、三焦俞、阿是穴，每穴约1min。用擦法擦背部膀胱经第一侧线，横擦肾俞、命门，以透热为度。②患者仰卧位。医者用一指禅推法或按揉法施术于中脘、气海、关元、曲池、足三里、三阴交、太溪、涌泉、阿是穴，每穴约2min。用掌振法振脐周约2min。用擦法擦涌泉穴，以透热为度。

7. 气功

（1）松静功：又名放松功，是古代用于修身养性的一种静坐功法。对老年糖尿病合并心脏病者尤为适宜。

（2）八段锦：八段锦的体势有坐势和站势两种。坐势练法恬静，运动量小，适于起床前或睡觉前穿内衣锻炼。站势运动量大，适于各种年龄、各种身体状况的人锻炼。

（3）注意事项：糖尿病合并心脏病患者一般以静功为主，适当配合一些动功。动功选择八段锦，静功选择松静功（放松功）。

8. 食疗

（1）山楂槐花葛根煎：山楂 20g，槐花 10g，葛根 10g。水煎代茶饮。适用于糖尿病合并心脏病伴有高血压、高血脂者。

（2）淡菜荠菜汤：淡菜 10g，荠菜 30g，煎汤服。适用于糖尿病合并心脏病伴有高血脂者。

（3）桃仁山药粥：桃仁 10g，鲜山药 100g，粳米 50g。煮粥作早餐服食。功效：益气养阴，活血化瘀。适用于糖尿病合并心脏病症见身体局部疼痛，麻木，舌质暗或有瘀斑、瘀点等血瘀征象者。

（4）薤白山楂粥：薤白 10g，山楂 15g（鲜者均加倍），洗净，与粳米 100g，同煮为粥，日服 1~2 次。适用于糖尿病合并冠心病胸闷、心前区疼痛明显者。

六、西医治疗

（一）治疗原则

（1）控制危险因素，包括糖代谢紊乱、高血压、高血脂和吸烟。
（2）糖尿病基础治疗，口服降糖药或胰岛素治疗。
（3）控制高血压。
（4）调节血脂，应根据血脂谱有针对性地选择降血脂药物。

（二）糖尿病冠心病

（1）抗血小板治疗，首选水杨酸类药物。抗凝治疗可选普通肝素、低分子肝素。
（2）β 受体阻滞剂在无禁忌证时，不论有无心肌梗死均可应用；若有禁忌证时，可联用长效二氢吡啶类钙通道阻滞剂或长效硝酸盐制剂。
（3）硝酸酯类药物舌下含服或使用硝酸酯类喷雾剂，随后静脉滴注，缓解心绞痛。
（4）钙通道阻滞剂。
（5）冠状动脉重建术。

（三）糖尿病急性心肌梗死

1. 一般治疗
急性心肌梗死患者均应进入 CCU 病房，吸氧，心电图和血压监测，解除焦虑。
2. 解除疼痛
解除疼痛首选麻醉镇痛药，如阿片类，也可使用硝酸酯类静脉滴注。
3. 心肌再灌注
有溶栓适应证者应尽早使用纤维蛋白溶解剂和组织型纤溶酶原激活剂，同时，减少再梗死。

4. 其他治疗

前壁急性心肌梗死尽早使用 ACE 抑制剂、β 受体阻滞剂，可减少急性心肌梗死的死亡率。

5. 并发症处理

严重心律失常、心力衰竭或心源性休克时应及时处理。伴有左心室收缩功能不全者宜用血管紧张素转换酶抑制剂（ACEI）。

（四）心功能不全

1. 非药物治疗心衰

非药物治疗包括限制体力活动、低盐饮食。

2. 心力衰竭的治疗

选用利尿剂和（或）硝酸酯类药物；若出现窦性心动过速，加用钙通道阻滞剂；快速心房颤动可使用洋地黄类药物，避免使用血管扩张剂。

3. 晚期左心衰竭的治疗

选用 ACEI 类；利尿剂改善充血症状和消除水肿；洋地黄类；其他正性肌力药物；扩张血管药物；其他辅酶 Q_{10}、多种维生素等。

七、转归与预后

根据目前的医疗水平来看，糖尿病合并心脏病尚不能治愈。但是，只要把患者的血糖、血压、血脂控制好，防止和延缓并发症的出现，也可以和普通人一样颐养天年。

八、预防与调护

（一）未病先防

（1）严格控制好血糖、血脂、血压、体重，按时服用相关的药物，定期监测。控制好这四大因素将大大降低糖尿病合并心脏病的风险。

（2）保持心情舒畅，拥有乐观的情绪，培养对糖尿病的正确认知，都将有助于疾病的控制和治疗的配合。

（3）严格控制饮食，限制碳水化合物的摄入，饮食宜清淡，多食用蔬菜、蛋白及脂肪类食物，按时按量进餐，不宜过饱、过饥，禁食辛辣刺激和肥甘厚味。

（4）戒烟限酒，吸烟有害健康，吸烟与心血管、肿瘤等多种疾病发生的风险增高相关。应劝诫每一位吸烟的糖尿病患者停止吸烟，这是生活方式干预的重要内容之一。饮酒易引起血糖的较大，不利于血糖的控制。

（5）不要过度劳累，劳逸结合。

（6）节制房事，过度的房事会消耗人体的元气和精气，将不利于糖尿病的控制。

（7）适当运动，不宜久卧、久坐，久卧耗气、久坐伤肉，适当运动有助于气血的运行通畅。

（8）起居有节，养成良好的生活习惯。

（二）既病防变

（1）遵守上述的预防措施。

（2）定期做心电图检查，可半年左右做一次。一旦发现冠心病，必要时结合心脏彩超、冠状动脉照影等检查，因为糖尿病患者易发生无痛性心肌梗死，防止冠心病演变成致命性的心肌梗死，提高患者的生活质量。

九、疗效判定标准

参考《中医病证诊断疗效标准》（国家中医药管理局.中华人民共和国中医药行业标准.南京：南京大学出版社，1994）中关于消渴病的疗效标准：

（1）治愈：症状消失，心电图及有关实验室检查恢复正常。

（2）好转：症状减轻，发作次数减少，间歇期延长，实验室检查有改善。

（3）未愈：主要症状及心电图无变化。

（李海洋）

第五节 糖尿病眼病

一、概述

（一）西医的定义及流行病学

糖尿病眼病是指由糖尿病引起的一系列眼部并发症，它包括：糖尿病性结膜病变、糖尿病性角膜病变、糖尿病性虹膜病变、糖尿病性晶状体病变、糖尿病性视网膜病变、糖尿病性眼部神经病变、糖尿病性屈光不正。其中，视网膜病变是糖尿病患者失明的主要原因，本章主要介绍糖尿病视网膜病变。

糖尿病性视网膜病变（DR）是一种在一定程度上几乎所有长期糖尿病患者都会最终发生的视网膜疾病。糖尿病患者的感觉神经功能损害显现于血管性损害之后，临床最早可见的视网膜病变表现包括微动脉瘤和出血。血管性改变可发展至视网膜毛细血管非灌注，导致出血数量增加、静脉异常和视网膜内微血管异常（IRMA）为特征的临床表现。晚期表现包括小动脉和小静脉的闭塞，视盘、视网膜、虹膜和房水滤过角出现新生血管增殖。DR病程中血管渗透性增加导致视网膜增厚（水肿）。视力降低主要原因在于黄斑水肿、黄斑毛细血管非灌注、玻璃体积血、视网膜扭曲或牵拉性脱离。

由于社会经济条件改善，人的寿命显著延长，我国糖尿病患者日渐增多，1997年我国糖尿病患病率为2.52%，糖尿病患病率是1980年的3倍，糖尿病患者总数每年至少增加100万。病程10~14年者26%发生DR，病程15年以上为63%。我国糖尿病患者中糖尿病性视网膜病变的患病率达44%~51.3%。除长期高血糖是产生DR的原因外，高血压、高血脂均是糖尿病性视网膜病变发生的危险因素。

（二）中医的相关病症

中医学对DR尚无特殊命名，但前人早有论述。《儒门事亲·刘完素三消论》记载"夫消渴者，多变聋盲目疾"，《河间六书·宣明方论》曰："又如周身热燥怫郁，故变为雀目或内障。"根据其临床表现，可将其归属于中医学"视瞻昏渺"、"云雾移睛"、"暴盲"、"萤星满目"、"血灌瞳仁"等范畴。

二、病因病机

（一）发病因素

糖尿病眼病的发生多与阴虚燥热，肝、脾、肾亏虚，以及久病入络，痰瘀互结等因素相关。主要为脏腑功能失调、气血瘀阻、阴阳平衡失调所致，血瘀痰湿是糖尿病视网膜病变的重要病机。而"瘀血"的成因多为阴虚致瘀、虚火致瘀、气滞血瘀、气虚血瘀、实火血瘀5个方面。糖尿病眼病变是典型的络脉病变，络脉瘀滞是其基本的病理基础。目络瘀阻，日久不愈，血行不畅，精血不能濡养视衣，目精失养，神光失灵，则可出现视觉功能障碍。邪客络脉，营卫运化失常，营气涩而不行，卫气郁而不舒，则津液失渗，停聚络脉内外而痰瘀互结，则出现增殖性病变，进一步发展，机化牵拉，导致视网膜剥脱而失明。

（二）病机及演变规律

本病多为本虚标实，虚实夹杂之证，多由实致虚，由虚致瘀。病及上中下焦，燔及气血阴阳，脏腑经络失常，是多因素、多元化、多脏腑经络的复杂性病理变化在眼部的反应。

消渴之症多由素体亏损、饮食不节、劳损过度、七情内伤，致脏腑燥热，精亏液少，血运不畅，日久阴损及阳，气阴两虚，气虚血滞，不能上承目络，目精失养；病多由上焦燥热，胃热亢盛，日久燔灼下焦，肝肾阴虚，虚火上炎，循经上扰，灼伤目络，或阴损及阳，气病入血，气血瘀滞，瘀血内阻，脉络瘀滞，均致目络受损，血不循经，目失所养，而眼前昏花、视物模糊，甚至失明。

（三）病性、病位

糖尿病眼病主要责于阴虚、血瘀、痰浊、气虚、血虚等，病机总由肝、脾、肾脏腑虚损，真元耗伤，气血在经络输布失常所致，病位主要在肝，与五脏六腑经络、气血精津皆相关。

（四）分证病机

1. 肝郁气滞，目络受阻

本型多因肝郁气滞，肝失调达，气机不畅。肝开窍于目，肝气郁结，血行不畅，目络受阻，气瘀交阻，则视瞻昏渺，蒙昧不清；肝郁化热，热伤肝阴，肝阳偏亢，上扰头目则头晕目眩，口干咽燥。本型多见于视网膜病变的Ⅰ～Ⅱ期微血管瘤；视网膜静脉扩张或有出血点。

2. 脾虚湿胜，痰浊阻络

本型多系痰湿之体，或饮食不节，损伤脾胃，脾运不健，聚湿蕴痰；痰湿中阻则感胸闷胀满，肢重纳呆，大便溏薄；湿浊上蒙清窍，则头晕头重，眼花目眩，如云雾遮睛状，多见于糖尿病视网膜病Ⅱ～Ⅲ期，视网膜静脉迂曲、扩张，伴有黄白色硬性渗出或有出血点或出血斑。

3. 肝肾不足，水亏目暗

本型系肝肾不足，肾为肝之母，神水之源，髓海不充，水不涵木，则目眩耳鸣，腰腿酸软；肾水不足，水不上承则心烦口干；肝肾精亏，不能涵养瞳神，而视物如飞蝇，或云雾飘动；阴虚火旺，热迫血妄行，视物呈红色，重者仅能辨明暗，此乃血贯瞳神，多见于糖尿病视网膜病变Ⅲ～Ⅳ期，眼底视网膜后部有聚集白色渗出斑，或有玻璃体积血，静脉迂曲成串珠状等改变。

4. 气血两虚，目失所荣

本型多见于消渴病日久，耗伤气血而致气血两虚；气血虚亏不能荣于头面则面色苍白无华或萎黄，不能濡养周身而倦怠乏力；目失所荣则视物昏渺，头晕目眩；多见于糖尿病视网膜病变Ⅳ～Ⅴ期，表现有新生血管生成、纤维增殖、玻璃体或视网膜前出血。

5. 阴虚阳亢，火伤目络

本型多系消渴病日久伤肝阴，阴虚内热，热伤血络；肝阴不足，肝气挟肝火上窜，热灼目络，迫血妄行，而暴盲；瘀血遮睛则视物色红或荧星满目或见黑影；诸风掉眩，皆属于肝，肝阳上亢则头晕目眩，急躁易怒，口苦咽干，面红目赤等皆为肝火肝气之候。多见于糖尿病视网膜病变Ⅴ～Ⅵ期，纤维增殖，视网膜前或玻璃体积血，以致视网膜脱离等危候。

三、辨病

（一）症状

糖尿病视网膜病变早期，其病变仅局限于微血管瘤、静脉扩张、出血点、渗出斑等，没有涉及黄斑部，不影响视力，患者一般无不适，只有作眼底检查才能发现病变。当病变累及色斑或黄斑区，则在病变部位发生囊样水肿，严重影响视力，可发生视网膜前出血，玻璃体积血，广泛增殖性视网膜病变等进一步影响视力，可继发新生血管性青光眼或视网膜脱离导致失明。

（二）体征

糖尿病视网膜病变依据眼底改变可分为：非增殖型糖尿病视网膜病变（NPDR）、增殖型糖尿病视网膜病变（PDR）、黄斑水肿。

1. 非增殖型糖尿病视网膜病变（NPDR、单纯型、背景型）

Ⅰ期（轻度）：为早期视网膜后部位出现微血管瘤，小出血点数目较少，可随病情进展，微血管瘤、小出血点有所增加，为轻度NPDR。

Ⅱ期（中度）：视网膜有黄白色、或白色"硬性渗出"，或并有出血斑，多出现于黄斑区附近，数目多少不等，为中度NPDR。

Ⅲ期（重度）：视网膜有白色"软性渗出"，或伴有出血斑，静脉串珠样改变，视网局部毛细血管累及多个无灌区，为重度NPDR。

2. 增殖型糖尿病视网膜病变（PDR）

Ⅳ期：视网膜有新生血管形成，纤维组织增生，或有玻璃体积血，数目较少，新生血管可发生在视网膜任何部位或视乳头上。

Ⅴ期：视网膜有新生血管增大，以后逐渐退行性变，纤维组织增多，纤维血管组织沿玻璃体后皮层继续增殖。

Ⅵ期：玻璃体对纤维血管膜的牵引和纤维血管膜的收缩，以及不完全的玻璃体后脱离导致玻璃体积血与牵拉性视网膜脱离，进而引起牵拉孔源混合性视网膜脱离，导致失明。

由Ⅰ期发展到Ⅲ期一般较为缓慢，有1/3的患者Ⅳ期是由Ⅲ期发展而来的，有2/3的患者由Ⅰ~Ⅱ急骤发展为Ⅳ期，多数患者随着病情的发展而不断加重恶化，少数患者可以自行缓解。

（三）辅助检查

如果运用适当，许多辅助检测有助于对患者的医疗服务。最常见的检测包括以下项目：

1. 彩色眼底照相

在临床探索性研究中，与临床检查相比，眼底照相是一项重复性更好的 DR 检查技术。然而，临床检查在黄斑水肿相关的视网膜增厚方面通常更加优秀，在识别视盘新生血管（NVD）和视网膜其他部位的新生血管（NVE）方面也许更好。

眼底照相在微小 DR 或 DR 与上次照相比较无变化的情况下价值很小。在记录疾病实质性进展或治疗效果时，眼底照相可能是有用的。

2. 光学相干断层成像（OCT）

OCT 提供视网膜玻璃体界面、视网膜、视网膜下空间的高分辨率的图像（$10\mu m$）。

用于某些糖尿病黄斑水肿患者，OCT 有助于量化视网膜厚度、监测黄斑水肿、识别玻璃体黄斑牵拉。然而，OCT 测量视网膜厚度与视力关系很小。

3. 荧光造影

荧光造影在某些 DR 患者具有临床价值，通常用于指导黄斑水肿（CSME）治疗和评估无法解释的视力降低的病因。造影能识别黄斑毛细血管非灌注或毛细血管渗漏源，这些病变导致的黄斑水肿，可能是视力下降的原因。

检查糖尿病患者并不是荧光造影的常规适应证。诊断 CSME 或 PDR 不需要荧光造影，两者通过临床检查的方式诊断。然而，由于造影在各种情况下都是有益的，建议医生在诊断和治疗 DR 患者时具备荧光造影设施。

眼科医生必须知晓荧光造影的潜在风险；可能发生严重的并发症，包括死亡（约 1/200 000）。每套造影设施放置之处必须备有医疗护理方案或应急方案，备有清晰备忘录以使风险最小化和能够处理任何并发症。虽然并没有荧光染料会对胎儿产生有害影响的记载，但是荧光染料的确能够通过胎盘进入胎儿循环。

4. 超声检查

超声在糖尿病眼屈光间质混浊时检查视网膜脱离方面是一项有价值的检测手段。

四、类病辨别

糖尿病性视网膜病变应注意与高血压性视网膜病变鉴别，见表 13-1。

表 13-1 糖尿病性视网膜病变与高血压性视网膜病变鉴别

	高血压性视网膜病变	糖尿病性视网膜病变
水肿	视乳头及视网膜有水肿	轻或无
渗出物	常出现白色棉絮状渗出斑、黄斑部呈星状排列	腊肠样棕黄色硬性渗出物或围绕黄斑呈环形排列
出血	多位于浅层，呈火焰状或线状	多位于深层，呈点状，圆形或不规则形
血管变化	最早血管损害为小动脉病变，以动脉变化为主，可见痉挛和硬化	最早血管损伤在毛细血管及静脉，以静脉变化为主，可见微血管病变新生血管

五、中医论治

（一）论治原则

中医学认为糖尿病眼病是典型的络脉病变，络脉瘀滞是其基本的病理基础，其发生多与阴虚燥热，肝、脾、肾亏虚，以及久病入络，痰瘀互结等因素相关。

糖尿病眼病的中医治疗原则是益气养阴，清热化湿，活血通络，疏肝、健脾、补肾为法。病到后期，虚中有实，病情复杂，则宜标本兼顾，攻补兼施。

（二）分证论治

糖尿病视网膜病变归属于中医瞳神疾病范畴。瞳神病初起自觉视物昏渺，蒙昧不清称为视瞻昏渺，瞳神病按临床症状可分为以下五型：

1. 肝郁气滞，目络受阻型

证候：头晕目眩，视物昏蒙，蒙昧不清，心胸满闷，善叹息，口燥咽干，舌红苔薄黄，脉弦细为主者。

治法：拟疏肝清热，行气消滞。

处方：丹栀逍遥散（《医部全录》）加减。

组成：柴胡、全当归、赤白芍、丹皮、焦山栀、紫丹参、木贼草、红花、郁金、薄荷。

加减：肝肾不足，目暗不明者加白蒺藜、枸杞子、生熟地以加强补益肝肾而明目；头晕目眩，急躁易怒甚者加龙骨、牡蛎、石决明等重镇潜阳，平肝明目之品。

2. 脾虚湿胜，痰浊阻络

证候：头晕头重，眼花目眩，常感眼前黑朦，或如蛛丝飘浮，其色或黑或白或红者，伴胸闷胀满，肢重纳呆，大便溏薄，舌淡红苔白腻，脉濡滑为主者。

治法：拟健脾化湿，化痰通络。

处方：温胆汤（《三因极一病证方论》）加味。

组成：半夏、茯苓、枳实、苍术、山药、陈皮、薏苡仁、甘草、竹茹、丹参、大腹皮。

加减：湿重苔腻加厚朴；倦怠乏力明显者加党参、黄芪以补脾气；眼底有出血者加用补中益气汤以益气摄血。

3. 肝肾不足，水亏目暗型

证候：目眩耳鸣，腰腿酸软，五心烦热，失眠口干，初起则感眼前有蚊蝇，或如隔云雾视物感，继则眼前时见红光满目，甚则一片乌黑，舌红苔薄少津，脉弦数为主者。

治法：拟补益肝肾，益精明目。

处方：驻景丸（《太平圣惠方》）加减。

组成：菟丝子、楮实子、茺蔚子、枸杞子、车前子、山萸肉、五味子、三七粉、熟地。

加减：眼底出血加丹皮、白茅根、旱莲草、仙鹤草等以凉血止血；出血日久不吸收者，为瘀血不去，新血不生，则加红花、桃仁，丹参以达活血化瘀，祛瘀生新。

4. 气血两虚，目失所荣

证候：面色苍白无华或萎黄，头晕目眩，倦怠乏力，气短懒言，视物昏渺，或有云雾飘动，舌质淡苔薄白，脉虚细无力为主者。

治法：拟补气养血，益精明目。

处方：八珍汤（《正体类要》）加减。

组成：党参、白术、甘草、当归、川芎、赤芍、熟地、黄芪、陈皮、枸杞、谷精草。

加减：凡有眼底出血者加血余炭、阿胶以补血止血；肝肾虚亏者加山萸肉、菟丝子以补益肝肾；便秘者加草决明以平肝明目，润肠通便。

5. 阴虚阳亢，火伤目络

证候：头晕目眩，急躁易怒，口苦咽干，目赤面红，耳鸣耳聋，骤然目盲，或视物色红或荧星满目，或黑影遮睛，舌红而少苔，或薄黄苔为主者。

治法：清热凉血，平肝明目。

处方：犀角地黄汤（《备急千金要方》）加减。

组成：侧柏叶、生地、丹皮、赤芍、白茅根、犀角、胆草、山栀、石决明。

加减：出血较多者加用三七粉以活血止血，或合十灰散以加强止血之功，肝旺动风者加钩藤、僵蚕以平肝息风。

（三）中医特色治疗

1. 专方专病

（1）白虎汤合玉女煎加减：生地12g，麦冬10g，石膏30g，知母10g，牛膝10g，玄参12g，粳米30g，甘草6g。若单纯型者加女贞子、旱莲草、藕节；增殖型者加珍珠母、鳖甲；热象明显者加龙胆草、栀子、黄芩；口渴甚加天冬、天花粉、葛根、石斛；饥饿甚加党参、黄芪、白术、山药。具滋阴补肾、清热润燥之功效。适用于阴虚燥热型患者。

（2）金匮肾气汤加减：熟地15g，山药12g，山萸肉12g，茯苓10g，泽泻10g，丹皮10g，附子9g，肉桂9g。若尿频加益智仁、桑螵蛸、杞子；若自汗加黄芪、浮小麦、党参。具温阳育阳、补益脾肾之功效。适用于脾肾阳虚型患者。

（3）二冬汤（《医学心悟》）加减：麦冬10g，天冬10g，党参12g，天花粉12g，知母10g，黄芩9g，甘草6g，生地12g，玄参10g，五味子10g，黄精30g。若尿频加覆盆子、金樱子。具阴清热、益气生津之功效。适用于肺肾阴虚型患者。

（4）六味地黄汤（《小儿药证直诀》）加减。熟地、山茱萸、山药、泽泻、茯苓、丹皮、白薇、鸡血藤、丹参、川芎。若出血多加蒲黄、三七粉。本病属全身性疾病引起的眼病，所以临证时要结合全身检查及眼底检查，在方中加入2~3味药。

①高血压加羚羊角、槐花、石决明、白菊花。②高血脂加山楂、泽泻、何首乌、黄精、玉竹。③高血糖加生地、玄参、人参、知母、玉米须、玉竹、黄芪、党参、苍术、白术、山药、茯苓、泽泻、地骨皮、葛根、黄精、枸杞子。④眼底动脉硬化，可选用槐花、蚕豆花、荠菜花降血压、改善血管壁脆性。⑤视网膜新鲜出血，因热可用凉血止血药如大蓟、小蓟、槐花、白茅根、侧柏等，因寒而导致出血，则伴虚寒体征，可用温性止血药如炮姜炭、陈艾炭等。⑥出血日久，但未有新鲜出血，用活血化瘀药又恐出血，可选用止血化瘀药，如花蕊石、田三七、生蒲黄、茜草等。⑦出血久不吸收，或玻璃体积血日久，可选用活血化瘀药，如丹参、红花、郁金、牛膝、丹皮、赤芍、川芎、茺蔚子等。⑧出血陈旧，并伴机化，可同时佐以软坚散结药，如海藻、昆布等。⑨视网膜新生血管较多，视网膜前出血，以及大片广泛出血等，可佐以止血药；对反复出血病例或新旧出血夹杂，也需佐以止血药或止血化瘀药。⑩出血反复发作，可选用收敛止血药，如仙鹤草、血余炭、藕节等。具滋阴活络之功效。适用于肾虚络阻型患者。

（5）中成药

1）内复方光明胶囊。

主要成分：龙血竭、水蛭、地龙、川芎等。

功能主治：活血化瘀，通络明目。用于视瞻昏渺，视物不清或昏花，视网膜静脉阻塞，眼底出血等疾病见上述证候者。

用法用量：口服，一次4～6粒，一日3次，半空腹温开水送服。

2）院内珍珠光明丸。

主要成分：熟地黄、桑椹、沙苑子、珍珠、三七等。

功能主治：滋补肝肾，健脾生血，益精明目用于肝血不足、肾精亏虚引起的视瞻昏渺、视网膜病变、视神经萎缩、视疲劳、老年性白内障等疾病见上述证候者。

用法用量：口服，一次10g，一日3次。半空腹盐开水送服，儿童酌减。

3）明目地黄丸。

主要成分：熟地黄、山茱萸（制）、牡丹皮、山药、茯苓、泽泻、枸杞子、菊花、当归、白芍、蒺藜、石决明（煅）。

功能主治：用于肝肾阴虚，目涩畏光，视物模糊等。

用法用量：口服。大蜜丸一次1丸，一日2次。浓缩丸一次8~10丸，一日3次。

4）石斛夜光丸。

主要成分：石斛30g，人参120g，山药45g，茯苓120g，甘草30g，地黄60g，麦冬60g等。

功能主治：用于肝肾两亏，阴虚火旺，内障目暗，视物昏花等。

用法用量：口服，小蜜丸一次6g，小蜜丸一次9g，大蜜丸一次1丸，一日2次。

2. 名老中医经验

（1）唐由之教授：根据多年临床的经验，认为既然糖尿病性视网膜病变是糖尿病的一个并发症，那么就和糖尿病有着相似的发病机理。阴虚为本燥热为标是消渴的表现。消渴目病的病机多为病久气阴两虚，气虚无力行血致血行瘀滞、目失濡养，阴虚火旺灼伤目络，血溢目络之外而成此病。故气阴两虚夹瘀为本病的主要病机。糖尿病性视网膜病变在中医理论上仍然是一个本虚标实的眼病。气阴两虚为本病的本，目络不通、血溢络外为本病的标。消渴病久体衰，肾之精气渐亏，气血生化减少，且鼓动无力，眼底出现血瘀，日久产生视网膜新生血管。中医眼底病讲究局部辨证，血瘀形成也与西医上认为本病的发病的机制可能是毛细血管的闭塞、微循环障碍相符合。

总结唐老治疗糖尿病性视网膜病变的经验方，发现多用生蒲黄汤合二至丸加减。基本处方：生蒲黄、姜黄、旱莲草、女贞子、丹参、枸杞子、生黄芪、牛膝、山萸肉、菟丝子、川芎。该处方主要由两方面组成：一方面是益气养阴的中药如黄芪、旱莲草、女贞子、枸杞子、菟丝子、山萸肉等，另一方面则是止血活血的中药生蒲黄、姜黄、丹参、牛膝、川芎等。玻璃体混浊、眼底纤维增殖明显的可加浙贝母、法半夏。肝肾亏虚明显的可加生熟地、金樱子、楮实子、五味子等。血虚明显的加当归。方中黄芪甘、温，归肺、脾、肝、肾经，为补气要药，唐老治眼病喜欢重用黄芪，黄芪基本为每方的必用之药，不但起到调和诸药的作用，在治疗本病中重用黄芪则更加能发挥其益气扶正的功效。女贞子味甘苦性微寒，有补肝肾阴明目之功；旱莲草味甘酸性寒，凉血，止血，补肾，益阴，和女贞子合用主要起养阴的功用，兼有止血的作用。山萸肉酸、涩，微温，归肝、肾经，补益肝肾；枸杞子甘，平，归肝、肾经，滋补肝肾，益精明目；菟丝子甘辛平，入肝、肾经补肾益精，养肝明目。以上三药共奏补肝肾之功。蒲黄味甘性平，止血，化瘀，生用行瘀血更佳；姜黄味苦辛，性温。行气破瘀，通经止痛，故两者合用不但能止血还起到化瘀血通目络的功用。此外，丹参味苦性微寒，味苦而性偏泄降，能破瘀血积聚，牛膝能引血下行，兼能化瘀；川芎味辛，性温，行气活血，配合运用则可使瘀血更快地消散。

（2）韦玉英教授：认为肝开窍于目，视神经疾患多由于肝郁气滞所致，尤其是病程缠绵经久不愈者，其气血必郁必虚，而久病入络又可致瘀，病症更加顽固难愈，属"陈疴痼疾非活不可"之列。因此韦老主张各型各期视神经疾患条达肝气，通利玄府之药不可或缺。例如，柴胡为肝经要药，明目活血畅达肝气必用之。临床配伍根据所需以柴胡加香附、郁金疏肝解郁；加川芎、当归疏肝活血；加熟地、白芍疏肝养血；加白术、茯苓疏肝健脾；加枳壳、陈皮疏肝理气；加丹皮、栀子疏肝清热；加夏枯草、连翘疏肝散结；加决明子、女贞子疏肝明目。应用之广始终不离疏肝二字。韦老认为视神经疾患，疏肝应为常法，尤其是由肝郁所致者应尽早畅达肝气，可有效缩短病程。

（3）林兰教授认为：糖尿病视网膜病变，属于中医瞳神疾病范畴。可根据不同发病阶段的临床表现，归于视瞻昏渺和云雾移睛、暴盲等不同病症讨论。根据中医理论，肝开窍于目、"诸脉者皆属于目"、"五脏六腑之精气，皆禀受于脾，上贯于目"、"气脱者，目不明"等，该病主要病位在肝，与五脏六腑经络、气血精津皆相关，是多因性疾病。与西医认为是血管内皮损伤，血液流动异常等原因相兼为病一致。

3. 针刺治疗

常用主穴为睛明、球后、四白、太阳、攒竹等，配穴有风池、曲池、合谷、天柱、外关。也可配合眼睛局部穴位按摩，可达到调和气血、疏通经络的作用，有一定的辅助治疗作用。

4. 耳针

耳针常用穴位有交感、神门、肾、肾上腺、皮质下等。采用中等刺激，留针 15～30min。

5. 局部药物治疗

决明子 30g，红花 10g，菊花 10g，薄荷 10g，冰片 10g，诸药加水 1000ml，文火煮沸 20min，取汁湿热敷眼，每日 2～4 次，每次 15min 左右。

6. 食疗

（1）藕汁饮：将新鲜嫩藕 1 节洗净，捣烂榨取汁，适量饮用，连服 7～10 天。作用清热生津，凉血散瘀。对糖尿病性视网膜病变眼内反复出血而积血难散者尤为适宜。

（2）糖醋元参鸭：将鲜藕 1 节洗净，切成小薄片，鸭子 1 只去毛及内脏，煮熟捞出切块，元参 50g 和藕炒至七成熟时合入鸭肉，放入糖醋等调料适量。每日 1 次，连服 7～10 天。可凉血止血，散瘀明目，是糖尿病性视网膜病变患者之佐食佳品。

（3）生地饮：鲜生地 250g，三七粉 10g。将生地洗净，捣烂如泥，榨取汁，加入三七粉和匀顿服。每日 1 次，连服 7～10 天。作用凉血止血，和血散血，是治疗阴虚火旺眼底出血之佳品。

（4）炒木须肉：黑木耳 10g 和黄花菜 10g 用温水浸泡开，洗净，木耳撕成小块，黄花菜切成小段，鸡蛋一个打匀，瘦猪肉 30g 切成小薄片。先炒鸡蛋取出，再用爆火将猪肉煸熟取出，然后将木耳和黄花菜煸炒后，加入鸡蛋、肉片、调料，同炒即成。作用养血滋阴，凉血止血。适用于糖尿病性视网膜病变属阴液不足，虚火上炎证，可见眼内出血、口咽干燥、目涩等症。

（5）兔肉馄饨：将兔肉 100g，洗净剁成肉末，放入鸡蛋 1 只，加豆粉、味精、盐、葱等调匀，按常法包成馄饨。正餐食用。可以补中益气，凉血解毒，治糖尿病性视网膜病变的眼底出血，胃热呕吐，便血等。

（6）枸杞叶粥：用鲜枸杞叶 100g 洗净，加水 300ml，煮至 200ml 去叶，入糯米 50g，再加水 300ml，煮成稀粥，早晚餐温热食。补虚益精，清热明目。可辅治糖尿病性视网膜病变，虚劳发热，头晕目赤，夜盲证。

（7）地黄粥：用新鲜生地150g，洗净捣烂，用纱布挤汁备用，南粳米50g，冰糖适量，同入砂锅内加水500ml，煮成稠粥后，将生地汁兑入，改文火，再煮一沸即可。每日2~3次，稍温食。可以清热凉血，养阴生津。辅治糖尿病、糖尿病性视网膜病变，以及热病伤津所致的烦躁口渴，舌红口干，虚劳骨蒸，血热所致的眼底出血、吐血，衄血，崩漏及津亏便秘等。服用本粥时，忌吃葱白、韭菜、薤白及萝卜。另外，本粥不宜长期食用。

（8）香菇烧豆腐：将嫩豆腐250g洗净，切成小块，香菇100g洗净，与豆腐同入砂锅中，放入适量盐和清水，中火煮沸，改文火炖15min，加入酱油、味精，淋上香油即可食用。适量服食，不宜过热。可以清热益胃，活血益气。

六、西医治疗

（一）治疗原则

目前对于糖尿病性视网膜病变的治疗，一般来说，可分以下几个方面：

1. 病因治疗

治疗基础病，消除致病因素，预防病情发展，控制血糖、血压、血脂是治疗糖尿病性视网膜病变最基础的治疗。

2. 药物治疗

药物治疗可用改善微循环药物作为辅助治疗。

3. 光凝治疗

光凝治疗用于增生期。做全视网膜光凝（PRP），以防止新生血管生成，并使已形成的新生血管退化，阻止病变继续恶化。对黄斑水肿和黄斑囊样水肿可行氪黄激光格栅光凝，防止进一步恶化。

4. 玻璃体切割术

玻璃体积血长时间不吸收、牵拉性视网膜脱离，特别是新发生的黄斑部脱离，应行玻璃体切除术。术中同时行全视网膜光凝，防止复发出血。

（二）常用方法

1. 药物治疗

（1）胰激肽原酶：降解激肽原生成激肽。激肽作用于血管平滑肌，使小血管和毛细血管扩张，增加血流量，改善微循环；激活纤溶酶，降低血动度；通过激肽促进血管内皮细胞产生前列环素，抑制血小板聚集，防止血栓形成，防止基膜增厚，达到改善视网膜血流态，纠正视网膜缺血，减少血浆蛋白渗出和微血管瘤的形成。

（2）递法明：该药的活性成分是欧洲越青花和 β-胡萝卜素，具有维护血管通透性、改善微循环的作用。

（3）羟苯磺酸钙：具有改善毛细血管高通透性，减轻或阻止 DR 患者视网膜血管荧光素的渗漏；减少血管活性物质的合成和抑制血管活性物质的作用；预防血管内皮细胞收缩和间隙形成；减少胶原蛋白，阻止毛细血管基膜增厚；减少红细胞内山梨醇的合成以减轻红细胞或内皮细胞渗透性肿胀和功能障碍；能降低纤维蛋白原和球蛋白水平，调节清蛋白和球蛋白的比例，增强红细胞变形能力，增强纤维蛋白原活性以改善血液高黏滞；降低血小板聚集、合成、释放；抑制血栓形成，改善血小板功能亢进。

2. 手术治疗

（1）激光光凝治疗：应用激光凝固治疗，封闭视网膜新生血管和微血管瘤，以及有病变的毛细血管和小血管，以制止玻璃体出血及视网膜水肿的发生。光凝治疗后，较大面积的视网膜血管被破坏，耗氧高的视网膜杆体和锥体被耗氧低的瘢痕组织所替代，光凝后视网膜变薄，有利于来自脉络膜血循环的氧供应至视网膜内层，从而改善视网膜缺氧状态，以维持正常的氧张力，全视网膜激光凝固治疗可能出现下列一些不良反应：暗适应延长，周围视野显著降低，色觉降低，黄斑部水肿促使视力急剧下降，不经意的视网膜中央凹烧伤。但这些不良反应并不常见，而且激光光凝治疗能降低致盲率。

（2）冷凝治疗：由于光凝治疗不能达到视网膜前部，必要时可在眼球前表面的结膜、巩膜或巩膜表面作冷凝治疗，可对周边部视网膜达到与光凝类似的治疗目的。对有屈光间质混浊，不能采用光凝治疗的患者，也可采用冷凝疗法。但广泛冷凝可导致玻璃体收缩引起出血或视网膜脱离，对有重度玻璃体视网膜牵引的患者应慎用。

（3）玻璃体切割：DM 的玻璃体切割术的指征包括：不清楚的玻璃体积血；尽管行全视网膜光凝治疗仍出现进展性、严重纤维血管增殖性病变；牵拉性视网膜脱离累及或威胁黄斑部；孔源性视网膜脱离等。新的指征包括 DM 黄斑部水肿伴玻璃体黄斑部牵拉和黄斑部玻璃体下出血。术前可作 B 超检查，了解玻璃体内出血和机化的范围，是否已经发生网脱，并作视网膜电图以估计术后视功能恢复情况。其手术成功率为 50%～70%。

七、转归与预后

糖尿病性视网膜病变的预后与转归，和血糖控制与否，糖尿病病程长短，病情轻重，以及治疗是否及时等有关。若及时进行药物及手术治疗，大部分患者可延缓病情的发展，恢复部分视力；否则则预后不佳，最终导致失明。

八、预防与调护

由于糖尿病眼病一旦出现，眼底病变往往不可逆转，因此，预防是防治糖尿病性视网膜病变的关键，早期发现，早期治疗，从患病开始就要坚持定期做眼科检查：

（1）患者在被诊断为糖尿病时，应立即进行一次全面的眼科检查，建立相关病例档案。

（2）对于没有眼底病变的糖尿病患者，建议每半年至一年散瞳检查眼底一次。

（3）对于已出现眼底病变的糖尿病患者，应3~6个月检查一次，并及时进行治疗。

（4）妊娠糖尿病妇女每3个月检查眼底一次。

九、疗效判定标准（学术性权威机构制定）

参照《中医病证诊断疗效标准》（国家中医药管理局.中华人民共和国中医药行业标准.南京：南京大学出版社，1994）中关于眼病的疗效评定。

（1）治愈：视力、视野基本恢复正常，眼底检查病变全部消退。

（2）好转：视力、视野部分恢复，眼底检查病变趋向好转。

（3）未愈：视力、视野无改善，眼底病变无好转。

（陈岳祺）

第六节　糖尿病性周围神经病变

一、概述

（一）西医的定义及流行病学

糖尿病周围神经病变（DPN），是糖尿病所导致的神经病变中最常见的一种，发病率为30%~90%，包括感觉神经、运动神经以及自主神经病变，但以感觉神经最为常见，是糖尿病患者致残和导致生活质量下降的常见原因。末梢性感觉性神经病变是糖尿病神经病变中最常见的类型，故本节主要讨论末梢性感觉性神经病变的中西医诊断及治疗。其主要临床特征主要表现为四肢远端感觉、运动障碍，表现为肢体麻木、挛急疼痛、肌肉无力和萎缩、腱反射减弱或消失等。按临床表现可分为双侧对称性多发神经病变及单侧非对称性多发神经病变两种。早期呈相对可逆性，后期发展为顽固性难治性的神经损伤。目前发病机制尚未完全清楚，普遍认为其发生与代谢紊乱、血管病变、神经生长因子减少、血液流变学改变及遗传因素、自身免疫功能等多种因素相互作用有关。本病患者性别差异不明显，男女几乎相等，患病年龄在7~80岁，随年龄的增长患病率上升，高峰见于 50~60 岁。患病率与病程关系不明显，2 型糖尿病患者中约有 20% 的神经病变发生于糖尿病症状之前，患病率与糖尿病病情严重程度无明显相关性，但糖尿病高血糖状态控制不良者患病率明显增高。

（二）中医相关的病证论述

中医古籍中虽无糖尿病性神经病变的相应病名，但综观古今所论，本证隶属于中医"麻木"、"血痹"、"痛证"、"痿证"等范畴。根据该病的发病机理和患者的临床表现，按照中医病证分类可将其归入由消渴病（即糖尿病）并发的痹证、痿证、麻木、血痹和痛证等范畴。

二、病因病机

1. 发病因素

本病因消渴病日久，耗伤气阴，阴阳气血俱虚，血行瘀滞，痹阻脉络所致，属本虚标实之证。病位在于脉络，内及肝、肾、脾等脏腑，以气血亏虚为本，瘀血阻络为标。

DPN 的病机有虚实两种。虚有本与变的不同。虚之本在于阴津不足，虚之变在于气虚、阳损。虚之本与变，既可单独起病，又会相互转化，互为因果；既可先本后变，亦可同时存在。实分痰与瘀，既可单独致病，也可互结并见。临床上，患者有以虚为主者，所谓"气不至则麻"、"血不荣则木"、"气血失充则痿"；又有虚实夹杂，但一般无纯实无虚之证。虚实夹杂者，在虚实之间，又存在因果标本关系。常以虚为本，而阴虚又为本中之本，气虚、阳损为本中之变，以实为标，以痰浊、瘀血阻滞经络为主。

2. 病机及演变规律

DPN 病机是一个动态演变的过程，随着消渴病的发展按照气虚夹瘀或阴虚夹瘀—气阴两虚夹瘀—阴阳两虚夹瘀的规律变化。阴虚是发病的关键；气虚是迁延不愈的原因；阳虚是病情发展变化的必然趋势；血瘀是造成本病的主要原因。本病大致可以分为四个阶段。

（1）麻木为主期：多因肺燥津伤，或胃热伤阴耗气，气阴两虚，血行瘀滞；或气虚血瘀，或阴虚血瘀；或气阴两虚致瘀，脉络瘀滞，肢体失荣。临床可见手足麻木时作、或如蚁行、步如踩棉、感觉减退等。

（2）疼痛为主期：气虚血瘀、阴虚血瘀，迁延不愈；或由气损阳，或阴损及阳，阳虚失煦，阴寒凝滞，血瘀为甚；或复因气不布津，阳不化气，痰浊内生，痰瘀互结，痹阻脉络，不通则痛。临床上常呈刺痛、钻凿痛或痛剧如截肢，夜间加重，甚则彻夜不眠等。

（3）肌肉萎缩为主期：多由于上述两期迁延所致。由于久病气血亏虚，阴阳俱损；或因麻木而肢体活动长期受限，血行缓慢，脉络瘀滞，肢体、肌肉、筋脉失于充养，则肌肉日渐萎缩、肢体软弱无力。常伴有不同程度的麻木、疼痛等表现。

（4）与糖尿病足（DF）并存期：由于 DPN 常与糖尿病微血管病变、大血管病变互为因果，因此，DPN 后期往往与 DF 同时存在。一旦病至此期，则病情更为复杂，治疗当与 DF 的治疗互参互用，择优而治。

3. 病位、病性

DPN 病位主要在肢体络脉，以气虚、阴虚或气阴两虚为本；或由此导致肢体络脉失荣而表现为以虚为主的证候；或由此导致的脏腑代谢紊乱产生的瘀血、痰浊等病理产物相互交阻，留滞于络脉，表现为本虚标实之候。但无论是以虚为主或本虚标实，血瘀均贯穿 DPN 的始终。

4. 分证病机

（1）气虚血瘀：消渴病患者日久不愈，耗伤气血，阳气虚损，鼓动无力而血行不畅，血脉瘀阻，不通则痛，加之筋脉失于濡养，故而肢体麻木疼痛。

（2）寒凝血瘀：消渴病患者日久不愈，耗伤气血，寒邪乘虚而入，寒凝血瘀，瘀血阻滞，故肢体疼痛较剧，刺痛不已，痛处发凉，遇冷痛剧，得温痛减。

（3）阴虚血瘀：消渴病患者日久不愈，耗气伤阴，阴血不足以濡养筋骨而致肢体麻木不仁，灼热刺痛。

（4）痰瘀阻络：消渴病患者日久不愈，脾虚湿胜，脾失健运，聚湿生痰，痰蕴化热成瘀，痰瘀交阻于脉络，气血运行不畅，而致肢体麻木沉重。

（5）脾胃湿热：脾主四肢，主肌肉，消渴病患者日久不愈，脾虚湿胜，脾失健运，酿生湿热，气血运行不畅，四肢失于濡养，故肢体困重，逐渐出现双下肢痿弱无力。

三、辨病

（一）症状

末梢的运动障碍往往很轻，感觉障碍一般为对称的，从足趾开始，随着病程进展发展至足及小腿，上肢一般较晚才累及。呈典型的短袜及手套型感觉障碍，晚期躯干也可累及，从中线开始往两侧发展，有人称为"糖尿病性躯干多发性神经病变"。表现为四肢远端对称（尤其以双下肢远端为多见）的麻木、蚁走感，常有不同程度的疼痛及感觉障碍，疼痛的性质可以多种多样，如烧灼痛、绞扭痛、针刺痛、电击痛、刀割痛、间歇的炙热样的刺痛及闪痛等。局部皮肤触之可有触觉异常及自觉发凉或发热等温度感觉异常。

（二）体征

在神经系统检查中可有手套、袜子样感觉障碍，四肢腱反射减低或消失，其中髁反射几乎均消失或明显减退，下肢振动觉障碍或消失。在糖尿病感觉性多发性神经病变有感觉性共济失调，出现共济失调步态及 Romberg 征阳性。远端有感觉异常，同时合并有四肢远端的肌力减退、肌肉萎缩、腱反射消失或明显减退。病程长者四肢远端常有皮肤发冷、色素沉着，干燥等营养障碍。晚期严重病例有神经源性关节、缺血性坏疽和足部溃疡。

（三）辅助检查

1. 常规检查

常规检查的项目包括有血糖、血脂、肝肾功能、血流变、心电图、眼底检查及维生素 B_{12} 等。

2. 特殊检查

（1）腱反射及振动觉的检查：糖尿病周围神经病变早期常有腱反射尤其是下肢远端反射的减弱或消失，振动觉亦有感觉减退消失。

（2）S-M 单丝触觉试验：检查双侧足背单丝各触碰 4 次，记录未感知的次数，超过 5 次提示有病变。

（3）位置觉的检查：让患者平卧闭目回答自己哪一个足趾被拨动或是否感到足趾被拨动，以检查患者的本体感觉。

（4）温度觉的检查：用或冷或热的物体，比如不锈钢小棒置于温水或冷水中然后放在皮肤上检查患者对冷、热的感觉。

（5）电生理检查

1）神经传导速度（NCV）检测：NCV 测定包括感觉神经传导速度（SCV）和运动神经传导速度（MCV）。常规检测的神经是上肢的正中神经和尺神经；下肢的腓总神经、胫神经和腓肠神经。最常见的表现为下肢感觉神经的波幅降低或传导速度减慢。运动神经传导速度减慢出现较晚，诊断价值较大。

2）肌电图（EMG）检测：也称常规肌电图，是通过记录肌肉安静、轻收缩和大力收缩时肌肉的电生理特点，提示肌源性损害还是神经源性损害；进行性失神经还是慢性失神经。EMG 反应的是运动神经功能，提示运动神经轴索损害。糖尿病周围神经病变如果单纯累及感觉或无髓鞘的小纤维，EMG 可以是正常的。或者不需要此项检查，因为针电极 EMG 是有创检查，但是如果怀疑多发性神经根或神经丛病变，EMG 检查是非常有必要的。EMG 和 NCV 检查结合起来还可以判断神经根受累的水平。

3）电刺激定量感觉测定：用不同频率的电流感觉阈值来评估不同的神经纤维，全面评价周围神经功能，为糖尿病周围神经病的早期诊断提供有效证据。

4）温度刺激感觉定量感觉测定：指无创性定量评价感觉神经功能的技术。包括：冷觉（CS）、温觉（WS）、冷痛觉（CP）和热痛觉（HP）测定，反应 A 和 C 类纤维的功能。主要用于小纤维或无髓鞘纤维周围神经病变，例如，糖尿病前期周围神经病变，急性痛性神经病变等。临床怀疑糖尿病周围神经病变而 NCV 和 EMG 正常时应进行定量感觉测定。

四、类证辨别

（1）尿毒症：有些尿毒症患者可有周围神经的症状和感觉异常、四肢麻木、烧灼感等。其发生原因还不清楚，可能与甲基胍的含量增高有关。

（2）维生素 B_{12} 缺乏：机体缺乏维生素 B_{12} 时，神经系统的损伤主要表现在脊髓的侧索和后索，但也常累及大脑和视神经。患者首先注意到的是全身乏力和手脚针刺样疼痛及麻木感觉。随着病情的不断加重，患者出现走路不稳，两腿发僵，胳膊、腿的力量减弱。特别是腿更为明显，走路容易摔跤，害怕走暗路。如果仍得不到治疗，患者逐渐地还会出现双下肢瘫痪、大小便失禁等症。

（3）感染（如 HIV 和麻风）：HIV 感染可并发各种周围神经病变（如远端对称性多发性神经病、炎性脱髓鞘性多发性神经病、复合性单神经病和进行性多发性脊髓神经根病）。HIV 在周围神经疾病的发生上所起的作用仍不清楚，机会感染、营养缺乏、代谢异常、药物不良反应可能有一定作用。对晚期 HIV 感染的患者进行前瞻性神经系统评价发现，50％有周围神经病变。各种神经损伤的发病机制和治疗不尽相同，故应严格鉴别。

麻风病是由麻风杆菌引起的一种慢性接触性传染病，主要侵犯人体皮肤和神经，如果不治疗可引起皮肤、神经、四肢和眼的进行性和永久性损害。诊断标准包括片状色素脱失、感觉缺失、周围神经增厚和皮肤涂片或活检找到抗酸杆菌。

（4）中毒：中毒性神经系统疾病中，周围神经病变是神经系统对化学毒物最常见的反应之一。而以周围神经为主要靶器官的毒物有丙烯酰胺、氯丙烯、正己烷、甲基正丁基甲酮、三氯乙烯、二硫化碳、环氧乙烷、铅、砷、铊及某些有机磷化合物，如敌百虫、甲胺磷、敌敌畏、对硫磷、氧化乐果、马拉硫磷、丙胺氟磷、三邻甲苯磷酸醋（TOCP）等。

（5）恶性肿瘤：在某些恶性肿瘤患者体内，肿瘤未转移的情况下引起的远隔自身器官功能的异常改变。可影响到体内的许多器官和组织，如内分泌、神经肌肉、结缔组织、血液系统和血管，导致相应器官组织异常改变，发生在神经系统如中枢神经、周围神经、神经肌肉接头或肌肉的病变，称之为神经系统副肿瘤综合征（NPS）。其发生率较低，但由此综合征所造成的病变而出现的临床表现较肿瘤本身更早，也可更为严重。该病早期可出现周围神经损伤，合并其他病变如肺部等，需进一步查肿瘤标志物。

五、中医论治

（一）论治原则

益气养阴、温阳治其本；化瘀行痰、活血止痛治其标。

（二）分证论治

1. 气虚血瘀型

证候：手足发麻，犹如虫行，肢体末端疼痛，下肢尤甚。短气乏力，倦怠嗜卧，懒于活动，下肢酸软，或面色苍白，自汗畏风，易感冒。舌暗淡，苔白，脉细涩。

治法：益气活血，通络止痛。

处方：补阳还五汤（《医林改错》）加减。

组成：生黄芪、当归、赤芍、桃仁、红花、地龙。

加减：病变以上肢为主加桑枝、桂枝，以下肢为主加川牛膝、木瓜。若四末冷痛，得温痛减，遇寒痛增，下肢为著，入夜更甚，可选用当归四逆汤（《伤寒论》）合黄芪桂枝五物汤（《金匮要略》）化裁。肢体瘙痒者可加地肤子、白鲜皮、何首乌；肢体拘挛者可加木瓜、白芍、赤芍、伸筋草；肢体浮肿者可加防己、桂枝、茯苓。

2. 寒凝血瘀型

证候：肢体麻木，发凉怕冷疼痛，得温痛减，遇寒加重，常以下肢为著，每于入夜后明显，神疲乏力，倦怠懒言，舌质淡胖，舌色暗淡，苔白滑，脉沉弱无力。

治法：温阳祛寒，化瘀通脉。

处方：金匮肾气丸（《金匮要略》）加减。

组成：熟地、淮山药、山茱萸、茯苓、杜仲、木瓜、丹参、黄芪、制附子、当归、桑寄生、肉桂。

加减：疼痛较重者可用桂枝芍药知母汤加减，其药物组成是：生姜、桂枝、知母、苍术、甘草、麻黄、炮附子、防风、白芍；寒邪重者可加细辛、葛根、桂枝、巴戟天、肉苁蓉；疼痛剧烈者可加川乌、干姜，或酌量使用马钱子；瘀血重者可加五灵脂、炒蒲黄、水蛭，或同时服用桂枝附子汤，其药物组成是：桂枝、附子、生姜、甘草、大枣。

3. 阴虚血瘀型

证候：肢体麻木不仁，灼热刺痛，腿足挛急，酸胀不适。腰膝酸软，头晕耳鸣，口干欲饮，或有便秘。舌质暗红少津，脉虚细数。

治法：养阴柔肝，缓急止痛。

处方：杞菊地黄丸（《医级》）加减。

组成：生地黄、山茱萸、枸杞子、菊花、菟丝子、茯苓、淮山药、白芍、威灵仙、木瓜、牛膝、鬼箭羽。

加减：腿足挛急、时发抽搐，加全蝎、蜈蚣；五心烦热加地骨皮、胡黄连。肾虚腰痛甚者可加用豨莶草、牛膝、鹿含草；阴虚甚者可重用生地，并加用菟丝子、枸杞子；肢体麻木、疼痛较重者可加用蜈蚣、全蝎、蕲蛇。

4. 痰瘀阻络型

证候：麻木日久，常固定一处，肢体沉重，酸痛乏力，或形体肥胖，胸闷纳呆。

舌质紫暗或有瘀斑，苔白腻，脉沉滑或沉涩。

治法：化瘀行痰，活血通络。

处方：阳和汤（《外科证治全生集》化裁。

组成：熟地、制附子、白芥子、鹿角胶、苍术、陈皮、川芎、桃仁、丹参、怀山药。

加减：胸闷呕恶，口黏加藿香、佩兰；肢体麻木如蚁行较重者加独活、防风、僵蚕；疼痛部位固定不移加白附子；瘀浊甚者可加用乳香、没药。

5. 脾胃湿热型

证候：肢体困重，倦怠懒言，逐渐出现双下肢痿弱无力，或胸闷痞满，口干、口苦，口中黏腻，小便赤涩。舌苔黄腻，脉濡数。

治法：健脾化湿，清热通络。

处方：三仁汤（《温病条辨》合二妙散（《丹溪心法》）加味。

组成：苍术、黄柏、木瓜、牛膝、秦艽、川厚朴、防己、北杏仁、木通、薏苡仁。

加减：呕恶甚者可同时服用平胃散，其药物组成是：苍术、厚朴、陈皮、甘草、生姜、大枣；肢体顽固麻木且疼痛者可加用白芥子、瓜蒌。

（三）中医特色治疗

1. 专方专病

（1）降糖活血汤：由木香、当归、益母草、赤芍、川芎、丹参、葛根、苍术、玄参、生地、黄芪等组成。适用于气阴两虚，瘀血阻络证。方中丹参、川芎、益母草活血化瘀；当归、赤芍养血通络；木香行气止痛，使气畅血行，增强活血药的化瘀效果；葛根生津止渴，扩张血管；苍术、玄参、生地、黄芪益气养阴。全方共起益气养阴、活血通络止痛之功效。

（2）四藤一仙汤：由鸡血藤、络石藤、海风藤、钩藤、威灵仙组成。适用于糖尿病性周围神经病变症见四肢窜痛，肌肤灼痛，脉络不畅者。方中鸡血藤既补血，又能活血通脉；络石藤可凉血、祛风通络；海风藤、威灵仙祛风除湿、钩藤可息风止痉、清热平肝，现代药理证实其中钩藤碱可扩张周围血管；全方共奏祛风除湿、养血活血、通络止痛之功。郁久化热者加银花藤、黄柏、丹皮、赤芍。

（3）益气活血汤：由黄芪、女贞子、丹参、枸杞子、黄精、川芎、红花、水蛭、苏木、延胡索、当归、鸡血藤。当归、白芍养血和血；丹参、桃仁活血化瘀、通调血脉；鸡血藤补血通经、舒筋活络；桂枝温经通脉；全蝎通经活络；黄芪、生地、大枣补气行血，提高机体免疫，降低血糖。诸药合用，达到瘀血去、寒气除、阳气振、经脉通效果。

（4）仙藤通络汤：由威灵仙、鸡血藤各25g，海风藤、水蛭各20g，黄芪、生地、川芎各15g，黄精、地龙各18g组成，痛甚者加延胡索，若证属郁热，则加忍冬藤、玄参。适用于糖尿病性周围神经病变证属气阴两虚兼血瘀或寒湿者。方中以通达十二经之威灵仙合鸡血藤、海风藤、水蛭、地龙、川芎等活血通络，散寒除湿以治其标实,以黄芪、山药、黄精、生地等益气养阴,治其本虚,标本兼顾,虚实可调。

(5) 中成药

1) 糖脉康颗粒:主要成分:黄芪、生地黄、丹参、麦冬、牛膝、黄精等。功能与主治:养阴清热,活血化瘀,益气固肾。用于糖尿病气阴两虚、瘀热互结所致的倦怠乏力,气短懒言,自汗盗汗,五心烦热,口渴喜饮,胸中闷痛,肢体麻木或刺痛,便秘,舌体胖大,舌红少津,舌苔花剥或有瘀斑,脉弦细或细数、或沉涩等证,以及2型糖尿病及并发症见上述症状者。用法用量:口服。1袋/次,3次/日。或遵医嘱。

2) 木丹颗粒:主要成分:黄芪、延胡索(醋制)、三七、赤芍、丹参、川芎、红花、苏木、鸡血藤。功能与主治:益气活血,通络止痛。用于治疗糖尿病性周围神经病变属气虚络阻证,临床表现为四肢末梢及躯干部麻木、疼痛及感觉异常;或见肌肤甲错、面色晦暗、倦怠乏力、神疲懒言、自汗等。饭后半小时服用,用温开水冲服。一次1袋,一日3次。4周为一个疗程,可连续服用两个疗程。

2. 名老中医经验

(1) 梁立经主任经验:他认为糖尿病性周围神经病变属于中医学"痹证"及"血痹"范畴。梁师认为糖尿病病程迁延日久,导致脏腑之虚证——脾肺气虚、肺胃津伤、气阴两虚、肝肾阴虚、脾肾阳虚。或兼夹热、湿、瘀等。最终导致脉络损伤(主要表现为心、脑、下肢等大血管及眼、肾等小血管病变)。虚的后期与脉络损伤难以截然分开,主要见于糖尿病并发症阶段。治疗当视脏腑、气血、阴阳分别施治。有兼夹证者需标本兼治。加强对脉络损伤因素的控制和治疗,延缓并发症的出现。在此基础上梁老认为消渴病的气虚、阴亏为发病的重要基础,痰凝、血瘀、络阻始终贯穿疾病的全过程。他在多年的临床实践中自拟益气降糖活血方益气活血,通络止痛,临床疗效显著。方药如下:黄芪80g,山药20g,苍术15g,玄参15g,生地20g,熟地20g,丹参15g,泽兰15g,桑枝15g,威灵仙15g,鸡血藤15g,水蛭10g,乌梢蛇15g。气虚较严重的患者选用西洋参、党参,用量可据患者体质及病情轻重选择,用量一般可用30~60g;阳虚可选用红参,但用该药时注意剂量适中并适量加用养阴清热之药以防燥热伤津;阴虚选用生晒参、沙参,用量一般15~60g;脾虚多选用太子参,用量30~60g;血瘀:轻则选用桃仁、红花,用量15~30g,重则选用水蛭、穿山甲,用量15~30g,并且瘀血阻于上焦者多选用川芎、桃仁、红花;瘀血阻于中焦者多选用莪术、蒲黄、五灵脂;瘀血阻于下焦者多选用穿山甲、水蛭、血竭、泽兰。据现代药理研究认为黄芪、苍术有降血糖的作用,梁老用黄芪降血糖一般用量40~60g,重者可加至80g,并且在应用黄芪降血糖时一般加用元参、牛膝、生地滋阴清火以防黄芪甘温过燥耗阴;苍术一般用量15~20g,因其有健脾燥湿的作用,应用时加用赤芍、知母、生地以防其燥热过盛。

(2) 林兰主任:林兰主任认为本病因糖尿病久治不愈,久病必虚,耗伤正气,引起气血不足，营卫不调，络脉空虚，气血运行不畅所致。该病的发生与五脏病变相关。

（3）裴正学主任认为"肾虚津亏，阴虚燥热，痰瘀阻络"为其病机；提出"西医诊断，中医辨证，中药为主，西药为辅"、"辨病与辨证结合，分清标本，权衡虚实"；自创七石汤滋阴清热，养血通脉指标，其组成：生石膏30g，寒水石30g，生龙骨、生牡蛎各15g，赤石脂、白石脂各15g，滑石10g，桂枝10g，干姜6g，生大黄3g，川牛膝10g，木瓜20g，秦艽10g，威灵仙20g，当归12g，生地黄12g；以桂附八味丸、苍山合剂（苍术、山药、玄参、黄芪、生地黄、葛根、丹参）等调理，防治复发。同时指出，DNP患者血液多处于高凝滞状态，必用活血化瘀药物，常用桃红四物汤。

（4）涂晋文主任认为本病属"消渴血痹"病范畴。"气血不畅，脉络痹阻"是其病机关键，为本虚标实之证。提出"审证当辨寒热虚实"，涂老认为，消渴血痹者，肢体肌肤麻木、疼痛是其主要证候特征，但临床病因不同则表现各异。例如，肌肤麻木伴肢端疼痛、气短乏力者，为气虚血瘀，治当益气养营、活血通络，选用圣愈汤加味，药用：黄芪、党参、当归、川芎、桃仁、红花、鸡血藤、牛膝、水蛭、生地、熟地等；如肢体肌肤麻木发凉、怕冷、疼痛，遇寒加重，则属寒凝血瘀，治当温通阳气，化瘀通络，方选桂枝八味合黄芪五物汤加减，药用：黄芪、桂枝、细辛、白芍、熟地、山茱萸、山药、木瓜、全蝎、茯苓、泽泻等；若麻木伴灼热刺痛，腰酸头晕，为阴虚血瘀，治当养阴柔肝、活血通络，方选神应养真丹加减，药用：熟地、赤芍、白芍、当归、川芎、木瓜、鬼箭羽、牛膝、丹皮、鸡血藤、伸筋草等；若肌肤麻木伴肢体沉重酸软，胸闷纳呆，舌质紫暗，证为痰瘀阻滞，治当化痰行瘀、活血通络，可用双合汤加减，药用：桃仁、红花、生地、白芍、当归、川芎、半夏、茯苓、白芥子、苏木、石菖蒲、竹茹等。其次选药应明经络循行。涂老认为，消渴血痹患者虽都表现为肢体麻木疼痛，病机都是气血不畅，脉络痹阻，但人体各经脉循行部位不同，其表现肢体病变的范围也不相同，且药性亦有归经之不同，故可使用"引经药"，如病变部位以足厥阴肝经循行为主者，应在辨证处方基础上选加柴胡、赤芍、白芍、木瓜、山茱萸、丹参、鸡血藤、川芎、当归等足厥阴肝经用药；病变部位以足太阴脾经及足阳明胃经循行为主者，应在辨证处方基础上选加党参、黄芪、苍术、山药、天花粉、麦冬、甘草等；病变部位以足少阴肾经及足太阳膀胱经循行为主者，应在辨证处方基础上选加生地、熟地、五味子、玄参、肉苁蓉、淫羊藿、制附片、桂枝、茯苓、泽泻等；督脉用药：狗脊、鹿角胶等，如此用药，常可收到事半功倍之效。

3. 针刺治疗

（1）气虚血瘀型：取内关、气海、三焦俞、脾俞、足三里、三阴交。手法以施捻转之平补平泻法，隔日一次。

（2）寒凝血瘀型：取穴以肾俞、命门、腰阳关、关元为主穴，可配合环跳、阳陵泉、绝骨、照海、足临泣。手法：施捻转平补平泻，出针后加灸。

（3）阴虚血瘀型：取穴以肝俞、肾俞、足三里为主穴，可配合三阴交、曲池、内关。手法：施捻转平补平泻法。足三里为主穴，可配合三阴交、太溪、曲池、合谷。手法：施捻转平补平泻法。

（4）痰瘀阻络型：取穴以胃俞、曲池、脾俞、足三里为主穴，可配合三焦俞、三阴交、丰隆、解溪、太冲。手法：施捻转平补平泻，出针后加灸。

（5）脾胃湿热型：取脾俞、中脘、足三里、丰隆、曲池、合谷。手法以中等刺激，丰隆用泻法，其余各穴用补法。出针后加灸，隔日一次。

4. 推拿疗法

（1）上肢麻痛：拿肩井肌、揉捏臂臑、手三里、合谷部肌筋，点肩髃、曲池等穴，搓揉肩肌来回数遍。

（2）下肢麻痛：拿阴廉、承山、昆仑肌筋，揉捏伏兔、承扶、殷门部肌筋，点腰阳关、环跳、足三里、委中、承山、解溪、三阴交、涌泉等穴，搓揉腓肠肌数十遍，手劲刚柔相济，以深透为度。

5. 艾灸疗法

取穴足三里、曲池等穴采用传统温和灸法，每次每穴15min，以局部皮肤发红为度。

6. 耳针疗法

耳针疗法取肝、脾、肾、臀、坐骨神经、膝、神门、交感等穴。

7. 足浴或热奄包治疗

四藤末梢宁足浴或热奄包治疗。四藤末梢宁方：络石藤、忍冬藤、鸡血藤、雷公藤、伸筋草、透骨草、桂枝、桑枝、紫草、香薷等加水5000ml浸泡100～200min，文火煮沸后，再煮30min，离火后先熏手足，待药液温度降至38～42℃时，再将手足入药液中浸泡30min。

8. 涂擦疗法

瘅痛酊：桂枝、延胡、川乌等制成酊剂涂擦病变局部。

9. 食疗

（1）黄芪当归瘦肉汤：黄芪30g，当归10g，三七3g，大枣3枚，瘦肉一两，共炖汤。用于糖尿病性周围神经病变属气虚血瘀，有益气活血之功效。

（2）生地猪肉汤：生地30g，当归10g，猪瘦肉100g，调味品适量。生地洗净，瘦肉洗净切片，共煲汤，调味。吃肉喝汤。适用于糖尿病性周围神经病变属阴虚血瘀者，有滋阴活血之功效。

（3）槐花粥：干槐花30g或鲜品50g，粳米50g，煮粥服用。适用于糖尿病性周围神经病变属脾胃湿热者，有清利湿热之功效。

（4）芪桂排骨汤：黄芪10g，当归8g，川芎5g，熟地5g，黑枣8粒，桂皮10g，陈皮5g加排骨一斤熬汤。适用于糖尿病性周围神经病变证属寒凝血瘀者，有温阳祛寒之功。

六、西医治疗

治疗原则

1. 预防

（1）一般治疗：良好控制血糖，纠正血脂异常，控制高血压。

（2）定期进行筛查及病情评价：全部患者应该在诊断为糖尿病后至少每年筛查一次DPN；对于糖尿病病程较长，或合并有眼底病变、肾病等微血管并发症的患者，应该每隔3~6个月进行复查。

（3）加强足部护理：所有罹患周围神经病变的患者都应接受足部护理的教育，以降低发生足部溃疡的概率。

2. 治疗

（1）对因治疗

1）血糖控制：积极严格地控制高血糖并保持血糖稳定是预防和治疗糖尿病周围神经病变的最重要措施。

2）神经修复：DPN的神经损伤通常伴有节段性脱髓鞘和轴突变性，其修复往往是一个漫长的过程。主要通过增强神经细胞内核酸、蛋白质及磷脂的合成，刺激轴突再生、促进神经修复。常用药如甲钴胺等。

3）抗氧化应激：通过抑制脂质过氧化，增加神经营养血管的血流量，增加神经Na^+-K^+-ATP酶活性，保护血管内皮功能。常用药如α-硫辛酸（ALA）等。

4）改善微循环：提高神经细胞的血供及氧供。常用药如前列腺素E2（PGE2）、己酮可可碱、山莨菪碱、西洛他唑、钙拮抗剂和活血化瘀类中药等。

5）改善代谢紊乱：通过可逆性抑制醛糖还原酶而发挥作用。如醛糖还原酶抑制剂（ARI）依帕司他等。

6）其他：如神经营养，包括神经营养因子、肌醇、神经节苷酯（GS）和亚麻酸等。

（2）对症治疗：通常采用以下顺序治疗DPN患者的疼痛症状：甲钴胺和α-硫辛酸、传统抗惊厥药（丙戊酸钠和卡马西平等）、新一代抗惊厥药（普瑞巴林和加巴喷丁等）、度洛西汀、三环类抗抑郁药物（阿米替林、丙米嗪和新选择性5-羟色胺再摄取抑制剂西肽普兰等）。

七、转归及预后

糖尿病性周围神经病变是糖尿病患者的常见并发症之一，糖尿病病程超过10年，50%以上的患者会合并不同程度的周围神经病变。一般来说，本病的预后及转归与症状的轻重无明显相关性，而与发病部位、神经损害的程度及治疗、护理有密切关系。本病在发病早期，病损轻，未发生形态方面的明显改变，如正确治疗，有恢复的可能。但本病一般早期难以发现，被临床确诊时，多处于中晚期，常已发生明显的形态改变，治疗较难。因此控制病情进一步发展，就成了治疗的主要目标。

八、预防与调护

1. 预防
良好控制血糖，合理饮食，合理运动，保持心情舒畅。

2. 调护
（1）控制饮食：糖尿病合并腹泻者饮食禁食油腻、坚硬不易消化、刺激性及含食物纤维多的食物，如肥肉、腌肉、辣椒、烈酒、芥末、粗粮、生冷瓜果、冷饮、韭菜、榨菜等。

（2）合理运动：饭后半小时至一个小时运动，可采用太极拳、五禽戏、八段锦等传统锻炼功法，适量活动，循序渐进，持之以恒。同时DPN患者的活动内容很多，需要注意的是活动要在饭后进行，运动量适度、因人而异、循序渐进、持之以恒，注意选择舒适透气的鞋子，选择平坦的路面，防止受伤。

（3）心理调摄：保持心情舒畅，调整情绪，调畅气机；树立战胜疾病的信心，配合医生进行合理的治疗和监测。

九、疗效判定标准

参照《22个专业95个病种中医诊疗方案》中消渴病痹症（糖尿病周围神经病变）诊疗方案制定。

1. 证候判定标准
（1）临床痊愈：肢体麻、凉、疼、痿症状、体征消失或基本消失，证候积分减少≥90%。

（2）显效：肢体麻、凉、疼、痿症状、体征明显改善，证候积分减少≥70%。

（3）有效：肢体麻、凉、疼、痿症状、体征均有好转，证候积分减少≥30%。

（4）无效：肢体麻、凉、疼、痿症状、体征均无明显改善，甚或加重，证候积分减少不足30%。

注：计算公式（尼莫地平法）为：[（治疗前积分－治疗后积分）÷治疗前积分]×100%。

2. 症状判定标准
（1）单项症状疗效评价标准

1）显效：治疗前患有的症状明显改善，积分减少≥70%。

2）好转：治疗前患有的症状减轻，积分减少≥30%。

3）无效：治疗前患有的症状未减轻或加重，积分≤30%。

（2）中医证候疗效判定标准：按照尼莫地平法计算：疗效指数（n）=[（疗前积分－疗后积分）÷疗前积分]×100%。

1）临床痊愈：症状、体征消失或基本消失，积分减少≥90%。

2）显效：临床症状、体征明显改善，积分减少≥70%。

3）有效：临床症状、体征均有好转，积分减少≥30%。

4）无效：临床症状、体征均无明显改善，甚或加重，积分减少不足30%。

3. 肌电图评价——神经反射评价

（1）密西根州糖尿病性周围神经病评分（MDNS）疗效判定标准（参考《神经病学临床评定量表》，王拥军主译制订）：神经病变体征总积分减少6分为显效，减少3分为有效。

（2）肌电图疗效判定标准（参考《抗氧化剂α-硫辛酸治疗症状性糖尿病多发神经病变：一项荟萃分析》Ziegler D, Nowak H, Kempler P, et al. 2004. Diabetes UK.Diabetic Medicine, 21, 114-121）：神经传导速度的测定以"米/秒"为单位，疗效判定根据治疗后传导速度提高的数值进行评价。

（张　芸）

第七节　糖尿病性胃轻瘫

一、概　述

（一）西医的定义及流行病学

糖尿病自主神经性胃麻痹又称糖尿病性胃轻瘫（diabetic gastro paresis, DGP）是糖尿病常见的慢性并发症，是继发于糖尿病基础上的以胃动力低下为特点的临床症候群，其特征是在没有胃机械性梗阻的情况下出现胃排空延迟，DGP在1型和2型糖尿病均可发生，据Samuel Caraland调查显示糖尿病病程在6~10年的患者胃轻瘫的发生率占10%~76%。除糖尿病原有的症状外，还有早饱、饱胀、恶心、呕吐、嗳气等。当呕吐前4~6h所进食物或清晨空腹残留量多于200ml即称为胃潴留。患者常反复发作，严重影响生活质量，导致血糖控制不良。

（二）中医相关的病证论述

糖尿病性胃轻瘫相当于中医学中的"痞满"、"呕吐"、"反胃"范畴。中医学认为痞满是指胃脘部痞塞不通、胸膈满闷不舒、外无胀急之形、触之濡软、按之不痛的病证。

二、病因病机

1. 发病因素

糖尿病性胃轻瘫是由于消渴病迁延日久，气阴耗伤，脾胃失养，纳运无权，升降失和；又因七情不畅，肝疏泄不利，横逆犯胃，受纳运化失常所致。

2. 病机及演变规律

本病的病机是"本虚标实"。本虚是脾胃虚弱（寒）、脾肾阳虚、肝胃阴虚，标实为痰、热、郁、瘀。所及脏腑以脾胃为主，累及肝肾、大肠。发病之初肝脾（胃）不和，寒热交错，痰湿中阻，升降失司，日久渐至脾胃两虚；病情迁延，阴损及阳，伤及于肾；病变晚期，脾肾阴阳衰败，气血亏损，五脏俱虚。糖尿病胃肠病早期临床症状多不明显，可见餐后饱胀、食欲减退、嗳气、恶心呕吐、烧心、上腹部闷胀感、顽固性便秘、或腹泻与便秘交替、或无痛性腹泻、腹泻稀水样便，甚至大便不禁等症状，至晚期，胃肠功能衰竭时，出现更严重的消化道症状。其病机演变和症状特征分以下三个方面。

3. 病位、病性

糖尿病性胃轻瘫病位在胃肠，累及肝脾；病性为"本虚标实"，本虚以脾胃虚弱、胃阴不足为主，标实是饮食停滞、寒湿、湿热、气滞、瘀血等。

4. 分证病机

（1）饮食停滞证：糖尿病患者病情迁延日久，气阴耗伤，脾胃失养，纳运无权，升降失和，加之饮食不慎，暴食多饮，饮停食滞，致胃中气机阻塞，故胃脘部饱胀不适，甚者谷浊之气不得下行而上逆发为呕吐。

（2）肝胃不和证：糖尿病患者病久，情志不舒，肝气郁结不得疏泄，横逆犯胃，肝胃不和，气机不利，故脘胀嗳气。

（3）脾虚湿困证：糖尿病患者因久病致虚，伤及脾胃，脾失健运，脾胃虚弱，湿困中焦，气机不利，故而脘腹痞闷，呕逆。

（4）胃阴不足：糖尿病患者病久胃热不清，耗伤胃阴，以致胃失濡养，气失和降，所以呕吐反复发作。

（5）寒热错杂证：糖尿病患者久病致虚，伤及脾胃，脾失健运，脾胃虚弱，寒热中阻，胃肠不和，脾气不升，胃气不降，出现上腹饱胀、嗳气、恶心、呕吐等症，且遇寒加重；寒热错杂，胃中有热，可有嗳腐吞酸；寒热中阻，气机不畅，不通则痛，则上腹痛。

（6）瘀血停滞：糖尿病患者病久，阴虚燥热，灼津炼液为瘀，瘀停之处，脉络壅滞不通，故胃脘疼痛，痛如针刺，食后腹胀。

三、辨病

（一）症状

1. 上消化道症状

早期常无明显症状，随着病程的延续，支配胃的迷走神经受损加重，胃蠕动减慢，出现餐后饱胀感；胃内容物滞留，胃液分泌增加，则出现食欲减退、恶心、呕吐，以致呕吐宿食，体重明显减轻，提示交感神经节前纤维受损。少数患者出现食管症状：即食管扩张，蠕动减弱或消失，严重者出现胸中烧灼感，或有吞咽困难等症状，多由于胃肠道括约肌收缩无力或胃痉挛所致；吞钡后示食管收缩力减低，胃排空延长，伴食物反流等。糖尿病酮症酸中毒患者常伴有急性胃扩张出现恶心、呕吐，证实高血糖诱发胃轻瘫。

2. 营养不良频繁呕吐

营养成分不能及时吸收，病程长或严重呕吐导致营养不良、消瘦。胃收缩功能障碍，严重者呕吐频繁、呕吐宿食，宿食可硬结形成"胃石"。

3. 影响血糖的控制

排空缓慢影响小肠对葡萄糖的吸收而易致低血糖；经数小时后葡萄糖被小肠吸收，又可出现高血糖，所以胃轻瘫患者血糖难以控制。

（二）体征

糖尿病性胃轻瘫多无典型的体征，有时表现为中上腹压痛（+），振水声（+），有胃型而无蠕动，表明胃张力降低。病程长者多表现为消瘦。

（三）辅助检查

（1）胃排空试验，提示胃排空延迟。
（2）胃肠生物电检测，提示胃肠蠕动波形缓慢。
（3）大便常规检查和致病菌培养一般为阴性。
（4）消化道钡餐透视，显示胃蠕动收缩力减弱、胃排空延迟等。
（5）纤维结肠镜检查，可有结肠黏膜充血、水肿等。
（6）放射性核素排空检查，提示胃肠排空延迟。
（7）胃内压测定法，消化间期运动（MMC）周期延长，MMC时相紊乱，及MMC Ⅲ相缺如。进餐后MMC消失代之以近端胃和远端胃独立的运动模式。
（8）实验室检测：胃轻瘫影响营养成分的吸收，可有贫血、低蛋白血症，严重者有糖尿病酮症、电解质和酸碱平衡紊乱、肾前性氮质血症等。

四、类病辨别

诊断本病尚需排除其他影响胃排空的疾病，如食管炎、胃及十二指肠溃疡、肝胆胰肠器质性病变、肿瘤、结缔组织病等，还要排除药物（如麻醉剂、镇静剂等）作用。

五、中医论治

（一）治疗原则

糖尿病性胃轻瘫应当根据病因、病位、寒热、虚实之不同而辨证论治，病机关键在于胃气不和。治则当以和胃降逆为法。

（二）分证论治

1. 饮食停滞证

证候：呕吐酸腐，脘腹胀满，嗳气厌食，得食愈甚，吐后反快，大便臭秽或溏薄或秘结，苔厚腻，脉滑实。

治法：消食化滞，和胃降逆。

处方：保和丸（《丹溪心法》）加减。

组成：神曲、山楂、莱菔子、茯苓、陈皮、半夏、连翘。

加减：如积滞较重，腹满便秘者，可合用小承气汤以导滞通腐，使浊气下行，则呕吐可止。

2. 肝胃不和证

证候：胃脘胀满，胸闷嗳气，恶心呕吐，胸闷，大便不畅，得嗳气、矢气则舒，苔薄黄，脉弦。

治法：疏肝理气，和胃降逆。

处方：柴胡疏肝散（《景岳全书》）加减。

组成：柴胡、香附、川芎、陈皮、枳壳、白芍、甘草。

加减：胀重加青皮、郁金、广木香；痛甚加川楝子、延胡索；若肝气郁结化火者加用左金丸；呕吐酸水者可加用乌贼骨、瓦楞子各20g。

3. 脾虚湿困证

证候：脘腹痞闷，呕逆，时作时止，身重肢倦，纳呆，口淡不渴，面色少华，倦怠乏力，大便溏薄，小便不利，舌质淡，边有齿痕，脉濡弱。

治法：健脾祛湿。

处方：香砂六君子汤（《时方歌括》）加减。

组成：广木香、砂仁、陈皮、半夏、党参、白术、茯苓、甘草。

加减：干噫食臭、胁下有水气加生姜；若伴有嗳腐吞酸者加用焦三仙各 10g 以助消化；频繁呃逆者加柿蒂、甘松各 10g 降逆和胃。

4. 胃阴不足证

证候：呕吐反复发作，时作干呕，口燥咽干，似饥而不欲食，小便短赤，大便干结，舌红少津，脉细数。

治法：滋养胃阴，降逆止呕。

处方：麦门冬汤（《金匮要略》）加减。

组成：麦冬、北沙参、半夏、石斛、生地、竹茹、白芍、天花粉。

加减：呕吐甚者可加代赭石、枇杷叶；兼瘀者可加丹参、山楂；若伴胃脘部灼痛，嘈杂泛酸者可斟酌配用左金丸；大便数日不行者加生白术 30g、枳实 10g、火麻仁 15g、制首乌 15g 健脾行气润肠。

5. 寒热错杂证

证候：胃脘痞满，遇冷加重，嗳气，纳呆，嘈杂泛酸，或呕吐，口干口苦，肢冷便溏，舌淡，苔白或微黄，脉弦或缓。

治法：寒热并治，调和肠胃。

处方：半夏泻心汤（《伤寒论》）加减。

组成：半夏、黄芩、干姜、炙甘草、黄连、人参。

加减：干噫食臭、胁下有水气，用生姜；痞利甚、干呕心烦，重用炙甘草。

6. 瘀血停滞证

证候：胃脘疼痛，痛如针刺，食后腹胀，面色晦暗，恶心，大便时干时溏，或见吐血、黑便，舌质紫暗、或有瘀斑，脉涩。

治法：活血化瘀，和胃止痛。

处方：失笑散（《太平惠民和剂局方》）合丹参饮（《时方歌括》）加减。

组成：丹参、檀香、砂仁、蒲黄、五灵脂。

加减：痛甚加延胡索、郁金、枳壳；四肢不温，舌淡脉弱，加党参、黄芪益气活血；口干咽燥，舌光无苔，脉细，加生地、麦冬；便血加三七、白及。

（三）中医特色治疗

1. 专方专药

（1）补气益脾汤：补气益脾，理气降逆，滋养胃阴。药物组成：人参、白术、茯苓、黄芪、陈皮各 9g，砂仁、甘草各 3g。呕吐明显，加半夏；便秘者加玄参、麦冬、生地黄。水煎服，每日一剂，连服 2 周。方中人参、茯苓、白术益气健脾，使胃肠气血流畅以改善微循环，有利于胃肠运动功能的恢复；陈皮、砂仁疏肝理气，消胀除满，综合全方，以治本即健脾为主，脾胃调和则脾胃气虚诸症可愈。

（2）健脾和胃汤：健脾和胃，行气活血，消食化积。药物组成：党参 15g，炒白术 10g，黄芪 20g，制半夏 10g，神曲 10g，丹参 20g，枳实 10g，木香 6g，柴胡 9g，桃仁 10g。水煎服，每日一剂，分 2 次口服。党参、炒白术、黄芪益气健脾；制半夏和胃降逆；柴胡、枳实、木香疏肝理气；丹参、桃仁活血化瘀；神曲消食化积。

（3）升降散合半夏泻心汤加减：升清降浊，健脾除痞。药物组成：半夏 12g，黄芩 12g，干姜 6g，黄连 9g，僵蚕 9g，蝉蜕 6g，姜黄 5g，太子参 6g，白术 12g，苍术 15g，三棱 3g，莪术 3g，甘草 3g，大枣 3 枚。其中僵蚕辛散轻薄，清热解郁，配半夏以加强除湿化痰之功，既可升清，又能散逆浊结之痰；蝉蜕甘寒清虚，具涤热解毒、清热定志、祛风胜湿之功；姜黄、三棱、莪术苦温理血中之气，下气破血，疏肝脾而散郁结；黄芩、黄连苦寒泻热排毒，能荡涤瘀浊，推陈出新；太子参、白术益气健脾。诸药合用，可达恢复中焦升降、消除痞满之目的。

（4）中成药

1）香砂枳术丸（水丸）：由木香、砂仁、党参、茯苓、白术、枳实等组成。每服 6g，每日 2 次。适用于脾胃虚弱兼有气滞型胃轻瘫。

2）沉香舒气丸（水丸）：由沉香、砂仁、青皮、厚朴、延胡索、柴胡、槟榔等组成。每服 6g，每日 2 次。适用于肝郁气滞、肝胃不和引起的胃轻瘫。

3）越鞠保和丸（水丸）：由香附、川芎、苍术、神曲、枳实、白术、山楂、莱菔子组成。每服 6g，每日 2 次。适用于气滞食滞、脾胃不和引起的胃轻瘫。

2. 名老中医经验

（1）彭万年教授治疗糖尿病性胃轻瘫，提出以胃脘部痞满、呕逆肠鸣为主症的，选用半夏泻心汤治之；以腹胀纳呆、胸胁苦满、脘闷心烦、喜呕为主症的，选用小柴胡汤治之；以心下胃脘痞硬、噫气频自发、呕吐、噎膈反胃为主症的，选用旋覆代赭汤治之；以时腹自痛、呕吐下利、脘闷纳呆喜唾为主症的，选用理中汤治之。经临床实践证实，疗效显著。

（2）张发荣教授治疗糖尿病性胃轻瘫：张教授认为本病的内因与脾虚有着密切关系。因消渴日久，耗伤脾胃之气，脾胃虚弱致中焦不健则运化无力，升降失司，气机不畅等情况皆可导致本证。针对其心下痞满、恶心呕吐、食欲减退及反酸嗳气等临床表现和寒热虚实错杂的病机特点，治宜和胃降逆、开结除痞。以半夏泻心汤为基础方，方药：制半夏 15g，干姜 10g，黄芩 15g，黄连 10g，太子参 20g，大枣 20g，甘草 5g。方义：本方寒热互用和阴阳，苦辛并举顺升降。黄芩、黄连苦降泻热以和阳；干姜、制半夏辛开散痞以和阴；因消渴日久耗气伤阴，久则损伤脾胃，故配以太子参、甘草和大枣补脾和中。加减：舌苔特别厚腻，湿浊中阻者，去大枣，加草果仁；厌食少食者，加鸡内金、麦芽；舌红口干者，加石斛、天花粉；嗳气频发者，加丁香、吴茱萸。

（3）仝小林教授治疗糖尿病性胃轻瘫：仝小林教授认为本病以呕吐为主症，以胃气上逆为病机，临床以经方附子理中汤为主方加减，取得了显著疗效。方药：黑附片 30g（先煎 8h），干姜 15g，红参 6g（单煎兑入），炒白术 30g，黄连 15g，苏叶梗各 6g。3 剂，水煎服。方用附子理中汤健旺中阳，恢复脾胃斡旋布达之机。

重用 30g 附子为君，正如郑钦安《医理真传》所述"非附子不能挽救欲绝之真阳，非姜术不能培中宫之土气"。又加重苦甘温燥之白术，健运中州。投脾之所喜。达补虚之功。兼利小便而通阳。改人参为其熟品——红参，取其温润之性。仝小林教授指出经方有"其法缜密，药少而精，专而力宏"的特点，疗效确切；针对患者呕吐之主症，予辛开苦降之法，选用黄连苏叶汤，行气宽中降逆。黄连"苦酸制甜"能降血糖，且一味苦寒药伍入众辛温药中，反佐以防拒药，且合辛开苦降调气机以降血糖之用。

3. 针刺治疗

辨证取穴针灸治疗，主穴：中脘、足三里、内关、三阴交、脾俞、胃俞、天枢。配穴：脾胃虚弱、脾肾虚寒型：取气海、关元、三阴交、足三里、中脘、脾俞、章门、肾俞，施以针补艾灸；若虚寒之象明显，配合灸命门、关元。肝气犯胃、胃阴不足型：取曲池、阳陵泉、太冲、足三里、中脘、胃俞、肝俞、三阴交、阳陵泉、期门，施以平补平泻法，留针 30min。每日 1 次，2 周为一个疗程，中间休息 3 天进行第 2 个疗程，治疗期间停用一切影响胃肠功能的药物。

4. 耳针治疗

耳针治疗取胃、神门、交感、皮质下、食管等穴；每次 2~3 穴，强刺激，每日 1 次，10 次为一个疗程，每次留针 30min，或穴位埋豆（王不留行）等。

5. 艾灸疗法

艾灸疗法取内关、中脘、建里、足三里、脾俞、胃俞、天枢、关元、肾俞等穴；每次 4~6 穴，隔日 1 次，每次 3~5 壮，用隔姜灸或悬灸，10 次为一个疗程。

6. 穴位敷贴

寒性呕吐，用吴茱萸适量，研细末，醋或开水调成膏状，敷涌泉穴，2~4h 即可见效。

7. 食疗

（1）陈皮粥：取干姜、陈皮各 15g，大枣 30 枚，大米 100g。将干姜、陈皮研细，大枣、大米淘净，共放锅内，煮粥食用。

（2）白萝卜汁：新鲜白萝卜 1000g，洗净切片，用榨汁机榨汁即服，每日可温服 2 次。

（3）猪肚粥：猪肚一具，粳米 100g。猪肚洗净切碎，与米同煮成粥，每日 1~2 次，空腹温热食效佳。

六、西医治疗

（一）西医治疗原则

西医治疗必须严格控制患者血糖水平，以有效防治糖尿病胃轻瘫的发生和进展。

（二）常用方法

（1）根据发病年龄、病情，选择合适的口服降糖药或胰岛素控制血糖、血脂。

（2）调节饮食：进食低脂肪饮食，低纤维饮食，进易消化食物；忌辛辣、生冷食品，忌酒等。

（3）对症处理

1）甲氧氯普胺：口服每次 5~10mg，2~3 次／日。

2）枸橼酸莫沙必利分散片：5mg，口服，3~4 次／日，饭前服用。

3）维生素 B_6：口服每次 10~20mg，每日 3 次，口服；或每日 50mg，肌内注射。

4）单胺氧化酶抑制剂：硫酸苯乙肼口服每次 10~15mg，每日 3 次；或盐酸丙咪嗪口服 12.5~25mg，每日 3 次。

七、转归与预后

糖尿病性胃轻瘫的预后与转归，和血糖控制与否、糖尿病病程长短、病情轻重，以及是否合并其他并发症等有关。本病属中医痞满证，若能正确及时治疗，多能获效。倘若迁延不愈，导致脾胃虚弱，亦可转为气虚中满之证，其预后欠佳。

八、预防与调护

1. 预防
良好控制血糖，合理饮食，合理运动，保持心情舒畅。

2. 调护
（1）控制饮食：糖尿病饮食，少食多餐。糖尿病性胃轻瘫患者宜避免饮酒及刺激性食物，选择易消化、低脂肪、少渣的食物，进餐时要细嚼慢咽。

（2）合理运动：饭后半小时至一个小时运动，可采用太极拳、五禽戏、八段锦等传统锻炼功法，适量活动，循序渐进，持之以恒。

（3）心理调摄：保持心情舒畅，调整情绪，调畅气机；树立战胜疾病的信心，配合医生进行合理的治疗和监测。

九、疗效判定标准

参照《中医病证诊断疗效标准》（国家中医药管理局．中华人民共和国中医药行业标准．南京：南京大学出版社，1994）中关于呕吐的疗效评定。

（1）治愈：腹部饱闷、呕吐控制，症状消失，实验室检查正常。

（2）好转：腹部饱闷程度及呕吐次数减少，或间歇时间延长，部分症状消失，实验室检查有改善。

（3）未愈：症状无改善或加重。

（张　芸）

第八节　糖尿病性腹泻

一、概述

（一）西医的定义及流行病学

肠道功能紊乱为糖尿病常见的并发症之一，病变在小肠以腹泻为主，发病率10%~20%。糖尿病性腹泻平均发生在确诊糖尿病后8年左右，但有少数患者发生在确诊糖尿病前2年。腹泻多为间歇性，少数为持续性。

糖尿病性腹泻的发病机制尚不确切，通常见于糖尿病病情控制不佳或同时合并神经病变的患者。其发病与以下因素相关：①支配肠道的迷走神经和交感神经兴奋性增强，促进肠道蠕动，加速排便而引起腹泻。②离子转运功能丧失，调节离子转运功能丧失，或a2-肾上腺素能肠细胞受体缺失，或高血糖使离子运转和肠道激素的分泌异常，或血钾异常（低钾血症和高钾血症）、低血糖症等均可引起自主神经病变，影响肠蠕动功能，影响小肠水和电解质的转运而导致腹泻。③肠道激素分泌异常，肠道分泌的胃泌素、肠泌素、胰高血糖素的异常，影响空肠段对水的吸收，而引起腹泻；胆汁酸可调节胃肠功能，胆酸吸收障碍也可导致或加剧腹泻。④胰腺外脂肪酶分泌异常，胰腺外脂肪酶分泌减少或缺失，导致脂肪的消化吸收障碍，而发生脂肪泻。⑤肠内细菌感染，既往认为细菌在小肠内增殖而致糖尿病腹泻，多数学者经临床检测结果，认为糖尿病腹泻与感染关系不大，主要为肠蠕动加快所致。

（二）中医相关的病证论述

糖尿病性腹泻以大便次数增多，粪便清稀以至呈水样便为特征，当属中医"泄泻"范畴。《素问·阴阳应象大论》说"清气在下，则生飧泄……湿胜则濡泄"。《丹台玉案·泄泻门》指出："泄者，如水之泄也，势犹豫缓，泻者，势似直下，微有不同，而其病则一，故总名之曰泄泻。"《古今医鉴·泄泻》中说"夫泄泻者，注下之症也，盖大肠为传送之官，脾胃为水谷之海，或为饮食生冷之所伤，或为暑湿风寒之所感，脾胃停滞，以致阑门清浊不分，发注于下，而为泄泻也。"《景岳全书·泄泻》中说："泄泻，……或为饮食所伤，或为时邪所犯……或因食生冷寒滞者"，以及"泄泻之本，无不由脾胃"。综上所述，主要病变在脾胃和大小肠。

二、病因病机

1. 发病因素

糖尿病性腹泻是由于消渴日久，耗伤脾胃之阴，阴损及阳，脾阳亦虚，脾失运化，导致腹泻；脾阳损及肾阳，脾肾阳虚，命门火衰，不能助脾胃腐熟水谷，运化精微，则腹泻加重；或饮食失调，湿热内蕴，升降失常，亦可导致泄泻。或糖尿病日久或迁延失治，脾胃受损，健运失职，气机不利，郁而不行，饮食水谷滞留于胃，加之土虚木旺，肝气横逆犯脾，肝脾不和，气机郁滞，肠道分清泌浊功能失调，或发为便秘，或发为泄泻，抑或交替发作，终致虚实夹杂之证，发为本病。

2. 病机及演变规律

糖尿病性腹泻为虚实夹杂之证。病之初多因消渴日久，肝之疏泄功能失常，肝气横逆犯脾，肝脾不和，气机郁滞，肠道分清泌浊功能失调，或发为便秘，或发为泄泻，抑或交替发作；中期则表现为肥胖乏力，以脾虚湿阻为主，病程绵长；久病及肾，后期则脾肾两虚，脾失健运，水谷精微失于上输，清浊不分，并驱于下，肾气虚弱，关门不固，而致泄泻重症。整个病程之中，由于消渴久病者，多为五脏虚弱之人，故抗病能力降低，易感受外邪，如外感湿邪，湿邪困脾，或受寒、暑热之邪侵袭，由表入里，影响脾胃的升降功能，均可导致或加重泄泻。

3. 病位、病性

糖尿病性腹泻病位在胃肠，累及肝脾肾；病性为"本虚标实"，本虚以脾胃虚弱、脾肾阳虚为主，标实是寒湿、湿热、气滞等。

4. 分证病机

（1）肝脾不调：消渴患者，病久多伴有不同程度的情志抑郁、焦虑、烦躁等症，以致肝气郁结，横逆犯胃，运化失常，而成泄泻。

（2）脾胃气虚证：消渴患者饮食不节，过食肥甘，损伤脾胃；或治疗不当，过用寒凉、苦寒药物伤及脾胃，脾胃气虚，运化失常，水谷停滞，清浊不分，混杂而下，而成泄泻。

（3）脾肾阳虚证：脾的阳气与肾中元阳密切相关，命门之火能助脾胃腐熟水谷，帮助胃的消化吸收。消渴日久，阴损及阳而致肾阳虚衰，命火不足，不能温煦脾土，运化失常而成泄泻。

（4）寒湿泄泻：消渴久病者，多为五脏虚弱之人，故抗病能力降低，易感受外邪，如外感湿邪，或过食生冷，脾失健运，升降失调，清浊不分，饮食不化，传导失常，而成泄泻。

（5）湿热泄泻：消渴患者感受湿热之邪，或夏令暑湿伤及肠胃，传化失常，而成泄泻。

三、辨病

（一）症状

大便次数增多，每日 3 次以上，便质稀溏或呈水样便，大便量多稀，每日可达 200~1600g，呈棕色，有臭味，发作时腹痛不明显，症状持续 1 天以上。腹泻多为慢性，稀便呈水样，每日少者 3~5 次，多者可达 10 余次，甚者可达 20 余次。可发生于任何时间，通常夜间发生，可以伴随失禁，也可以是发作性的。少数患者腹泻与便秘交替出现。腹泻间歇期可以出现正常的排便活动。多数患者同时伴有周围神经及自主神经功能异常的表现，如肢体麻木、感觉异常、小便失禁、出汗异常、阳痿等症状。

（二）体征

糖尿病性腹泻多无典型的体征，有时表现为腹部轻压痛，长期腹泻者多表现为消瘦。多数患者同时伴有周围神经病变的表现，如腱反射消失或减弱，触觉、振动感、位置感觉等的消失或减弱，肌力减弱、感觉麻木等体征。有些患者还常伴有自主神经功能的异常，如小便失禁、出汗异常、阳痿、直立性低血压等。

（三）辅助检查

（1）大便常规检查正常，大便致病菌培养阴性。

（2）消化道钡餐检查可能显示胃的张力低下和排空延迟，小肠表现正常，但排空时间可加快或延迟。

（3）纤维结肠镜检查可有结肠黏膜充血、水肿。

四、类病辨别

（1）感染性腹泻：常见于霍乱、产毒性大肠杆菌肠炎、沙门菌属等感染，隐窝细胞分泌电解质及水增加，而发生大量水样便。

（2）胃源性腹泻：常见于胃大部切除、胃空肠吻合术后、萎缩性胃炎、恶性贫血等。胃空肠吻合术后，食物进入胃后未经充分消化，即进入空肠使肠管扩张，蠕动加快引起腹泻，在萎缩性胃炎或恶性贫血时，胃酸及胃蛋白酶减少或缺乏，食物中的营养物质未经充分消化即进入肠道，胃酸减少或缺乏，促胰液素分泌减少，当胃内酸性食糜进入十二指肠后，可刺激促胰液素分泌，使胰腺分泌胰液增多。诊断要点：原发疾病的临床表现，纤维胃镜检查。

（3）胰源性腹泻：胰液较少引起胰蛋白酶、胰脂肪酶、淀粉酶下降，食物中的糖类、蛋白质、脂肪等营养物质发生消化及吸收障碍，而发生腹泻。

（4）几种胰岛素瘤：如胰高血糖素瘤、血管活性肠肽瘤和生长抑素瘤都以糖尿病和腹泻作为主要症状,可用反射免疫法测定胰高血糖素、血管活性肠肽和生长抑素以资鉴别。

(5)结肠直肠绒毛腺瘤:肿瘤分泌大量含有氯化钠的黏液,若肿瘤发生在左半结肠时则分泌的液体增多而吸收减少,可发生腹泻。诊断要点:结肠镜检查及活检。

五、中医论治

(一)治疗原则

糖尿病性泄泻以排便次数增多、粪便清稀为特征。在辨证时,首先应区分寒、热、虚、实。根据寒热虚实之不同,分别予温阳散寒、清热祛湿、益气健脾、抑肝扶脾等治法。

(二)分证论治

1. 肝脾不调证

证候:素有胸胁胀闷,嗳气食少,每因抑郁恼怒,或情绪紧张之时,发生腹痛泄泻,腹中雷鸣,攻窜作痛,矢气频繁,舌淡红,脉弦。

治法:抑肝扶脾。

处方:痛泻要方(《丹溪心法》)加减。

组成:白术、白芍、陈皮、防风。

加减:上腹部闷胀、恶心欲呕加厚朴、竹茹;泻下急迫,气味臭秽,肛门灼热,合用葛根芩连汤加减(《伤寒论》)。

2. 脾胃气虚证

证候:脘腹痞闷,时缓时急,喜温喜按,纳呆食少,腹满肠鸣,肢体倦怠,四肢不温,少气懒言,大便溏薄,舌质淡,苔薄白,脉濡缓。

治法:补脾益胃。

处方:参苓白术散(《太平惠民和剂局方》)加减。

组成:党参、茯苓、白术、桔梗、山药、甘草、扁豆、莲子、砂仁、薏苡仁。

加减:下利完谷不化,四肢不温加附子、干姜;腹痛加高良姜、乌药。

3. 脾肾阳虚证

证候:消渴病病程较长,黎明之前脐腹作痛,或无痛性腹泻,肠鸣即泻,泻下完谷不化,可有大便失禁,伴乏力倦怠,身体消瘦,形寒肢冷,腰膝酸软,舌淡苔白,脉沉细无力。

治法:健脾温肾止泻。

处方:附子理中汤(《太平惠民和剂局方》)合四神丸(《证治准绳》)加减。

组成:炮附子、粳米、半夏、甘草、大枣、补骨脂、肉豆蔻、吴茱萸、五味子、生姜。

加减：年老体弱、久泻不止、中气下陷，加黄芪、党参、白术；泻下滑脱不禁，或虚坐努责，改用木香、肉豆蔻、罂粟壳；脾虚肾寒不甚，反见心烦嘈杂，大便夹有黏液，改用乌梅、肉桂、干姜。

4. 寒湿泄泻证

证候：多见于消渴病患者暑湿夏季，因贪食生冷所致。症见泄泻清稀，甚则如水样，腹痛肠鸣，若兼感外感风寒，可有恶寒发热，肢体酸痛。舌淡，苔薄白或白腻，脉濡缓。

治法：解表散寒，芳香化湿。

处方：藿香正气散（《太平惠民和剂局方》）加减。

组成：藿香、白术、茯苓、陈皮、厚朴、大腹皮、紫苏、白芷、半夏。

加减：若表邪较重，可加用荆芥、防风以增疏风散寒之力；如湿邪偏重，症见胸闷腹胀尿少，肢体倦怠，苔白腻者，可用胃苓汤（《丹溪心法》苍术、厚朴、陈皮、甘草、生姜、大枣、桂枝、白术、泽泻、茯苓、猪苓）以健脾燥湿，淡渗分利。

5. 湿热泄泻证

证候：泄泻腹痛，泻下急迫，或泻后而有不爽感、大便色黄褐或带黏液，气味臭秽，肛门有灼热感，伴有心情烦躁，口渴，小便短赤。舌质红苔黄腻，脉滑数或濡数。

治法：清热利湿。

处方：葛根芩连汤（《伤寒论》）加减。

组成：黄芩、黄连、葛根、银花、茯苓、木通、车前子。

加减：若夹食滞加用神曲、山楂、麦芽以消食化滞；湿邪偏重，症见胸腹满闷，口不渴，或渴不欲饮，舌苔微黄厚腻，脉濡缓者，可合平胃散（《太平惠民和剂局方》：苍术、厚朴、橘皮、甘草、生姜、大枣）燥湿宽中；夏季盛暑之时，发生泄泻，症见泄泻如水，自汗面垢，烦渴尿赤，可加藿香、香薷、扁豆、荷叶等药以清暑化湿。

（三）中医特色治疗

1. 专方专药

（1）温肾健脾汤：健脾温肾，化湿止泻。药物组成：吴茱萸15g，补骨脂15g，肉豆蔻15g，赤石脂10g，黄芪50g，党参20g，白术20g，薏苡仁30g，五味子20g，乌梅10g。

（2）补脾益气汤：健脾益气，化湿止泻。药物组成：生黄芪30g，党参15g，白术15g，炒怀山药15g，薏苡仁30g，茯苓15g，肉豆蔻5g，五味子6g，炙甘草6g。加减：舌苔白腻者加厚朴6g，佩兰15g，藿香10g；舌黄腻者加黄连6g，葛根15g；恶心呕吐者加竹茹6g，姜半夏10g；纳食差者加鸡内金15g，焦三仙各10g；口渴多饮、舌红少津者加乌梅10g，木瓜10g；腹泻完谷不化、且多在黎明前、舌淡苔白脉沉细者加肉桂6g，补骨脂15g，制附子5g。

（3）疏肝健脾补肾汤：调肝健脾、温肾化湿。药物组成：山药30g，白扁豆

15g、肉豆蔻8g、补骨脂6g、白术15g、益智仁10g、茯苓15g、炙甘草6g、白芍15g、陈皮6g、砂仁6g、薏苡仁20g。加减：晨泻明显者加四神丸；久泻不止者加诃子；肝郁脘胀、嗳气者加枳壳、木香；小便短少、苔腻、脉濡者加车前子。

（4）加减补中益气汤：补中益气，健脾止泻。药物组成：黄芪20g，党参20g，白术10g，茯苓10g，山药30g，升麻5g，柴胡10g，陈皮5g。加减：大便次数超过每日5次者，加诃子肉10g、炮姜炭10g；腰酸者加补骨脂10g、肉豆蔻10g。

（5）中成药

1）参苓白术散：用于脾胃虚弱，食少便溏。一次2~3袋，每日2~3次。

2）补脾益肠丸：用于脾虚泄泻证。一次6g，每日3次。

2. 名老中医经验

（1）程益春主任立足脾肾治疗糖尿病性腹泻的经验：程老认为糖尿病性腹泻的主要病机是脾肾俱伤。消渴易伤阴津，病程日久，阴损及阳。早期主要表现为气虚、阴虚，继而加重，出现阳虚。在脏腑主要是伤脾、伤肾，临床上又多以脾虚为先，脾肾双亏在后。脾虚不能运化水谷精微，则水湿停留，下泻于大肠；或脾气虚不能升清，清浊不分，下趋大肠，均可导致泄泻。久泄不止，进而伤及脾阳及肾阳。脾肾两虚，津液下夺，下焦虚寒，则关门不固，重者滑脱不禁，食入则下。本病虽以虚为本，但亦有实邪，多为由气虚而致之水湿食积、瘀血停留，或久泄伤阴，内有郁热，以及肝郁乘脾等。临证施治，着眼于脾肾，不忘其所夹实邪，治法常消补同用，温涩合用，寒热并用，标本兼治。程老治疗糖尿病性腹泻，常以补中益气汤、五苓散、参苓白术散、四神丸、理中汤、香砂六君子汤等。

（2）祝谌予主任治疗糖尿病性腹泻的经验：祝主任认为糖尿病性腹泻以脾肾阳虚、寒湿不化者多见，但也有上焦燥热未除，下焦寒湿又生的寒热错杂证。发作时每天腹泻可达数次或数十次，呈水样便，无腹痛，可持续数周，有时伴便秘，或两者相互交替。可以分为糖尿病腹泻的轻证、重证。轻证：一般用降糖对药方（生黄芪30~50g，生地30g，苍术15g，玄参30g，葛根15g，丹参30g）去生地、玄参，加熟地、白术、苏梗、藿梗、白芷、生薏苡仁、山药、芡实、肉桂、肉豆蔻等。重证则用肾着汤合四神丸，再加上述药物。对寒热错杂证之腹泻，常用肾着汤或四神丸与葛根芩连汤或白头翁汤合方再加上述药物，以寒热平调，清上温下。兼肝郁者加痛泻要方。其中苏梗配藿梗、白芷配生薏苡仁是祝氏治疗寒湿腹泻的两组常用对药。苏梗辛香温通，长于行气宽中，温中止痛；藿梗气味芳香，化湿止呕，醒脾理气。二药相伍，相得益彰，理气宽中，消肿止痛力量增强，祝氏常用治寒湿不化，气机不畅之胸膈脘闷，腹中肠鸣。白芷辛温，散风燥湿，芳香通窍，《本草正义》云其："燥湿升清，振动阳明之气，固治久泻之良剂。"生薏苡仁甘淡微寒，清利湿热，健脾补肺。二药相伍，一寒一热，辛散淡渗，燥湿健脾，治湿注大肠，肠鸣泄泻，其效显著。

（3）仝小林教授认为糖尿病腹泻往往是由于饮食不节、情志失调、脏腑虚弱等原因导致脾胃功能失常，脾主运化升清失职，胃不能腐熟降浊，升降失调所致。临证时当辨清虚实，而实证亦可转为虚证。脾胃虚弱、肝气乘脾、寒热错杂和湿热侵袭是糖尿病腹泻的常见类型，其中湿热泄泻在临床上最为常见，往往是大便黏着不爽，气味臭秽，葛根芩连汤是治疗该证的代表方剂。肝木旺而克脾土则常为腹痛腹泻，泻后而痛不止，便臭，且患者常有情志不遂，用痛泻要方则可抑肝扶脾而止泻。脾虚泄泻亦较为常见，多表现为腹泻次数多，大便清稀而无臭秽，常用理中丸温中散寒。脾阳虚损及肾阳，则致脾肾阳虚，可在理中丸的基础上加附子、肉桂，温肾阳健脾气而止泻。除了在辨证的基础上选方用药外，治疗上还可配合应用灶心黄土、诃子、罂粟壳等直接止泻的药物。若患者腹泻与不泻交替，则治疗上不可过度止泻，以免反成便秘。若为慢性泄泻，则应汤剂、丸剂和粉剂交替应用。汤剂吸收快、发挥药效迅速，用于病情较重或病情不稳定之时，丸剂和散剂吸收较慢，但药效持久，服用方便。因此，对于慢性腹泻的患者而言治疗是个长期的过程，若患者腹泻重、病情不稳定时用汤剂迅速控制病情，待病情稳定后则改用丸剂或散剂。

3. 针刺治疗

糖尿病性腹泻：取穴天枢、大肠俞、足三里，配以脾俞、胃俞、肝俞、胆俞、小肠俞、肾俞。辨证配穴：脾胃气虚加百会、气海；脾肾阳虚加关元、命门；肝郁脾虚加内关、太冲、公孙；湿热内蕴加阴陵泉、三阴交。虚者用补法，实者用泻法。

4. 艾灸疗法

艾灸疗法取穴神阙、关元、气海、脐中四边、足三里；若大便稀溏不成形者，取神阙隔姜灸或隔姜葱蒜泥灸，上下午各一次，每次0.5~1h，或足三里小艾柱直接灸法，灸半月休息半月，直至症状消失；若便泻清水，大便失禁或肠鸣泄泻，取神阙隔盐重灸，并用灸条重灸关元、气海，脐中四边，1次1h，注意防止烫伤。

5. 拔罐疗法

糖尿病性腹泻，取肚脐窝处（相当于以神阙穴为中心，包括两侧天枢穴的部位）用口径6cm的中型火罐拔罐，隔日1次。脾胃虚寒腹泻，取穴天枢、关元、足三里、上巨虚或大肠俞、小肠俞、足三里、下巨虚。按腧穴部位选择不同口径火罐，两组腧穴交替使用，隔日1次。

6. 按摩疗法

患者双手轮流在中脘穴、神阙穴、天枢穴推、拿、揉、按约10min，右手中指在长强穴揉按1min，也有较好止泻作用。

7. 熨脐法

取肉桂、丁香、干姜、小茴香、五倍子各50g，樟脑1g、粗盐100g置入铁锅内加至450ml，布包置于脐上外熨，每日1次，每次1h，7天为一个疗程。用于糖尿病顽固性腹泻，有温肾健脾、止泻止痛之效。

8. 食疗

（1）鸡内金粉粥：鸡内金2个，干橘皮3g，砂仁2g，粳米50g。取鸡内金、干橘皮、砂仁炒熟研末，粳米煮粥，粥成入药末。早晚服用。

（2）姜茶：取生姜、绿茶各10g，用开水冲泡，频频饮服。

（3）党参黄米茶：取党参30g，大米（炒焦黄）50g，加水4碗煎至2碗。一口饮完，隔日一次。

（4）石榴叶茶：取鲜石榴叶60g，生姜15g，盐2g，共炒黑，水煎取汁，代茶饮。

（5）山药粥：鲜山药120g（干品60g），粳米50g，同煮为粥，供早晚食用。

（6）乌梅粥：乌梅20g，粳米60g，先将乌梅加水煎汁去渣，再用汁熬粥，粥熟即可。早晚服用。

六、西医治疗

（一）治疗原则

必须严格控制患者血糖水平，以有效防治糖尿病性腹泻的发生和进展。

（二）常用方法

（1）一般治疗：血糖水平的长期良好控制十分重要。在自主神经病变不十分严重且可逆阶段，良好的血糖控制可使腹泻明显减轻。到自主神经病变已到不可逆转阶段，腹泻症状控制较难。

（2）针对病因治疗，可试用止泻药物如复方地芬诺酯或洛哌丁胺，并可试用广谱抗生素治疗细菌过度生长。或使用可乐定（0.075~0.5mg，口服，2次/日），可刺激肠细胞的α2-肾上腺能受体，减少腹泻次数及大便的量。

（3）严重的腹泻患者，要注意纠正电解质紊乱和恢复营养平衡。

七、转归与预后

糖尿病性腹泻一般不严重，预后主要取决于血糖控制、病程长短、糖尿病及其神经病变等并发症的严重程度。其治疗较难，部分患者由于反复腹泻，致脾胃益虚，脾病日久及肾，脾肾同病；若久病脾肾衰败，纳食呆滞，脾气下陷；若肾虚进一步发展，既不能温于脾，又不能摄于下，致使泄泻无度而病情趋向危重；若病程长，病情反复者，应注意有无水盐电解质紊乱及酸碱失衡。

八、预防与调护

1. 预防

良好控制血糖，合理饮食，合理运动，保持心情舒畅。

2. 调护

（1）控制饮食：糖尿病合并腹泻者饮食禁食油腻、坚硬不易消化、刺激性及含食物纤维多的食物，如肥肉、腌肉、辣椒、烈酒、芥末、粗粮、生冷瓜果、冷饮、韭菜、榨菜等。

（2）合理运动：饭后半小时至一个小时运动，可采用太极拳、五禽戏、八段锦等传统锻炼功法，适量活动，循序渐进，持之以恒。

（3）心理调摄：保持心情舒畅，调整情绪，调畅气机；树立战胜疾病的信心，配合医生进行合理的治疗和监测。

九、疗效判定标准

参照《中医病证诊断疗效标准》（国家中医药管理局．中华人民共和国中医药行业标准．南京：南京大学出版社，1994）中关于泄泻的疗效评定。

（1）症状消失，大便成形，1～2次/天，空腹血糖、尿糖多次检查正常为显效。

（2）症状改善，大便近似成形，次数减少，空腹血糖、尿糖有改善为有效。

（3）症状、大便次数与形状及空腹血糖、尿糖均无变化为无效。

（张　芸）

第九节　糖尿病性便秘

一、概述

（一）西医的定义及流行病学

糖尿病性便秘是较为常见的糖尿病自主神经病变的表现，因大肠功能异常或结肠无力所致。该病常表现为大便干结，有的3~5天不排大便或排便困难。其发病机制尚不清楚，与糖尿病高血糖引起体内高渗缺水而致大便秘结，排便困难；及糖尿病日久，支配大肠的迷走神经张力降低，肠蠕动减慢，致大肠排空延迟有关。糖尿病合并神经病变患者有便秘者约占20%。

（二）中医相关的病证论述

糖尿病性便秘相当于中医学中的"便秘"范畴。中医学认为便秘是大便秘结不通，排便时间延长，或欲大便而艰涩不畅的一种病证。本证在《伤寒论》中，有"阳结"、"阴结"及"脾约"名称，其后又有"风秘"、"气秘"、"热秘"、"寒秘"、"湿秘"及"热燥"、"风燥"等说。

二、病因病机

1. 发病因素

糖尿病性便秘是由于糖尿病日久，肠胃受累，或因燥热内结，津液耗伤，导致肠道失润，大便干结难以排出；或因病久气阴耗伤，气虚则大肠传送无力，阴伤津亏则不能滋润大肠而致肠道干涩，大便排出困难。

2. 病机及演变规律

饮食入胃，经过脾胃运化，吸收其精华之后，所剩糟粕，最后由大肠传送而出，而成大便。糖尿病性便秘属于中医学消渴及便秘范畴，一般认为其病机以气血阴阳俱虚为本，气滞、燥热为标。

3. 病位、病性

糖尿病性便秘病在胃肠，累及肝脾肾；糖尿病性便秘有虚实之别，实证又有热结、气郁之不同，虚证又有气血阴阳之异。

4. 分证病机

（1）胃肠积热证：糖尿病患者或素为阳盛之体，或酗酒、过食辛辣厚味，而致肠胃积热，耗伤津液，而致便秘。

（2）气滞便秘证：糖尿病患者病久，情志失和，肝脾之气郁结，导致传导失常，故大便秘结，欲便不得。

（3）气虚便秘证：糖尿病患者因久病致虚，伤及肺脾，肺与大肠相表里，肺气虚则大肠传送无力，糟粕内停，久滞化燥而便秘或虽有便意，临厕须竭力努挣，而大便并不干硬。

（4）阴虚肠燥证：因消渴日久阴血不足；或因年老津血虚亏；或胃中蕴热耗伤阴液；或汗、吐、下等而致津液丢失，血虚津少，不能下润大肠，故大便秘结。

（5）阳虚便秘证：因消渴日久，阴损及阳，阳气虚衰，寒自内生，肠道传送无力，故大便艰涩，排出困难。

三、辨病

（一）症状

大便粪质干结，排出艰难，或欲大便而艰涩不畅。排便间隔时间超过自己的习惯1天以上，或两次排便时间间隔3天以上。常伴有腹胀、腹痛、口臭、纳差及神疲乏力、头晕心悸等症。

（二）体征

糖尿病性便秘多无典型的体征，有时表现为腹部轻压痛。

（三）辅助检查

消化道钡餐检查可有小肠吸收不良征象，肠动力检查蠕动减弱。

四、类病辨别

糖尿病性便秘主要靠病史、临床表现及相关的糖尿病症状及并发症作出诊断。一般应与习惯性便秘及结肠癌相鉴别。习惯性便秘主要见于老年人，便秘史较长，有不良排便习惯，便秘程度常常超过糖尿病性便秘，且无缓解期，不与腹泻同见。此外凡年龄在40岁以上，便秘伴体重减轻或肛门出血者，应做乙状结肠镜、钡灌肠或纤维结肠镜检查，排除结肠癌可能。

五、中医论治

（一）治疗原则

糖尿病性便秘应当根据病因、病位、阴阳、虚实之不同而辨证论治，病机关键在于燥热津伤及气虚气滞。治则当以滋阴润燥、补气降逆为法。

（二）分证论治

1. 胃肠积热证

证候：大便干结，腹胀腹痛，面红身热，口干口臭，心烦不安，小便短赤，舌红苔黄，脉滑数。

治法：泻热导滞、润肠通便。

处方：麻子仁丸（《伤寒论》）加减。

组成：火麻仁、芍药、枳实、大黄、厚朴、杏仁。

加减：若津液已伤，见口干渴，舌红少苔，可加生地、玄参、麦冬；若肺热气逆，咳喘便秘，加瓜蒌仁、苏子、黄芩；若兼郁怒伤肝，易怒目赤，加服芦荟、龙胆草。

2. 气滞便秘证

证候：大便秘结，欲便不得，脘腹胀满，嗳气频作，甚则腹中胀痛，纳食减少，舌苔薄腻，脉弦。

治法：顺气行滞。

处方：六磨汤（《证治准绳》）加减。

组成：沉香、木香、槟榔、乌药、枳实、大黄。

加减：若气郁化火，症见口苦咽干，苔黄，脉弦数者加黄芩、栀子以清热泻火。

3. 气虚便秘证

证候：大便干结，或便质不硬但临厕努挣乏力，便难解出，汗出气短，面白神疲，倦怠乏力，舌淡苔白，脉虚弱。

治法：益气润肠。

处方：黄芪汤（《金匮翼》）加减。

组成：黄芪、陈皮、火麻仁、当归。

加减：若气虚甚，可加用人参、白术；若气虚下陷脱肛，加用升麻；若气息低微，懒言少动，加用人参、麦冬、五味子；若日久肾气不足，腰酸乏力，可加用人参、杜仲、枸杞。

4. 阴虚肠燥证

证候：大便干结如羊屎，形体消瘦，头晕耳鸣，盗汗颧红，腰膝酸软，失眠多梦，舌红少苔，脉细数。

治法：滋阴清热、润肠通便。

处方：增液承气汤（《温病条辨》）加减。

组成：大黄、芒硝、玄参、麦冬、生地。

加减：阴虚甚、口干渴，加用芍药、玉竹、石斛助养阴之力；胃阴不足、口渴口干，加麦冬、玉竹、黄精；肾阴不足、腰膝酸软，加熟地；便秘兼面色少华、心悸气短、口唇色淡、舌淡苔白者，为血虚便秘，可加用当归、何首乌、枸杞等养血润肠。

5. 阳虚便秘证

证候：大便干或不干，排出困难，小便清长，面色白，四肢不温，腹中冷痛，得热则减，腰膝冷痛，舌淡苔白，脉沉迟。

治法：温阳通便。

处方：济川煎（《景岳全书》）加减。

组成：当归、牛膝、肉苁蓉、泽泻、升麻、枳壳。

加减：若寒凝气滞、腹痛较甚，加肉桂、木香、台乌；胃气不和，恶心呕吐，加半夏、砂仁等；若老年虚冷便秘，可用肉苁蓉、锁阳；若脾阳不足，阴寒积冷，可用干姜、附子、白术。

（三）中医特色治疗

1. 专方专药

（1）通秘汤：益气养血，润燥通便。药物组成：炙黄芪20g，当归15g，肉苁蓉20g，太子参20g，何首乌10g，生地黄12g，玄参12g，麦冬12g，桃仁10g，郁李仁10g，火麻仁10g，枳壳12g，黄精13g。大便干结如球难下加生大黄6g（后下）以助通便，急下存阴，但需中病即止。每日1剂，水煎取汁400ml，分2次口服，连服10天。方中炙黄芪为要药，补脾肺之气，使脾气充足，从而清气上升，浊气下降，腑气畅通；肺气充足，则大肠传输有力。肉苁蓉入肾、大肠经，补肾益精，润燥滑肠；何首乌补血益精，润肠通便，治精血不足，肠燥便秘；太子参、当归、生地黄、玄参、麦门冬、黄精益气养阴润燥；针对老年人脏腑功能减弱，肠道传送无力，佐以枳壳、桃仁、郁李仁、火麻仁行气活血润肠；生大黄急下存阴。全方共奏益气养血润肠之功，使便秘自除。

（2）增液活血汤：养阴增液，活血化瘀，通腑泻热。药物组成：生地18g，玄参30g，麦冬12g，桃仁15g，杏仁10g，当归10g，生大黄9g（后下），桂枝6g，芒硝粉15g（冲服），鸡内金6g。加减：气虚明显者加黄芪15g、党参10g，内热盛者加天花粉15g、生石膏15g，血瘀明显者加丹参20g、红花10g，气滞明显者加枳实10g、木香7g、莱菔子10g，不寐者加柏子仁12g、远志10g。水煎日1剂，分2次口服。方中以玄参苦咸寒，养阴生津，滋阴润燥；桃仁苦甘平，活血祛瘀共为君药。麦冬甘寒增液润燥；生地甘苦寒，养阴润燥、滋阴壮水，助玄参以滋阴润燥，增水行舟；生大黄苦寒，攻下瘀积，荡涤邪热；芒硝粉咸苦寒，泻热软坚；当归味甘平，补血活血润肠；杏仁辛开苦泄，宣肺肃气，有开表清里之效，与桃仁相伍，气血并调，上宣下泄，共为臣药；佐以桂枝辛甘温，通行血脉，既助桃仁活血祛瘀，又防硝、黄寒凉凝血之弊；鸡内金护胃安中，缓和诸药之峻烈。诸药合用，共奏滋阴增液、活血化瘀、通腑泻热之功。

（3）活血润肠汤：活血祛瘀，润肠通便。药物组成：桑椹子20g，火麻仁10g，肉苁蓉20g，当归10g，生首乌15g，熟地黄20g，白参10g（另煎兑服），白术20g，桃仁10g，水蛭10g，葛根20g，每日1剂，分2次煎服，以1个月为1个疗程。方中生首乌、熟地黄、桑椹子、肉苁蓉、火麻仁补肾滋阴，润肠通便；桃仁、当归、葛根、水蛭养血活血祛瘀；桃仁、当归润肠通便。考虑到消渴病患者多数有气虚症状以及气血相关"气为血帅"，用白参、白术一则补气健脾，二则补气以行血，全方标本兼治，全方共奏活血祛瘀，润肠通便之功。

（4）中成药

1）六味安消胶囊：药物组成：藏木香、大黄、山奈、北寒水石（煅）、诃子、碱花。功能主治：和胃健脾，消积导滞，活血止痛。用于脾胃不和、积滞内停所致的胃痛胀满、消化不良、便秘。用法用量：口服。一次3~6粒；每日2~3次。注意事项：本品属消导之剂，脾胃虚寒胃痛、便秘及热结血瘀痛经者忌用；方中含有活血之品，妇女月经期、妊娠应慎用；服药期间饮食宜清淡，忌食辛辣油腻之品。

2）枳实导滞丸：药物组成：大黄、枳实（炒）、神曲（炒）、黄芩、黄连（姜汁炒）、茯苓、白术（炒）、泽泻。功能主治：消积导滞，清利湿热。用于饮食积滞，湿热内阻所致的脘腹胀痛，不思饮食，大便秘结，痢疾里急后重。用法用量：口服，每服6~9g，每日2次。注意事项：虚寒痢疾不宜；本品清热攻下力猛，易伤正气，久病正虚、年老体弱及妇女胎前产后均应慎用；饮食宜清淡，忌食辛辣刺激食物；建立良好饮食习惯，忌暴饮暴食及偏食。

3）麻仁软胶囊：药物组成：麻仁、熟大黄、苦杏仁、白芍（炒）、枳实（炒）、厚朴（姜制）。功能主治：润肠通便。用于肠热津亏所致的便秘，症见大便干结难下，腹部胀满不舒；习惯性便秘见上述证候者。用法用量：口服，一次3~4粒，早晚各一次。

小儿服用减半。注意事项：虚寒性便秘不宜服用；本品含攻下破积药，孕妇慎用；忌食辛辣香燥刺激性食物。

2. 名老中医经验

（1）姜海涛主任治疗糖尿病性便秘经验：姜主任认为糖尿病性肠病的主要病机是气血阴阳失调以及与由此产生的病理产物湿、痰、火、瘀有密切关系。因糖尿病大多属中医"消渴"范畴，最伤阴津，水不行舟，可见大便秘结；或阴津枯竭及脾肾阳气虚弱，推行乏力则大便艰涩难行，亦可出现大便秘结。故本病既有正虚，亦有邪实，气血阴阳亏虚为本，湿阻、痰浊、郁热化火及诸多因素形成的血瘀为标。辨证施治宜扶正祛邪，消补同施，寒热并用。

（2）张发荣教授治疗糖尿病性便秘：张教授认为本病与气虚推动无力或血虚肠道失养及阴虚肠燥相关。其中气虚便秘治宜补气润肠，予黄芪汤加减：黄芪20g，陈皮6g，火麻仁30g，肉苁蓉20g，白术15g，甘草6g，水煎服。血虚便秘者治宜养血润肠，予润肠丸加减：当归10g，生地15g，桃仁15g，火麻仁10g，枳壳10g，黄芪15g，白芍15g，水煎服。阴虚便秘者治宜滋阴增液，润肠通便，予六味地黄汤加减：生地15g，山茱萸10g，山药15g，丹皮10g，火麻仁15g，玄参15g，麦冬15g，甘草6g，水煎服。

（3）高彦彬教授治疗糖尿病性便秘：高教授认为本病与胃肠实热、气虚推动无力或血虚阴亏，肠道失养相关。其中胃肠实热治宜清热润肠，予麻子仁丸加减：麻仁12g，白芍12g，枳实10g，大黄10g，厚朴10g，甘草6g。气虚便秘治宜补气健脾，润肠通便，予黄芪汤加减：黄芪30g，陈皮10g，麻仁10g，生白术30g，瓜蒌仁15g。血虚阴亏便秘治宜养血滋阴，润燥通便，予润肠丸加减：当归12g，生地黄20g，火麻仁12g，杏仁10g，枳壳10g，瓜蒌仁15g。

3. 针刺治疗

辨证取穴针灸治疗，糖尿病性便秘：取穴大肠俞、天枢、支沟、上巨虚。配穴：热结加合谷、曲池；气滞加中脘、行间；气血虚弱加脾俞、胃俞；寒秘加神阙、气海。实秘用泻法，虚秘用补法。

4. 耳针治疗

耳针治疗选穴为脾、胃、大肠下段、三焦。用王不留行籽外压，以胶布固定，每隔3日更换1次，可改善糖尿病性便秘。

5. 按摩疗法

患者平卧，左手掌顺时针方向摩脐，右手助力，可治疗糖尿病性便秘。

6. 拔罐疗法

阳虚便秘，取大肠俞、小肠俞、左下腹，分别用闪罐法拔罐15min，每日1次。

7. 食疗

（1）多吃粗粮：全谷类食物含有丰富的膳食纤维，这种非水溶性的纤维质本身就有刺激消化道运动的效果，而且它无法被消化酵素所分解，会在肠道中发挥扫把的功效，增加粪便的体积将大肠曲折处的宿便刮除下来排出。

（2）早上空腹喝水：肠道内食物残渣水分不断被吸收，因而导致大肠蠕动变慢，一起床补充水分确实有消除便秘的效果，因为夜间肠胃都处于休息状态，早上未进食前喝水，肠胃运作会比平常快速，让水分立即输送到大肠，增加粪便的含水量，柔软的粪便也更好排出，建议早上空腹时喝两杯的温开水，一杯约240ml。

（3）爆炒地瓜叶：地瓜叶500g，花生油30g，蒜、姜、食盐适量。将地瓜叶洗净，控一下水，将花生油加热至七成，放入蒜瓣、姜丝、地瓜叶，翻炒两下后加入食盐适量，再翻炒2min，倒入盘中，即可食。

（4）猪肺煲：猪肺250g，陈皮10g，杏仁25g，当归25g，肉桂6g，生姜6片。猪肺洗净切为薄片，与洗净之当归、杏仁等一并放入锅内，加水适量一起久炖，炖至猪肺烂熟，捞出当归等加入香菜、麻油、味精、食盐适量，端锅即可食用。

六、西医治疗

（一）西医治疗原则

西医治疗必须严格控制患者血糖水平，以有效防治糖尿病便秘的发生和进展。

（二）常用方法

（1）调节饮食：进食低脂肪饮食，低纤维饮食，进易消化食物；忌辛辣、生冷食品，忌酒等。

（2）糖尿病性便秘可采用增加膳食纤维的摄入、生物反馈技术、胃肠动力药、泻药等措施。若仍未能缓解者，需使用甘油栓、开塞露或灌肠。

七、转归与预后

糖尿病性便秘的预后与转归和血糖控制与否、糖尿病病程长短、病情轻重，以及是否合并其他并发症等有关。便秘日久可引发痔疮、肛裂，甚者便血。排便过度用力努挣，还可诱发疝气。

八、预防与调护

1. 预防
良好控制血糖，合理饮食，合理运动，保持心情舒畅。

2. 调护
（1）控制饮食：糖尿病饮食，少食多餐，多饮水，增加膳食纤维的摄入。

（2）合理运动：饭后半小时至一个小时运动，可采用太极拳、五禽戏、八段锦等传统锻炼功法，适量活动，循序渐进，持之以恒。

（3）心理调摄：保持心情舒畅，调整情绪，调畅气机；树立战胜疾病的信心，配合医生进行合理的治疗和监测。

九、疗效判定标准

参照《中医病证诊断疗效标准》（国家中医药管理局.中华人民共和国中医药行业标准.南京：南京大学出版社，1994）中关于便秘的疗效评定。

（1）显效：服药后3天内达到下列指标：①排便次数恢复正常；②粪便性状转为正常；③排便通畅无困难，排便时无不适感。

（2）有效：显效中所列的3项指标中达到1～2项者。

（3）无效：服药3天后上述指标与治疗前均无明显差异。

（张　芸）

第十节　糖尿病神经源性膀胱

一、概述

（一）西医的定义及流行病学

糖尿病神经源性膀胱（DNB）是指由于自主神经尤其是副交感神经障碍所引起的排尿反射异常、膀胱功能障碍，主要表现为尿无力、尿潴留。其发病机制主要是膀胱排尿神经、排尿肌障碍，导致膀胱的排尿功能障碍。糖尿病性神经源性膀胱的发病率为27%~85%，在我国2型糖尿病的糖尿病神经源性膀胱发病率高于1型糖尿病，约为60%，女性多于男性。糖尿病神经源性膀胱出现的尿潴留，可明显增加泌尿系感染机会，长期尿潴留可因压力上传，造成肾盂积水、肾实质受压和缺血，甚至坏死，导致梗阻性肾病和肾功能不全，为糖尿病患者死亡的常见原因之一。

（二）中医相关的病证论述

糖尿病神经源性膀胱可见小便淋漓不尽、尿涩不利等症，属于中医"癃闭"、"淋证"范畴。《外台秘要》云："病源夫消渴者，渴而不小便是也。由少服五石诸丸散，积久经年，石势结于肾中，使人下焦虚热。及至年衰，血气减少，不能制于石。石势独盛，则肾为之燥，故引水而不小便也。"

二、病因病机

1. 发病因素

糖尿病神经源性膀胱是糖尿病慢性并发症之一。糖尿病患者多素体肥胖、过食肥甘厚味，肥者令人内热、甘者令人中满，日久湿热内生；或因肺脾肾功能失常，水液代谢失常，水湿内停，日久湿郁化热；或因先天肾脏亏虚，或房劳伤肾，或糖尿病患病日久，病及肝肾，终致肾阳亏虚，膀胱气化不利；糖尿病患者阴虚血液涩滞，气虚血流不畅，瘀血内生，瘀水互结于膀胱。若情志不畅，三焦水道阻滞，亦可诱发本病。

2. 病机及演变规律

糖尿病神经源性膀胱是糖尿病日久，肾阴亏损，即"无阴则阳无以化"；或阴损及阳而致阳不足，"无阳则阴无以生"，致膀胱气化不利，开阖失司而致，为本虚标实之证。发病之初为本虚标实并重，本虚虽与肺脾肾三焦相关，然与肾和膀胱关系最为密切。标实以湿热瘀血及肝气郁滞为主，瘀血往往与水湿互结，日久酿毒生变。病至后期，瘀毒、湿毒、热毒互结，损伤正气。

3. 病位、病性

糖尿病神经源性膀胱病位在肾与膀胱，为本虚标实之证。本虚以肾虚为主，又与肺脾相关；标实主要为水湿、湿热、气滞及瘀血。

4. 分证病机

（1）肝郁气滞：若情志不舒，肝气郁滞则三焦水道阻滞不通，膀胱气化失调而发生癃闭。

（2）湿热蕴结：过食肥甘或肺脾肾功能失常均可导致湿热内蕴。湿流于下，下注膀胱，则膀胱气化不利，开阖失司，发生癃闭。

（3）下焦瘀热：糖尿病患者阴虚血滞，气虚浊流，瘀血内生；若瘀热阻滞于下焦，气机不畅，尿道闭塞，则发癃闭。

（4）肾阳不足：糖尿病日久肾阳亏虚，蒸腾气化功能失常，既可出现"关门不利"的小便量少，又可出现气不化水的小便清长。若肾阳不足，气化失司，膀胱阖而不开，则发生癃闭。

（5）脾肾亏虚：消渴日久，正虚体弱，或年老体虚，致脾虚中气下陷，肾虚膀胱气化不力，故小便滴沥不净，而发为气淋、膏淋或劳淋。

三、辨病

（一）症状

早期无明显症状，病情进一步发展可出现尿路感染和尿潴留，排尿次数减少，排尿延迟，尿流无力。膀胱压力进一步加大时，可出现尿液淋漓不尽、小腹胀痛。

（二）体征

耻骨上触诊饱满或充盈有包块，叩诊呈浊音。

（三）辅助检查

（1）B超检查：可见膀胱残余尿量增加（>100ml）。超声检查可以明确尿潴留的程度以及了解膀胱扩张情况，并可以排除非DNB性尿路梗阻。

（2）尿流率检查：尿流动力学检查示最大尿流量（UF）；膀胱容量增大。

（3）膀胱内压测定：膀胱收缩能力早期可见反射亢进，晚期则无反射、残余尿量增加。膀胱压力容积（CMG）测定，逼尿肌无反射，多数患者膀胱内持续低压力。

（4）括约肌：肌电图。

四、类病辨别

排除前列腺增生、肿瘤、结石和尿道狭窄等尿道梗阻的因素。

（一）前列腺增生症

良性前列腺增生症（benign prostatic hyperplasia, BPH）俗称"前列腺肥大"，以前列腺中叶增生为实质改变而引起的一组症候群，是老年男性的常见病。有排尿困难、尿潴留，严重者引起肾、输尿管扩张积水。直肠指诊、膀胱镜检查、膀胱造影可明确诊断。

（二）膀胱颈部梗阻

排尿困难多伴有排尿疼痛，在排尿过程中可突然发生尿流中断现象。超声检查可见强回声。膀胱区平片见不透光阴影。膀胱镜检查可明确结石大小、数目。

（三）女性压力性尿失禁

逼尿肌功能正常，尿道阻力降低，膀胱颈抬高试验阳性，膀胱尿道造影可见膀胱尿道后角消失，膀胱颈位置降低。

（四）尿道狭窄

尿道狭窄可为先天性或后天性，以排尿困难为主要表现。尿道探子检查有明显狭窄段，尿道造影可明确诊断。

（五）膀胱癌

膀胱癌位于膀胱颈部、三角区附近的带蒂肿瘤因堵塞尿道内口可引起排尿困难、尿潴留等症状。但患者一般有间歇性无痛性血尿,尿脱落细胞检查可发现癌细胞。IVU可见膀胱区充盈缺损,膀胱镜检查可直接明确肿瘤的部位、大小、数目,并可同时取活组织检查。

五、中医论治

(一)治疗原则

治疗要根据病情的轻重、病程的长短,急则治其标,利尿以通水道,及时配合导尿与排尿训练;缓则治其本,健脾补肾益气以通水道。

(二)分证论治

1. 肝郁气滞证

证候:小便不利,甚或点滴不出,脘腹胸胁胀满,情志抑郁,舌质红或暗红,苔薄或薄黄,脉弦。

治法:疏肝理气。

处方:沉香散(《三因极一病证方论》)加减。

组成:沉香、石韦、滑石、当归、橘皮、白芍、冬葵子、生甘草、王不留行。

加减:小便不利酌加车前子、泽泻;小腹胀满重酌加大腹皮。

2. 膀胱湿热证

证候:小便不利、疼痛,甚或点滴不出,小腹胀痛,口苦咽干,舌质红,苔黄腻,脉细数。

治法:清利湿热。

处方:导水散(《辨证奇闻》)合八正散(《太平惠民和剂局方》)加减。

组成:萹蓄、瞿麦、车前子、滑石、王不留行、泽泻、白术。

加减:苔黄厚腻,湿热内盛,可酌加黄柏、苍术。

3. 下焦瘀热证

证候:小便不利,甚或点滴不出,小腹疼痛胀满,舌质紫暗,脉细或涩。

治法:逐瘀散结。

处方:抵当汤(《伤寒论》)合五苓散(《伤寒论》)加减。

组成:水蛭、虻虫、大黄、桃仁、泽泻、茯苓、猪苓、白术、桂枝。

加减:小腹胀满重加大腹皮。

4. 肾阳不足证

证候:小便不利,甚或点滴不出,神疲肢冷,腰膝酸软,舌质淡,苔白,脉沉。

治法:温补肾阳,通阳利水。

处方:金匮肾气丸(《金匮要略》)加减。

组成：附子、桂枝、熟地黄、山茱萸、山药、泽泻、茯苓、丹皮。
加减：尿闭重酌加王不留行、车前子。

5. 脾肾亏虚证

证候：小便不甚赤涩，但淋沥不已，时作时止，遇劳即发，腰酸膝软，神疲乏力，舌质淡，脉虚弱。

治法：健脾益肾。

处方：无比山药丸（《太平惠民和剂局方》）加减。

组成：熟地、山药、山萸肉、茯苓、泽泻、肉苁蓉、菟丝子、五味子、赤石脂、巴戟天、杜仲、牛膝。

加减：少腹坠胀，可配合补中益气汤加减；腰膝酸软、怕冷甚，可配合右归丸加减治疗。舌红少苔，可配合知柏地黄丸加减治疗。

（三）特色治疗

1. 专方专病

（1）乾坤丹Ⅰ号：温阳补肾、化气行水（附子、肉桂、熟地黄、山药、山萸肉、茯苓、泽泻、牡丹皮、牛膝、车前子、石韦、水红花子）口服，每次9g，每天3次，总有效率96.67%。

（2）枇杷清肺饮：滋阴清肺（黄芪、党参、升麻、甘草、桔梗、白术、车前子、猪苓、泽泻、乌药）汤剂口服，治疗47例燥热伤肺型患者，总有效率达89.4%。

（3）益气通癃汤：益气升阳（附片、升麻各6g，党参、白术、当归、陈皮、柴胡、肉桂各10g，川芎、桃仁、车前子各15g，黄芪、丹参各30g）功效：益气升阳。主治：糖尿病性尿潴留。

（4）滋阴化瘀汤组成：人参30g（另炖），葛根、生山药、地榆、仙鹤草各30g，泽泻、麦冬、生石膏各15g，川芎、当归、黄连各9g，茵陈12g，苦参、白术、五倍子、五味子各6g，白茅根、萆薢各20g。功效：滋阴潜阳，通络化瘀。主治：糖尿病合并神经源膀胱属肝肾阴虚，瘀血内阻型。症见下腹膀胱充盈，皮肤粗糙，弹性差，两颧潮红，口唇紫黯，舌质紫黯，边有齿痕，舌苔薄黄微腻，脉弦而滑者。

（5）中成药

1）八正合剂：药物组成：川木通、车前子（炒）、萹蓄、瞿麦、滑石、大黄、栀子、灯心草、甘草。功能主治：清热，利尿，通淋。用于湿热下注，小便短赤，淋沥涩痛，口燥咽干。用法用量：口服，一次15~20ml，一日3次，用时摇匀。

2）五苓片：药物组成：泽泻、茯苓、猪苓、白术（炒）、肉桂。功能主治：温阳化气，利湿行水。用于阳不化气、水湿内停所致的水肿，症见小便不利、水肿腹胀、呕逆泄泻、渴不思饮。用法用量：每次4~5片，每日3次。

3）萆薢分清丸：成分：粉萆薢、益智仁（炒）、乌药、石菖蒲、甘草。功能主治：分清化浊，温肾利湿。用于肾不化气、清浊不分所致的白浊、小便频数。用法用量：

口服。一次6~9g，一日2次。

2. 名老中医经验

（1）林兰主任认为本病主要病机为"湿热蕴结、脾肾亏虚及肝郁气滞"，中医辨证论治分为"气淋、劳淋、膏淋及阳虚癃闭"四型。其中气淋治则拟补中益气，理气通淋，方选补中益气汤合沉香散加减；劳淋治则拟补益脾肾，清热通淋，方选知柏地黄丸合无比山药丸加减；膏淋治则拟补肾固涩，清利湿热，方选大补阴丸合萆薢分清饮加减；阳虚癃闭治则拟温补肾阳，通利小便，方选苓桂术甘汤和防己黄芪汤加减。

（2）仝小林主任认为糖尿病神经性膀胱属中医的"淋证"和"癃闭"范畴，为消渴日久，导致肝肾亏虚，心脾受累，三焦气化功能失常，病变与肾、脾、心有关，多为虚证。临床应根据临床表现辨证治疗：①中气下陷：小腹下坠，小便无力，滴沥不尽，神倦乏力，四肢沉重，少气懒言，舌淡苔薄白，脉细无力。可用补中益气汤，重用黄芪、枳实、炒白术，合用水陆二仙丹、芍药甘草汤。②肾阴亏虚证：小便滴沥或不通，尿少色赤，头晕目眩，腰膝酸软，五心烦热，口燥咽干，神疲倦怠，夜梦遗精，舌红苔薄，脉细数。法以滋肾通关为主，方用滋肾通关丸。

（3）吕仁和主任将糖尿病神经源膀胱归为消渴·癃闭范畴。其病机以肾虚者最为多见，其次为气虚、气机阻滞及湿热阻滞。辨证分为：①肾气不足：治宜补肾培元，通阳化气，方选济生肾气丸、五苓散等方化裁；②脾气不足：治宜健脾益气，通阳化气，方选补中益气汤、春泽汤等方化裁；③肝郁气滞：治宜疏肝理气，通阳化气，方选柴胡疏肝散、沉香散、四逆散等方化裁；④湿热壅结：治宜清热利湿，通阳化气，方选四妙丸、八正散、小承气汤、猪苓汤等方化裁。

3. 针刺治疗

（1）实证：治法：清热利湿，行气活血。取足太阳、足太阴及相应俞募穴为主。主穴：秩边、三阴交、阴陵泉、中极、膀胱俞。配穴：湿热内蕴者，配委阳；邪热壅肺者，配尺泽；肝郁气滞者，配太冲、大敦；瘀血阻滞者，配曲骨、血海。操作：毫针泻法，秩边用芒针直刺2寸，以针感向会阴部放射为度。针刺中极等下腹部穴位之前，应先叩诊，检查膀胱的膨胀程度，以便决定针刺的方向、角度和深浅，不能直刺者，则向下斜刺或透刺，使针感能到达会阴并引起小腹收缩、抽动为好。每日1~3次。方义：秩边为膀胱经穴，可疏导膀胱气机；三阴交、阴陵泉醒脾利湿，消除瘀滞；中极为膀胱募穴，配膀胱之背俞穴，俞募相配，促进气化，通利小便，使湿热从小便而去。

（2）虚证：治法：温补脾肾，益气启闭。取足太阳经、任脉及背俞穴为主。主穴：秩边、关元、脾俞、肾俞、三焦俞。配穴：中气不足者，配气海、足三里；肾气亏虚者，配太溪、复溜；无尿意或无力排尿者，配气海、曲骨。操作：秩边用泻法，操作同上；其余主穴用毫针刺，补法，亦可用温针灸，每日1~2次。配穴用补法。方义：秩边为膀胱经穴，可疏导膀胱气机，通利小便以缓急治标；关元为任脉与足三阴经交会穴，能温补下元，鼓舞膀胱气化；脾俞、肾俞以振奋脾肾气机；脾肾不足则三焦决渎无力，用三焦俞以通调三焦气机，诸穴相配以达益气启闭之功效。

4. 艾灸疗法

以艾条悬灸气海、关元、水道、肾俞、三焦俞、阴谷、三阴交、膀胱俞、足三里、涌泉、委阳等穴位。

5. 耳针疗法

耳针疗法选肾、膀胱、肺、肝、脾、三焦、交感、神门、皮质下、腰骶椎，每次选3~5穴，毫针用中强刺激，或用揿针埋藏或用王不留行籽贴压。

6. 推拿

推拿可采用少腹、膀胱区按摩法，以食指、中指、无名指三指并拢，按压中极穴；或用揉法或摩法，按顺时针方向在患者下腹部操作，由轻而重，用力均匀，待膀胱成球状时，用右手托住膀胱底，向前下方挤压膀胱，再用左手放在右手背上加压使排尿。

7. 局部热敷法

（1）独头蒜头一个，栀子三枚，盐少许，捣烂，摊纸帖脐部良久可通。

（2）食盐半斤，炒热，布包熨脐腹，冷后再炒热敷之。

（3）葱白一斤，捣碎，入麝香少许拌匀，分二包，先置脐腹一包，热熨15分钟，再换一包，以冰水熨亦15min，交替使用，以通为度。

（4）选神阙穴，用葱白、冰片、田螺或鲜青蒿、甘草、甘遂各适量，混合捣烂后敷于脐部，外用纱布固定，配热敷。

8. 食疗

（1）冬瓜虾米汤：冬瓜（连皮）60g，虾米10个，加水煎服，用于糖尿病神经源性膀胱而出现的排尿不畅。

（2）圆蚌肉苦瓜汤：苦瓜25g，蚌肉100g，色拉油、食盐适量，味精少许。将活蚌用清水养两天，除清泥味后取出其肉，加清水适量煎煮，稍时加入苦瓜、色拉油、食盐，汤成后加入味精。可餐前空腹食用，或佐餐用。用于糖尿病神经源性膀胱里热蒸迫者。

（3）天花粉麦门冬饮：天花粉15g，麦门冬15g，生石膏30g。将三味中药共入锅中，加适量水，水煎。每日3~5次，代茶饮。用于糖尿病神经源性膀胱肺胃热盛者。

（4）姜附炖狗肉：熟附片30g，生姜150g，狗肉1000g，大蒜、菜油、葱各适量。将狗肉洗净切成小块姜片备用。将熟附片放入砂锅中，煎熟2h后，放入狗肉、大蒜、生姜、菜油等，再加水适量炖熟，至狗肉炖烂即成。每日2次，食肉饮汤。适用于糖尿病神经源性膀胱肾阳不足者。

（5）莲肉糕：莲子肉、淮山药、粳米各120g，茯苓60g。将莲子肉、山药、粳米分别炒熟。和茯苓共研为细面，加水做糕，上蒸笼即可。每日2次，食用。适用于糖尿病神经源性膀胱证属脾肾虚者。

（6）竹叶粥：鲜竹叶 30~45g，石膏 15~30g，粳米 50~100g。竹叶与石膏加水煎煮，取汁与粳米共煮，先以武火煮开，再用文火熬成稀粥即可食用。适用于糖尿病神经源性膀胱证属里热蒸迫者。

六、西医治疗

（一）治疗原则

积极严格地控制高血糖并保持血糖稳定是预防和治疗糖尿病神经源性膀胱的最重要措施。治疗神经源性膀胱的主要目的是保护肾脏功能，防止肾盂肾炎，肾积水导致慢性肾衰竭；其次是改善排尿症状以减轻其生活上的痛苦。治疗的具体措施是采用各种非手术或手术方法减少残余尿量，残余尿量被消除或减至很少（50ml以下）之后可减少尿路并发症。但必须注意，有少数患者虽然残余量很少甚至完全没有，但仍发生肾盂积水、肾盂肾炎、肾功能减退等并发症。因这些患者排尿时逼尿肌收缩强烈，膀胱内压可高达 19.72kPa（200cmH$_2$O）以上（正常应在 6.9kPa 即 7cmH$_2$O 以下）。这些患者应及早进行治疗，解除下尿路梗阻。

（二）常用方法

1. 对因治疗

（1）血糖控制。

（2）神经修复：糖尿病神经源性膀胱的神经损伤通常伴有节段性脱髓鞘和轴突变性，其修复往往是一个漫长的过程。主要通过增强神经细胞内核酸、蛋白质及磷脂的合成，刺激轴突再生、促进神经修复。常用药如甲钴胺等。

（3）抑制膀胱收缩药物：临床上常用 1 种以上具有不同药理学作用机制的药物治疗逼尿肌不随意收缩。①抗胆碱类：丙胺太林，成人 15~30mg/次，1 次/6h，空腹服用，临床最常用；而阿托品具有"耐药性"，只能部分抑制膀胱逼尿肌收缩。该类药物可引起口干、心动过速、视物模糊、肠蠕动降低，大剂量可引起低血压和勃起功能障碍。严重膀胱出口梗阻、青光眼患者禁用。②平滑肌松弛剂：临床最常用黄酮哌酯（泌尿灵），成人 0.1~0.2g/次，3 次/天，对尿急、尿失禁及尿流动力学表现为逼尿肌反射亢进患者有效，不良反应小。③钙拮抗药：如硝苯地平，10mg/次，3 次/天。某些三环类抗抑郁药、β 肾上腺素激动剂等亦有应用于临床。

（4）促进膀胱排尿药物：①拟副交感神经药物：氨基甲酰甲基胆碱，7.5mg/次，每 4~6h 1 次，皮下注射，治疗高顺应性膀胱临床疗效良好，如配合手法排尿效果更佳。② α 肾上腺素能拮抗剂：如坦索罗辛、特拉唑嗪等，可减少膀胱出口阻力。

（5）增加膀胱出口阻力药物：① α 肾上腺素能药物：如麻黄碱,25mg/次,4 次/天;丙米嗪 25mg/次,1 次/晚,疗效确实。对甲亢患者禁用,心血管疾病慎用。② α 肾上腺素能拮抗剂：如普萘洛尔10mg/次，4次/天，对部分患者有效，哮喘患者禁用。③对绝经后妇女，雌激素可增加尿道阻力，如尼尔雌醇片1mg/次，1次/2周。

（6）降低膀胱出口阻力药物：常用高选择性α1受体阻滞药如特拉唑嗪、坦索罗辛等。哌唑嗪为α1受体阻滞药，而α1受体可分为高亲和力的α1H受体和低亲和力的α1L受体，α1H受体又可进一步分为α1A、α1B、α1C和α1D 4个受体亚型。特拉唑嗪（2mg/次，1次/晚）属于以α1H受体阻滞药为主的类型，坦索罗辛（0.2mg/次，1次/晚）为α1A受体阻滞药。临床经验证明，有效率及症状缓解效果前者优于后者，但后者几乎不出现直立性低血压等不良反应，又称"首剂现象"。

2. 对症治疗

（1）导尿：无论是以促进储尿或排尿为目的，间歇性导尿能有效地治疗神经肌肉排尿功能障碍，免除了长期带导尿管甚至耻骨上膀胱造瘘的痛苦，并为进一步治疗（膀胱扩大术，可控性尿流改道术）创造了条件。多年的临床观察已证明其长期使用的安全性和有效性。初始时可嘱患者4h导尿1次，以后具体间隔时间自行掌握，以不发生尿失禁、膀胱不发生过度充盈为原则。实践证明有症状性感染并不常见。留置导尿或膀胱造瘘一般短期使用，但对某些患者，定期更换导管长期引流膀胱是唯一可行方法。

（2）封闭疗法：此法由Bors所倡用，适用于上运动神经元病变（逼尿肌反射亢进）。对于运动神经元病变（逼尿肌无反射）效果不佳。封闭后效果良好者，残余尿量显著减少，排尿症状明显好转。少数患者在封闭1次之后，效果能维持数月至1年之久。这些患者只需定期进行复查，无需采用手术。

封闭疗法按下列次序进行：①黏膜封闭：用导尿管排空膀胱，注入0.25%潘妥卡因溶液90ml，10~20min后排出。②双侧阴部神经阻滞。③选择性骶神经阻滞：每次阻滞S_{2-4}中的一对骶神经。如无效，可作S_2和S_4联合阻滞。

（3）功能训练排尿功能训练：对于DNB患者很重要，有些轻中度的DNB患者，在控制好血糖的基础上通过排尿功能训练，能取得满意的效果，包括局部肌肉训练、腹部膀胱区按摩、诱导定时排尿等。

3. 手术治疗

泌尿外科处理原则：在有肾功能不全和（或）肾积水时首先需留置尿管，并进行持续引流，有时甚至需进行直接的肾脏引流，以达到最大限度的肾功能恢复。在肾功能恢复满意情况下可考虑进行改善膀胱储尿要求的处置。运用简单合理手段解决膀胱排空问题，预防及治疗感染。在药物治疗效果差时，也可考虑手术治疗如膀胱造瘘、骶后跟切断及前根电刺激、腰神经及骶神经吻接、尿道外括约肌切开术和（或）内括约肌切开术等。

4. 并发症的治疗

神经源性膀胱的并发症主要有泌尿系感染、结石、尿道憩室、膀胱输尿管反流等，可分别采用抗感染、体外冲击波碎石或手术切开取石、各种形式的抗反流手术。

七、转归与预后

糖尿病神经源性膀胱的预后与转归,和血糖控制与否、糖尿病病程长短、病情轻重,以及是否合并其他并发症等有关。若未及时医治可引起肾盂肾炎、肾积水,甚者导致慢性肾衰竭。

八、预防与调护

预防

(1)一般治疗:良好控制血糖,纠正血脂异常,控制高血压。

(2)定期进行筛查及病情评价:全部患者应该在诊断为糖尿病后定期检查尿常规,及时发现与治疗因膀胱尿道感觉低下无症状的泌尿系感染。

(3)鼓励患者自动小便,定时排尿,防止膀胱过度伸展造成损伤性排尿肌无力。指导患者用腹压、手压下腹部协助排尽残余尿。

九、疗效判定标准

参照《中医病证诊断疗效标准》(国家中医药管理局.中华人民共和国中医药行业标准.南京:南京大学出版社,1994)中关于癃闭的疗效评定。

(1)治愈:小便通畅,症状及体征消失。

(2)好转:症状及体征改善。

(3)未愈:症状无变化。

(张 芸)

第十一节 糖尿病性泌汗异常

一、概述

(一)西医的定义及流行病学

糖尿病泌汗异常是发生糖尿病自主神经病变时,汗腺功能失常而出现的汗液排泄异常。约60%糖尿病患者汗腺调节功能紊乱,分布异常,为糖尿病常见并发症之一。糖尿病汗液分泌异常病因尚不十分明确,根据临床表现可能与长期高血糖累及自主神经,交感神经通过脑干和脊髓下行途径,脊髓胸腰段侧角细胞、交感神经节中和周围神经调节汗腺，节后纤维对调节汗腺功能失常，而引起汗液分泌异常。

糖尿病汗腺功能异常多表现为下肢皮肤干、凉、出汗减少，甚至无汗，而上半身尤其是面部及胸部大量汗出，其原因可能与支配汗腺的催汗纤维的传出途径障碍有关。

（二）中医相关的病证论述

汗液分泌功能紊乱相当于中医学中的"汗症"、"自汗"、"盗汗"等范畴。该病多为久病体虚，阴阳失调，营卫不和，肺气虚弱，表气不固，心阴不足，心火逼津外越所致。

二、病因病机

1. 发病因素

糖尿病泌汗异常是由于消渴日久脾失健运，胃失和降，酿生内热；或情志不畅，日久气郁化火；或先天肾脏亏虚，或房劳伤肾，又及肝肾，肾精更亏。由于上述原因使卫气受损、腠理不固；阴虚于内，虚热内蒸；肺胃热盛，热迫津泄，腠理开阖失司，从而导致糖尿病患者的异常汗出。

2. 病机及演变规律

糖尿病泌汗异常为本虚标实之证。病之初多本虚标实并重，既有饮食不节酿生之内热，又有情志不畅、气机郁滞所化之火，致使内热熏蒸，迫津外泄而多汗。病程迁延则以阴虚于内，虚热内扰为主。异常汗出日久，则以本虚为主，其中气虚不固、腠理疏松尤为常见。

3. 病位、病性

糖尿病泌汗异常病位在皮肤腠理，病位虽在表，却是体内脏腑功能失调的表现。病性为本虚标实。汗出过多的本虚主要为气虚不固，标实主要为热逼汗出。汗出过少则主要为阴津亏虚。

4. 分证病机

（1）营卫失调：若糖尿病外邪袭表或肺气虚弱，皆可导致腠理疏松，卫气失却固外开阖之权而自汗出。此时营阴亦不能内守，形成营卫不和之病机。

（2）气虚不固：由于糖尿病患者肺脾肾不足或久病体虚导致气虚固摄失职，气虚不能固摄阴液，津液失固而外泄。

（3）阴虚火旺：糖尿病患者饮食不节、情志郁结；或糖尿病日久，病及下焦而致肝肾阴虚。阴虚生内热，虚火内扰，津液不藏而外泄。若阴津亏损，汗液乏源，亦可出现汗出过少。

（4）湿热蕴蒸：糖尿病患者脾虚湿热内蕴或感受湿热之邪，邪热郁蒸，津液外泄而致汗出增多。

（5）肺胃热盛：糖尿病患者长期过食肥甘，醇酒厚味，积热内蕴，肺胃热盛，化燥伤津，迫津外泄而致出汗增多。

（6）阴津亏虚：糖尿病患者以阴虚为本，燥热为标，病久则伤阴耗液，不足于内灌脏腑，外润腠理孔窍，故而出现汗出减少。

三、辨病

（一）症状

糖尿病汗液分布异常的特点：表现为躯体上部，尤其是头、颈、面、胸、腋等处，汗液分泌过多，甚至大汗淋漓。而躯体下部、双下肢无汗液分泌或呈片状分布，尤以腿及足更为明显，并伴下肢畏寒怕冷症状。严重病变者可因丧失调节体温的功能而导致体温升高，由于交感神经长纤维较短，神经纤维易于受损，见于下肢尤其下肢远端常常少汗或无汗，而在身体上部则出现代偿性多汗。

（二）体征

汗液分泌异常无特殊阳性体征，一般情况下不必用发汗试验，只用手触摸皮肤有汗、无汗或多汗即可作出判断。

（三）辅助检查

必要时需作自主神经发汗试验，具体方法为：

（1）碘淀粉试验将患者的皮肤清洁干燥后，用含碘液（纯碘2g、蓖麻油10ml、无水乙醇100ml）涂于体表，然后撒上淀粉，当皮肤出汗时，碘与淀粉发生呈蓝色反应，绘图标记颜色改变及分布情况以供判断。

（2）毛果芸香碱法皮下注射1%毛果芸香碱1ml，直接刺激周围末梢神经发汗纤维。

四、类病辨别

糖尿病泌汗异常应与糖尿病低血糖、甲状腺功能亢进、更年期综合征等引起的多汗相鉴别；应与甲状腺功能减退、垂体功能低下等引起的少汗相鉴别。

五、中医论治

（一）治疗原则

糖尿病汗出异常为本虚标实之证，本虚为气虚不固，阴虚于内；标实为肺胃热盛，虚热内扰。其病位在表，由于腠理开阖失司，腠理不固则汗出过多，阖而不开则汗出过少。病之后期，气阴两亏、津液化生不及亦见汗出过少。治疗时当详辨其虚实盛衰，异常之汗虽出于皮腠，实为脏腑功能失调的表现。有诸内必形诸外，治病必求于本。

（二）分证论治

1. 汗多

（1）营卫不和证。

证候：时自汗出，周身汗出或以头部、胸部汗出为主，或但头汗出，可兼见肢体酸楚或身体微热。舌质淡，苔薄白，脉浮缓。

治法：调和营卫。

处方：桂枝汤（《伤寒论》）加减。

组成：桂枝、白芍、炙甘草、生姜、大枣。

加减：自汗严重时，可酌加煅龙骨、煅牡蛎、麻黄根、浮小麦。

（2）卫表不固证。

证候：汗出恶风，活动后加重，乏力倦怠，舌质淡，苔薄白，脉弱或浮。

治法：益气固表。

处方：玉屏风散（《丹溪心法》）加减。

组成：黄芪、白术、防风、党参、山药。

加减：汗多加煅龙骨、煅牡蛎；体胖舌有齿痕加茯苓、半夏；兼有虚热者，可加黄连、知母、粉葛。

（3）阴虚火旺证。

证候：盗汗，五心烦热，腰膝酸软，口干不多饮，舌质红，少苔，脉细数。

治法：滋阴降火。

处方：当归六黄汤（《兰室秘藏》）加减。

组成：当归、生地黄、熟地黄、黄连、黄芩、黄柏、黄芪。

加减：骨蒸潮热加知母、地骨皮、龟板、鳖甲；津液亏虚明显加乌梅、麦冬、玄参、石斛。

（4）湿热蕴蒸证。

证候：头部蒸蒸汗出，口腻作渴，身热不扬，身体困重，舌红，苔黄腻，脉濡数或滑数。

治法：清热化湿。

处方：三仁汤（《温病条辨》）加减。

组成：杏仁、豆蔻（后下）、薏苡仁、厚朴、半夏、通草、滑石、竹叶。

加减：腹胀、便溏不爽加苍术、大腹皮；身痛困重加防己、大豆黄卷。

（5）肺胃热盛证。

证候：多饮多食或兼烦热，进餐时头面手足汗出蒸蒸，小便黄赤，大便干结，舌质红、苔黄而干，脉滑数或虚数。

治法：清泄肺胃。

处方：白虎加人参汤（《伤寒论》）加减。

组成：知母、生石膏、甘草、粳米、人参。

加减：胃热偏盛者加天花粉、黄连、栀子；汗出过多、气津两伤者加西洋参、麦冬、芦根。

2. 汗少（阴津亏虚证）

证候：汗出减少，皮肤干燥，咽干口渴，或两目干涩，腰膝酸软，舌质暗红少津少苔或无苔，脉细。

治法：滋阴润燥。

处方：增液汤（《温病条辨》）加减。

组成：玄参、麦冬、生地黄、葛根。

加减：两目干涩加潼蒺藜、枸杞子；口干、口苦加知母、黄柏、生地黄。

（三）中医特色治疗

1. 专方专药

（1）桂枝加龙骨牡蛎汤加味：调和阴阳。组成：桂枝 6g，白芍 15g，五味子 10g，龙骨 30g，牡蛎 30g，浮小麦 30g，炙甘草 6g。用于阴阳失调，症见上半身多汗，下半身少汗或无汗，怕冷又怕热，失眠多梦，每遇情绪波动时常易自汗，甚则汗出淋漓，舌暗苔白，脉沉细者。

（2）桂枝加黄芪汤加减：调和营卫，益气固表，收涩止汗。组成：桂枝、炙甘草、五味子各 9g，黄芪、煅龙骨、煅牡蛎、浮小麦各 30g，白芍 15g，生姜 3 片，大枣 5 枚。每日 1 剂，水煎 2 次分服，连服 10 天为 1 个疗程。用于中医辨证为肺气亏虚、卫表不固者。若蒸蒸汗出，每于进食时汗出明显，伴口干渴，烦躁，大便干结，小便黄赤，为里热蒸迫证加炒栀子 9g、石膏 30g、知母 12g、大黄 6g。若时自汗出，动则益甚，汗出恶风，伴疲倦乏力，少气懒言，为肺卫不固证加党参、白术、黄精各 15g，防风 6g。若夜寐盗汗或烦躁之时汗出加重，伴失眠多梦，五心烦热，口干咽燥，为阴虚内热证加当归 12g，生熟地各 15g，麦冬 18g，炒枣仁 18g。

（3）益气养阴汤：益气养阴，清热生津。处方组成：黄芪、黄精、牡蛎、石膏各 30g，生地黄、熟地黄、山药、北沙参、白芍、白术、石斛各 15g，五味子、山茱萸、麦冬、知母、黄连、天花粉各 10g，甘草 6g。水煎，分两次温服。用于糖尿病患者气阴两虚、盗汗自汗相兼，甚至大汗淋漓，动者尤甚，口干舌燥，口渴欲饮，倦怠乏力，腰膝酸软，头昏气短，心悸而烦，舌红少苔，脉细数无力者。

（4）大补阴丸合连梅汤加减：泻火养阴。处方组成：黄柏 10g，知母 10g，生龟板 10g（先煎），生鳖甲 30g（先煎），生地 30g，黄连 5g，乌梅 15g，黄芩

15g, 阿胶 10g（烊化），麦冬 30g，玄参 30g，生大黄 6g，桃仁 6g。用于中医辨证属阴虚火旺型患者。

(5) 中成药

1) 玉屏风颗粒：药物组成：黄芪、白术（炒）、防风。功能主治：益气，固表，止汗。用于表虚不固，自汗恶风，面色白，或体虚易感风邪者。用法用量：开水冲服，一次 5g，一日 3 次。注意事项：热病汗出忌用；阴虚盗汗应慎用；服药期间饮食宜选清淡之品。

2) 知柏地黄丸（浓缩丸）：药物组成：熟地、山萸肉（制）、山药、知母、黄柏、茯苓、泽泻、丹皮。功能主治：滋阴降火。用于阴虚火旺，潮热盗汗，口干咽痛，耳鸣遗精，小便短赤。用法用量：一次 8 丸，一日 3 次。注意事项：本品为阴虚火旺证而设，气虚发热及实热者忌服；感冒者慎用，以免表邪不解；本品药性滋腻而寒凉，凡脾虚便溏、气滞中满者不宜使用；服药期间饮食宜选清淡易消化之品，忌食辛辣、油腻食品。

2. 名老中医经验

（1）仝小林教授辨治糖尿病汗证经验：仝教授认为情志不畅，饮食不节（过食辛辣肥甘，嗜烟嗜酒），劳倦内伤，均可导致肝郁气结，郁久积热，肝火肆虐，胃火中烧，伤阴化燥，而成消渴病。日久阴伤气耗，气阴两虚；阴损及阳，阴阳俱虚；久病入络，络脉瘀阻，虚损并见，变证丛生。在消渴病的各个阶段均可形成汗证。肝郁气结，郁久化热，肝胃火热，内灼五脏，迫津外泄而汗出；肝郁乘脾，脾气虚弱，运化无力，水谷无以化生精微，则气血乏源，气虚则固涩无力，阴血同源，血虚则阴伤气损，气阴两伤故而汗出；火热内灼，煎熬阴液，气随阴耗，阳随阴脱，而出现肺脾气虚、肝肾阴虚、脾肾阳虚等，气血阴阳俱虚均可汗出。在消渴病的发展过程中，初期肝气郁结，脾郁不畅，气滞则血瘀；消渴日久，阴亏气损，气损则推动无力而血行不畅，津亏液耗，血涩不畅，从而瘀血内生。以上病理因素均可导致络损、脉损、血瘀、络脉瘀滞，瘀血阻滞。气血运行不畅，津液敷布失常而外泄肌表为汗。消渴病中的汗证可根据汗出的性质、时间、位置等区别其寒热虚实，从而分为冷汗、热汗、虚汗、实汗、自汗、盗汗、阵汗及偏身汗出等。在辨证论治过程中，要分清气血阴阳、寒热虚实、合病与并病，特别要注意控制血糖为第一要务，活血化瘀贯穿始终，从而达到控制和改善症状、最大限度减轻患者痛苦的目的，提高糖尿病患者的生活质量。

（2）张发荣主任辨治糖尿病汗证经验：张发荣主任认为糖尿病所致的汗证以易汗、多汗、局部出汗为主要表现，可归属于中医"汗证"范畴。据其发生、发展及演变规律，可分为肺脾气虚、汗出伤阴、阳气衰弱三个病机阶段论治。肺脾气虚者治宜补肺脾之气，佐以敛汗，予黄芪 30g，白术 15g，防风 15g，党参 15g，山药 15g，龙骨 15g，牡蛎 15g，甘草 10g 水煎服；汗出伤阴者治宜益气养阴，予太子参 30g，麦冬 15g，玄参 15g，芦根 15g，五味子 15g，黄芪 30g，粉葛 30g，生地 15g，麻黄根 10g，龙骨 20g，牡蛎 15g，甘草 10g，水煎服；阳气衰弱者治宜大补元气，益气摄精，予熟附片10g，红参15g，仙茅15g，淫羊藿20g，五味子15g，黄芪3g，桂枝10g，枸杞30g 水煎服。

（3）吕仁和主任辨治糖尿病汗证经验：吕仁和主任认为糖尿病所致的汗证属消渴病之汗证范畴，分四型辨证：①气虚表疏，营卫不和：治宜益气固表，调和营卫；方选玉屏风散、桂枝加龙骨牡蛎汤加减化裁 [黄芪15g，白术9g，防风6g，山茱萸15g，五味子9g，金樱子9g，龙骨25g（先煎），牡蛎25g（先煎），浮小麦30g，大枣12枚，炙甘草6g。每日一剂，水煎服]。②气阴两虚，内燃蒸腾：治宜益气养阴，清热固表；方选当归六黄汤、生脉散等方化裁 [黄芪15g，生熟地各12g，沙参15g，山茱萸15g，五味子9g，当归12g，黄连9g，黄芩9g，黄柏9g，生龙、牡各25g（先煎），每日一剂，水煎服]。③阴虚内热，表气不固：治宜益气养阴，固表止汗；方选清骨散、青蒿鳖甲汤加减化裁 [生地25g，知母15g，玄参25g，沙参15g，黄连9g，山茱萸15g，五味子9g，白芍25g，甘草6g，女贞子12g，旱莲草15g，生龙、牡各25g（先煎），每日一剂，水煎服]。④阴阳两虚，卫阳失用：治宜滋阴助阳，固表止汗；方选二仙汤、五子衍宗丸、水陆二仙汤加减化裁（淫羊藿12g，仙茅12g，巴戟天9g，当归12g，知母12g，黄柏12g，枸杞子15g，菟丝子15g，芡实15g，金樱子9g，丹参15g，赤、白芍各25g，甘草6g，每日一剂，水煎服）。

3. 针刺治疗

（1）自汗：自汗者，取合谷、复溜穴，合谷针用泻法，复溜针用补法。

（2）盗汗：盗汗者，取太溪、三阴交、内关穴，针用补法。

（3）盗汗不止：盗汗不止者，取太溪、三阴交、内关穴，针用补法，加阴郄，针用泻法。

4. 艾灸治疗

艾灸治疗取阴郄穴，手法以熏灸法为主，灸感要达心前区，每日一次，每次30min，10次为一个疗程。

5. 扑粉疗法

（1）轻粉方：川芎、藁本、白芷各30g，米粉50g，上药为末，用绢袋包裹，将皮肤擦干后，将此粉适量扑于汗出较多的体表，用于汗出过多者。

（2）红粉方：麻黄根、煅牡蛎各30g，煅赤石脂、煅龙骨各15g，上药为末，用绢袋包裹，将皮肤擦干后，将此粉适量扑于汗出较多的体表，用于自汗过多者。

6. 脐疗

脐疗以五倍子为末，以温水调，填脐中，外用纱布固定之，用于盗汗。

7. 食疗

（1）肺胃热盛的自汗配合食疗，可选苦瓜、黄瓜、芹菜、西瓜皮做菜或炖汤，作为辅食，可清肺胃之热。

（2）气虚不固的自汗配合食疗可选山药、洋葱、生姜、黄鳝鱼、猪胰中的1~2味做菜或炖汤，适量佐餐，常服有效。

（3）阴津亏虚的自汗配合食疗可选糯根乌豆汤。糯稻根须去杂质洗净，与乌豆煲水代茶。

（4）多汗证可选山萸肉茶。山萸肉 12g，五味子 10g，黄芪 15g，煎汤代茶饮。

（5）少汗或无汗的局部用升麻、桃仁、红花、首乌藤、苍术适量，煎水，温热时擦洗。

六、西医治疗

（一）治疗原则

将血糖控制在理想水平，有利于治疗糖尿病泌汗异常；神经营养素；改善神经微循环。

（二）常用方法

1. 一般治疗

血糖水平的长期良好控制十分重要。在自主神经病变不十分严重且可逆阶段，良好的血糖控制可使泌汗异常明显减轻。到自主神经病变已到不可逆转阶段，泌汗异常症状控制较难。

2. 神经营养素

（1）甲基维生素 B_{12}：激活神经细胞和神经膜细胞再生。

（2）肌醇：补充神经细胞内肌醇含量，提高神经传导速度。

3. 改善神经微循环

（1）前列腺素 E1：可扩血管，减轻血液黏滞度，改善神经内膜的血流。

（2）磷酸二酯酶抑制剂：增加神经内膜的血流，改善神经传导速度。

4. 对症治疗

（1）抗胆碱能药物可用阿托品或普鲁本辛于饭前半小时口服，对味觉反射性多汗（餐后汗分泌过多）可减少汗液分泌。但青光眼患者忌用以免引起眼压升高。

（2）镇静剂因精神紧张而出汗较多者，用镇静剂哌替啶或氯氮䓬，可有一定程度减少汗液。

（3）收敛剂用 25%~30% 的氯化铝，或 5%~10% 枯矾等收敛剂局部敷用有一定止汗作用。

（4）交感神经封闭术顽固性出汗不止者，必要时进行交感神经封闭术以减少出汗。

七、转归与预后

糖尿病泌汗异常属糖尿病自主神经病变，一般来说，该病的预后转归与症状的轻重无明显相关性，而与发病的部位、神经损害的程度及治疗、护理有密切关系。该病在发病早期，病损轻，如正确治疗，有恢复可能。病变中晚期症状重，病情反复，则治疗不易，影响患者生活质量。

八、预防与调护

1. 顺四时

春夏秋冬更替、四时寒暑变化，春温、夏热、秋凉、冬寒，人们要适应自然界气候的变更，调节衣物厚薄、住所寒温、起居出行，使腠理开阖得宜。腠理是汗液排泄的通道，腠理开阖得宜则汗出正常，外邪不侵，正如《素问·生气通天论》所言："故风者，百病之使也，清静则肉腠闭拒，虽有大风苛毒，弗之能害，此因时之序也。"

2. 调情志

调节情志，心静汗止。心情浮躁，则营卫失调，阳气因之而外越，汗出益甚；心情恬淡，则阴守于内而精藏，阳卫于外而固秘，正如《素问·生气通天论》所言："恬淡虚无，真气从之，精神内守，病安从来。"

3. 节饮食

减少食用刺激性食物，不要食用过热食物，适当减慢进食速度。腠理疏松，又加热饮食入胃，热蒸汗出，正如《灵枢·营卫生会》所言："黄帝曰：人有热饮食下胃，其气未定，汗则出，或出于面，或出于背，或出于身半，其不循营卫之道而出，何也？岐伯答曰：此外伤于风，内开腠理，毛蒸理泄，卫气走之，故不得循其道。"

4. 慎起居

保持身体清洁，汗出后及时更换内衣，不要过于频繁沐浴。

5. 合理运动

合理运动，灵活调整运动量和运动强度，达到调整身心的目的。运动时防止过汗，出汗后及时擦拭，防止汗出后感受风寒等外邪。

九、疗效判定标准

参照《中医病证诊断疗效标准》（国家中医药管理局.中华人民共和国中医药行业标准.南京：南京大学出版社.1994）中关于自汗、盗汗的疗效评定。

（1）治愈：汗止，其他症状消失。

（2）好转：汗出明显减少，其他症状改善。

（3）未愈：出汗及其他症状均无变化。

（张　芸）

第十四章

甲状腺疾病

第一节 甲状腺功能亢进症

一、概述

（一）西医的定义及流行病学

甲状腺功能亢进症（hyperthyroidism，简称甲亢）是由于多种原因引起的甲状腺合成和分泌甲状腺激素增加所导致的以神经、循环、消化等系统兴奋性增高和代谢亢进为主要表现的一组临床综合征。甲亢是一种常见病、多发病，按其病因不同可分为多种类型，其中最常见的是弥漫性甲状腺肿伴甲亢，约占所有甲亢病的85%，男女均可发病，但以中青年女性多见。男女比例为1：（4~6）。目前随着人们生活和工作节奏的不断加快，甲亢的发生有逐年增高的趋势，已成为临床常见病之一。由于西药不良反应较多、复发率及继发性甲减发生率较高等问题存在，该病日益引起人们的重视。

（二）中医的相关病证论述

中医学没有甲状腺功能亢进症的病名，但根据其具有烦躁、消瘦、怕热多汗、心悸心慌、大便频多、眼突、颈肿等临床表现，将之归属于瘿病，又称瘿、瘿气、瘿囊、影袋等。中医古代文献对瘿病记载颇多。早在战国时期《吕氏春秋·尽数篇》中即有关于本病的记载："轻水所，多秃与瘿人。"隋代巢元方《诸病源候论·瘿候》载："瘿者，由忧愤气结而生，亦由饮沙水，沙随气入脉，搏项下而成"。说明当时已察觉到瘿病与地理环境、情志有密切关系。《圣济总录》从病因角度将瘿归纳为石瘿、泥瘿、劳瘿、忧瘿、气瘿。现代大量的研究亦证实本病的发生与情志内伤、饮食劳倦、水土失宜及体质因素等有关。

二、病因病机

1. 发病因素

甲状腺功能亢进多因先天肾阴不足，在情志刺激作用下，人体气血阴阳平衡状态紊乱，故发病多与肝、肾、心等脏腑功能失调密切相关。其主要致病因素有：

（1）情志内伤：由于长期忿郁恼怒或忧思郁虑，使气机郁滞、肝气失于条达。津液的正常循行及输布，均有赖气的统帅。气机郁滞，则津液易于凝聚成痰。气滞痰凝、壅结颈部，则形成瘿病。其消长常与情志有关。痰气凝滞日久，使血液的运行亦受到障碍而产生血行瘀滞，则可致瘿肿较硬或有结节。

（2）饮食及水土失宜：饮食失调或居住高山地区，水土失宜，一则影响脾胃的功能，使脾失健运，不能运化水湿，聚而生痰，二则影响气血的正常运行，痰气郁结颈前则发为瘿病。在古代瘿病的分类名称中即有泥瘿、土瘿之名。《诸病源候论·瘿候》谓"饮沙水"，"诸山水黑土中"容易发生瘿病。

（3）体质因素：妇女的经、孕、产、乳等生理特点与肝经气血有密切关系，遇有情志、饮食等致病因素，常引起气郁痰结、气滞血瘀及肝郁火伏等病理变化，故女性易患瘿病。另外，素体阴虚的人，痰气瘀滞之后易于化火，更加伤阴，常致病程缠绵。

2. 病机及演变规律

该病发病是先天肾阴亏虚为其本、情志刺激、肝气郁结为其标，本虚标实相互演化。气滞痰凝，壅结颈前是瘿病的基本病理，若迁延日久，引起血脉瘀阻则由气、痰、瘀三者合而交结为患。本病初起多实，病久则由实转虚或虚实夹杂。

3. 病位、病性

本病病位可涉及心、肝、肾，本病初起多实，病久则由实转虚或虚实夹杂。

4. 分证病机

（1）气郁痰阻：患者心情抑郁，肝气不舒，气机郁滞，水液不行，停而为痰，痰浊壅阻于颈前形成颈部瘿肿。

（2）肝火旺盛：患者长期忿郁恼怒，肝气失于条达，气郁日久化火，肝火上灼于颈部，炼液为痰，壅结于颈前而发为本病。

（3）心肝阴虚：患者操劳过累，心肝阴精内耗，阴精不足于下，无法滋养于颈部，而发为本病。

（4）气阴两虚：患者饮食不节，脾胃损伤，脾失健运，不能化生气血，导致气阴两虚，而无法上养于颈部，故发为本病。

（5）痰瘀互结：患者后天饮食不节，脾胃损伤，脾失健运，痰湿内生，再加气血生化无源，推行无力，痰气交阻，血脉瘀滞，搏结于颈部而成瘿。

（6）阴虚风动：患者病久暗耗阴精，阴精不足，不能滋养全身及颈部，日久生风而发为本病。

(7) 脾肾阳虚：患者禀赋不足，或它病累及，脾肾气伤，或水邪久踞，导致肾阳虚衰不能温养脾阳，或脾阳久虚不能充养肾阳，终则脾肾阳气俱伤而成本病。

三、辨病

（一）症状

甲状腺功能亢进的临床表现是由各种原因导致甲状腺功能增强，甲状腺激素分泌过多或因甲状腺激素（T3、T4）在血液中水平增高所导致的机体神经系统、循环系统、消化系统、心血管系统等多系统的一系列高代谢症候群以及高兴奋症状和眼部症状，具体可表现为心慌、怕热、多汗、食欲亢进、消瘦、体重下降、疲乏无力及情绪易激动、性情急躁、失眠、思想不集中、眼球突出、手舌颤抖、甲状腺肿或肿大、女性可有月经失调甚至闭经，男性可有阳痿或乳房发育等，也有一部分甲亢患者有甲状腺结节。

（二）体征

1. 甲状腺毒症所致各系统体征

皮肤潮湿、多汗，常有低热，体重下降；舌和二手平举向前伸出时有细震颤，腱反射活跃，反射时间缩短；常有心动过速（多为窦性）、休息及熟睡时心率仍快；心尖区第一心音亢进，常有收缩期杂音，偶在心尖部可听到舒张期杂音；心律失常以期前收缩、心房颤动多见，心房扑动及房室传导阻滞少见；可有心脏肥大、扩大和充血性心力衰竭；由于脉压增大，有时出现水冲脉、毛细血管搏动等周围血管征，周围血液中，白细胞总数偏低，淋巴细胞百分比和绝对值及单核细胞增多，血小板寿命也较短，有时可出现紫癜症，由于消耗增加，营养不良和铁的利用障碍可致贫血。

2. 甲状腺肿

甲状腺肿多呈弥漫性对称性肿大，少数不对称，可闻及血管杂音和扪及震颤，尤以腺体上部明显。此体征具特征性，在诊断上有重要意义。

3. 眼征

眼征分浸润性突眼和非浸润性突眼。后者又称良性突眼，患者眼球突出，眼睛凝视或呈现惊恐眼神；前者称恶性突眼，可以由良性突眼转变而成，恶性突眼患者常有怕光、流泪、复视、视力减退、眼部肿痛、刺痛、有异物感等，由于眼球高度突出，使眼睛不能闭合，结膜、角膜外露而引起充血、水肿、角膜溃烂等，甚至失明。也有的甲亢患者没有眼部症状或症状不明显。

4. 皮肤及肢端

小部分患者又称典型对称性黏液性水肿，但并非甲减，多见于小腿胫前下段，有时亦可见于足背和膝部，面部上肢及头部。初起暗红色皮损，皮肤粗厚以后呈片状或结节状叠起，最后呈树枝状，可伴继发感染和色素沉着。在少数患者中可见到指端软组织肿胀呈杵状形，掌指骨骨膜下新骨形成，以及指或趾甲的邻近游离边缘部分和甲床分离现象，称为指端粗厚。

（三）辅助检查

典型甲亢患者，凭临床症状和体征即可明确诊断。对于不典型或病情比较复杂的患者，则需通过相关检查方可明确诊断。

1. 实验室检查

（1）血清甲状腺激素测定

1）血清总三碘甲状腺原氨酸（TT3）及血清总甲状腺素（TT4）：TT4 是判定甲状腺功能最基本的筛选指标，TT3 浓度常与 TT4 的改变平行，但在甲亢初期与复发早期，TT3 上升往往很快，约四倍于正常。TT3、TT4 升高受甲状腺激素结合球蛋白 TBG 影响，而 TBG 又受雌激素、妊娠、病毒性肝炎等影响而升高，受雄激素、低蛋白血症、泼尼松等的影响而下降。

2）血清游离甲状腺素 T3（FT3）及血清游离甲状腺素 T4（FT4）测定：不受血 TBG 影响，能直接反映甲状腺功能，其敏感性和特异性均明显高于 TT4 和 TT3，含量极微。

3）血清反 T3（rT3）测定：rT3 无生物活性，是 T4 在外周组织的降解产物，其血浓度的变化与 T3、T4 维持一定比例，可作为了解甲状腺功能的指标。

（2）促甲状腺激素（TSH）：是反映下丘脑-垂体-甲状腺轴功能的敏感指标，垂体性甲亢升高，甲状腺性甲亢降低。

（3）甲状腺自身抗体：甲状腺刺激性免疫球蛋白测定（TRAb）阳性说明甲亢病因是 Graves 病，同时可作为判断 Graves 病预后和抗甲状腺药物停药的指标，甲状腺球蛋白抗体测定（TGAb）、抗甲状腺过氧化物抗体（TPOAb）阳性率在 Graves 病患者显著升高，是自身免疫病因的佐证。

2. 甲状腺摄 ^{131}I 功能试验

甲状腺 ^{131}I 功能试验主要用于鉴别甲状腺毒症原因。

3. 影像学检查

甲状腺 B 型超声检查，甲状腺放射性核素显影检查等可了解甲状腺肿大及是否伴有结节等。

四、类病辨别

（1）单纯性甲状腺肿：除甲状腺肿大外，并无上述症状和体征。虽然有时 ^{131}I 摄取率增高，但高峰不前移；T3 抑制试验大多显示可抑制性。血清 T3，rT3 均正常。

(2) 神经官能症：神经、精神症状相似，但无高代谢症状、突眼及甲状腺肿大，甲状腺功能正常。

(3) 其他疾病：以消瘦、低热为主要表现者，应与结核病、恶性肿瘤鉴别，以腹泻为主要表现者应与慢性结肠炎鉴别，心律失常应与冠心病、风湿性心脏病鉴别；老年甲亢的表现多不典型，常有淡漠、厌食、明显消瘦，容易被误诊为癌症。单侧浸润性突眼症需与眶内和颅低肿瘤鉴别。甲亢伴有肌病者，需与家族性周期麻痹和重症肌无力鉴别。

五、中医论治

（一）论治原则

甲亢的发病与人体不同的状态特点相结合，即演化出多样化的个体特点，即不同症状、不同程度、不同偏重、或虚或实的个体状态特点，辨证可有阴虚、气阴两虚、郁火炽盛、心肝火旺、瘀血、痰湿、气滞等偏重，针对个体状态特点进行辨证施治即为治疗甲亢的关键。治疗中应重视标本兼顾，将辨病与辨证相结合，依据个体形态与甲亢病证病机特点施治，若标为主则先治标，兼顾其本；标本皆著，则标本同治；本虚明显，则治本兼顾其标。本病的辨证，当分新久、标本、虚实。新病多实，应辨清气、火、痰、瘀、风之异，其中火旺者尚需辨肝火、心火、胃火之偏盛；久病多虚，当辨清阴虚火旺、气阴两虚、阴阳两虚之别，若迁延日久，引起血脉瘀阻则由气、痰、瘀三者合而交结为患，则属虚实夹杂证。标实为气滞、郁火、痰凝、血瘀、风动，多以气滞为先，郁火为多；本虚为气血阴阳的亏虚，且以阴血不足为主。针对甲亢的病根从疏肝理气、滋阴降火、化瘀活血、益气宁心、软坚散结等多方面进行有效治疗，可达到标本兼治，同时还能有效地克服抗甲状腺药物治疗所至的一系列毒副作用和不适症状，避免手术治疗所造成的不可逆的和破坏性的不良后果。

（二）分证论治

1. 气郁痰阻

证候：颈前瘿肿，软而不痛、颈部觉胀，咽梗如炙，胸闷胁胀，喜太息，多疑易怒，眼胀手抖，妇女月经不调，舌红苔薄，脉弦滑。

治法：疏肝解郁，理气散结。

处方：柴胡疏肝散（《医学统旨》）。

组成：柴胡、枳壳、白芍、香附、川芎、炙甘草。

加减：加郁金、夏枯草、生牡蛎、龟板、鳖甲等加强行气软坚散结之功效。

2. 肝火旺盛

证候：颈前轻度或中度肿大，一般柔软、光滑，眼突，心烦易怒，面红目赤，怕热多汗，口苦咽干，心悸寐差，舌颤手抖，多食易饥，形体消瘦，舌红少苔或苔黄，脉弦数。

治法：清肝泻火，平肝散结。

处方：龙胆泻肝汤（《兰室秘藏》）。

组成：龙胆草、柴胡、栀子、黄芩、当归、生地、木通、车前子、泽泻、甘草。

加减：酌加黄药子、夏枯草、生牡蛎、龟板、鳖甲加强软坚散结之功效。

3. 心肝阴虚

证候：瘿肿或大或小，心悸不适，怵惕不安，心烦少寐，头晕目涩，手足心热，食多反瘦，妇女月经不调，舌红苔少，脉弦细数。

治法：养心安神，滋阴柔肝。

处方：天王补心丹（《校注妇人良方》）合一贯煎（《续名医类案》）。

组成：太子参、天冬、麦冬、生地、玄参、沙参、丹参、柏子仁、五味子、当归、桔梗、远志、茯苓、川楝子。

加减：大便溏泻者宜减去生地、玄参、麦冬等滋腻之品，加白术、陈皮、神曲、炒麦芽；多食易饥加玉竹、黄连；手足颤抖重加僵蚕、石决明、珍珠母、水牛角；颈部肿大明显加半夏、土贝母、胆南星、丹参、莪术；颈部结节难消者加桃仁、三棱、莪术、白芥子；眼球突者加泽泻、白芥子、蒲公英。

4. 气阴两虚

证候：颈部瘿肿，心悸不宁，自汗乏力，口干咽燥，五心烦热，胸闷气短，少寐多梦，头晕失眠，腹胀便溏，纳食少，形体消瘦，面白唇淡，精神不振，舌淡红，苔薄，脉细数，或见结代。或兼有眼突。

治法：益气养阴，化痰散结。

处方：生脉散（《医学启源》）合四君子汤（《太平惠民和剂局方》）。

组成：党参、麦冬、五味子、生黄芪、茯苓、白术、炙甘草。

加减：加丹参、夏枯草、煅牡蛎、砂仁等加强活血、软坚散结。

5. 痰瘀互结

证候：颈前瘿肿，按之较硬或有结节，肿块经久未消、赤络显露、呼吸不畅、声音嘶哑、呛咳气急，或吞咽困难，胸闷纳差，舌质暗或有舌下脉络怒张青紫，舌苔薄白或白腻，脉弦或涩。

治法：理气活血，化痰消瘿。

处方：三棱化瘿汤（《中医内科临床治疗学》）。

组成：三棱、莪术、青皮、陈皮、法半夏、贝母、连翘、当归、川芎、甘草等。

加减：纳差便溏加白术、茯苓、山药健脾益气，胸闷不舒加郁金理气开郁。

6. 阴虚风动

证候：瘿肿或大或小，头晕目眩，目睛突出，口咽干燥，颧红耳鸣，急躁易怒，心悸易惊，失眠多梦，手指震颤，甚则猝然晕倒，手足拘急或抽搐，腰膝酸软，舌红或绛无苔,脉弦细数。

治法:滋阴养血,柔肝息风。

处方:阿胶鸡子黄汤(《通俗伤寒论》)合大定风珠(《温病条辨》)。

组成:阿胶、鸡子黄、生地黄、石决明、甘草、生牡蛎、茯神、夜交藤。

加减:虚风内动、手指舌体颤抖者加白芍、白蒺藜、钩藤平肝息风。

7. 脾肾阳虚证

证候:瘿肿质软,表情淡漠或神情呆滞,面色不华,肢体浮肿,身不怕热反畏寒肢冷,饮食不多反不思饮食,腹胀便溏,倦怠嗜卧,腰膝酸软,男女性欲低下,舌淡、苔薄白、脉沉细或沉迟。

治法:温补脾胃。

处方:真武汤(《伤寒论》)、附子理中丸(《太平惠民和剂局方》)和金匮肾气丸(《金匮要略》)。

组成:制附子、肉桂、炮姜、党参、白术、茯苓、山药、熟地、白芍、陈皮、甘草。

加减:腰酸怕冷、便溏浮肿可加用菟丝子、覆盆子以温润肾阳。

(三)中医特色治疗

1. 专方专药

(1)平甲汤(刘义方验方):由海藻、龙胆草、生牡蛎、珍珠母、象贝母、夏枯草、黄芩、生甘草、赤芍、黛蛤散、车前子等组成。适用于甲状腺功能亢进症之木火亢盛、阴液亏耗之证,其功效为清肝、化瘀、理气、散结。颈前有结节者加穿山甲、桃仁、忍冬藤;大便溏薄乏力者去龙胆草,加白术、茯苓、扁豆;阴虚、腰痛耳鸣者,加生地、钩藤;痰多者加半夏、陈皮;失眠者,加枣仁、远志、茯神;胸闷胁痛者,加郁金、川楝子。

(2)五法合一甲亢汤(王士相验方):由白芍、乌梅、木瓜、柴胡、沙参、麦冬、石斛、白术、莲肉、桑叶、黑山栀组成,五法,即酸泻肝木、强金制木、培土荣木、滋水涵木、和阳息风。本方以白芍、木瓜、乌梅,酸泻肝木为主,因白芍、木瓜、乌梅既无苦寒伤中之弊,且有敛阴止泻之益。柴胡配白芍疏肝敛阴;沙参、麦冬、石斛强金制木,以抑肝亢;莲肉、白术培土荣木;桑叶、黑山栀清热平肝,和阳息风;白芍、麦冬又可柔肝涵木。临床应用此方时,可据患者之阳亢、脾虚、阴伤的孰轻孰重加减剂量。但酸泻肝木之法通用不变。突眼明显的患者,在用丸剂调理时,需加白蒺藜、生牡蛎、夏枯草,心率较快可在方中增加沙参、太子参、麦冬、生地、生甘草、生龙齿、生牡蛎、枣仁等味,以养气阴、安心神;含碘药物的应用应加以注意,对重症"甲亢"或心率明显加快的患者,开始治疗时,于上述辨证论治诸法中,酌加海藻、昆布各9g,但此类药不宜长期服用,使用时间不宜超过3个月。若单用或大量使用,有可能出现甲状腺变硬的不良后果。

(3)治甲亢方(邓铁涛验方):由太子参、麦冬、五味子、浙贝母、玄参、生牡蛎、山慈菇、甘草等组成。其功效益气养阴，化痰散结。适用于弥漫性甲状腺肿伴甲亢。肝郁者加柴胡、枳壳、白芍；心悸失眠者加夜交藤、熟枣仁、柏子仁；烦躁惊惕者，加麦芽、大枣；汗多加浮小麦、糯稻根；手颤者加钩藤、何首乌、白芍、鸡血藤；突眼加木贼、白蒺藜；气虚者加黄芪、白术、云苓、五爪龙；肾虚加旱莲草、女贞子、菟丝子、楮实子；血瘀者加丹参、丹皮。

（4）抑亢丸（任继学验方）：由羚羊角、生地、白芍、黄药子、天竺黄、白蒺藜、沉香、香附、紫贝齿、莲子芯、珍珠母等组成。其功效平肝清热，消瘿散结。方中羚羊角、生地、白芍平肝清热为君；黄药子、天竺黄、白蒺藜降火息风，消瘿疾为臣；沉香、香附理气散结为佐；莲子心、紫贝齿、珍珠母潜阳镇肝、安魂定魄为使。诸药合用，共奏平肝理气、清热息风、消瘿散结之功。适用于甲状腺功能亢进，症见心悸、汗出、心烦、消瘦、易怒、瘿瘤肿大、两眼突出，舌质红、苔黄干、脉弦数。方中黄药子力专效佳，但对肝脏有损害，对有肝病者，临床使用时应慎用或不用。本方对肝旺脾虚者不宜用之。服药时间，停服一切中西药物。

（5）"甲亢"方《临床验方集》：由党参、黄芪、生地、夏枯草、首乌、白芍、香附、鳖甲、龟板、山药组成，功用益气养阴，软坚散结。方中以党参、黄芪补气；生地滋阴；白芍敛阴；何首乌、山药健脾益肾；鳖甲、龟板滋阴软坚散结；夏枯草清肝火、散郁结；香附疏肝理气，用于甲状腺功能亢进证，症见心悸、怕热、汗多、烦躁、体倦无力、手臂震颤、眼球突出、甲状腺肿大、舌红、脉细数等。脾虚便溏，减少养阴药，加白术、陈皮、神曲；突眼甚者，加枸杞子、白芥子、泽泻、瓦楞子、地骨皮、白蒺藜；夜寐不安，加炒枣仁；心悸剧，加远志、龙齿。

（6）甲亢丸（龚志贤，《龚志贤临床经验集》）：由生地、玄参、玉竹、炙龟板、当归、麦冬、白芍、丹皮、女贞子、旱莲草、党参、黄芪、枸杞子、海藻、昆布、茯苓、泽泻、生牡蛎、夏枯草、制首乌、红枣、山药等组成，其功用滋阴潜阳、健脾补气血散结。方中生地、玄参、麦冬、玉竹、女贞子、旱莲草滋养肝阴；龟板、牡蛎滋阴潜阳、化痰软坚；白芍、何首乌补血柔肝；海藻、昆布散结消瘿；茯苓、泽泻健脾利湿；黄芪、党参、山药、红枣补气；白芍、当归、何首乌、枸杞补血；夏枯草平肝息风；丹皮清肝经之血热。诸药合用，共奏滋阴潜阳、健脾双补气血散结之功。用于甲状腺功能亢进所致之症。

（7）中成药

1）甲亢丸：适用于因内伤七情，忧思恼怒，日久酿成痰气郁结的瘿瘤。

2）甲亢灵片：适用于甲亢阴虚阳亢型。

3）复方甲亢宁片：用于甲亢肝阳上亢，气阴两虚型。

2. 名老中医经验

（1）程益春教授治疗甲亢临证经验：程益春教授认为甲亢多本虚标实之证，气阴两虚为本病的主要病机，甲亢的发病多与患者的体质因素有关，若患者素体肾水不足，精不能化气，或虚火耗气，日久气阴并亏；若素体脾气亏虚，气不能化水生津，阳病及阴，日久亦可形成气阴并亏之证；情志刺激引动肝火，食气伤阴，亦呈气阴两虚。气滞、痰凝、淤血、内火为病机之标，其相互滋生，共同为患，为本病主要的邪实因素。心神失调是甲亢病机的重要特点。据其病机，益气养阴为本病的首要治法，益气重在补益脾气，养阴重在滋补肾阴；清热泻火，化痰软坚，活血化瘀，疏肝理气以治其标；兼顾宁心安神。程教授多以消瘿汤加减治疗甲亢，该方由黄芪、生地黄、连翘、夏枯草、栀子、浙贝母、牡蛎、丹参、穿山甲、酸枣仁等药物组成。汗多者加五倍子、五味子，食亢者合玉女煎，重用石膏、知母，心悸者加百合、远志、酸枣仁、磁石，肢颤、舌颤明显者多取镇肝熄风汤之意，目涩者加用野菊花、决明子、密蒙花，若突眼、甲状腺肿明显者，重用软坚散结、活血通络之品，并加用白花蛇舌草等药以清其瘀毒，伴有白血病减少者加用地榆、鸡血藤、熟地黄、阿胶等药。其组方特点是祛邪扶正兼顾，注重调养心神，选取含碘较少的中药进行组方。

（2）林兰教授治疗甲亢经验：林兰教授认为甲亢伴甲状腺肿属于"瘿气"，无明显甲状腺肿大时隶属于"消渴"、"惊悸"、"振颤"。病机为初期情志内伤，久则郁火伤阴，最终阴虚阳亢动风，并以此将该病分为4个证型：气滞痰凝、阴虚阳亢、阴虚动风和气阴两虚，强调应灵活辨治，不能拘泥病变顺序，研究发现甲亢患者中阴虚阳亢证型最为多见，故将滋阴潜阳、化痰散结法定为甲亢的基本治疗大法。

（3）方水林教授治疗甲亢经验总结：方教授认为甲状腺功能亢进病机复杂，其病理基础在于先天禀赋不足，素体气血亏虚，加之环境影响、七情所伤、情志抑郁，以致气郁痰聚，郁滞化火，痰湿阻络。其基本病机以阴虚为本，气火痰瘀为标，多属虚实夹杂症。本虚又细分为心肾阴虚、肝肾阴虚、气阴两虚；标实则可见肝郁化火、胃热亢盛、气滞痰瘀等。心肾阴虚，虚火内生，治当滋阴清热；肝气不舒，亢而伤脾，治当疏肝健脾；培养先后天之本、调理肝木为治疗甲亢病之总则，养阴滋肾、疏肝健脾为基本法。临床上，从滋阴清热或滋阴解郁入手，重在滋阴而清热解郁次之，痰火盛者，又当重用清热化痰，兼顾养阴。对于含碘高的中药，不宜常规应用，这类药物虽然可以暂时抑制甲状腺激素的释放和改善甲状腺肿大的症状，但会导致甲亢复发。针对其主要病机，方教授拟定了滋补肾阴、疏肝健脾的基本方剂，药用生地、熟地、山萸肉、五味子、麦冬、山药、丹皮、当归、党参、柴胡、黄精、枸杞子、地骨皮各10g，乌梅、郁金各12g。

3. 针刺治疗

通过经穴的配伍和针刺手法，调和阴阳、扶正祛邪、疏通经络。主穴取内关、合谷、曲池、三阴交，配穴取心俞、肝俞、脾俞、肾俞、胃俞。手法宜采用中等强度刺激。每日或隔日一次，每次留针15~30min。

4. 耳针治疗

耳针治疗常取神门（三角窝的外侧缘）、交感（对耳轮下脚上缘与耳轮内侧缘交界处）、肾上腺（耳屏下面隆起处）、皮质下（对耳屏内壁的前侧）、肝点（肾与左肝肿大区划二等分的下 1/2 段)、心（耳甲腔的正中凹陷处）、胃（耳轮脚消失处）、大肠（耳轮脚上方内侧 1/2 处的耳甲艇部）以镇静安神。

5. 湿敷法

五倍子 15g，黄药子 15g，生大黄 15g，全蝎 10g，僵蚕 10g，土鳖虫 10g，白芥子 15g。

上药共研细末，以醋、酒各半调敷于颈部，保持湿润，每两日换药 1 次，7 次为一个疗程。有活血化瘀、清热散结功能。用于瘿病痰结血瘀、热毒较甚者。

6. 中药离子透入法

威灵仙 30g，冰片 10g，当归 20g，红花 15g，川芎 15g，丹参 15g。

7. 瘿肿

瘿肿处疼痛灼热者，可用鲜品商陆根或牛蒡子捣烂外敷。

8. 按摩疗法

（1）耳穴按摩：选颈、甲状腺、内分泌、神门、三焦点及肝、肾点。用按法及揉法相结合。每次按摩 3min，每日按摩 3 次。

（2）足部按摩：选肝、肾、甲状腺、脑下垂体反射区，有突眼征者，还可选择眼的反射区。肝、肾区用揉法，余可用切法。每次按摩 3min，每日 3 次。

9. 食疗

（1）佛手粥：佛手 9g，海藻 15g，粳米 60g，红糖适量。将佛手、海藻用适量水煎汁去渣后，再加入粳米、红糖煮成粥即成。每日 1 剂，连服 10～15 天，能够疏肝清热，调整精神抑郁，情绪改变。

（2）青柿子羹：青柿子 1000g，蜂蜜适量。青柿子去柄洗净，捣烂并绞成汁，放锅中煎煮浓缩至黏稠，再加入蜂蜜 1 倍，继续煎至黏稠时，离火冷却、装瓶备用。每日 2 次，每次 1 汤匙，以沸水冲服，连服 10～15 天。以清热泻火为主，用于烦躁不安、性急易怒、面部烘热者。

（3）麦冬饮：麦冬 30g（研粉），枸杞子 30g（浸泡），百合 20g（浸泡），西芹与麻油适量，武火炒，食之。滋阴养肝，清心养心。

（4）山药莲子粥：生山药 30g，莲子去心 30g，大枣 20 枚，枸杞 30g，粳米适量，加水，文火慢煮成粥，益气健脾、养心安神。

六、西医治疗

（一）治疗原则

甲亢的一般治疗包括注意休息，避免精神刺激和过度疲劳，忌碘饮食，补充足够热量和营养，如糖、蛋白质和 B 族维生素，及对症处理，失眠可给苯二氮䓬类镇静药，心悸明显可给 β 受体阻滞剂。

(二)治疗方法

1. 抗甲状腺药物治疗

抗甲状腺药物疗效较肯定,一般不引起永久性甲减,方便、安全,是内科治疗中的主要方法。常用药物:硫脲类和咪唑类。代表药分别为丙硫氧嘧啶(PTU)和甲巯咪唑(他巴唑,MMI)。

2. 手术治疗

甲状腺次全切除术后复发率低,但手术为破坏性不可逆治疗,且可引起一些并发症,应慎重选择。适应证为:①中、重度甲亢,长期服药无效,停药复发,或不能不愿长期服药者;②甲状腺巨大或有压迫症状者;③胸骨后甲状腺肿伴甲亢;④结节性甲状腺肿伴甲亢。

不适合手术治疗方法者有:①浸润性突眼者;②严重心、肝、肾、肺合并症,全身情况差不能耐受手术者;③妊娠早期(前3个月)和晚期(后3个月);④轻症患者预计药物治疗方法可缓解者。

3. 同位素治疗

用放射性碘破坏甲状腺组织而达到治疗目的,有"内科甲状腺手术"之称。利用甲状腺有浓集碘的能力和131碘能放出β射线生物学效应,使甲状腺滤泡上皮细胞破坏、萎缩,分泌减少,达到治疗目的。通常患者只需服用一次,若效果不佳则可再三个月或半年后再追加一次。治疗后甲状腺的体积会逐渐缩小,有的患者会因甲状腺破坏过多而导致机能低下。本疗法的适应证有:

(1)中度甲亢,年龄在20岁以上,应首选此疗法;

(2)抗甲亢药物长期治疗无效,或停药复发者,或药物过敏者;

(3)合并心、肝、肾疾患不宜手术者,手术后复发者或不愿手术者;

(4)某些高功能结节性甲亢。

下列情况不适宜本治疗:①妊娠期、哺乳期;②年龄在20岁以下者;③外周血白细胞 $< 3 \times 10^9/L$ 或中性粒细胞 $< 1.5 \times 10^9/L$;④重度心、肝、肾功能衰竭;⑤重度浸润性突眼;⑥甲亢危象。

以上治疗方法,都不是孤立存在的,临床上往往是需要相互配合,才能达到最理想的治疗效果。

本病尚无病因治疗,药物治疗疗程长,长期缓解率低,仅为30%~50%;同位素治疗术后可能出现永久性甲减;手术为破坏性不可逆治疗,切少了术后甲亢复发,切多了出现甲减。因此严格地讲,三种治疗方法均不令人满意。本病多数患者表现极其良性过程,适当选择的治疗在疾病取得相当缓解上起重要作用,患者同医生应密切配合,因人而异地选择最佳治疗。

七、转归与预后

由于甲亢的病因复杂,发病机制尚未阐明,同时由于各种治疗方法的应用,加之患者依从性、生活背景的不同,甲亢的严重程度各例变化很大,甚至同一患者在各个不同时期内也有变化,所以有关疾病的自然过程应具体分析。大部分甲亢患者通过选择恰当的治疗方案病情可缓解而达到临床治愈,部分患者长期处于缓解状态,可反复缓解及反复发作,少部分未予治疗且病情较重的甲亢患者治疗不及时可能死于甲亢危象或甲亢合并心力衰竭、肝衰竭等严重并发症,还有一部分病例最终可成为甲状腺功能减退症,需终身替代治疗。

八、预防与调护

甲状腺功能亢进症状可涉及全身各系统,即使得到正规治疗仍有部分患者经过短期治疗达不到较好的疗效,由于疾病缠绵难愈,疗程长,反复发作,精神压力大,对生活和工作都有很大的影响,故做好预防与调护非常重要。

1. 未病先预防

预防甲亢我们在日常生活中首先应保持精神愉快、心情舒畅。其次合理饮食避免刺激性食物,同样是重要的预防措施;同时起居规律,勿枉作劳;扶助脾胃,增强体质提高自身的免疫力和抗病能力等都很重要。

2. 既病防传变

《素问·玉机真藏论》云:"五脏相通,移皆有次,五脏有病,则各传其所胜。"因而,要根据甲亢并发症发生的规律,采取预防性措施,防止并发症的发生,控制疾病的转变。

3. 愈后防复发

初愈阶段,药物、饮食、精神药膳等要综合调理,并要定检查,认真监控,是病后防止复发的重要措施。饮食上应注意忌食辛辣食物:如辣子、生葱、生蒜等;禁忌海味:海带、海虾、带鱼等含碘较高的食物;禁忌浓茶、咖啡、烟酒。

九、疗效判定标准

(一)疾病疗效判定标准

参照《中药新药临床研究指导原则》中的新药治疗甲状腺功能亢进症的临床研究指导原则制定的疗效与证候判定标准拟定。

(1)临床控制:症状消失,体重恢复到发病前状态,脉率正常,心律整齐,甲状腺区震颤及血管杂音消失,甲状腺肿减轻Ⅰ度以上,突眼症下降Ⅰ级以上,相关的理化检查恢复正常。

（2）显效：主要症状消失，体重接近发病前状态，脉率正常，心律改善，甲状腺区震颤及血管杂音消失，甲状腺肿减轻Ⅰ度以上，突眼症下降Ⅰ级以上，相关的理化检查基本正常（血清甲状腺激素水平及TSH趋于正常，甲状腺片或T3抑制试验阴性）仍需继续治疗。

（3）有效：症状好转，体重增加，脉率减慢，甲状腺区震颤及血管杂音消失，相关的理化检查指标有所改善。

（4）无效：症状、体征相关理化检查均无改善。

（二）证候疗效判定标准

（1）临床痊愈：中医临床症状、体征消失或基本消失，证候积分减少≥95%。
（2）显效：中医临床症状、体征明显改善，证候积分减少≥70%。
（3）有效：中医临床症状、体征均有好转，证候积分减少≥30%。
（4）无效：中医临床症状、体征均无明显改善，甚而加重，证候积分减少不足30%。

（颜　洁）

第二节　甲状腺功能减退症

一、概述

（一）西医的定义及流行病学

甲状腺功能减退症（hypothyroidism）简称甲减，是由于甲状腺激素合成和分泌减少或组织利用不足导致的全身代谢减低综合征。本病发病隐匿，病程较长，症状主要表现以代谢率减低和交感神经兴奋性下降为主，成人发病的称为"成人甲减"，重者表现为黏液性水肿故又称"黏液性水肿"，昏迷者称为"黏液水肿性昏迷"；胚胎期或婴儿期发病者，严重影响大脑和身体生长发育，成为痴呆、侏儒，称"呆小病"或"克汀病"。根据病变的发生部位甲减可分为原发性甲减、中枢性甲减及甲状腺激素抵抗综合征三类。继发性甲减指病变不在甲状腺，而在垂体或下丘脑，也称中枢性甲减。原发性甲减病变部位在甲状腺本身，如甲状腺先天异常、甲状腺自身免疫性疾病、缺碘、甲状腺手术或放射治疗后等，此类甲减占全部甲减的95%以上。在诸多引起原发性甲减的病因中，自身免疫、甲状腺手术和甲状腺功能亢进症 ^{131}I 治疗三大原因占90%以上。成人甲状腺功能减退最常见的病因是自身免疫性疾病，女性发病较男性多见，且随年龄增加，患病率呈上升趋势。

（二）中医相关的病证论述

中医学没有甲状腺功能减退症的病名，中医学根据其颈部增粗、乏力、怕冷、浮肿、小儿发育延迟、心悸等症认为属于"瘿病"、"虚劳"、"水肿"、"五迟"、"心悸"等范畴。也有学者认为甲减由甲亢性甲状腺次全切除或进行碘治疗后导致者，当属"虚损"之列，如《素问通评虚实论》云"精气夺则虚"，《证治汇补·虚损》亦指出"虚者，血气之空虚也；损者，脏腑之损坏也"。

二、病因病机

1. 发病因素

本病之病因多由先天禀赋不足，后天失养，肾阳亏虚；或久病不愈，脾肾失养，阳气不足；或放疗以后，伤于气血，脾肾亏虚、肾精不足等诸多因素致使全身功能不足而发为本病。

2. 病机及演变规律

中医认为肾藏元阴元阳，为水火之脏，主藏精，为人体生长、发育、生殖之源，生命活动之根，故为先天之本，脾主运化，与胃共完成水谷的消化，吸收和输布，为气血生化之源，故称为后天之本，脾之健运有赖于肾阳之温煦，而肾气充沛，又靠脾胃化生气血之初养。两者转相滋养，相互为用，共同维持机体的生命活动，本病的病机关键为脾肾阳虚，脾失运化，肾失温煦，水湿内停，精明失充，气血生化乏源，变生诸症，始终是贯穿"以虚为本"。兼顾脏腑、阴阳、气血、水湿。由于阳气虚衰，无以运化水湿，推动血行，临床也可见痰湿、瘀血等病理兼夹。

3. 病位、病性

本病病位主要在脾肾，涉及心。病性为虚。

4. 分证病机

（1）肾阳不足：患者先天肾元不足，阳气方虚，无力鼓动血脉，血行不畅瘀滞于颈部，颈部增大，发为本病。

（2）阴阳两虚：患者先天肾元不足，日久阳损及阴，致阴阳俱虚，肾之精气不能随足少阴肾经过颈部而发为本病。

（3）脾肾阳虚：患者禀赋不足，或手术后，脾肾气伤，或水邪久踞，导致肾阳虚衰不能温养脾阳，或脾阳久虚不能充养肾阳，终则脾肾阳气俱伤而成本病。

（4）心肾阳虚：患者操劳过度，损伤心阳，君火不能下潜，肾阳不足，不能温化水液，停而为饮，水饮之邪停于颈部而发为本病。

（5）气血两虚：患者饮食不节，损伤脾胃，脾失健运，气血生化无源，造成气血俱虚，气血不足无法滋养颈部及全身而发为本病。

（6）肾精亏虚：患者体弱，肾阴亏虚，肾精不充，不能上行滋养于颈部，而发为本病。

三、辨病

（一）症状

甲减的临床表现一般取决于起病年龄和病情的严重程度，具体表现为：

（1）一般表现：乏力，感觉迟钝，畏寒，少汗，行动迟缓，易疲劳，嗜睡，记忆力明显减退，注意力不集中、食少纳差，大便秘结，体重增加等。

（2）全身表现：肌肤苍白，肤色蜡黄色，面部表情淡漠，颜面浮肿，眼睑松肿，鼻、唇增厚，发音不清，言语缓慢，音调低哑，毛发干枯脱落，男性胡须生长慢，皮肤粗糙、少光泽，皮肤厚而冷凉，多鳞屑和角化，指甲生长缓慢、厚脆，表面常有裂纹。阴毛和腋毛脱落。

（3）精神神经系统：表现精神倦怠，反应迟钝，理解力和记忆力减退。视力、听力、触觉、嗅觉亦迟钝。嗜睡、精神抑郁或烦躁，多虑神经质，伴有头昏、头晕、耳鸣。手足麻木，痛觉异常。腱反射的收缩期往往敏捷，活泼，而腱反射的松弛期延缓，跟腱反射减退。膝反射多正常。

（4）心血管系统：表现为心动过缓，心音减弱，心排血量明显减少，心肌耗氧量减少，但较少发生心绞痛，可伴有心脏扩大，伴心包积液，血压偏高，特别是舒张期血压升高多见，心电图呈低电压 T 波倒置，QRS 波增宽，P-R 间期延长，久病者易发生冠心病。

（5）消化系统：表现为食少纳差，纳食不香，厌食、腹胀、便秘、肠鸣、鼓肠、甚至出现麻痹性肠梗阻，不少患者出现胃酸缺乏，甚至无胃酸；肝功能中 LDH、CPK、以及 AST 有可能增高，由于胃酸缺乏或维生素 B_{12} 吸收不良可致缺铁性贫血或恶性贫血。

（6）肌肉与骨骼：肌肉松弛无力，主要累及肩、背部肌肉，肌肉阵发性短暂性疼痛、痉挛、强直，受寒时易发作或出现齿轮样动作。腹背肌与腓肠肌有痉挛性疼痛，关节也常疼痛，骨质密度可增高。

（7）呼吸系统：因黏液性水肿、肥胖、充血、胸腔积液以及循环系统功能减退等综合因素引起呼吸急促，胸闷气短，肺泡中二氧化碳弥散能力降低，从而产生咽痒、咳嗽、咳痰等呼吸道症状，甚至出现二氧化碳麻醉现象。

（8）血液系统：因甲状腺激素不足而造血功能减退，红细胞生成数减少，胃酸缺乏导致铁和维生素 B_{12} 吸收不良，若系女士月经量多，则可使患者中多数有轻、中度的正常色素和低色素小红细胞型贫血，少数有恶性贫血。血沉亦增快，Ⅷ、Ⅸ 因子缺乏造成凝血机制减弱，易发生出血现象。

（9）内分泌系统：肾上腺皮质功能比正常低，虽无明显肾上腺皮质功能减退的临床表现，但可表现 ACTH 分泌正常或降低 ACTH 兴奋试验延迟，血和尿皮质醇降低。性欲减退，男性出现阳痿，女病人可有月经过多、闭经及不育症。

（10）泌尿系统及水电解质代谢：甲减时，肾脏血流量多减少，肾小球的基膜增厚可出现少量的蛋白尿，肾脏排泄功能受损，以致组织水潴留，Na 交换增加而出现低血钠，然 K 的交换多正常，血清 Mg 增高，但交换的 Mg 排出率降低。

（11）昏迷：是甲减患者出现黏液性水肿最严重的临床表现，一般见于老年，长期未正规治疗，常在寒冷的冬季发病，感染和受凉是常见的诱因。

（二）体征

面色发黄，轻度浮肿，皮肤干燥和发凉，头发稀少，无光泽，心动过缓，动作反应缓慢，跟腱反射弛张期延迟，嗓音嘶哑，甲状腺肿大等。

（三）辅助检查

甲减的症状及体征特异性不强，其诊断主要依靠实验室检查。

1. 实验室检查

（1）血清促甲状腺激素（TSH）测定：甲减时由于甲状腺激素减少，对促甲状腺激素反馈抑制作用减低，于是促甲状腺激素分泌增加，其增加程度可反映出血中甲状腺激素下降程度，为原发性甲状腺功能减退症中最敏感的指标。

（2）血清总 T3、T4 测定：在临床症状不明显的部分患者中均可正常，症状明显或黏液性水肿病人 T4、T3 均降低，T4 常低于 $3\mu g/dl$，T4 较 T3 敏感。

（3）血清游离 T3 及游离 T4：不受血清中甲状腺球蛋白变化的影响，直接反映了甲状腺的功能状态，其敏感性和特异性均明显高于总 T3 和 T4。

（4）抗体测定：抗甲状腺球蛋白抗体（TGA）和甲状腺过氧化物酶抗体（TPOAb）是确定原发性甲减病因的重要指标和诊断自身免疫甲状腺炎的主要指标。

（5）促甲状腺激素释放激素（TRH）测定：当 TSH 浓度升高时，注射 TRH 后，原发性甲减患者呈现 TSH 持久而过度的升高反应。而继发于垂体病变者，则 TSH 无明显升高反应。

（6）其他检查：轻、中度贫血，血清总胆固醇、心肌酶可以升高。

2. 甲状腺 131 碘摄取率测定

甲减患者 24h 最高吸 131 碘率可降至 10% 以下。

3. 影像学检查

甲状腺 B 超、同位素检查、CT 及 MRI 等影像学检查可以评价甲状腺的形态、大小及功能。

四、类病辨别

（1）贫血：25%~30% 甲减患者常有贫血，但其血清 T3、T4 降低和 TSH 升高可与一般贫血鉴别。

（2）肥胖症：此类患者因伴有不同程度水肿，容易误诊为甲减，其甲状腺功能正常可与甲减鉴别。

（3）慢性肾炎：慢性肾功能不全、慢性肾炎患者常常会表现甲状腺激素测定异常，主要是血清 T3 下降，这是机体降低代谢率的保护性反应，其尿蛋白阳性及肾功能不全可鉴别。

（4）特发性水肿：特发性水肿的诊断需排除甲状腺、肾、肝、胰、胃肠、心脏等器质性病变的可能方能确诊。

五、中医论治

（一）治疗原则

本病的治疗根据其辨证以"补气、温阳、养精"为三大法则，兼湿者利之，兼瘀者化之。补脾气、温肾阳为治疗甲减的基本法则，所谓先后天同治；根据其水肿、智力减退、反应迟钝等症均为髓海空虚，精血不足，故治以滋阴养血固本，精足水自消、血自旺，髓足智自增。

（二）分证论治

1. 肾阳不足

证候：畏寒，面色无华，腰膝酸冷，小便清长或遗尿，浮肿，以腰以下为甚，阳痿遗精，女子带下清冷，宫寒不孕，舌质淡，苔白，尺脉沉细或沉迟。

治法：益气敛阴，温中补虚。

处方：济生肾气丸（《严氏济生方》）加减。

组成：熟地黄、山药、枣皮、茯苓、牛膝、丹皮、车前子。

加减：酌加鹿角胶、枸杞、菟丝子、淫羊藿、黄芪、女贞子温阳益肾。

2. 阴阳两虚

证候：畏寒喜卧，腰痠腿软，腰以下冷的感觉，小便不利或反多，口干咽燥，但喜热饮，眩晕耳鸣，男子阳痿，女子不孕，带下量多，肌肤麻木不仁，手足无力，四肢不温，舌质淡，舌体胖大，苔中部色白，脉沉细。

治法：温肾补阳，调补阴阳。

处方：金匮肾气丸（《金匮要略》）加减。

组成：黄芪、丹皮、泽泻、茯苓、肉桂、枸杞子、女贞子、当归、甘草。

加减：加淫羊藿、仙茅调补阴阳。

3. 脾肾阳虚

证候：面浮苍黄或苍白无华，神疲脚软，手足麻木，少气懒言，头晕目眩，四肢不温，纳减腹胀，口淡乏味，畏寒便溏，男子阳痿，女子月经不调，或见崩漏，舌质淡胖，舌苔白滑或薄腻，脉弱濡软或沉迟无力。

治法：温肾益气，健脾助运。

处方：补中益气汤（《内外伤辨惑论》）加减。

组成：人参、黄芪、白术、干姜、炙升麻、当归、茯苓、枣皮、肉桂、砂仁、泽泻、大枣。

加减：腹胀呕恶可加半夏、陈皮温中和胃降逆。

4. 心肾阳虚

证候：形寒肢冷，心悸怔忡，尿少肢肿，面色白虚浮，动作懒散，身倦欲寐，唇甲青紫，或有胸闷、胸痛。舌淡色暗，舌苔薄白，脉沉迟细弱，或见结代。

治法：温补心肾，通阳利水。

处方：桂枝加附子汤合济生肾气丸（《伤寒论》、《严氏济生方》）加减。

组成：炮附子、桂枝、熟地黄、山药、枣皮、茯苓、牛膝、丹皮、泽泻、车前子、炙甘草。

加减：心悸、唇绀明显，重用附子加丹参温阳化瘀。

5. 气血两虚

证候：活动能力减退，动则气喘汗出，皮肤苍白，面色无华，不思饮食，易感冒，视物不清，心悸怔忡，失眠，健忘。舌质淡，苔白，脉细弱。

治法：补气养血，宁心安神。

处方：归脾丸（《正体类要》）加减。

组成：太子参、茯苓、白术、炙远志、当归、黄芪、酸枣仁、木香、枸杞子、甘草。

加减：脘闷纳呆，加建曲、半夏、陈皮、茯苓、厚朴健脾理气化痰。

6. 肾精亏虚

证候：记忆力减退，智力减退，感觉迟钝，反应缓慢，动作笨拙，步态失调，语言不清，身体颤抖，头痛头晕，手足麻木，舌质红，苔薄黄，脉沉弦细。

治法：填精补肾，平肝潜阳。

处方：左归丸（《景岳全书》）加味。

组成：熟地黄、龟板、熟地、山萸肉、枸杞、山药、茯苓、甘草等。

加减：若见虚烦咽燥、口干等症可加知母、黄柏、栀子等滋阴清热润燥。

（三）中医特色治疗

1. 专方专药

（1）温阳消瘿汤：由党参、黄芪、当归、淫羊藿、仙茅、制附片、丹参、郁金、香附、甘草等组成。适用于以脾肾阳虚为主，如面色少华、手足冰冷、精神委靡不振、面目全身水肿、腰膝酸软、小便清长等以脾肾阳虚为主之甲状腺功能减退，该方抓住脾肾阳虚、气滞血瘀进行标本同治，温阳益肾、消瘿散结，方中党参、黄芪益气健脾，脾为后天之本，脾健则生化有源；淫羊藿、仙茅、制附片温阳益肾，肾为先天之本，肾阳充足则可温煦脾阳，两者相互促进；当归、丹参、郁金、香附活血行气散结；甘草调和诸药。诸药合用，具有益气温阳、散结消瘿之效。

（2）甲减胶囊：由生黄芪、当归、制附子、淫羊藿、肉桂、茯苓、白术等组成。制附子、淫羊藿、肉桂共奏温补肾阳以治阳虚之本；茯苓、白术温脾化湿，佐补肾之品以行水；生黄芪、当归健脾益气养血，协补肾之味以补虚；白芍滋阴，以阴中求阳，并可防药物过燥。上药共奏温补脾肾、益气养血、行水消肿之功。

（3）助阳温肾益气汤：由党参、炙黄芪、仙茅、淫羊藿、菟丝子、熟地等组成。适用于甲状腺机能减退之肾阳不足，随证加减：阳虚甚加炙附片、肉桂、桂枝；浮肿明显加茯苓、泽泻。

（4）桂附八味丸：由附子、肉桂、党参、黄芪、生地、当归、川芎、白芍、麦冬、五味子、炙甘草等药组成。适用于甲减的心肾阳虚，治以温补心肾，强心复脉。脉沉迟弱加麻黄、细辛；脉微结代加人参、枳实；头昏肢软加升麻、柴胡、桂枝。

（5）中成药

1）归脾丸：适用于中医辨证为心脾两虚，营血不足的甲减患者。

2）金匮肾气丸：适用于中医辨证为肾阳虚而阴不化，阴无阳则独亢的患者。

2. 名老中医经验

（1）米烈汉教授治疗甲减经验：米烈汉教授认为甲减常见病因为先天禀赋不足、胎中失养、体质虚弱，或久病失养、积劳内伤，渐致脾气亏损，气血生化不足，临床常表现出一派脾气亏虚、中阳不足的证候，治疗当以健脾益气、温补中阳为主。"内伤脾胃，百病由生"，脾胃之气损伤，不能化生气血，气血亏虚，临床表现以脾阳虚及气血亏虚为主。"损者益气"、"劳者温之"，且因甲状腺位处阳明、少阳经，上行于颈颔，故用补中益气汤，取其引阳明、少阳清气上升之功。米教授以补中益气汤为治疗该病的基础方。因肾阳不足脾阳亦虚，欲补脾阳必益肾阳，原方基础上加淫羊藿、巴戟天以温补肾阳。景岳有言"善补阳者，必于阴中求阳，则阳得阴助而生化无穷"，故加黄精以补脾气，益肾精。

（2）高天舒教授治疗甲减经验：高天舒教授认为甲减应分为肝郁、脾虚、肾虚三期。初期多归因于情志不遂，郁怒伤肝，肝郁及脾；中期多归因于忧思太过、劳神过度，损伤脾气，气虚日久及阳，脾阳虚弱，气血不足；后期多因脾阳虚，日久累及肾阳，或久病失养、失治误治损伤肾之精气。高教授认为甲减早期表现为肝郁及脾，治宜疏肝解郁，方用逍遥散加减。中期表现为脾阳虚弱，气血不足，治宜温阳健脾，补气生血，方用补中益气汤加味。晚期表现为肾阳虚衰，水湿内停，治宜温肾健脾，通阳利水，方用金匮肾气丸合五皮饮加减。

（3）祝谌予教授治疗甲减经验：祝谌予教授认为，甲减从临床辨证系阳气虚衰到一定程度，阳损及阴，造成阴阳俱虚。临床上无热象者为阳气虚型，症见畏寒、纳呆、浮肿、神情呆滞、精神委靡、体温偏低、头昏嗜睡、乏力气短等，可选用"补中益气汤"加减。

（4）丁光迪教授治疗甲减经验：丁光迪教授认为本病当属中医学"虚劳"范畴，重视手、足少阳和心脾诸经，擅于运用温补方药，尤其是温润药，如斑龙丸、补中益气汤、定定志丸、半硫丸等。且因甲状腺在阳明、少阳经上行于颈颌的部位，故喜用补中益气汤，取其引阳明、少阳清气上升之功。

（5）曲竹秋教授治疗甲减经验：曲竹秋教授根据甲减病情的发展及临床表现特点，以肾阳虚证、心肾阳虚证、脾肾阳虚证、阴阳两虚证4型进行辨证论治：①肾阳虚型：治以温肾助阳，方用右归丸加减；②脾肾阳虚型，治宜温肾健脾，予附子理中汤合二仙汤加减；③心肾阳虚型，治宜温补心肾，利水消肿，常用真武汤合苓桂术甘汤加减；④阴阳两虚型，治宜温肾滋阴，调补阴阳，多用金匮肾气丸加味。

（6）冯建华治疗甲减的经验：冯建华教授将甲减分为4型辨证施治，分别为：脾肾阳虚型，治以温肾益气、健脾补肾，方选补中益气汤合右归丸加减；阳虚湿盛型，治以温阳益气、化气行水，方用真武汤合五苓散加减；水饮凌心型，治以化气行水、健脾温肾、补益心阳，方用真武汤合生脉散加减；痰血瘀阻型，治以益气温阳、活血化瘀、化痰行水。方用肾气丸合血府逐瘀汤加减。

3. 针刺治疗

取穴：间使，或内关、神门、太溪，或复溜、照海，兼气虚配足三里。甚者取关元，也可配阴谷、少府、劳宫等穴；伴复视加晴明、照海。心悸配内关、消瘦多汗配三阴交、足三里。

4. 艾灸治疗

取穴：肾俞、脾俞、命门。 操作：用二味温补肾阳中药研粉，铺在穴位上，厚度为1cm，然后将直径为5cm的空心胶木圈放在药粉上，以大艾炷（直径4cm）在药粉上施灸，每穴3～5壮，每周3次，4个月为一个疗程。

5. 穴位注射

在关元或足三里，每次注入当归注射液2毫升，每日1次，15日为1个疗程。

6. 按摩疗法

耳穴按摩：取神门、心，心脾两虚加脾、小肠；肾阳不足加肾、内分泌。先耳郭常规消毒，将王不留行用0.5cm×0.5cm胶布固定于耳穴上。嘱患者每日自行压耳穴3~4次，每次5min。4~5日换贴1次，5次为1个疗程，双耳交替。一般持续1~3个疗程。

7. 药物外治

以肉桂、吴茱萸适量药末同生姜汁调膏，敷神阙穴，隔日1次。适用于甲减阳虚水肿者。

8. 食疗

（1）山里红鸡汤：红花锦鸡儿、山里红适量煎汤服。功能平补阴阳。主治阴阳两虚型甲减。

（2）生脉桂圆粥：龙眼（桂圆）肉50g，人参、五味子各6g，麦冬10g，粳米100g，共加水适量熬粥。服200ml/日，1个月/疗程。功能温补心肾，强心复脉。主治心肾阳虚型甲减。

（3）红枣粥：大枣15颗，龙眼肉30g，粳米60g共煮粥。早、晚餐服食。主治甲减伴贫血者。

（4）桂圆红枣莲肉汤：龙眼（桂圆）肉、红枣、莲子肉各适量做汤服。功能补气养血。

六、西医治疗

（一）治疗原则

（1）补充适量碘，忌用导致甲状腺肿的食物，如卷心菜、白菜、油菜、木薯、核桃等。

（2）供给足量蛋白质。

（3）限制脂肪和富含胆固醇的饮食。

（4）纠正贫血，供给丰富维生素。

（二）治疗方法

常用西药制剂有合成甲状腺激素和从动物甲状腺组织中提取的甲状腺蛋白。

（1）甲状腺素片：一般从小剂量开始给药，每日15～30mg，最大量每日120～240mg。维持量每日90～180mg，如果停药，症状常在1～3个月内复发。

（2）三碘甲状腺原氨酸（T3）或L-甲状腺素钠（T4）：T3：20～25μg或T4：100μg相当于甲状腺素片60mg从小剂量开始，T3每日量60～100μg。T4每日2次，每次25μg口服，以后每1～2周增加25μg，终剂量为200～300μg，维持量一般每日为100～150μg。

（三）治疗过程中注意事项

甲状腺激素替代治疗中应注意：①开始剂量宜小，由于甲减患者病程较长，年龄偏大，常合并高脂血症，冠心病发病率较高，但由于甲减患者机体代谢率低下，耗氧量少，患者并不表现心绞痛，容易被忽略，替代治疗后，随着代谢率增加，耗氧量增加，可能诱发心绞痛，故起始剂量宜从小剂量开始；②甲状腺素半衰期长，可以每日服一次，一般需终身服药；③服药期间应定期复查甲功，测定超敏TSH，避免药物不足或过量。

七、转归与预后

本病若及时治疗，病情可以显著好转，但大多需终身治疗。若不予治疗病情将逐渐加重，最终并发心脏病、黏液性水肿昏迷而死亡。

八、预防与调护

（1）把碘的摄入量控制在合理范围是防治甲减的基础性措施。
（2）注意合理饮食，不宜过多过饱，力戒暴饮暴食。
（3）忌食生冷，苦寒伤胃之食物，应忌烟酒，避免感冒。
（4）避免精神紧张，因精神刺激可影响内分泌功能。
（5）注意劳逸结合，应参加一些力所能及的活动，如散步、太极拳等。

九、疗效评定标准

（一）临床症状疗效评定标准

参照《美国内科医生联盟指南》制订的甲减的疗效判定标准。
（1）显效：中医临床症状及体征（畏寒肢冷、神倦嗜睡、胸腹胀闷、腰膝冷痛、肢肿尿少、神疲乏力等临床主要症状）明显改善，TSH 维持在正常水平（<4mIU/L）。
（2）有效：中医临床症状及体征减轻，TSH 下降超过治疗前的 20%，但未达到显效标准。
（3）无效：中医临床症状及体征改善不明显或无改善，TSH 无变化或下降未达到有效标准。

（二）中医证候疗效标准

（1）显效：中医临床症状、体征均有改善，证候积分减少 > 70%。
（2）有效：中医临床症状、体征均有好转，证候积分减少 > 30%。
（3）无效：中医临床症状、体征无明显改善，甚或加重，证候积分减少不足 30%。计算公式为（尼莫地平法）：证候积分减少率 =[（治疗前积分 − 治疗后积分）/ 治疗前积分]×100%。

（颜　洁）

第三节 亚急性甲状腺炎

一、概述

（一）西医的定义及流行病学

亚急性甲状腺炎（subacute thyroiditis，简称亚甲炎）通常是指亚急性疼痛性甲状腺炎，又称病毒性甲状腺炎、亚急性非化脓性甲状腺炎、De Quervain 甲状腺炎、肉芽肿性甲状腺炎、假结核性甲状腺炎、巨细胞性甲状腺炎等，是甲状腺的一种自发缓解性的炎症状态，特征性表现为甲状腺疼痛、触痛，并向咽部、耳部放射，摄碘率受抑制。本病占就诊甲状腺疾病的3%~5%，多见于中年妇女，年龄为30~50岁，女性比男性发病率高3倍以上。发病有季节性，如夏季是其发病的高峰。近年来本病逐渐增多，临床变化复杂，且易复发，导致健康水平下降，但多数患者可得到痊愈。本病可因季节或病毒流行而有人群发病的特点。

（二）中医相关的病证论述

亚急性甲状腺炎，属中医"瘿病"、"瘿肿"、"热病"等范畴。医学文献中《五十二病方》最早有了关于瘿病治疗的记载，可惜内容残缺不全。《肘后备急方》曰："疗颈下卒结，囊渐大欲成瘿。海藻酒方。稍含咽之，日三。"最早记载应用植物类药海藻、昆布治疗瘿病，并首创治疗瘿病的方剂"海藻酒"。《诸病源候论》对瘿病的病因病机作了比较详细的阐述。《圣济总录》记载："此疾，妇人多有之，缘忧患有甚于男子也……石瘿泥瘿劳瘿忧瘿气瘿，是为五瘿……。"这是最早关于瘿病和性别之间关系的描述，同时第一次把瘿病分为五类（石瘿、泥瘿、劳瘿、忧瘿、气瘿），并进行了详细的比较与论述。当代医家从中西医结合的角度把不同的瘿病和不同的甲状腺疾病对应联系起来，认为瘿痈相当于亚急性甲状腺炎和瘿肿。

二、病因病机

1. 发病因素

亚急性甲状腺炎多发于年龄为30~50岁的女性，病位在甲状腺，与肝、脾、心、肾及三焦密切相关。中医认为本病多由外感时邪、七情不和、正气不足所致。

2. 病机及演变规律

《医宗金鉴·瘿瘤》中提出"瘿者如缨，络之状……多外感六邪，营卫气血凝郁，内因七情忧患怒气，湿痰瘀滞，中岚水气而成，皆不痛痒"。《外科正宗·瘿瘤论》中认为"夫人生瘿瘤之症……乃五脏淤血、浊气、痰滞而成"。一般认为本病多在正气不足时，内伤七情复感湿、热等外邪，形成湿浊，湿热内蕴，津液输布失常，聚而生痰，痰布颈形成痰核，邪热与血相结，最终导致气滞血瘀痰凝，气、血、痰、热互结于颈前而发"瘿瘤"，而引起局部肿块疼痛，乃成瘿病。本病以正虚为本，以气滞血瘀、肝郁痰凝为标，本虚标实是本病的病机特点。

3. 分证病机

（1）风热犯表证：风温邪热袭表，风热上攻，热毒壅盛，灼伤津液，炼液为痰，痰阻气机，气血运行不畅，发为瘿瘤。

（2）肝郁化火证：七情不和，肝脾失调，肝郁蕴热，复感风湿，内外合邪而成或正气不足，气血虚弱，气机不利，聚湿生痰，壅滞颈靥，久蕴化热或复感风湿，上壅结喉而致。

（3）脾肾阳虚证：因素体阳虚，感冒风寒，阳虚寒凝，痰浊积聚，以致瘿瘤肿硬胀痛而发病。

（4）气郁痰凝证：情志失调，肝气郁结于内，久郁化火，火盛伤津，炼液为痰，气郁与火痰结于颈前而发瘿瘤。

三、辨病

（一）症状及体征

起病时患者常有上呼吸道感染。典型者亚急性甲状腺炎型者整个病期可分为早期伴甲状腺功能亢进症，中期伴甲状腺功能减退症及恢复期三期。

1. 早期（甲亢期）

起病多急骤，常有上呼吸道感染症状及体征如发热，伴怕冷、寒战、疲乏无力、肌肉酸痛和食欲不振，淋巴结肿大。最为特征性的表现为甲状腺部位的疼痛和压痛，常向颌下、耳后或颈部等处放射，咀嚼和吞咽时疼痛加重甲状腺病变范围不一，可先从一叶开始，以后扩大或转移到另一叶，或始终限于一叶。病变腺体肿大，坚硬，压痛显著。无震颤及血管杂音。亦有患者首先表现为无痛性结节、质硬、TSH受抑制，须注意鉴别。病变广泛时，泡内甲状腺激素以及非激素碘化蛋白质一时性大量释放入血，因而除感染的一般表现外，尚可伴有甲状腺功能亢进的常见表现，如一过性心悸、神经过敏等，但是一般不超过2~4周。

2. 中期（过渡期及甲减期）

本病多为自限性，一般持续数周至数月可以完全缓解，少部分患者迁延1~2年，极少数有终身甲减的后遗症。大部分本病患者临床上不出现甲减期，经历甲亢期以后，从过渡期直接进入到恢复期；少数患者出现甲减期，时间大约持续2~4个月，甲状腺功能逐渐恢复正常。极少数患者因为甲状腺受到严重损坏，进入甲减期以后，不能恢复，有终身甲减的后遗症。

3. 恢复期

症状逐渐缓解，甲状腺肿及结节逐渐消失，也有不少病例，遗留小结节以后缓慢吸收。如果治疗及时，患者大多可得到完全恢复，极少数变成永久性甲状腺功能减退症患者。

（二）辅助检查

1. 一般检查

血白细胞计数轻中度增高，中性粒细胞正常或稍高，红细胞沉降率（ESR）明显增速，绝大部分红细胞沉降率（ESR）≥ 40mm/h，可达 100 ≥ mm/h。

2. 甲状腺功能检查

甲亢期血清 T3、T4、FT3 与 FT4 浓度升高，TSH 分泌受抑制而降低，甲状腺摄碘率降低，出现所谓的"分离现象"。甲亢期甲状腺摄碘率可以低至测不出。甲减期患者血清 T3、T4、FT3 与 FT4 浓度减低，TSH 升高，甲状腺摄碘率可反跳性升高。恢复期，各项指标趋于正常。甲状腺相关抗体阴性或呈低滴度。

3. 彩色多普勒超声检查

急性期，超声示甲状腺轻中度肿大，内部回声分布不均匀，可见低回声或无回声区，无包膜；在恢复期，超声示为伴血运轻微增加的等回声区。一般 1 年后血运恢复正常。彩色多普勒超声是一种无创而快捷的检查方法，对本病的诊断、鉴别诊断、治疗后监测及评价有重要意义。

4. 甲状腺同位素扫描

甲状腺扫描可见甲状腺肿大，但图像显影不均匀或残缺。甲状腺摄碘率降低时，同位素碘不能用于扫描。

5. 甲状腺活检

组织活检可见特征性多核巨细胞或肉芽肿样改变。

四、类病辨别

（1）急性化脓性甲状腺炎：是甲状腺的化脓性感染，好发生于儿童及青年人，多为连接口咽及甲状腺处存在的瘘管继发感染所致。临床表现为高热、甲状腺部位红、肿、痛，血白细胞升高，无甲状腺功能的改变，细针穿刺细胞学检查可发现病原菌及炎性细胞浸润。

（2）桥本甲状腺炎：很少发生甲状腺疼痛或触痛，没有特异性的碘代谢紊乱及血沉的变化，甲状腺相关抗体升高，细针穿刺细胞学检查未见巨细胞。

（3）甲状腺出血或坏死：即刻发生的甲状腺剧烈疼痛，可能与甲状腺部位手术、穿刺、药物注射有关，也可继发于结节性甲状腺病变。血沉、甲状腺激素等指标大多正常。可结合多普勒超声显像、细胞学的检查做鉴别。

（4）无痛性甲状腺炎：轻中度甲状腺肿，部分患者无肿大，无全身症状，无甲状腺疼痛，血沉增快不明显，必要时甲状腺穿刺或组织活检。

（5）甲状腺癌：亚急性甲状腺炎血沉快，甲状腺摄碘率受抑制而降低，应用泼尼松治疗疗效显著，可鉴别。必要时可做甲状腺穿刺活检。

五、中医治疗

（一）治疗原则

本病病位在甲状腺，与肝、脾、心、肾及三焦密切相关。中医认为本病多由外感时邪、七情不和、正气不足所致。目前亚急性甲状腺炎的辨证分型尚未统一，结合本病的发病过程，按早、中、晚三期辨证论治较为合理。

（二）分证论治

1. 早期

（1）风热犯表型。

证候：恶寒发热，热重寒轻，头痛身楚，咽喉肿痛，颈项强痛，转则不利，瘿肿灼痛，触之痛甚，可向耳、枕及下颌部放射，口干咽燥，渴喜冷饮，咳嗽痰少而粘，自汗乏力，舌质红，苔薄黄，脉浮数。

治法：疏风解表、清热解毒、利咽止痛。

处方：银翘散（《温病条辨》）加减。

组成：药用银花、连翘、薄荷、牛蒡子、荆芥穗、淡豆豉、芦根、竹叶、桔梗、甘草等。

加减：热重者可加生石膏；瘿肿甚者可加天花粉。

（2）肝郁化火型。

证候：瘿肿灼热而痛，心烦易急，咽部梗阻感，口渴喜饮，食欲亢进，双手细颤，失眠多梦，乏力多汗，女子则见经前乳胀，大便不调，舌质红，苔薄黄，脉弦而数。

治法：舒肝解郁、清肝泻火。

处方：丹栀逍遥散散（《内科摘要》）加减。

组成：药用白术、柴胡、当归、茯苓、牡丹皮、山栀、芍药、薄荷、甘草等组成。

加减：瘿肿甚者可加皂角刺、天花粉等。

2. 中期（脾肾阳虚型）

证候：瘿肿，面色㿠白，畏寒肢冷，神疲懒动，纳呆便溏，肢体虚浮，性欲减退，男子可见阳痿，女子可见经量减少或闭经，舌淡胖，苔白滑，脉沉细。

治法：温补脾肾，利水消肿。

处方：阳和汤（《外科证治全生集》）加减。

组成：药用熟地、鹿角胶、肉桂、姜炭、白芥子、麻黄等。
加减：兼气虚者可加黄芪、党参；阳虚阴寒重者可加附子。

3. 后期（气郁痰凝型）
证候：瘿肿，局部作胀，头晕胸闷，痰黏，或有喉间有梗塞感，舌红苔黄腻，脉弦滑。
治法：疏肝理气，化痰散结。
处方：海藻玉壶汤（《医宗金鉴》）加减。
组成：药用海藻、昆布、贝母、连翘、半夏、青皮、川芎、当归、甘草等。
加减：气郁甚者可加柴胡、香附等。

（三）中医特色治疗

1. 专方专药

（1）清热消瘿汤：由金银花、连翘、板蓝根、大青叶、夏枯草、半枝莲、赤芍、蒲公英、浙贝母、甘草等组成。具有清热散结、化痰消瘿等功效。适用于亚急性甲状腺炎早期的患者。

（2）龙胆解毒汤：由龙胆草、柴胡、黄芩、栀子、郁金、川楝子、合欢花、连翘、金银花、鱼腥草等组成。具有清热解毒、消瘿散结等功效。适用于亚急性甲状腺炎早期肝郁化火证的患者。

（3）柴胡软坚汤：由柴胡、黄芩、浙贝、玄参、葛根、西洋参、夏枯草、半夏、桔梗、黄药子、生牡蛎、甘草等组成。具有清肝解郁、消瘿散结等功效。适用于亚急性甲状腺炎早期肝郁化火证肿块坚大者。

（4）海藻玉壶汤：由海藻、昆布、贝母、连翘、半夏、青皮、川芎、当归、甘草等组成。具有疏肝理气、化痰散结等功效。适用于亚急性甲状腺炎后期气郁痰凝证的患者。

（5）中成药

1）六神丸：由珍珠粉、牛黄、麝香、雄黄、冰片、蟾酥等组成，10粒，一日3次。适用于甲状腺肿痛明显者。

2）雷公藤多甙片：为雷公藤提取物，60mg，每日3次。适用于阳虚兼痰凝证。

3）银黄口服液：由金银花、黄芩等组成，每次服10ml，每日3次。适用于风热犯表证。

4）板蓝根冲剂：每次10g，每日3次，适用于风热犯表证。

5）生脉饮：由人参、五味子、麦门冬等组成，每次10ml，每日3次。适用于后期恢复。

2. 名老中医经验

（1）于世家教授治疗亚急性甲状腺炎经验：于世家教授认为首先要注意鉴别诊断避免误诊误治，亚急性甲状腺炎近几年来发病日渐增多，但由于起病缓急不一，临床表现多样，有的以局部症状为主，有的以全身表现突出，因此常被误诊误治，延误病期。诊断时须详问病史，仔细查体，结合相关辅助检查，打开思路，注意鉴别。中医药治疗亚急性甲状腺炎有自身的优势，但为尽早缓解患者的病痛，西药的应用必不可少，为了缩短疗程，提高疗效，减少复发，于教授更提倡SAT的早期应中西医结合治疗。

（2）魏子孝教授治疗亚甲炎的特色：魏教授认为应先辨别西医的疾病，对疾病的产生、发展、预后、生理、病理以及目前西医治疗的特点及优势等方面有个基本的认识，再针对主症辨证实施，确定中医的治疗原则，在辨病与辨证结合的思路下，处方用药，要尽量用中医药解决临床问题。这一点在魏教授对疾病的治疗中得到了充分的体现。亚甲炎的治疗以清热解毒为主，主要是考虑反复发作的上呼吸道感染可诱发或加重亚甲炎。治疗亚甲炎的主要治则是以清热、散结为主，可配合滋阴、解毒、化痰、通络等法。治疗亚甲炎的核心处方药物组成为白花蛇舌草、牛蒡子、玄参、生甘草、土贝母、紫花地丁、茯苓、柴胡、法半夏。组方思路为清热散结、滋阴解毒为主，体现了魏教授治疗亚甲炎的辨证用药经验方法。

（3）陈金锭教授治疗亚急性甲状腺炎经验：陈金锭教授认为亚急性甲状腺炎是临床较为常见的一种甲状腺非化脓性疾病，属中医"瘿病"范畴。初由风热毒邪，循经上攻，蕴于瘿络所致；久则肝郁热积瘿络阻滞，或热毒伤阴，阴虚内热，或热伤气阴，痰气瘀结，或阳虚寒凝，痰气郁阻，颈络失宣。由于本病临床表现多样化，如发热咽痛，心悸多汗，神疲乏力，全身不适等，常被误诊或漏诊。临证应详细询问病史，注意观察甲状腺局部表现，并可结合血沉、甲状腺吸碘率、T3、T4、甲状腺B超、血白细胞计数等实验室检查结果，详加辨识。治疗当根据病程长短，甲状腺肿痛程度及兼症情况，分别选用疏风清热、疏肝泄热、养阴清热、益气养阴、温化寒痰、行气活血等法。病初应注重疏散风热，清热解毒；病久应加强养阴清热，化痰散结。习用金银花、连翘、板蓝根、大青叶、牛蒡子、薄荷等疏散风热，清解热毒；夏枯草、浙贝母、半枝莲等清热解毒，化痰散结；玄参、麦冬、天花粉、生地黄等养阴清热散结；赤芍、虎杖、丹参凉血清热，活血消肿。

（4）名老中医张瑞丰瘿瘤临证经验：张教授治瘿效著，不但气瘿和肉瘿初发者经他医治后可消散，而且手术摘除复发者治疗后也多能根除。他认为瘿瘤的发病原因是"气结痰聚"。由于情志不遂，忧虑恼怒，肝失调达而致气郁，气郁不解，久则为气结，进而影响脾土，运化受阻，水湿停滞，化热生火，郁火煎熬邪湿即成痰，气滞与痰湿相互胶结，停于喉之旁便为瘿瘤。张教授指出：结喉乃肺气出入升降之要害关隘，气津敷布必经此处，病邪痰气亦易阻停于此，故气结痰聚常发生在结喉之旁。根据瘿瘤的形成病理，提出理气化痰、散结软坚的治疗法则，研制出效果可靠，经得起重复的消瘿酊和消瘿丸。消瘿酊以黄药子、海藻、昆布、玄参、牡蛎、浙贝母软坚散结，夏枯草、青皮疏达肝气，枳实、枳壳、陈皮、三棱、莪术行气解郁消瘿，桔梗宣畅肺气，疏达结喉气机。几十年以来，应用此方，诸药配伍基本恒定。也可根据气结痰聚的程度适当增减，将药煎熬浓缩至一定程度，再加等量60°白酒，酒药混合，用白酒的目的是取其温散宣通之力。不能服酊剂者，可服消瘿丸，药物组成与酊剂相同。服药一个月左右，不论是单纯甲状腺肿、甲状腺囊肿还是甲状腺瘤，均能收到一定疗效。

3. 针刺治疗

针刺治疗取血海、气海、丰隆、合谷、阿是穴等为主穴。风热者加外关、尺泽；肝郁化火者配期门、太冲；脾肾阳虚者配脾俞、肾俞、足三里；气郁痰凝者配太冲、三阴交、三焦俞。

4. 中药外敷治疗

芙蓉膏：由芙蓉叶、大黄、泽兰叶、黄柏、黄芩、黄连、冰片组成，具有清热解毒消肿作用，适用于甲状腺肿痛明显者。

5. 食疗

亚甲炎的食疗应根据不同的阶段选择不同的食疗方。

（1）疾病初期：发热，咽喉痛，颈前部肿大疼痛、压病明显，咳嗽、低头时疼痛加重，并可向颌下、耳后、前胸等处放射，肿物增大迅速，质地坚硬，周围淋巴结无肿大。多数患者有心悸、怕热、多汗、多食易饥、大便次数增多、精神紧张、手抖等甲亢症状，舌红苔薄，脉弦数。

1）绿豆银花粥：绿豆50g，金银花15g，大米50g。将大米、绿豆煮烂以后，放入金银花，煮3~5min后作为稀粥食用。

2）白萝卜汁：将白萝卜500g洗净削皮后，切片捣碎成汁，频频饮用；或将白萝卜切丝，放入少许白糖和醋，拌匀后食用；也可将白萝卜叶洗净捣烂成汁，放入醋和酱油拌匀食用。

3）生橄榄汁：将生橄榄50g洗净后去核捣碎成汁饮用；或将生橄榄嚼碎食用均可。

（2）疾病中期：疲倦乏力，怕冷、喜暖、嗜睡，精神不振，食欲不佳，腹胀，便秘，面部浮肿，舌体胖大，边缘有齿痕，舌质淡红，苔白脉沉细等。

1）参芪薏仁粥：薏仁米50g，党参15g，生黄芪15g。用砂锅将生黄芪煮20min后滤去生黄芪，用其汁煮薏仁米和党参，煮烂以后食用。

2）黄芪炖鸡肉：鸡肉200g，生黄芪30g，生姜3片，黄酒、食盐、酱油各少许。将生黄芪用砂锅煮汁后去掉黄芪，用其汁将切好的鸡肉块炖烂后，放入黄酒、生姜、食盐和酱油，食用之。

3）姜枣茶：生姜3片，大枣10个，洗净后放入水中煮开，代茶饮，食生姜、大枣。

（3）疾病后期：疾病初、中期时的各种症状逐渐消失，颈前部留有小结节，随吞咽上下活动，无痛感。纳食、二便正常，舌红苔白，脉弦等。

1）海带汤：海带100g，生姜2片，食盐、酱油各少许。将海带切丝，煮烂以后，入生姜、食盐和酱油，再稍煮片刻，喝汤吃海带。

2）炒山慈姑片：生山慈姑250g，去皮切片，用食用油炒熟后，入食盐少许，再入醋拌匀食用之；或将山慈姑蒸熟后，加入蜂蜜少许拌匀食用之；或将山慈姑煮熟后,加入冰糖少许拌匀食用之。

3)山楂:将生山楂10个洗净后食用;或将干山楂片煮水,加入冰糖或蜂蜜少许,代茶饮。

六、西医治疗

(一)治疗原则

亚急性甲状腺炎是一种自限性的疾病,西医对本病无特殊治疗,治疗包括两方面:减轻局部症状和针对甲状腺功能异常影响,一般来说,大多数患者仅对症处理即可。

(二)治疗

(1)症状较轻者:以减轻炎症和缓解疼痛为目的,不需要特殊处理,适当休息,并给予非甾体类消炎镇痛药即可。用阿司匹林0.5~1.0g或吲哚美辛(消炎痛)25mg,每日3~4次,疗程约2周。

(2)症状较重者:全身症状重、持续高热,甲状腺肿大,压痛明显,可采用肾上腺糖皮质激素治疗。首选泼尼松,通常为每次10mg,3次/日,最多可用至40mg/d。患者伴有甲状腺功能亢进时一般不采用抗甲状腺药治疗,通常采用非特异的药物,如口服小剂量普萘洛尔,每天最多30mg常可奏效。本病的甲减期常是暂时的,通常甲减症状不多,一般不需甲状腺激素替代治疗。约有10%的患者可发生永久性甲状腺功能低减,需要长期甲状腺素替代治疗,中药对本病急性期有较好的治疗效果。

(3)不需要手术治疗:本病多可自行缓解,一般不需要手术治疗。

七、转归与预后

本病的预后良好,可以自然缓解。一些病人在病情缓解后,数月内还可能再次或多次复发,反复发作虽不常见而在临床上可能遇到,但最终甲状腺功能回至正常。然而,甲状腺局部不适可持续存在几个月。通常在病后数周或数月以后,大多数病人甲状腺功能指标均恢复正常,而滤泡贮碘功能的恢复却很慢,可以长至临床完全缓解以后的1年以上。永久性甲状腺功能低减的发生率不到10%,在以前曾有甲状腺手术或同时有自身免疫性甲状腺炎的患者容易有这种结果,极少数病例可发展为慢性淋巴性细胞性甲状腺炎或毒性弥漫性甲状腺肿。

在轻症或不典型病例中,甲状腺仅略增大,疼痛和压痛轻微,不发热,全身症状轻微,临床上也未必有甲亢或甲减表现。本病病程长短不一,可自数星期至半年以上,一般为2~3个月,故称亚急性甲状腺炎。病情缓解后,尚可能复发。本病完全恢复后,复发率大约为2%,复发时的临床表现及实验室检查结果均较首次发病时为轻，病程持续时间亦较短。

八、预防与调护

增强机体抵抗力，避免上呼吸道感染和咽炎，对预防本病发生有重要意义。平时要做好流感的预防工作，要注意天气变化，及时地增减衣物。发病后，在饮食上宜食含高热量、高维生素、足够蛋白质和糖类的食物；宜用性味平和类食物，如谷类、豆类、水果、蔬菜等。患者还要注意平时要忌刺激、辛辣、兴奋、提神的食物，如葱、蒜、姜、花椒、咖啡、可乐等。在情志上，要保持心情愉悦，有助疾病的康复。

九、疗效判定标准

参考《中医病证诊断疗效标准》（国家中医药管理局.中华人民共和国中医药行业标准.南京：南京大学出版社，1994）中关于瘿瘤的疗效标准：
（1）治愈：局部及全身症状消失，肿块消退。
（2）好转：肿块局限，疼痛减轻，全身症状消失。
（3）未愈：局部及全身症状无明显改善。

（李海洋）

第四节 甲状腺结节

一、概述

（一）西医的定义及流行病学

甲状腺结节是甲状腺常见疾病，是指各种原因导致甲状腺内出现一个或多个组织结构异常的团块，可表现在多种甲状腺疾病上，包括甲状腺退行性变、炎症、自身免疫性甲状腺病、损伤性及新生物等多种病变。触诊发现一般人群甲状腺结节的患病率为3%~7%，随着高分辨率的B超在临床上的广泛应用，甲状腺结节的诊断更加精确，使其发病率相对增加，为20%~70%。该病在中老年人中发生率很高，女性多于男性。甲状腺囊肿、腺瘤、癌、甲状腺次全切除术后残留甲状腺组织的增生等引起结节样改变均可称为甲状腺结节，根据结节的性质可分为：增生性结节性甲状腺肿、肿瘤性结节、囊肿、炎症性结节；按结节数量多少又可分为单结节性甲状腺肿和多结节性甲状腺肿。甲状腺结节多为良性增生或胶性结节，恶性结节仅占甲状腺结节的5%左右。中国首次甲状腺疾病流行病学调查结果甲状腺结节患病率高达

18.6%，患甲状腺结节的年轻化趋势越来越明显，恶性结节即甲状腺癌的发病率也在逐年上升，是目前发病率上升最快的恶性肿瘤之一。

（二）中医相关的病证论述

本病根据其主要临床表现，如颈部肿块、颈部胀闷、咽有阻塞感，或伴有声音嘶哑等，归属于中医学"瘿瘤"的范畴。

二、病因病机

1. 发病因素

（1）水土失宜：因居位高山地区，易感受山岚瘴气，或久饮沙水，瘴气及沙水入脉中，搏结颈下而成瘿瘤。

（2）情志内伤：由于长期郁忿恼怒或情志不遂，使气机郁滞，肝气失于条达，则津液敷布失常易于凝聚成痰，气滞痰凝，凝结为痰浊，壅结颈前，形成瘿瘤。痰气凝滞日久，使血液的运行亦受到障碍而产生血行瘀滞，痰浊瘀血久而蕴结成毒，可致瘿肿乃至结节。正如《济生方·瘿瘤论治》说："夫瘿瘤者，多由喜怒不节，忧思过度，而成斯疾焉。大抵人之气血，循环一身，常欲无滞留之患，调摄失宜，气滞血滞，为瘿为瘤。"

（3）饮食失调：一则影响脾胃功能，使脾失健运，不能运化水湿，聚而生痰；二则影响气血的正常运行，痰气瘀结颈前而发为瘿瘤。

2. 病机及演变规律

本病的主要病机是肝郁气滞，脾失健运，痰湿内生，气血瘀滞，痰湿凝结颈前，日久引起血脉瘀阻，以气、痰、瘀三者合而为患。瘿瘤之症，虽有气滞、痰凝、血瘀之别，但其发病之内在因素，即是人体正气虚弱。疾病的发生与人体正气有着密切关系，由于正气不足，以至病邪乘虚而入，结聚于经络、脏腑，导致气滞、痰凝、血瘀等病理变化，酿成瘿瘤之病。《内经》云："邪之所凑，其气必虚"，总之，历代医学对甲状腺结节的形成，归结为肝郁气滞、痰凝血瘀。本病初起多实，病久则由实致虚，尤以阴虚、气虚为主，故本病为虚实夹杂之证，以肝肾气（阴）虚为本，气滞、痰凝、血瘀为标。

3. 病位、病性

本病病位在肝脾，涉及心、肾，病性为虚、本虚标实。

4. 分证病机

（1）肝郁气滞：患者心情抑郁，肝气不舒，气机郁滞，痰浊壅阻，凝结颈前形成颈部结节。

（2）痰结血瘀：患者饮食不节，损伤脾胃，脾失健运，痰湿内生，痰气交阻，血脉瘀滞、壅结于颈前成瘿。

(3)心肝阴虚:患者操劳过累,心肝阴精内耗,阴精不足于下,无法滋养于颈部,而发为本病。

(4)气虚痰瘀:患者体质本虚,脾胃不足,不能化生气血,同时痰湿内生,气虚与痰湿互结于颈前,日久发为本病。

三、辨病

(一)症状

绝大多数甲状腺结节患者没有临床症状,常常是通过体检或自身触摸或影像学检查发现。当结节压迫周围组织时,可出现相应的临床表现,如声音嘶哑、憋气、吞咽困难等。

(二)体征

详细的病史采集和全面的体格检查对于评估甲状腺结节性质很重要。病史采集要点是患者的年龄、性别、有无头颈部放射线检查治疗史,结节的大小及变化和增长的速度、有无局部症状、有无甲亢及甲状腺功能减退的症状,有无甲状腺肿瘤、甲状腺髓样癌或多发性内分泌腺瘤病2型、家族性多发性息肉病、Cowden病和Gardner综合征等家族性疾病史等。体格检查的重点是结节的数目、大小、质地、活动度、有无压痛、有无颈部淋巴肿大等。提示甲状腺恶性结节临床证据包括:①有颈部放射线检查治疗史;②有甲状腺髓样癌或MEN2型家族史;③年龄小于20岁或大于70岁;④男性;⑤结节增长迅速,且直径超过2cm;⑥伴持续性声音嘶哑、发音困难、吞咽困难和呼吸困难;⑦结节质地硬、形状不规则、固定;⑧伴颈部淋巴结肿大。

(三)辅助检查

1. 实验室检查

(1)血清促甲状腺素(TSH)和甲状腺激素:所有甲状腺结节患者均应进行血清TSH和甲状腺激素水平测定。甲状腺恶性肿瘤患者绝大多数甲状腺功能正常。如果血清TSH减低,甲状腺激素增高,提示高功能结节。此类结节绝大多数为良性。

(2)甲状腺自身抗体:血清甲状腺过氧化物酶抗体(TPOAb)和甲状腺球蛋白抗体(TgAb)水平是检测桥本甲状腺炎的金指标之一,特别是血清TSH水平增高者。85%以上桥本甲状腺炎患者血清抗甲状腺抗体水平升高。但是少数桥本甲状腺炎可合并甲状腺乳头状癌或甲状腺淋巴瘤。

(3)甲状腺球蛋白(Tg)水平测定:血清Tg对鉴别结节性质没有帮助。

(4)血清降钙素水平测定:血清降钙素水平明显升高提示甲状腺结节为髓样癌。

有甲状腺髓样癌家族史或多发性内分泌腺瘤病家族史者，应检测基础或刺激状态下血清降钙素水平。

2. 甲状腺超声检查

高清晰甲状腺超声检查是评价甲状腺结节最敏感的方法。B超检查是甲状腺结节首选的诊断方法。B超检查不仅能测量甲状腺大小，还可显示出直径2~3mm的小结节。可以判断出甲状腺结节的数目和大小；是囊性、实性还是混合性；有无包膜及包膜是否完整；有无血流及血流状况。对于在B超中发现外周有浸润、界限模糊不清的结节，其内部常伴有钙化强光团，彩超显示血流信号增强的结节，以及囊性结节中囊壁厚度不均，囊壁上有结节状隆起者，都要怀疑恶性肿瘤的可能。它不仅可用于结节性质的判别，也可用于超声引导下甲状腺细针穿刺和细胞学（FNAC）检查。

3. 甲状腺核素显像

甲状腺核素显像的特点是能够评价结节的功能，判断结节有无分泌功能，而对于判断其结节的性质，即良性、恶性临床意义不大。

4. 磁共振成像（MRI）和计算机断层扫描（CT）检查

MRI或CT对帮助发现甲状腺结节、判断结节性质不如甲状腺超声敏感，且价格昂贵。但对评估甲状腺结节和周围组织的关系，特别是发现胸骨后甲状腺肿有诊断价值。

5.FNAC检查

FANC检查是评估甲状腺结节性质最准确最有效的方法。要获得足够的标本，须抽吸活检3~6次。囊性甲状腺结节宜在超声指导下，细针抽吸结节的边缘实质部位，而不是抽吸囊液或碎渣，仅此目的需超声指导，对临床上可扪到结节则仅需手扪指导抽吸。FNAC的敏感性、特异性、准确性受穿刺技术、取材部位、染色方法、细胞病理学诊断经验等多种因素的影响。目前国内甲状腺FNAC主要用于排除桥本甲状腺炎。

四、类病鉴别

（1）甲状腺腺瘤：单个或多个，呈圆形或椭圆形，质地较韧，表面光滑，边缘清楚，无压痛，随吞咽上下活动，腺瘤生长缓慢，临床上大多无症状。甲状腺腺像一般为"温结节"，囊腺瘤可为"凉、冷结节"。Plummer病常有甲亢症状，甲状腺显像为"热结节"。

（2）甲状腺囊肿：一般无临床症状，囊肿表面光滑，边界清楚，质地较硬，随吞咽上下活动，无压痛。偶可因囊内出血，迅速增大，局部出现疼痛，甲状腺显像为"凉、冷结节"。B超示结节内含有液体，边界清楚，即可确诊。

（3）结节性甲状腺肿：以中年女性多见，结节内可有出血、囊变和钙化，结节的大小可由数毫米至数厘米，临床主要表现为甲状腺肿大，触诊时可扪及大小不等的多个结节，结节的质地多为中等硬度，少数患者仅能扪及单个结节，但在作甲状腺显像或手术时，常发现有多个结节。患者的临床症状不多，一般仅有颈前不适感觉，甲状腺功能检查大多正常。

（4）亚急性甲状腺炎：起病急，发热、咽痛、甲状腺明显疼痛及触痛。急性期血沉加快，血 T3、T4升高，吸碘率降低，糖皮质激素治疗效果好。甲状腺显像常示放射性分布减低。亚急性甲状腺炎应与甲状腺腺瘤内急性出血相鉴别，后者一般无全身症状，血沉不快，血 T3、T4 与吸碘率无分离现象。

（5）慢性淋巴细胞性甲状腺炎：甲状腺弥漫性肿大，质地硬如橡皮，无压痛。甲状腺显像示放射性分布不均匀，血 Tm-Ab、Tg-Ab 明显升高。应注意本病与甲状腺癌可同时并发，难以鉴别。

（6）慢性纤维性甲状腺炎：结节与周围甲状腺组织粘连固定，质地坚硬。起病及发展过程缓慢，局部压迫症状明显，与甲状腺癌难以鉴别，但局部淋巴结不肿大，摄碘率正常或偏低。

（7）甲状腺癌：其病理分型为乳头状、滤泡状、未分化和髓样癌。早期一般无自觉症状，偶然由本人或他人发现颈前部有一肿物，无疼痛，发展快，质地硬，表面不规则，与周围组织粘连，或伴有颈部淋巴结肿大及声音嘶哑、吞咽困难、呼吸困难等压迫症状。甲状腺显像多为"凉、冷结节"，99mTc-MIBI 甲状腺亲肿瘤显像常为阳性。B超、CT 示肿物边界不规则，与周围组织分界不清，有时可见钙化点等。

五、中医论治

（一）治疗原则

对于甲状腺结节，应充分利用现代医学发展技术，发扬中医治未病的思想，通过辨证论治，尽早运用中药进行干预，预防甲状腺结节的形成。本病是在正气亏虚脏腑功能失调的基础上，由气滞、痰凝、血瘀而为病。其病理特点是本虚标实，虚实夹杂。治以疏肝理气，化痰软坚，活血化瘀；同时，因所有的甲状腺疾病都可能以结节的形式存在，不同的致病因素，作用于不同体质的个体，产生的症状和证候也各有差别，很难以一方一法来治疗甲状腺结节，所以在辨证施治过程中，一定要详察病因，精辨病机，谨守因时、因地、因人制宜的治疗原则。治疗中还应注意古之医家多采用含碘丰富的方药，如海藻丸、昆布丸、海藻玉壶丹等治疗瘿瘤，这与当时碘缺乏有关。中国医科大学"碘致甲状腺疾病"课题组的调查结果显示，碘超足量和碘过量对于甲状腺的健康都是不安全的，特别是对甲状腺疾病易感人群的危害，所以现在治疗甲状腺结节不可完全遵循古方。

（二）分证论治

1. 肝郁气滞

证候：情志抑郁，胸闷不舒，口干喜饮，甲状腺旁肿核突起，随吞咽上下移动，遇郁怒肿核增大。舌红苔薄微腻，脉细弦。

治法：疏肝理气，解郁消肿。

处方：四海舒郁丸（《疡医大全》）加减。

组成：木香、昆布、海藻、海带、海螵蛸、海蛤壳。

加减：酌加柴胡、香附、枳壳、陈皮、黄药子疏肝理气散结。

2. 痰结血瘀

证候：颈部结节，按之较硬，胸闷，纳差，舌质暗紫，苔薄白或白腻，脉弦或涩。

治法：理气活血，化瘿消痰。

处方：海藻玉壶汤（《医宗金鉴》）加减。

组成：海藻、浙贝母、昆布、陈皮、青皮、川芎、当归、半夏、连翘、黄药子、蝉蜕、茯苓、夏枯草、薏苡仁。

加减：口干咽燥者，去半夏、香附，加麦冬、玄参、生地、丹皮。

3. 心肝阴虚

证候：颈前结节，质软，心悸烦躁，少寐，面部烘热，咽干口苦，手颤失眠，颈部肿块、质韧、盗汗神疲、舌红少苔、脉弦细数。

治法：滋阴疏肝消瘿。

处方：一贯煎和天王补心丹加减（《续名医类案》、《校注妇人良方》）。

组成：生地、玄参、麦冬、沙参、枸杞子、茯苓、五味子、当归、丹参、酸枣仁、柏子仁、远志、川楝子。

加减：兼有气虚加黄芪、党参。

4. 气虚痰瘀

证候：颈部结节、乏力、头晕、纳食减少、大便秘结、舌淡暗、苔薄、脉弱。

治法：益气化痰，消瘿散结。

处方：经验方。

组成：生黄芪、太子参、茯苓、淫羊藿、浙贝母、当归、穿山甲、三棱、桃仁。

加减：兼有阴虚火旺者加生地、北沙参；阳虚明显者加桂枝、附子；结节质地硬者加山慈姑。

（三）中医特色治疗

1. 专方专药

（1）软坚汤：由夏枯草、莪术、白芍、生牡蛎、黄药子、土鳖、茯苓、首乌、浙贝、生蛤壳、甘草等组成。具有化痰散结、软坚消肿、活血化瘀之功效，气虚加党参；有瘀者加三七粉冲服。

(2) 消瘿汤：由夏枯草、海藻、玄参、牡蛎、三棱、莪术、黄药子、炮山甲、浙贝母、僵蚕、白芥子、当归、香附等组成。具有软坚化痰、活血化瘀消肿之功效。

(3) 活血化瘀汤：由当归、海藻、川贝、半夏、炒山甲、黄药子、牡蛎、桃仁、赤芍等组成。具有活血化瘀、软坚消肿之功效。

(4) 海藻玉壶汤：由海藻、昆布、海浮石、夏枯草、黄药子、当归、香附、半夏、陈皮、郁金、象贝、牡蛎等组成。具有理气化痰消瘿、养血活血之功效，质地坚硬、无明显虚弱证者，酌加炮山甲、赤芍、山慈姑、三棱、莪术；胸闷心悸失眠者加合欢皮、远志、枣仁；口干咽燥者，去半夏、香附，加麦冬、玄参、生地、丹皮；病久体弱者，酌加党参、黄芪、何首乌、黄精。

(5) 四海舒郁汤：由海带、海藻、昆布、海螵蛸、海蛤粉、青木香、陈皮、夏枯草、香附、煅牡蛎、山慈姑、郁金等组成。具有理气解郁、化痰软坚、消瘿散结之功效，若甲状腺肿大、皮质坚硬、病程长加三棱、莪术、桃仁、穿山甲；心悸胸闷者加薤白、全瓜蒌；失眠者加枣仁、柏子仁、夜交藤、珍珠母；兼有气虚证加黄芪、党参；伴血虚、阴虚症状加全当归、玄参、生地、黄精。

(6) 海贝柴香汤：由海藻、昆布、香附、郁金、柴胡、连翘、浙贝、鳖甲、牡蛎、夏枯草、半枝莲、玄参、瓦楞子等组成。痰多苔厚腻加天竺黄、白芥子、法半夏、陈皮、胆南星、海浮石；包块质硬，或治疗后期消散缓慢去夏枯草、连翘、海藻、昆布，加当归、川芎、桃仁、赤芍、丹参；腹瘤囊肿型去牡蛎、瓦楞子，加牵牛子、泽泻；阴虚潮热、心烦，去夏枯草、连翘、半枝莲，酌加栀子、丹皮、青蒿、沙参、生地、天花粉；表卫不固加黄芪、防风、白术。

(7) 消瘿1号方：由柴胡、赤芍、香附、青陈皮、夏枯草、玄参、海藻、昆布、黄药子、龙葵、山慈姑、全瓜蒌、王不留行、生牡蛎等组成。内热症加银柴胡、丹皮、生地、沙参、白芍；有痰加红花、莪术、三棱、炮甲珠；心慌、寐不宁加远志、丹参、当归。

(8) 瘿瘤散结汤：由香附、郁金、青皮、三棱、莪术、山慈姑、全瓜蒌、白芥子、海蛤壳、生牡蛎、八月札、白花蛇舌草等组成。肿块质地较硬，病程较长者加桃仁、鬼羽箭、石见穿、皂角刺、山甲片、乳香、没药；大便燥结艰行者，重用全瓜蒌，或加生大黄；妊娠、经期去三棱、莪术，加丹参、赤芍；神倦乏力，面色少华加炙黄芪、党参、当归、黄精。

(9) 化痰汤：由黄药子、海藻、昆布、当归、夏枯草、陈皮、蛤壳、桃仁等组成。心悸甚者加酸枣仁、远志、灵磁石；多梦少寐加合欢皮、天王补心丹；痰多加制半夏、白芥子、土贝母；体虚加党参、地黄；震颤加煅牡蛎、石决明；肿块坚硬加三棱、莪术、炙甲片。

(10) 化痰散结汤：由酒炒黄药子、海藻、昆布、海浮石、生牡蛎、当归、川芎、红花、土贝、半夏、乌药、八月札、夏枯草、玄参、柴胡等组成。体弱去红花或减量，加党参；瘿块明显肿大加三棱、莪术，重用牡蛎；阴虚加鳖甲，重用贝母；脾虚加白术、青皮；失眠加酸枣仁或柏子仁；青春期、哺乳期，传染病和感染性疾病时加凤尾草，重用夏枯草、海藻、昆布、牡蛎、贝母。

（11）中成药：甲亢丸：适用于因内伤七情，忧思恼怒，日久酿成痰气郁结的良性甲状腺结节。

2. 名老中医经验

（1）李小娟教授对甲状腺结节疾病的辨证论治思想：李小娟教授认为该病定位在肝、脾、肾三脏，由于情志、饮食及体质因素影响了三脏的正常生理状态，故而产生气滞、痰凝、血瘀三种病理产物，治疗上以理气化痰、消瘿散结为基准，再加以辨证施治。单纯性甲状腺结节可以分虚实两种病理变化，实证由于情志失调，长期的情志精神刺激，五志过极导致肝气郁结，主要病位在肝，肝喜调达而恶抑郁，气机郁滞，则津液易于凝聚成痰，痰气凝滞日久，血行不畅则血瘀，故可以发生以下病理变化，气滞伴痰凝，气滞伴血瘀，痰凝伴血瘀。虚证为脾虚伴气滞、痰凝、血瘀之类。

（2）吴深涛教授应用平亢散结方治疗甲状腺结节经验：吴深涛教授认为情志因素为引起瘿病的主要病因，认为该病多因郁怒忧思过度而致，使肝失其条达，导致气滞、痰凝、血瘀等诸多病理产物凝结于颈前所致，治疗提倡从疏肝理气为主，兼顾清热、化痰、散瘀。平亢散结方药组成：三棱15g，莪术15g，当归15g，白芍20g，柴胡20g，丹皮20g，黄芩10g，玄参20g，连翘20g，僵蚕10g，夏枯草20g，贝母15g，方中当归养血和血，白芍养血敛阴、柔肝缓急，柴胡疏肝解郁，血和则肝和，血充则肝柔，三药联用共奏疏肝、养肝、柔肝之效，配以清热、解毒、消肿散结诸药达到使结节缩小乃至消失之功效。

（3）边杰教授治疗结节性甲状腺肿经验：边杰教授认为甲状腺结节的发生与肝、脾、肾关系密切，早期以肝气郁结为主，后期则肝郁脾虚，甚至以脾虚痰湿为主。治疗从疏肝行气、散结消肿着手，据辨证的虚实，适当应用益气养血、健脾养胃、补益肝肾以及活血化瘀之方，多选用海藻、昆布、柴胡、郁金、陈皮、枳壳、川芎、当归、白芍等药。

（4）金国梁治疗甲状腺结节的经验：金国梁教授运用半夏厚朴汤加味治疗甲状腺结节，半夏厚朴汤出自张仲景《金匮要略·妇人杂病脉证并治第二十二》："妇人咽中如有炙脔，半夏厚朴汤主之"，后世多用于梅核气的治疗，其病机属痰凝气滞，上逆咽中。金教授认为甲状腺结节的病因、病机、病位与其相似，故治疗甲状腺结节，在半夏厚朴汤（半夏、厚朴、茯苓、紫苏、生姜）基础上，酌加化痰散结之浙贝、猫爪草，软坚消肿之生牡蛎、夏枯草、天葵子，活血化瘀之莪术。

3. 针刺治疗

良性甲状腺肿瘤可以配以针灸治疗。

（1）针刺水突、间使、内关、神门、太溪、复溜、照海、合谷、丰隆。将其分两组，任选一组穴位，交替使用。采用平补平泻手法，每次留针 15 ~ 30min，10 日为 1 个疗程，间隔 3~4 日后可再行针刺。

（2）针刺风池、水突、天突、合谷、足三里诸穴，皆用泻法，采用强刺激，间歇留针 30min。注意勿刺伤颈总动脉及喉返神经。

4. 按摩

可以选择相应脏腑经络的穴位进行保健按摩。如肝火旺盛可选择太冲穴，心悸可按摩手部的内关穴。

5. 药物外治

（1）阳和解凝膏外敷。瘿肿处疼痛灼热者，可用鲜品商陆根或牛蒡子捣烂外敷患处。

（2）华南胡椒（全株）2 份，野菊花 1 份，生盐适量。上药一起捣烂，隔水蒸熟，待温度适宜时外敷患处，1 剂可多次使用。

6. 食疗

（1）紫菜粥：干紫菜 15g，猪肉末 50g，精盐 5g，味精 1g，葱花 5g，胡椒粉 2g，麻油 15g，粳米 100g。本方具有清热解毒、润肺化痰、软坚散结的功效。

（2）海带排骨汤：海带 50g，排骨 200g，黄酒、精盐、味精、白糖、葱段、姜片适量。本方具有软坚化痰、清热利尿的功效。

六、西医治疗

1. 治疗原则

目前西医主张恶性病变以手术治疗，而对良性甲状腺结节绝大多数患者需每 6~12 个月随访观察，必要时可作甲状腺超声检查和重复甲状腺 FNAC 检查，少数患者需要治疗。

2. 常用方法

（1）随访观察。

（2）甲状腺激素抑制治疗：甲状腺激素抑制治疗的有效性与安全性受到质疑。近期荟萃分析表明，将 TSH 抑制到 0.3mU/L 以下，结节无明显缩小；将 TSH 抑制到 0.1mU/L 以下，虽能明显减少新发结节，但心房颤动等心脏病变风险显著增加。而且其长期疗效不理想，甲状腺结节可再次生长。因此对于良性结节，不常规推荐该治疗方法。

（3）手术：甲状腺手术仅适用于恶性病变，产生明显压迫、影响美观的良性甲状腺结节。而且，良性甲状腺结节手术后，再发结节的概率很高，故手术不是这类疾病患者的主要治疗手段。

（4）放射性碘治疗：放射性碘治疗甲状腺结节具有明显局限性，此法仅使结节缩小 34% ~ 55%。

（5）酒精介入治疗：酒精介入治疗具有良好的效果，但其适应范围较小。

（6）激光凝固治疗和高频超声消融治疗：作为新兴的治疗方法，其有效性与安全性尚缺乏足够的临床研究资料。

综上所述，甲状腺结节首先要明确甲状腺结节性质，对大多数患者而言，临床密切观察随访是最适宜的处理方法。

七、转归与预后

临床上早期明确甲状腺结节的性质，区分其为良性或是恶性病变，对治疗方案的选择、预后等具有重要的意义。

八、预防与调护

减少精神、心理压力，减少颈部 X 线照射，高碘地区防止碘摄入过量，合理膳食，定期体检。

九、疗效判定标准

参考《中医病证诊断疗效标准》（国家中医药管理局.中华人民共和国中医药行业标准.南京：南京大学出版社，1994）中关于瘿瘤的疗效标准：

（1）治愈：临床症状消失，经触诊、B 超检查结节消失，甲状腺大小、形态正常。

（2）显效：临床症状减轻或消失，经触诊、B 超检查结节缩小 1/2 以上。

（3）好转：临床症状减轻，经触诊、B 超检查结节缩小不足 1/2。

（4）无效：治疗超过 3 个月，临床症状及局部结节未见明显改善或有所增加。

（颜　洁）

第十五章

血脂与脂蛋白异常血症

一、概述

（一）西医的定义及流行病学

高脂血症（hyperlipidemia，HLP）又称血脂异常（dyslipidemia），多是由于脂肪代谢或运转异常使血浆中总胆固醇、甘油三酯、低密度脂蛋白胆固醇、载脂蛋白 B 中的一种或几种脂质高于正常，称为高脂血症，实际上高脂血症也泛指包括伴有高密度脂蛋白胆固醇、载脂蛋白 A1 降低在内的各种血脂异常。血脂异常作为脂质代谢障碍的表现，是属于代谢性疾病中一种常见而多发的重要病症，但其对健康的损害则主要在心血管系统，导致冠心病及其他动脉粥样硬化性疾病，与糖尿病、肥胖等关系密切。近 10 余年来我国人群血脂水平已明显增高，经济水平较高的大城市和开发区明显高于内地城市和农村，由此提示我们人群血脂水平的差异与经济发展和生活方式改变有关。18 岁及以上成人血脂异常总患病率为 18.6%，而小儿血脂紊乱及代谢综合征发病率呈快速低龄化趋势，因此，在高脂血症的防治方面尤当引起我们重视。

（二）中医相关的病证论述

高脂血症的中医病名在中医学古代文献中虽无"血脂异常"的病名，但对其生理、病理早有所认识，早在《内经》中已有类似的记载。现代中医学者从病机病名角度认为，高脂血症属于"痰浊"、"血瘀"、"湿浊"范畴。从病证角度认为，本病存在于中医"肥胖"、"眩晕"、"中风"、"心悸"、"胸痹"等病证之中。血脂犹如营血津液，为人体水谷所化生的精微物质。一旦脏腑功能失调，水津停而成饮，凝聚成痰，精化为浊，痰浊水湿内聚，就会出现血脂升高，过量之血脂，实为痰浊也。其发病与肝脾肾功能失调密切相关，痰湿、痰热、痰瘀内生，气滞瘀积阻塞脉道，清阳不升，浊阴不降，是产生本病的关键病理基础。

二、病因病机

（一）发病因素

从中医学角度看，"高脂血症"与人体内部之"湿"、"痰"、"浊邪"、"瘀血"等病理产物之蓄积有关。多由于"膏粱厚味"、"脾运不健"等因素，使体内水湿停滞，聚炼成痰，郁而化为脂浊。其中医病因多有饮食因素，情志因素，体质因素，劳倦无度等。

（二）病机及演变规律

（1）脾失健运，痰湿内生；肾虚开合不利，水湿内停；肝气郁结，气滞血瘀；痰湿血瘀，留滞脉络；本虚标实，虚实夹杂。

（2）痰浊瘀血密切相关。饮食肥甘厚味，或者肝、脾、肾功能的失调，导致代谢障碍，津液失化，停聚为水湿痰饮。日久累及血分则脉道失畅，瘀血形成。

（3）肝脾肾不足是高脂血症发生的病理基础，痰浊血瘀是高脂血症发生、发展、转归和预后的基本病理。

中医学中虽无血浆脂质这一概念，但对人体脂膏的论述却与之相类似。我们认为脂膏是维持人体生命活动的重要物质，是津液及血液的组成成分之一，来源于饮食水谷，与津液的其他成分可以互相转化。其正常代谢及生理功能的发挥与脾的运行、肺的敷布、肝的疏泄、肾的蒸腾气化有密切的关系。若肝脾肾功能失常或过食肥甘厚味，则脂膏不能为人体所用，反而蓄积增多为害。因为：①脂膏过多可直接导致形体肥胖；②脂膏过多可影响津液的正常代谢，导致浊脂生痰；③血中脂膏过多，日久浸润脉道，阻碍血流而致瘀血内生。若痰浊瘀血痹阻血脉，加之形体肥胖，则极易发生胸痹、心痛、中风等诸多病证。

（三）病位、病性

高脂血症乃肝、脾、肾三脏之虚为本，痰浊、瘀血为标的病证。

（四）分证病机

1. 肾气不足

肾为先天之本，肾主水，主津液。人年逾四十，肾气由盛渐衰，水湿失运，痰湿内生，凝聚为脂；或因肾阴亏虚，虚火内生，虚火炼液成痰浊，痰浊日久不去，郁阻气血而引发血脂异常。膏是津液之稠浊者，是血的成分之一，与肾的主宰关系非常密切，肾阳虚，水凝为痰，肾阴虚，炼液为痰，肾气虚，脂浊停留。肾阳虚失于温煦，可致脾失健运，精化为浊，是血脂异常的主要原因。

2. 脾虚失运

脾胃为后天之本，脾主运化，若外因过食膏粱厚味或嗜酒过度损伤脾胃，内因脾气亏虚，脾失健运，则水谷精微不能正常转疏敷布，聚而为痰为饮，壅塞脉道，血运受阻，渐至痰浊瘀血互结而发为。膏脂本身是食物之精华，当脾胃功能失调时，食物的运化随之失常，精微物质转化为过多膏脂，即所谓"过则为淫。淫则为灾"。

3. 肝郁气滞化火

肝主疏泄。调畅气机。若肝胆疏泄无权，一则胆汁排泄不畅。难以净浊化脂；二则肝木克脾土，影响脾胃的升清降浊和运化功能，脾运失职则气血乏源，痰浊内生，无形之痰浊输注于血脉而成本病；三则肝主疏泄，气行则津行，气滞则湿阻。"从肝论治血脂异常"的学术观点，明确血脂异常病机是肝失疏泄、延及脾肾为本，脂浊内生为标，属本虚标实之证，强调肝失疏泄是导致血脂异常病机演变的重要机制。

4. 气滞血瘀

阳气虚损，鼓动无力，血运缓慢；或肝郁气滞，血运受阻；或痰浊滞留，心脉痹阻，日久瘀结。

5. 痰瘀互结

痰湿内生，膏脂浊化聚集增多，致血液黏稠，循行缓慢，脉络瘀而不畅，瘀血渐生，痰浊、瘀血胶着脉道，混结为患。气血运行不畅。唐荣川曾在《血证论》中说："血不利则水生。水不利则生痰。"指出瘀亦可致痰，瘀血日久，阻碍气机的升降出入。致津液停滞成痰，痰瘀互为因果，相互转化，最终痰瘀同病，产生变证。痰、瘀既是病理产物，又是致病因素。痰和瘀之间存在因果关系，痰、瘀在血脂异常发病过程中呈病理相关性和病理渐进关系，并贯穿血脂异常病程始终。

三、辨病

（一）症状

本病主要表现在两大方面：①脂质在真皮内沉积引起的黄色素瘤；②脂质在血管内皮沉积引起的动脉粥样硬化，产生冠心病和周围血管病。另外，严重的高甘油三酯血症还可引起急性胰腺炎等其他病症。高脂血症患者可表现出头晕、嗜睡，胸闷甚或胸痛，食欲不振、脘腹胀满、肢体困倦、乏力等症状或体征，也可表现出胸闷、胸痛、头痛、肢体倦怠、麻木等症状，或身体瘀斑，舌质紫暗，有瘀斑，脉涩的体征。

（二）体征

不同形态的黄色瘤可见于不同类型的高脂血症，而在同一类型的高脂血症者又可出现多种形态的黄色瘤，经有效的降脂治疗，多数黄色瘤可逐渐消退。除了各种黄色瘤外，还有两个体征也有助于高脂血症的诊断，即角膜弓和脂血症眼底改变。由于高脂血症时黄色瘤的发生率并不十分高，动脉粥样硬化的发生和发展则需要相当长的时间，所以多数高脂血症患者并无任何症状和异常体征发现。而患者的高脂血症则常常是在进行血液生化检验（测定血胆固醇和三酰甘油）时被发现的。

（三）辅助检查

1. 血脂检查

血脂常规检查胆固醇、三酰甘油及脂蛋白，以证实高脂血症的存在。由于影响血脂水平的因素较多，为了保证检测结果的真实性，在采血前应注意：①保持平常饮食，并禁酒一周以上，体重相对恒定；②无急性疾病，急性心肌梗死后至少 6 周才能采血；③未服过降低血脂或对血脂有影响的药物，如避孕药、雌激素、肾上腺皮质激素等；④血浆标本应在进餐后 12～16h 采取。

2. 其他检查

家族性混合型高脂血症和家族性高甘油三酯血症存在胰岛素抵抗，其血浆胰岛素水平升高，临床上可表现为糖耐量异常；Ⅲ型高脂蛋白血症常合并有糖尿病；家族性混合型高脂血症可伴有高尿酸血症；Ⅲ型高脂蛋白血症患者可伴有甲状腺功能减低。

四、类病辨别

继发性高脂蛋白血症多伴有原发病的病史和特点，如糖尿病、甲状腺功能低下、肾病综合征、肥胖症、皮质醇增多症、梗阻性肝病等，以及一些药物如利尿剂、乙醇、雌激素等的应用史（表 15-1，表 15-2）。

表 15-1 常见高脂血症的鉴别诊断

	高脂血症类型	
	原发性	继发性
胆固醇升高	家族性高胆固醇血症	甲状腺功能减退症
	家族性载脂蛋白 B100 缺陷症	肾病综合征
三酰甘油升高	家族性高甘油三酯血症	糖尿病
	脂蛋白脂酶缺乏症	酒精性高脂血症
	家族性载脂蛋白 CⅡ缺乏症	雌激素治疗
	特发性高甘油三酯血症	
胆固醇及三酰甘油均升高	家族性混合型高脂血症	甲状腺功能减退症
	Ⅲ型高脂蛋白血症	肾病综合征
		糖尿病

表 15-2　四种原发性高脂血症的鉴别要点

	家族性高胆固醇血症	家族性高甘油三酯血症	家族性混合型高脂血症	Ⅲ型高脂蛋白血症
早发性冠心病	++	+-	++	++
跟腱黄色瘤	+	-	-	+-
掌纹黄色瘤	-	-	-	+
结节性黄色瘤	+	-	-	+
载脂蛋白 B 过多产生	-	-	+	-
LDL 受体功能障碍	+	-	-	-
载脂蛋白 E 变异	-	-	-	+
20 岁前出现高脂蛋白血症	-	+	-	-

注：+ 表示存在；+- 表示可能存在；- 表示不存在

五、中医论治

（一）治疗原则

从血脂异常的病理基础着手。治本从调理肝、脾、肾三脏功能入手，治标多从痰浊、血瘀、气滞入手。标本兼治，通过扶正。增强脏腑功能。改善脂质代谢，通过化痰直接消脂。并重用活血祛瘀药，兼以除浊，促进排泄，从而确保有效降脂作用。

（二）分证论治

1. 肾气不足

证候：体倦乏力，腰酸腿软，腹胀纳呆，耳鸣眼花，尿少浮肿，舌淡，苔薄白，脉沉细。

治法：补肾固本。

处方：补肾降脂汤（本科室经验方）。

组成：淫羊藿、巴戟、枣皮、泽泻、玉竹、菟蔚子、党参、黄芪、山药、白术、山楂。

加减：肝肾不足者可加枸杞子、女贞子、桑寄生、何首乌等；头重眩晕，水肿者加大茯苓、泽泻用量。

2. 脾虚湿盛

证候：体胖虚松，倦怠乏力，胸脘痞满，头晕目眩，肢重或肿，纳差，或伴便溏。舌胖，苔白厚，脉濡。

治法：益气健脾，除湿化痰。

处方：参苓白术散（《太平惠民和剂局方》）合二陈汤（《太平惠民和剂局方》）

加减。

组成：党参、黄芪、茯苓、白术、扁豆、山药、半夏、陈皮、薏苡仁、生山楂、荷叶、泽泻。

加减：兼饮食积滞加炒麦芽、焦山楂、莱菔子；胸闷胸痛加瓜蒌；眩晕加天麻、白术、胆南星；肢体肿加黄芪、扁豆、薏苡仁、莲米。

3. 肝郁化火

证候：烦躁易怒，面红目赤，头痛头晕，口干咽燥，尿黄便干，舌红，苔黄腻，脉弦。

治法：清肝泻火。

处方：候氏黑散（《金匮要略》）加减。

组成：菊花、白术、细辛、茯苓、牡蛎、防风、桔梗、人参、矾石、黄芩、当归、干姜、川芎、桂枝。

加减：可加茵陈、草决明、葛根；如肝阳上亢，出现眩晕加钩藤、天麻、茺蔚子。

4. 气滞血瘀

证候：面色晦暗或有褐色斑点，肢体麻木，肌肤甲错，舌质紫暗，或有瘀斑、瘀点，脉细涩。

治法：化瘀散结，通络降脂。

处方：血府逐瘀汤（《医林改错》）加减。

组成：红花、当归、生地黄、川芎、赤芍、牛膝、桔梗、柴胡、枳壳、丹参。

加减：腹痛加乳香、没药；有癥块加三棱、莪术；瘀血可加穿山甲、水蛭、三七等。

5. 痰瘀阻络

证候：眼睑处或有黄色瘤，胸闷时痛，头晕胀痛，肢麻或偏瘫。舌黯或有瘀斑，苔白腻或浊腻，脉沉滑。

治法：活血祛瘀，化痰降脂。

处方：通瘀煎（《景岳全书》）加减。

组成：当归、红花、桃仁、山楂、丹参、泽泻、泽兰、蒲黄（包煎）、三棱、莪术、海藻、昆布。

加减：①痰瘀兼脾胃湿热者，上方合半夏泻心汤或小陷胸汤化裁；②痰瘀兼肝郁气滞：上方合逍遥散化裁；③痰瘀兼脾气亏虚：上方加党参，重用白术；④痰瘀兼气阴两虚：上方合生脉散化裁；⑤痰瘀兼肾气亏虚：上方合金匮肾气丸化裁。

（三）中医特色治疗

1. 专方专药

（1）复方山楂煎剂：山楂50g，玄参15g，菊花15g，红花15g，丹参30g，麦芽40g。每日1剂，用文火水煎取汁300ml，分3次服用，3周为1个疗程。适用于食积血瘀者。

（2）首乌降脂汤：何首乌30g，代赭石30g，牛膝15g，泽泻15g，山楂根15g，丹参20g，石决明20g。每日1剂，水煎早晚分服。气虚加黄芪30g、黄精20g、炙甘草10g；痰湿内阻加胆南星12g、半夏9g；气虚瘀阻加黄芪30g、炒蒲黄15g；头痛剧烈加川芎9g、白芷9g；恶心呕吐加砂仁壳9g、竹茹9g。

（3）清脂五味汤：生黄芪30g，生山楂30g，泽泻30g，红花10g，桃仁10g。水煎2次，取汁200ml，每次100ml，每日2次口服。适用于湿瘀互结型高脂血症。

（4）三泽汤：泽泻15g，泽兰20g，泽漆10g，莱菔子20g，明矾10g。阴虚者加南沙参15g，生、熟地各15g，何首乌10g，玄参10g；阳虚加附子6g，桂枝10g；气虚加党参10g，黄芪15g，黄精15g，白术15g；痰多加白芥子10g，胆南星6g；瘀重加丹参10g，桃仁10g，红花10g。水煎2次，取汁300ml，每次100ml，每日3次口服。

（5）中成药

1）血脂康胶囊：除湿祛痰，活血化瘀，健脾消食。用于脾虚痰瘀阻滞症的气短、乏力、头晕、头痛、胸闷、腹胀、食少纳呆等；高血脂症；也可用于由高血脂症及动脉粥样硬化引起的心脑血管疾病的辅助治疗。用法：口服，一次2粒，一日2次。

2）荷丹片：其组成为荷叶、丹参、山楂、番泻叶、盐补骨脂。功效主治：化痰降浊。用于高脂血症属痰浊挟瘀症候者。用法：口服，一次2片，一日3次，饭前服用，8周一个疗程，或遵医嘱。

3）通脉降脂丸：该药是云南省中医医院院内制剂，其主要成分为黄芪、灵芝、山楂、三七、益母草、水蛭等。方中黄芪健脾益气，利水消肿；灵芝补养阴血，补气健脾；灵芝、益母草调补肝肾；三七活血化瘀；益母草活血利水消肿；水蛭逐瘀通络；山楂活血散瘀，行气化滞等。用法：10g，2次／日，口服。

2. 名老中医经验

（1）颜德馨教授主要从以下两个板块论治：

1）病涉五脏，独重于脾。

2）痰瘀同治，调气为先。

（2）杨少山老中医认为，高脂血症属于气血津液病变范畴，因津液输布代谢失常，水湿阻滞、痰瘀交阻。其病机可分虚实两端，虚乃脾弱气虚，实即痰瘀气滞。故治疗要重视益气健脾，化湿和胃，同时兼化痰瘀。自拟降脂基本方，药用党参、白术、半夏、泽泻、茯苓、丹参、橘络和佛手。采用降脂基本方治疗高脂血症，确能取得良好的效果。

（3）陈鼎祺教授辨治高脂血症常用以下4法：①滋补肝肾法：用于肝肾阴虚型，多见于外源性高脂血症。症见眩晕耳鸣，腰膝酸软，口咽干燥，五心烦热，舌红少津脉沉弦。方选首乌延寿丹化裁。②健脾利湿法：用于脾虚湿重型，多见于外源性高脂血症。症见体倦乏力，头重如裹，肥胖痰多，浮肿便溏，舌苔白腻，脉滑。

方选五苓散合茵陈蒿汤加减。③理气活血法：用于气滞血瘀型。症见胸闷憋气，胁痛易怒，肢麻，妇女月经量少有血块，舌暗有瘀点，脉沉涩。方选桃红四物汤加减。④益气养阴法：用于气阴两虚型。症见心悸气短，头晕耳鸣，口干燥热，腰膝酸软，舌红苔少，脉弦细。方选生脉散合杞菊地黄汤加减。

（4）对6位名中医符为民、聂惠民、王多让、梅国强、王绵之、袁海波的经验进行总结：老年高脂血症患者存在不同程度的正气虚弱征象，多为脾气虚弱、肾精不足。即中青年高脂血症的病机关键在于肝胆疏泄不利，痰湿内停，病位在肝胆脾胃，病性属邪气实；老年高脂血症的病机关键在于肾气虚弱，痰浊瘀血内生，病位在于肝肾脾胃，病性属虚实夹杂。那么在治疗时要辨证论治，方证相合，治有缓急，认清以虚为主还是以实为主。聂惠民教授提出用药时也要注意到季节的不同，譬如在长夏季节化湿的药要重用，多用荷叶、泽泻；气候干燥时应加用甘寒之品，多用沙参、麦门冬。还要注意患者的区域特点，譬如我国南方地区多湿，患者易于腹泻，所以用大黄降血脂，量一定要小，并且要用酒大黄；北方地区多干燥，患者多有内热，就可以在辨证施治的基础上酌情用大黄。符为民教授还提出治疗时，痰瘀必须同治。单祛痰则瘀难除，仅逐瘀则痰难化，只有两者兼顾，祛痰以助活血，逐瘀以利化痰，才能切中病机。

3. 针刺治疗

目前针刺降脂的方法有多种，多以活血化瘀、疏肝利胆、温补肾阳、通腑顺气等法，但一定要抓住脾胃之关键，立足于脾胃二经，达到补脾、健脾、温脾、运脾等目的。足阳明经为多气多血之统，其穴主"血"所生病。足三里为胃之下合穴，有补益脾胃、升发脾阳、消滞助运等功能。丰隆为足阳明经络穴，功能化痰降蚀、运脾通腑，可宣通脾胃二经之气机，其蠲化痰浊的作用最显著，三阴交、阴陵泉均为脾经要穴，分别为足三阴经的交会穴及脾经合穴，有调理脾胃、化湿利水的功能。神阙、脾俞均有强化脾胃、健脾助运的作用。另外对有兼症者，如兼气血瘀阻者，可加内关、膻中；肝胆不利者，加太冲、阳陵泉；肾阳虚衰者，加灸命门、关元等。

针刺取穴三阴交、足三里、内关、太白、阳陵泉、丰隆等，一般采用泻法，留针15min，10次为一个疗程。艾灸选穴：关元、石门、下脘、神庭、气海、中脘、腰阳关、命门、涌泉。

4. 穴位注射治疗

取穴内关、足三里、三阴交、太冲，以5ml注射器6号针头，抽取丹参注射液2ml单侧穴注。垂直进针，得气后，快速推注药物1ml，每日1次。每次2穴，交替注射。以30天为一个疗程。

5. 耳穴贴压治疗

取双侧神门、内分泌、皮质下、肾上腺、心、脑点、肝、胆，用王不留行籽贴压。4天贴1次，8次为一个疗程。

6. 按摩疗法

揉内关，先左后右；揉屋翳、渊腋、辄筋各穴，重点揉左侧，每穴揉30次；摩肾堂，运膏肓各50次；肾虚者加揉三阴交、涌泉穴；失眠便秘者仰卧作顺时针方向摩腹；气血两虚者摩中脘、天枢、气海穴，按脾俞、胃俞、足三里；痰浊甚者揉天突、膻中。每日2次。

7. 食疗

治疗高血脂食物选择要点：节制主食。体重超重或肥胖者尤应注意节制。忌食纯糖食品及甜食。多食用鱼类（尤其是海产鱼类）、大豆及豆制品、禽肉、瘦肉等能提供优质蛋白，而饱和脂肪酸、胆固醇较低的食物。控制动物肝脏及其它内脏的摄入量，对动物脑、蟹黄、鱼子等要严格限制。用植物油烹调，尽量减少动物油脂摄入。多食用蔬菜、水果、粗粮等，保证适量食物纤维、维生素、无机盐摄入。尤应多食用含尼克酸、维生素C、维生素E、维生素B_6等丰富的食品。

（1）降脂减肥茶：干荷叶10g，生山楂15g，生薏米10g，花生叶10g，橘皮5g，茶叶15g。取上药共研为细末，沸水冲泡代茶饮。有醒脾化湿、降脂减肥功用。适用于痰湿困阻的高脂血症或肥胖症。

（2）三花橘皮茶：玫瑰花、茉莉花、玳玳花、荷叶各12g，橘皮8g，共研为细末，开水冲泡，代茶饮。有健脾理气、利湿消脂功效。适用于脾湿、肝郁气滞者。

（3）首乌黑豆炖甲鱼：首乌30g，黑豆60g，甲鱼（鳖）1只，红枣6枚，生姜3片。先将甲鱼洗净内脏，切块，略炒，同黑豆、首乌、黑枣（去核）、生姜一起放进盅内隔水炖熟，调味后，饮汤吃肉佐膳。本方补益肝肾，消瘀降脂。适用于高脂血症、冠心病、慢性肝炎等病。

（4）决明蜂蜜饮：决明子（炒）30g，蜂蜜30g。先将决明子捣碎，水煎取汁，冲入蜂蜜搅匀，代茶。有润肠通便降脂功效。适用于高脂血症肠燥便秘，但虚寒证忌用。

（5）冬菇木耳瘦肉汤：瘦肉250g，冬菇30g，黑木耳15g，银耳15g。将冬菇浸软，洗净，剪去菇脚；黑木耳、银耳浸软，洗净，除去蒂部杂质；瘦肉洗净，切块，去油脂，用开水拖过。把全部用料一齐放入锅内，加清水适量，文火煮1~2h，调味即可。随量饮汤食肉。本方有养阴益胃、润燥生津功效。适用于高脂血症属气阴两虚者。

六、西医治疗

（一）治疗原则

（1）血脂异常治疗的最主要目的是为了防治冠心病，应对冠心病及其等危症、危险因素、血脂水平，进行全面评价，以决定治疗措施及血脂的目标水平。

（2）饮食治疗和改善生活方式是血脂异常治疗的基础措施。

（3）选择合适的调脂药物，并定期监测疗效和药物不良反应。

（4）应将降低 LDL-C 作为首要目标。

（5）对于特殊的血脂异常类型，如轻、中度 TG 水平升高（2.26～5.63mmol/L），LDL-C 水平达标仍为主要目标，非 HDL-C 达标为次要目标，即非 HDL-C = TC-HDL-C，其目标值为 LDL-C 目标值 +0.78mmol/L；而重度高 TG 血症（>5.65mmol/L），为防止急性胰腺炎的发生，首先应积极降低 TG 水平。

（6）调脂治疗中，积极倡导心血管病防治的两大策略，即人群策略和个体策略。

（二）常用方法

1. 生活方式

其是控制血脂异常的基本和首要措施，是针对已明确的可改变的危险因素如饮食、缺乏体力活动和肥胖，采取积极的生活方式改善措施。其对象和内容与一般保健不同。

（1）减少饱和脂肪酸和胆固醇的摄入。

（2）选择能够降低 LDL-C 的食物（如植物固醇、可溶性纤维）。

（3）减轻体重。

（4）增加有规律的体力活动。

（5）采取针对其他心血管病危险因素的措施如戒烟、限盐以降低血压等。

上述 1～4 项措施均能够起到降低 LDL-C 的作用。减少饱和脂肪酸和胆固醇的摄入对降低 LDL-C 作用最直接，效果最明显，也最容易做到。

2. 饮食治疗

饮食治疗的前 3 个月优先考虑降 LDL-C。因此，在首诊时医生应通过询问和检查了解患者在以下几方面是否存在问题：①是否进食过多的升高 LDL-C 的食物；②是否肥胖；③是否缺少体力活动；④如肥胖或缺少体力活动；⑤是否有代谢综合征。

3. 药物治疗

（1）他汀类：能显著降低 TC、LDL-C 和 apoB，也降低 TG 水平和轻度升高 HDL-C。国内已上市的他汀类有：洛伐他汀、辛伐他汀、普伐他汀、氟伐他汀、瑞舒伐他汀和阿托伐他汀。

（2）贝特类：可使 TC 降低 6%～15%，LDL-C 降低 5%～20%，三酰甘油降低 20%～50%，HDL-C 升高 10%～20%。其适应证为高甘油三酯血症或以 TG 升高为主的混合型高脂血症和低高密的脂蛋白胆固醇血症。

（3）烟酸：烟酸属 B 族维生素，当用量超过作为维生素作用的剂量时，可有明显的降脂作用。烟酸缓释片常用量为 1～2g，1 次/天。一般临床上建议，开始用量为 0.375～0.5g，睡前服用；4 周后增量至 1g/d，逐渐增至最大剂量 2g/d。烟酸可使 TC 降低 5%～20%，LDL-C 降低 5%～25%，TG 降低 20%～50%，HDL-C 升高 15%～35%。适用于高甘油三酯血症、低高密度脂蛋白胆固醇血症或以 TG 升高为主的混合型高脂血症。

(4) 胆酸螯合剂：主要为碱性阴离子交换树脂，常用的胆酸螯合剂有考来烯胺（每日 4～16 g，分 3 次服用），考来替泊（每日 5～20 g，分 3 次服用）。胆酸螯合剂可使 TC 降低 15%～20%，LDL-C 降低 15%～30%；HDL-C 升高 3%～5%；对 TG 无降低作用甚或稍有升高。

(5) 胆固醇吸收抑制剂：胆固醇吸收抑制剂依折麦布常用剂量为 10 mg/d，使 LDL-C 约降低 18%，与他汀类药物合用对 LDL-C、HDL-C 和 TG 的作用进一步增强，未见有临床意义的药物间药代动力学的相互作用，安全性和耐受性良好。

4. 其他调脂药

(1) 普罗布考：主要适应于高胆固醇血症尤其是纯合子型家族性高胆固醇血症。常用剂量为 0.5g，2 次/天。

(2) n-3 脂肪酸 n-3（ω-3）：主要用于高甘油三酯血症；可以与贝特类合用治疗严重高甘油三酯血症，也可与他汀类药物合用治疗混合型高脂血症。n-3 脂肪酸制剂的常用剂量为 0.5～1 g，3 次/天。近来还发现 n-3 脂肪酸有预防心律失常和猝死的作用。

（三）血脂异常治疗的其他措施

其他调脂治疗措施有外科手术治疗、透析疗法和基因治疗等。外科手术治疗包括部分小肠切除和肝脏移植等，现已基本不用。基因治疗对单基因缺陷所致的家族性高胆固醇血症是一种有希望的治疗方法，但目前技术尚不成熟。

透析疗法是一种通过血液体外转流而除去血中部分 LDL 的方法，能降低 TC、LDL-C，但不能降低 TG，也不能升高 HDL-C。这种措施降低 LDL-C 的作用也只能维持 1 周左右，故需每周重复一次。每次费用昂贵，且属于有创性治疗，甚至可能同时移出血液中的某些有益成分。因此不适用于一般的血脂异常治疗，仅用于极个别的对他汀类药物过敏或不能耐受者或罕见的纯合子家族性高胆固醇血症患者。

七、转归与预后

饮食与非调脂药物治疗 3～6 个月后，应复查血脂水平，如能达到要求即继续治疗，但仍须每 6 个月至 1 年复查一次，如持续达到要求，每年复查一次。药物治疗开始后 4～8 周复查血脂及 AST、ALT 和 CK，如能达到目标值，逐步改为每 6～12 个月复查一次，如开始治疗 3～6 个月复查血脂仍未达到目标值，则调整剂量或药物种类，或联合药物治疗，再经 4～8 周后复查。达到目标值后延长为每 6～12 个月复查一次，治疗性生活方式改变和降脂药物治疗必须长期坚持，才能获得临床益处。对心血管病的高危患者，应采取更积极的降脂治疗策略。在药物治疗时，必须监测不良反应，主要是定期检测肝、肾功能和血肌酸激酶。用药期间如有其他可能引起肌溶解的急性或严重情况，如败血症、创伤、大手术、低血压和抽搐等，应暂停给药。

一般高脂血症预后尚好,只要早期发现、早期合理用药,大多可在短期内控制。但因本病早期症状常被忽视,一旦出现严重的并发症则预后欠佳。

八、预防与调护

高脂血症对人体的危害极大,它会加大血液黏稠度,危害微循环,形成动脉粥样变化,使冠状动脉血管管腔变窄,血流变慢,心肌灌注量减少,造成心肌缺血,引起心绞痛、心肌梗死等;高血脂还会导致高血压、脑卒中;高血脂会引起肝损伤,导致肝硬化影响肝功能;高血脂会导致机体酸化,引起缺钙和骨质疏松;高血脂会导致人的抵抗力降低,使机体易受细菌和病毒的侵袭。因此,日常我们要做好高脂血症的预防与调理。居室要环境安静,空气流通,光线充足。生活规律,起居有常。劳逸结合,适当参加运动或活动。消除紧张情绪,保持心情舒畅,积极配合治疗。限制总热量,使体重恢复或接近正常。饮食宜吃清淡、低脂、低盐之品,多吃新鲜水果、蔬菜。可吃山楂、何首乌、黄瓜、洋葱、生姜等降脂之品,忌吃油腻、胆固醇含量高的食品,戒烟、酒。脾虚痰湿型饮食以低胆固醇为宜,可用玉米油烹调,日常增加清淡滋养之品。痰热内蕴型少吃甜食,忌食辛辣刺激之品。肝胆湿热型少吃厚味、甜食,多吃化湿祛痰之品。肝肾阴虚型可吃黑芝麻等滋阴补肾之品。气滞血瘀型饮食宜少食多餐,多维生素、低胆固醇之品。保持大便通畅,养成良好的排便习惯。

九、疗效判定标准

降脂疗效判定(参照2002《中药新药临床研究指导原则》):

(1)痊愈:临床症状、体征基本消失,实验室各项检查恢复正常。

(2)显效:临床症状、体征显著改善,血脂检测达到以下任1项者:TC下降≥20%,TG下降≥40%;HDL-C上升≥0.26mmol/L(10mg/dl)TC-HDL-C/HDL-C下降≥20%。

(3)有效:血脂检测达到以下任1项者:TC下降≥10%但≤20%;TG下降≥20%但≤40%;HDL-C上升≥0.104mmol/L(4mg/dl)但≤0.26mmol/L(10mg/dl);TC-HDL-C/HDL-C下降≥10%但≤20%。

(4)无效:治疗后症状、体征与血脂检测无明显改善者。

(马 迪)

第十六章

肥胖症

一、概述

(一) 西医的定义及流行病学

肥胖症是指体内脂肪堆积过多和（或）分布异常，体重增加，是遗传因素和环境因素共同作用的结果。肥胖是一种最常见、最古老的代谢性疾病。随着现代生活水平的不断提高及生活方式的变更，肥胖的患病率日见增高。我国的超重和肥胖人群正呈快速增长，最新资料表明我国成人超重率22.8%，肥胖率为7.1%，超重人数及肥胖人数分别为2亿和6000万。肥胖症同时又是多种复杂情况的综合体，它常与高血压、2型糖尿病、高脂血症、缺血性心脏病等集结出现，因而它又是一个慢性的代谢异常疾病。

(二) 中医相关的病证论述

本病病名与祖国医学相同，属"肥胖"范畴。历代医籍对肥胖病的论述非常多。对本病的最早记载见于《内经》，如《素问·阴阳应象大论》中有"肥贵人"及"年五十，体重，耳目不聪明矣"的描述。

二、病因病机

(一) 发病因素

肥胖自古有之，其形成在中医看来，与先天禀赋、地理环境、过食肥甘、疏于劳作运动、七情过度、脾胃虚弱、痰饮水湿等有关。也有不少人认为肥脂即是痰浊。

(二) 病机及演变规律

《灵枢·卫气失常》即把肥胖人分为膏型、脂型、肉型。过食肥甘厚味者，损伤脾胃，湿热熏蒸，炼液为痰，痰浊膏脂瘀积，致使形态肥胖，固有"肥人多痰"之说。①年老体衰：田慧等对北京两大单位肥胖者进行统计后发现，随着年龄的增长肥胖症的患病率逐渐升高。这很可能与老年人肾阳亏虚、阴气渐衰有关。②先天禀赋：王琦教授将人体分为9种体质，认为阳虚质、痰湿质最易患肥胖症，尤其是痰湿质。③过食肥甘：刘氏等认为过食肥甘会导致脾胃运化失职，使水谷不化精微而酿生痰湿，引起肥脂积蓄而致肥胖，还认为饮食因素是在体质因素的基础上导致肥胖病的主要原因。④缺乏运动：《内经》有"久卧伤气，久坐伤肉"之说，伤气则气虚，伤肉则脾虚，脾气虚弱，运化失司，水谷精微不能输布，水湿内停，形成肥胖浮肿。⑤情志不遂：经常忧郁、恼怒、精神紧张，易致肝气不疏，而木郁克土，必致脾失健运，湿浊内停而引起肥胖。有学者认为肝气郁结是单纯性肥胖症的重要因素，并从肝论治取得较好疗效。

（三）分证病机

1. 脾虚痰湿

脾主运化，为后天之本，痰湿的产生与肺、脾、肾三脏功能有密切的关系，三脏之中尤以脾的功能最重要，如果脾运健旺，则脏腑气血充和；若脾运失健，胃虽能纳谷，但纳入之谷不能变成营养物质运送到周身，反酿成痰湿，纳食愈多，痰湿愈甚，日积月累，则成肥胖。

2. 胃热湿阻

肥胖蕴热常以胃热为著，其特征为消谷善饥，胃纳过旺，必加重脾运负担，久则脾运不及，易积湿生痰，痰湿蕴热，复困脾胃，两者之间恶性循环；另一方面，胃纳所受之物，并非皆为气血生化所需之物，诸如肥甘之品，反影响气血生化，导致人体脂质代谢紊乱，使机体脂质储存增多，形成肥胖病。

3. 气滞血瘀

气为血帅，血为气母。气血运行相辅相成，脾不健运，气血生化乏源，气虚则血行不畅，加之痰湿内阻，气机升降出入受阻，终则导致血瘀，瘀滞既成，脂积瘀阻，又使气机滞塞，恶性循环，致使痰脂滞留周身皮肤之间，腹膜之中，脏腑之内，易生他变。所谓"肥人多瘀""痰瘀同源"即是此意。

4. 痰浊壅阻

饮食不节，嗜食肥甘厚腻，脾失健运，痰浊壅阻中焦，浊气充塞，使经气运行不畅，困遏了脏腑，使之难以发挥正常的功能，故身体肥胖。

5. 脾肾两虚

肾为先天之本，化气行水。中年以后，肾气由盛转衰加之脾病及肾，脾肾阳虚，不能化气行水，水湿运化无权加重体内湿浊。痰瘀脂泛溢肌肤而发肥胖。

三、辨病

（一）症状

肥胖患者畏热多汗，易感疲乏，呼吸短促，下肢浮肿。肥胖可引起骨关节炎、平足、皮肤皱褶处皮炎、静脉曲张，腹壁疝和隔疝。男性脂肪分布以颈及躯干部、腹部为主，四肢较少；女性则以腹部、腹以下臀部、胸部及四肢为主；轻度肥胖者常无症状，中重度肥胖者可引起肥胖－换气受限综合征（Pickwick 综合征），其特征为肺泡换气不足、瞌睡和缺氧、二氧化碳潴留（二氧化碳分压持续升高在 48mmHg 以上）。由于缺氧、肺高压、继发性红细胞增多，最后可出现心肺功能衰竭。不同病因引起的肥胖症，其临床表现不同。肥胖患者可因体型而有自卑感、焦虑、抑郁等身心相关问题。另外，肥胖者往往伴有糖尿病、高血压、痛风。

（二）体征

轻型肥胖病者多无不良反应，中、重度肥胖病者即出现症状：两下肢沉重感，活动时气促，体力劳动易疲倦，弯腰前屈困难，腰、腿痛，怕热多汗，皮肤皱折糜烂；嗜睡酣眠，多食善饥，喜食零食、糖果糕点甜食，如不及时进食即感心悸、冷汗、手颤；以及便秘、性功能减退，女性可伴有月经不调等症状，部分患者由于内分泌功能失调而浮肿，也可因为脂肪过多或活动减少，下肢血液、淋巴液回流受阻而引起浮肿。

（三）辅助检查

1. 常规检查

肥胖的常规检查一般包括：①体重指数（BMI）BMI＝体重（kg）/身高^2（m^2），1998 年 WHO 公布 BMI 正常值为 20～25，如 BMI=25～30 为超重，>30 为重度肥胖（肥胖症）。②腰臀比（WHR）腹型肥胖与代谢综合征危险性密切相关，1998 年 WHO 建议欧洲男性腰围 94cm，女性 80cm 是较合适的临界值，亚洲人群以男性腰围 90cm，女性 80cm 作为临界值，WHR 偏高为中心型肥胖。

2. 实验室检查

（1）血尿常规、血脂、血糖、肝肾功能、心电图等，目的在于发现相关的危险因素和靶器官的损害。

（2）排除继发性肥胖，行相关疾病的检查，如甲状腺功能减退症、下丘脑综合征、皮质醇增多症、多囊卵巢综合征或男性性腺功能低下等；另外，染色体检查，可检出遗传性疾病。

3. 仪器测量法

仪器测量法是测量体脂成分的经典方法，具体包括水下称重法、生物电阻抗法、整体电传导（TOBEL）、双能 X 线吸收法（DEXA）、CT 扫描及磁共振（MRI）、超声波法；另外如体钾测定、同位素稀释法、中子激活法等，因价格昂贵、不易操作，不能测量局部体脂。

四、类证鉴别

肥胖症可作为某些疾病如甲状腺功能减退症、库欣综合征、胰岛素瘤、2型糖尿病、性功能减退症、下丘脑、遗传性肥胖、药物性肥胖的临床表现之一（继发性肥胖），原发性（单纯性）肥胖应与继发性肥胖症相鉴别。后者有其原发病的临床表现，例如，甲减患者有其特殊的外貌；库欣综合征患者其肥胖呈向心性，并同时有高血压、满月脸、痤疮、皮肤紫纹；多囊卵巢综合征有多毛及男性化。进行相关内分泌激素测定和功能试验有助于鉴别诊断。

五、中医论治

（一）论治原则

针对肥胖本虚标实的特点，治疗当以补虚泻实为原则。补虚常用健脾益气；脾病及肾，结合益气补肾。泻实常用祛湿化痰，结合行气、利水、消导、通腑、化瘀等法，以祛除体内多余的痰浊、水湿、痰热、瘀脂等。其中祛湿化痰法是治疗本病的最常用方法，用于本病治疗过程的始终。

（二）分证论治

1. 脾虚痰湿

症状：形体肥胖，面色少华，精神倦怠，神疲乏力，肤色白、面色淡黄而暗，多伴有口黏、胸闷、身重不爽、目黯微肿、腹部肥满松软、困倦、苔白腻、舌胖、脉滑。

治法：健脾益气，化痰祛湿。

方药：防己黄芪汤（《金匮要略》）合参苓白术散（《太平惠民和剂局方》）加减。

组成：药用防己、黄芪、茯苓、党参、白术、山药、砂仁、薏苡仁、法半夏、车前子、白扁豆。

加减：气虚重者加太子参；腹胀者加厚朴、枳壳；纳呆，食滞不化者加焦山楂、莱菔子。

2. 胃热湿阻

症状：肥胖而壮，头胀，眩晕，口渴喜饮，或口中黏腻，多有口臭，消谷善饥，神倦体重，大便干结，舌红，苔黄腻，脉弦数。

治法：利湿化浊，清胃泻火。

方药：泻黄散（《小儿药证直诀》）合三仁汤（《温病条辨》）加减。

组成：药用藿香、防风、生地黄、栀子、夏枯草、决明子、牡丹皮、杏仁、蔻仁、薏苡仁、厚朴、白术、滑石、大黄。

加减：大便不通加用芒硝，或麻子仁丸，口重黏腻胶着者加用黄连、竹茹；口渴者加用麦冬、荷叶、粉葛等。

3. 气滞血瘀

症状：形体肥胖，胸胁胀痛，尤以入夜尤甚，烦躁易怒，食欲旺盛，月经不调或闭经，经色暗红或有血块，肤色暗，大便干，舌紫暗，或有瘀斑瘀点，脉弦。

治法：疏肝理气，活血化瘀。

方药：逍遥散（《太平惠民和剂局方》）合桃红四物汤（《医宗金鉴》）加减。

组成：药用当归、赤芍、柴胡、茯苓、白术、薄荷、桃仁、红花、川芎、熟地、甘草。

加减：若心烦易怒，失眠多梦者，可用丹栀逍遥散；痛甚者加用佛手、延胡索。

4. 痰浊壅阻

症状：素体肥胖，喜食肥甘，头晕头胀，胸闷腹胀，肢体困重，手足麻木，咳吐粘痰，舌苔白腻或黄腻，脉滑。

治法：健脾化痰。

方药：温胆汤（《备急千金要方》）加减。

组成：药用法半夏、枳实、竹茹、陈皮、茯苓、甘草、干姜。

加减：胸膈满闷者加瓜蒌仁、砂仁；嗳腐吞酸，脘胀纳呆，加莱菔子、神曲；小便不利者加泽泻；食欲亢进者加黄芩。

5. 脾肾两虚

症状：形体肥胖，疲倦无力，腰膝酸痛，喜暖畏寒，肢冷，头昏气短，阳痿阴冷，下肢水肿，舌淡体胖，苔薄，脉沉细。

治法：益气健脾，温阳益肾。

方药：真武汤（《伤寒论》）合肾气丸（《金匮要略》）加味。

组成：药用茯苓、白芍、白术、制附片、干姜、肉桂、地黄、山茱萸、山药、泽泻、丹皮、益智仁、桑螵蛸、菟丝子、淫羊藿。

加减：水肿者加车前子；便溏者加佛手、苍术；腰膝酸软者加桑寄生、牛膝、杜仲。

（三）中医特色治疗

1. 专方专药

（1）疏肝消肥汤：柴胡10g，枳实10g，当归12g，香附9g，郁金12g，泽泻10g，丹参12g，生山楂12g，水蛭10g，大黄6g。每日1剂，水煎服。适用于肝气郁滞者。

（2）防风通圣散：防风10g，荆芥10g，麻黄6g，薄荷6g（后下），连翘10g，桔梗6g，川芎10g，当归10g，白术10g，酒炒大黄6g，炒山栀子10g，芒硝10g，黄芩10g，滑石10g，白芍10g，甘草6g。每日1剂，水煎服，亦可作水丸，每次6g，每日2次口服。适用于湿热内结者（《宣明论方》方）。

（3）首乌白术减肥汤：何首乌12g，白术12g，桑寄生12g，丹参12g，茵陈18g，泽泻10g，生山楂12g，茯苓10g，草决明12g，当归12g。每日1剂，水煎服。适用于脾肾双亏，湿浊内阻者。

（4）轻身饮：茵陈40g，金樱子30g，黄精30g，何首乌20g，葛根20g，丹参20g，大黄10g，三七粉5g，泽泻15g，生山楂15g。每日1剂，水煎服。适用于各型肥胖症。

（5）中成药

1）体可轻：由法半夏、陈皮、云茯苓、炒苍术、炒米仁、大腹皮等药组成。上药等份制成浓缩小丸，每日3次，每次45粒。

2）减肥合剂：用于治疗单纯性肥胖症。该合剂由四逆散18g，苓皮9g，桐皮15g，化皮45g，泽泻9g，油麻槁60克，煎成500ml，每次30～60ml，每日2次，口服。该药有疏肝、利水、祛湿作用。

3）消胖美：该药由柴胡等9味中西药物组成。用于治疗单纯肥胖症。有抑制食欲、增强体质、疏肝解郁、健脾益气、祛除浊积、利水渗湿、增强新陈代谢，轻度减少小葡萄糖的吸收功能等作用。

4）防风通圣丸：用于腹部皮下脂肪充盈，即以脐部为中心的膨满型（腹型）肥胖。该方由麻黄、防风、荆芥、薄荷、连翘、桔梗、川芎、当归、白术、黑山栀、大黄、芒硝、石膏、黄芩、滑石、甘草、白芍等药物组成，适用于经常便秘并且有倾向的人。

2. 名老中医经验

（1）于真健医师用千金老来瘦汤治疗老年性肥胖：于氏认为肥胖病临床证型多，症状复杂，虚中有实，实中有虚，虚实并见，寒热交错，多脏受累，故应着眼本质。他概括其病机为"肥人多痰湿"。痰湿阻滞，气血运行不畅是其主要病理变化。于氏处方用药的作用点是抑制体内脂肪的合成，促进体内脂肪的转化，调整体液的代谢和平衡。方药组成：虎杖、生山楂、葛根、车前子各30g，夏枯草、泽泻各15g，大腹皮、炒莱菔子、桃仁、王不留行各12g。随症加减：脾虚湿滞者加当归、黄芪、川朴各10g；肝气郁结者加郁金、柴胡、枳实10g；胃热湿阻者加黄连6g、石菖蒲12g；气滞血瘀者加生香附、茺蔚子各12g。服药方法：每日1剂，水煎二汁，混合后分2次服，30天为一个疗程。停药后每日用生山楂30g，夏枯草10g，开水浸泡代茶饮服。方中葛根有较强的解痉作用，能扩张血管，增强毛细血管通透性，改善微循环；虎杖、山楂、桃仁、莱菔子、车前子活血散结，化瘀利尿通便，夏枯草、泽泻、大腹皮清肝泄热，下气宽中；更有王不留行通利关窍，走而不守。全方具有活血散结、化浊行滞之效。现代药理研究表明，选用改善血液流变性和降脂、扩张血管的药物，对治疗单纯性肥胖疗效好。

（2）陈香医师"温""补"并用治肥胖：陈香医师认为：肥胖与肾气、命门之火的盛衰有关，若阳气衰微，不能组成运行津液，气化失职，不能化气降浊，是津液不能化生、输布和排泄，脏腑中肾为先天之本，水火之根，司开阖；脾为后天之本，主运化，若肾气虚衰及阳，损及脾阳，脾失运化，则水湿停聚，聚于肌肤而体形肥胖。可见脾肾阳虚是女性肥胖病中较为重要的证型之一。同时，脾肾阳虚，水湿不化，冲任受阻，经隧不通，以致经血不得下行而成闭经。陈氏认为，随着痰湿渐祛，体重渐降，闭经也随之恢复正常。药物组成：淫羊藿、黄芪、肉桂、续断、白术、泽泻、茯苓、山药、当归、泽兰。主治：脾肾亏虚的女性肥胖合并闭经者。方解：淫羊藿合肉桂、续断温补脾肾，肾阳得充能温煦脾阳，再加黄芪、山药使脾能健运，则痰湿无以生化。茯苓健脾化湿，合泽泻利水消脂；当归、泽兰一动一静，具能活血通络，泽兰并有较好的利水功效，全方共奏温肾健脾、化痰利湿、消脂减肥之功。加减：带下多者加菟丝子，带下清稀者加补骨脂。

（3）戴贻超医师用清肝降脂散治疗肥胖症：清肝降脂散组成：生薏苡仁、决明子、泽泻、山楂、黄芪、五味子、大黄等组成。每包2g，每日2次，每次1包，沸水冲服，3个月为一个疗程。戴氏认为肥胖病与脾虚、痰、热、湿、气滞、血瘀等因素有关，主要累及脾、胃、肝、肾等脏腑。清肝降脂散中薏苡仁、泽泻为利水渗湿药，有降脂、抗脂肪肝、利尿、降血压、降血糖作用，现代医学研究表明，泽泻既能干扰外源性 TC 的吸收，又能影响内源性 TC 代谢；大黄、决明子消肝利胆、攻积导滞、活血祛瘀，药理研究表明有降低血黏度、改善微循环、干扰脂质合成和抑制 TC 沉积等作用；山楂既可健脾理气、消食化积、散瘀行滞，又能加速血脂的清除作用。

（4）危北海治肥胖分虚实、主次：单纯性肥胖的病因，与脾虚、痰湿、郁热、气滞、血瘀有关。临床上多以脾胃气虚为本，痰浊膏脂为标，兼有气滞血瘀，主要累及脾、胃、肝、肾等脏腑，临床辨证虽有主次之分，每多虚实相兼，并与血清胆固醇和三酰甘油含量增高相吻合。对于肥胖症患者的治疗，实证为主者侧重通便利水，宣散活血，兼以补虚扶正，健脾温肾。虚证为主者则以补虚为主，兼以祛邪。前者常用的药物有大黄、番泻叶、泽泻、冬瓜皮、滑石、大腹皮、焦槟榔、山楂、决明子、麻黄、细辛等。后者常用的药物有黄芪、党参、白术、茯苓、仙茅、淫羊藿、何首乌、肉桂、桂枝、熟附子等。活血化瘀治则可贯穿应用于病情的始终，可配伍健脾温肾，或利水通便而酌情加减，常用药物为丹参、赤芍、当归、川芎、莪术、蒲黄等。

3. 针刺治疗

（1）辨证取穴：根据患者的证型不同选择针刺、艾灸不同的穴位。脾虚湿阻型针阴陵泉、丰隆、足里、三阴交；胃腑蕴热者可选胃俞、内庭、曲池、足三里等穴；小肠实热者针小海、曲池、前谷、下巨虚；肠燥便结者针曲池、内庭、上巨虚、二间；肝气郁结型针太冲、门、脑中、支沟、内关、三阴交等；脾肾阳虚型可选关元、中脘、阴陵泉、水分等；阴虚内热者取支沟、三阴交。痰浊盛者配丰隆、足三里，夹瘀血者配血海等。

（2）用电针治疗肥胖：主穴取中脘、大横、关元、三阴交。配穴：痰湿壅盛配丰隆、支沟；脾胃实热配曲池、上巨虚；气血亏虚配气海、足三里；肝阳上亢配风池、太冲；心气不足配内关、膻中。主穴每次必取，据证型选配穴1~3个。穴位常规消毒，用2~3寸毫针刺入所取穴位，进针应稍深，腹部主穴斜刺约2.5寸，以提插补泻手法为主。得气后主穴接G6805-2型电针治疗仪，频率为150~200次／分，通电刺激20min，电流强度以患者能耐受为度；配穴留针20min，其间行针1次，约1min，隔日针刺1次，10次为一个疗程。休息3日，再作下一个疗程，可连续治疗两个疗程。

（3）取上巨虚、丰隆、内庭、曲池、三阴交、阴陵泉；配合耳穴脾胃二穴。若肠积便秘，体穴加天枢、支沟，耳穴加肺、大肠；易饥饿加足三里（手法重泻）；自幼发胖，体穴加肾俞，耳穴加肾；产后肥胖，体穴加曲泉、石门，耳穴加屏间；月经不调，体穴加地机、血海，耳穴加屏间；下肢肿胀，体穴加水分，耳穴加三焦。体针实证用泻法，虚证用补法，虚寒证加灸，每次留针20~30min，隔日1次，15次为一个疗程；耳穴按压王不留行籽，嘱患者于每日进食前半小时自行按压1min左右，感酸痛为度，5天更换1次，6次为一个疗程。

4. 按摩治疗

患者仰卧，揉按前胸、腹部、双腿、臀部（配合应用减肥霜或减肥乳，效果更佳），每次30min，然后按压曲池、足三里、太溪、关元等穴位，疗程1个月，休息1周后可开始第二个疗程。

另有令患者仰卧位，操作者循肺、胃、脾经走向进行按摩准备，点中府、玄门、腹结、气海、关元等穴，然后更换为俯卧位，推拿膀胱经，点脾俞、胃俞、肾俞等。

5. 气功疗法

通过练功调形、调息、调意念，能减轻节食引起的饥饿感，配合饮食控制，具有快速减肥的辅助作用，不管是哪一种气功，都必须集中意念，精神内守，全身放松，调匀呼吸，只有这样，才能真正起到减肥作用。需注意的是练气功减肥，有内脏器质性病变、严重的精神神经系统病变、内脏出血、急性病期、妊娠、哺乳期应避免练功。练气功时，不应"辟谷"，只需少食淀粉、糖及脂肪类食物即可，适当增加蔬菜水果等，注意补充充足的蛋白质及其他必要的营养素，以防血糖过低引起不良反应。

6. 食疗

（1）薏米赤小豆粥：薏苡米50g，赤小豆50g，泽泻10g，荷叶1片。荷叶、泽泻洗净，煎水取汁，与赤小豆、薏苡米同煮为粥，待服。适用于脾虚水湿患者。

（2）山楂决明饮：菊花10g，山楂15g，决明子15g（捣烂）。上药用开水冲泡代茶。适用于肝阳上亢患者。

（3）清宫减肥茶：荷叶、山楂、乌龙茶、六安茶。以上各物共研成粗粉，每袋5g，开水泡代茶饮。适用于血脂偏高患者。

（4）鲜鱼汤：鲤鱼1000g，荜茇15g，川椒15g，葱姜适量。鲤鱼切块，加荜荙、川椒、葱、姜，用文火煮，调味，供食。适用于脾虚或脾肾两虚者。

（5）海带烧木耳：鲜海带250g，黑木耳20g，芹菜100g，香醋12g，调味品适量做成菜肴食用。适用于痰瘀血阻者。

六、西医治疗

（一）治疗原则

肥胖症的治疗目前仍无特效药，强调以行为治疗、饮食管理和体育锻炼为主，药物治疗为辅的综合治疗，坚持长期的饮食制度和体育锻炼习惯，不应依赖药物。

（二）常用方法

1. 体育疗法

体育运动可消耗体内过多的能量，促进脂肪分解，所以体育运动减肥是不可缺少的。但应注意的是体育锻炼应持之以恒，常欲小劳，循序渐进。伴有冠心病、高血压者，运动量不宜过大，应遵医嘱进行。如果患者适宜体育锻炼，应尽量选择大强度的体育锻炼和较长时间的耐力训练为主要项目。

2. 饮食疗法

饮食治疗的原则是选用口味清淡、低热能、营养平衡和热量负平衡。目前应用最广泛的饮食疗法是低热量饮食疗法，该疗法又可分为平衡饮食、单一食物、减少一种或多种营养素的饮食、高纤维饮食及处方饮食几种。平衡饮食即让肥胖症患者减少摄食量而不改变食物中蛋白质、碳水化合物和脂肪的比例，由患者自己抑制食欲，控制进食。这种饮食疗法虽易被患者所接受，但很难达到减肥的目的。单一饮食疗法即是让患者在一定时间内只进食一种食物，偶尔加一些其他的营养素，此法不可长期使用，否则会导致营养缺乏，现已少用。短期全饥饿疗法，又称"残酷性减肥方法"，即在医生的严密观察下禁食5~15天，具体天数依患者体质而定，禁食期间必须卧床休息，避免剧烈运动，并尽量补充水分及电解质，必要时可给予一定量的催眠剂和镇静剂。此法减肥效果肯定，但缺点较多，一部分患者可出现直立性低血压、心律失常。

轻度肥胖者通过限制脂肪和含糖食品，使摄入总热量低于消耗量，每月体重下降0.5~1kg，使体重逐渐接近理想体重。中度肥胖者应限制总热量在每日5020.8kJ（1200kcal）以下，或按每日每公斤理想体重63~84kJ（15~20kcal）计算，使每月体重减轻1~2kg，蛋白质含量不低于每公斤标准体重1g/d，或占总热量的20%。可适当增加蔬菜量以满足饱腹感。应避免或少吃甜食、油煎食品、巧克力等食物。饮食中应含有足够量维生素和其他营养素。饮食治疗数周后应根据体重下降情况调整计划。更为严格者，每日总热量限制在334kJ（800kcal），这种低热量只是用于重度肥胖，而且不能超过12周，否则会带来危险。

3. 药物治疗

减肥药物可分为作用于中枢神经系统而影响食欲和作用于胃肠道系统减少吸收两大类。

（1）影响食欲的药物有：①通过5-羟色胺（5-HT）旁路起作用的药物，氟西汀（Fluoxitene）是一种作用于5-HT的抗抑郁药物，它对服用者食欲与体重有轻度的影响，可替代厌食剂，特别是用于伴有抑郁症的肥胖患者。FDA批准用于抑郁症、贪食症和强迫人格的治疗，并未特别批准用于减重治疗。②通过去甲肾上腺素旁路起作用的药物，麻黄素（Ephedrine）和咖啡因（Caffeine）虽然也被证实具有一些产热效应，但主要有厌食的作用。Astrup等（1992）证实在限制膳食的肥胖患者中，与服用安慰剂或分别使用麻黄素或咖啡因的患者相比，应用麻黄素／咖啡因的患者体重显著减轻。芬特明（Phentermine）和安非拉酮（Amfepromone）为安非他命衍生物，能有效抑制食欲与减重。因其对中枢神经系统有刺激作用，故只推荐短期（不超过3个月）用药。③通过作用于5-HT和去甲肾上腺素旁路起作用的药物，西布曲明（Sibutramine）通过抑制5-HT和去甲肾上腺素再摄取提高了饱食感，减少了能量摄入。

（2）作用于胃肠道系统的药物有：二甲双胍（Metformin）可能有效地控制患有2型糖尿病、多囊卵巢综合征的患者的体重。本品对于糖耐量低减的患者很有效，而有时亦可单独用于治疗肥胖。对那些患有心脏运动失调、肝肾疾病的服药者应注意观察，因该药可能会导致乳酸性酸中毒。奥利司他（Orlistat）是胰脂肪酶抑制。

（3）其他一些减肥药物如利尿剂、轻泻剂和人绒毛膜促性腺激素因无疗效而不再使用，还有一些物如芬氟拉明（Fenfluramine）、右旋芬氟拉明（Dexfenfluramine）可产生与药物相关的原发性肺动脉高压及心脏瓣膜肥大损伤的合并症，安非他命、右旋安非他命、甲状腺激素可能产生心血管或精神系统的严重不良反应而禁用。

4. 外科治疗

对于极严重肥胖者（BMI≥40），严重肥胖者（BMI≥35）同时合并一种以上的肥胖并发症，如糖尿病、高血压、血脂紊乱、痛风以及呼吸睡眠暂停综合征者应当积极进行手术治疗，能迅速缓解肥胖对健康的损害。外科治疗有脂肪抽吸术、超声乳化减肥术等。

5. 其他方法

除了以上方法外，还有各种按摩器、频谱仪、振荡器、电子减肥机、推按运经仪加中药离子透入等以及腹部等处穴位外贴药物治疗肥胖症的方法，都能取得一定效果。

七、转归与预后

肥胖症如能及早重视,并正确对待,采取必要的治疗措施(包括饮食疗法、运动疗法、行为矫正等),是完全可以控制的。若任其发展,不仅会给患者带来很多生活上的不便,还会出现许多并发症,甚至因导致冠状动脉硬化性心脏病或脑血管意外而死亡。

八、预防与调护

预防本症常较治疗更易奏效而重要。必须强调适当控制进食量,特别是自觉避免高糖、高脂肪及高热量饮食;经常进行体力劳动和锻炼。

(1)积极开展卫生宣传教育,根据不同年龄、工作条件制定饮食结构标准、食量标准及活动量。

(2)提倡从新生儿开始就施行科学饮食,合理喂养与营养,并加以行为矫正、心理修复、运动锻炼,保持良好习惯,限制饮食,增加运动,限制长时间看电视。

(3)对单纯性肥胖无合并症者,积极进行饮食控制,加强运动,配合中、西药物及针灸、耳针、按摩、气功等措施,使体重逐渐降低,以每月减少1kg为合适。

(4)对肥胖已出现合并症者,在治疗肥胖病的基础上还应积极运用中西医结合用药治疗合并症,以免合并症的发展、恶化。

凡儿童青春发育期、妇女产后及绝经期、男性中年以后或病后恢复期,特别有肥胖家史者尤应注意,应自觉地长期坚持节食与运动的防治原则,避免依赖药物和滥用药物。

九、疗效判定标准

1. 疗效评定

参照2002年版《中药新药临床研究指导原则》中肥胖疗效评定标准。

显效:中医临床症状、体征明显改善,证候积分减少≥70%;治疗后体重恢复至正常标准的±10%以内,或体重指数在24以内,症状基本消失。

有效:中医临床症状、体征均有好转,证候积分减少≥30%;体重减轻,但尚未达到正常标准体重范围,症状体征好转。

无效:中医临床症状、体征无明显改善,甚或加重,证候积分减少<30%;治疗后体重下降未达上述标准,症状无明显改善。

计算公式:采用尼莫地平法:[(疗前积分-疗后积分)/疗前积分]×100%。

2. 中医证候疗效评定标准

疗效指数=[(治疗前积分-治疗后积分)÷治疗前积分]×100%,以百分数表示。

（1）近期控制：中医临床症状、体征消失或基本消失，证候积分减少≥90%。
（2）显效：中医临床症状、体征明显改善，证候积分减少≥70%，＜90%。
（3）有效：中医临床症状、体征均有好转，证候积分减少≥30%，＜70%。
（4）无效：中医临床症状、体征无明显改善，甚或加重，证候积分减少＜30%。

（马　迪）

第十七章

围绝经期综合征

一、概述

(一)西医的定义及流行病学

围绝经期综合征是指妇女从生殖功能旺盛状态,向老年衰退到最后消失的一个过渡时期,其中卵巢将发生生理性退化,从而引起闭经,这种过渡时期称为绝经期。绝经是指月经完全停止1年以上,绝经如果发生在40岁以前,而无病理因素称为过早绝经,因切除两侧卵巢或放射治疗后卵巢功能衰竭者,导致绝经称为人为绝经。绝经的年龄因人而异,全世界范围内的妇女绝经年龄在45~55岁,我国农村妇女绝经年龄平均在47.5岁,城市妇女绝经的年龄平均为49.5岁,其中最小的40岁,最大的58岁,一般经过1~2年。WHO人类生殖特别规划委员会于1994年建议停用"更年期"一词,推荐采用围绝经期:绝经前后的一段时期,从在临床特征上、内分泌学及生物学上开始出现绝经趋势的迹象,至绝经后1年。卵巢功能的衰退,将直接影响下丘脑-垂体-性腺轴的平衡,从而促使性腺激素分泌增高,甲状腺、肾上腺皮质激素低下,以致身体和精神发生一系列变化,以自主神经系统功能紊乱为主,伴有神经心理症状的一组症候群,主要为烦躁多梦,潮热多汗、精神不稳定、月经不调以致闭经,还可伴有骨质疏松、高血压、冠心病的发病率增高。

(二)中医相关的病证论述

本病在古代医籍无单独记载,但其临床症状常散在"年老血崩"、"年老经断复来"、"脏躁"、"百合病"、"惊悸"、"怔忡"、"不寐"等病证中,在"绝经前后诸证"、"虚劳"等篇章中可见到有关此病的论述。《素问·上古天真论》中有:"女子……七七任脉虚,太冲脉衰少,天癸竭,地道不通,故形坏而无子","年四十而阴气自半"。《金匮要略》对本病的病因病机及一些症状也已提及了,如该书上说:"妇人脏躁,喜悲伤欲哭"、"妇人年五十所,病下利数十日不止,暮即发热……手掌烦热，唇口干燥"。这是说患者的情绪是异常的，而月经也表现出失调。

二、病因病机

（一）发病因素

祖国医学认为，妇女在绝经前后，随着肾气日衰，天癸渐竭，冲任二脉逐渐亏虚，精血日趋不足，肾之阴阳失和，致脏腑气血不相协调，以致出现各种功能失常症状。《内经》认为，女子一生中生殖、生长、发育、衰老的全过程与肾有密切的联系，故有"女子以肾为先天"之说，肾气的盛衰，影响着妇女的月经和孕育、生长与衰老。然肾气又为五脏六腑之精所化，阴精是产生生命活动的物质基础。绝经前后，妇女若肾气旺盛，阴精充足，则精神不衰，脑力不减，面泽肤润，脏气调和，虽经闭无子而百病不生。同时《素问·阴阳应象大论》云："年四十而阴气自半也"，因此期妇女已历经经孕产乳，若禀赋体弱，复加慢性疾病、劳欲过度等，则肾气逐渐衰退，阴精日益亏耗，不能灌溉五脏，滋养诸经，则发期白，身体重，筋骨懈惰，脏气不和，诸变迭起。

（二）病机及演变规律

本病以肾虚为主，涉及心、肝、脾功能的失调，与气血阴阳偏盛偏衰有关。本病的发病与情志因素有密切关系。主要临床表现以虚证多见，兼有本虚标实。在标为气滞血瘀，临床以顾护正气，扶正为主，兼以理气活血以治标证。

（三）分证病机

（1）肝肾阴虚：经孕产乳，耗伤精血，天癸渐竭，阴精不复，肾阴日虚，腰府脑髓肌肤失养，冲任衰虚而出现月经异常等肾阴不足之候。肝肾同源，肾水枯涸，肝血不充，肝木失养，肝阳上亢，则情志不畅，烦躁易怒，胁痛口苦。

（2）脾肾阳虚：接近绝经时期，肾气渐衰。若素体阳虚，若过服寒凉或房室所伤，致肾阳虚惫，则虚寒内盛，脏腑失于温养，进而出现腰腹冷痛，冲任失摄，脾失健运，膀胱气化无力等。

（3）肝郁气滞：肝主疏泄调达，若肝郁气带则神志忧郁、胸胁胀痛。肝失调达，气机不利，主时有叹息。疏泄失调，脾胃失运，痰湿内阻，则咽喉有异物感。舌红苔薄，脉弦为肝郁气滞之象。

（4）心肾不交：年届七七，天要渐竭，肾阴日渐亏损，精血不足，心阴亦虚，肾水不足，不能上济心火，心火上炎，水不济火，而成心肾不交证。

（5）气滞血瘀：因妇女情志多郁，肝郁气滞，冲任失调，则月经不调：气为血帅，血随气行，气滞日久，则导致瘀血内停，因瘀血有形，故见月经挟血块，颜色紫暗。

三、辨病

（一）症状

临床症状可表现为以下几个方面：

（1）月经周期的改变：月经紊乱，月经量增多，月经频发，淋漓不断，或者推迟，经量减少，闭经。

（2）心血管症状：潮热汗出，甚则汗出淋漓，连绵不断；心悸胸闷，皮肤有蚁行感，瘙痒，麻木，冰冷疼痛等；血压升高，头痛眩晕耳鸣。

（3）精神神经症状：情绪易激动，抑郁、忧虑、失眠、多梦，记忆力减退，悲观失望或焦虑不安，甚或情志异常。

（4）新陈代谢障碍：脂肪堆积于腹部、颈部、髋部形成局部性或全身性肥胖症。

（5）骨质疏松：出现关节疼痛、腰背痛、腿痛、肩痛等。

（6）其他症状：尿痛，尿失禁，尿频，食欲不振，消化不良，腹泻，腹胀，嗝逆，疲劳，浮肿等。

（二）体征

围绝经期综合征的体征多数已包含在以上症状中，此外，还应注意从以下两方面检查：

（1）全身检查：注意患者营养状态，精神－神经系统功能状况，皮肤毛发的变化。有无心血管、肝、肾疾病，妇科检查以排除器质性疾病。

（2）妇科检查：常规作宫颈细胞学检查，并注意有无性器官炎症、肿瘤。有绝经后流血者，应作分段诊刮和内膜病检。细胞学异常者，应作宫颈多点活检和颈管搔刮。卵巢增大者，应注意排除肿瘤。乳房常规检查。

（三）辅助检查

1. 实验室检查

（1）血、尿雌激素：FSH 与 LH 及 PRL 的测定可示：雌激素及 PRL 减少，FSH 与 LH 明显增加，FSH 平均分泌量约为生育年龄的 13～14 倍，而 LH 约为 3 倍。

（2）阴道涂片：可示角化细胞减少，多数为基底层或中层以下的细胞，细胞质嗜酸性，白细胞较多。

（3）诊断性刮宫及子宫内膜病理检查。

2. B 超检查

B 超检查：对具有阴道不规则出血的患者，须进行 B 超检查，以除外生殖系统器质性病变。

3. 骨密度检查

骨密度检查：便于绝经后骨质疏松症的早期诊断与治疗。

四、类病辨别

（1）更年期精神病：常有某些精神因素或躯体疾病为诱因，有更年期综合征症状，但以情感抑郁、焦虑紧张、多疑或被害妄想为主要精神症状，无智能障碍，无人格衰退。

（2）神经衰弱：多见于青壮年的体弱者，病情反复波动，每因情绪不佳、思虑过度、睡眠不足而加重。有头昏头痛、多梦易醒、健忘、注意力不集中、焦虑抑郁等。更年期综合征发生于绝经前后，两者不难鉴别。

五、中医论治

1. 肝肾阴虚

症状：绝经前后妇女，烘热汗出，潮热面红，五心烦热，头晕耳鸣，记忆力下降，皮肤感觉异常，麻木刺痒；或阴部干涩，瘙痒，小便黄，大便燥结；或月经先期，量少，或周期紊乱，崩漏淋漓。舌红，少苔，脉细或沉弦细。

治法：滋养肝肾，育阴潜阳。

方药：一贯煎（《续名医类案》）加减。

组成：沙参、麦冬、当归、生地黄、枸杞子、川楝子、山茱萸、龟板。

加减：若心烦、胸胁胀满、口苦、脉弦者，可加柴胡、当归、薄荷等；若大便干结甚者，可加郁李仁、桃仁、火麻仁或大黄等；皮肤瘙痒者，加蝉蜕、防风、白蒺藜。

2. 脾肾阳虚

症状：面色㿠白，形寒肢冷，脘腹痞闷，纳呆便溏，面浮肢肿，月经不调，白带量多，舌质淡胖，苔薄白，脉沉细。

治法：温补脾肾。

方药：四君子汤（《太平惠民和剂局方》）合右归丸（《景岳全书》）加减。

组成：党参、白术、茯苓、炒山药、砂仁、枸杞子、鹿角胶、菟丝子、桂枝、泽泻、五味子、淫羊藿、炮干姜、炙甘草。

3. 肝郁气滞

症状：情志忧郁，胸胁胀痛，时有叹息，咽有异物感，舌红，苔薄腻，脉弦。

治法：疏肝理气解郁。

方药：柴胡疏肝散（《景岳全书》）加减。

组成：柴胡、枳壳、香附、陈皮、川芎、芍药、甘草。

加减：嗳气频多者，加旋覆花、代赭石、陈皮、半夏以平肝和胃降逆；胸胁刺痛或窜痛,舌暗或有紫斑痕点者,加红花、当归须、降香、延胡索、川楝子、桃仁、郁金、赤芍以活血通络止痛;妇女经血瘀滞,经前乳胀腹痛者,加红花、当归、丹参、桃仁、川芎、丹皮、延胡索、益母草。

4. 心肾不交

症状:心烦失眠,惊悸易惊,头晕耳鸣,记忆力减退,腰酸或潮热盗汗,甚至情志失常,舌红,苔少,脉细数。

治法:滋阴降火,交通心肾。

方药:六味地黄汤(《小儿药证直诀》)合黄连阿胶汤(《伤寒论》)加减。

组成:熟地黄、山茱萸、山药、泽泻、茯苓、丹皮、麦冬、五味子、黄连、莲子芯、阿胶、白芍、百合、远志。

加减:若彻夜难眠,加紫贝齿、珍珠母以镇静安神;若情志异常,加炙甘草、淮小麦、大枣以甘润养心脾。

5. 气滞血瘀

症状:面红潮热,或面色偏暗,头昏眼花,心悸心烦,失眠健忘,烘热阵作,交替汗出,胁肋胀痛,月经不调,色黑夹块,或闭经,舌暗或有瘀斑瘀点,苔薄,脉沉涩。

治法:疏肝解郁,理气活血。

方药:血府逐瘀汤(《医林改错》)加减。

组成:桃仁、红花、熟地、赤芍、柴胡、枳壳、川芎、牛膝、当归、制香附、黄芪、穿山甲。

加减:若神疲乏力者,加党参以补气健脾;肢体麻木加桂枝温通血脉;头晕眼花加天麻、制首乌;脏躁啼哭者加甘麦大枣汤。

六、中医特色治疗

1. 专方专药

(1)丹栀逍遥散加减:薄荷、炒柴胡、当归、川芎、杭芍、粉丹皮、炒山栀、陈皮、炙香附、生甘草、生姜、小枣。用于气血不调,兼有郁热,冲任受病者(科室特色方)。

(2)二仙汤加味:仙茅、淫羊藿、巴戟天、知母、当归、黄柏、女贞子、菟丝子、旱莲草、枸杞子、熟地黄。用于烘热汗出,上半身热而下半身冷,易寒易热,手足背寒而手足心热等典型症状。兼有肝郁,胸胁脘腹胀满,心情抑郁,嗳气,时太息者,可配合四逆散,加用柴胡、赤芍、白芍、枳壳、陈皮,可疏肝解郁。肾虚症状突出,见心烦失眠、咽干耳鸣、舌偏红者,可减去仙茅、淫羊藿、巴戟天,加入黄连、合欢皮、夜交藤、栀子等,清热解郁,宁心安神。肾阳虚症状突出,见畏寒肢冷、夜尿频多者,可减去知母、黄柏,加用覆盆子、桑螵蛸等温肾固肾。兼血脉瘀阻,见胸痹心痛、肢体麻木者,可加用丹参、川芎、檀香、独活等以活血化瘀。

(3）六味地黄汤加减：熟地黄、山药、山茱萸、茯苓、泽泻、丹皮、麦冬、百合、夜交藤、女贞子、醋龟板、制首乌。适用于各型更年期综合征患者。若潮热汗出者加黄芪、黄柏、浮小麦、白芍；五心烦热者加鳖甲、青蒿、栀子，失眠多梦者加炙远志、柏子仁、炒酸枣仁；头晕头痛者加天麻、钩藤、川芎、牛膝；月经淋漓不尽者加乌贼骨、地榆炭；烦躁易怒者加香附、合欢皮。皮肤瘙痒有蚁行感加当归、防风。腰膝腿软加桑寄生、杜仲。

(4）天王补心丹（丸）：功能滋阴养血，补心安神。治疗心悸、失眠、烦热等绝经期症状。每次1丸，每日2次，口服。

(5）益气养营固摄汤：党参、黄芪、茯苓、白术、旱莲草、女贞子、炒白术、覆盆子、生地炭、艾叶炭、生蒲黄、仙鹤草。每日一剂，水煎服。适用于脾肾气虚，月经不止者。

(6）以交泰丸为基本方（黄连10g，肉桂5g）随证加味：心烦懊加山栀、黄芩各10g，甘草5g；口干加花粉20g，麦冬15g，知母、五味子各10g；少寐加夜交藤30g，百合20g，丹参30g，合欢花15g；肝郁加郁金、香附各10g；潮热出汗加丹皮10g，浮小麦30g。每日1剂，水煎2次，早晚分服。1个月为1个疗程。

(7）甘麦大枣百合汤：浮小麦、生地、百合、炙甘草、大枣、当归、白芍、五味子、酸枣仁、龙骨、牡蛎。肾阴虚者加六味地黄丸；肾阳虚者加金匮肾气丸；肝郁脾虚加用丹栀逍遥散合香砂六君汤；心脾两虚者加归脾汤。此方适用于阴虚阳亢者。

(8）中成药

1）六味地黄丸：具有滋补肾阴的作用，对围绝经期患者的血压，尤其是舒张压有明显的改善作用；适用于肾阴亏损型患者。

2）左归丸：对月经紊乱、汗出、潮热、情绪、睡眠等症状均有不同程度的改善。

3）右归丸：可使男性阳虚者降低的血清睾酮含量升高，使围绝经期综合征女性雌二醇低于正常者明显上升。

4）归脾丸或八珍丸：适用于气血两虚型。

5）逍遥丸或舒肝丸：适用于肝气郁结型。

2. 名老中医经验

(1）唐吉父教授治疗经验：更年期综合征的治疗原则，立足于调和阴阳、营卫；药须柔润，不宜刚燥；处方立法也须顾及脏腑阴阳的协调。他喜用二仙汤（仙茅、淫羊藿、巴戟天、当归各9g，黄柏、知母各6g）合小柴胡汤（柴胡12g，黄芩、半夏、生姜各9g，炙甘草5g，人参6g，生姜9g，大枣4枚）加减，治疗以乍寒乍热后烘热汗出为主要症状的更年期综合征，疗效较佳。方用柴胡、黄芩、当归、白芍、川柏各9g，太子参、淫羊藿、巴戟肉各12g，淮小麦、珍珠母各30g，甘草6g。其中柴胡、黄芩、川柏对烘热症状的改善有较好的效果；太子参、甘草取其益气补中，达到扶正祛邪之功；配当归、白芍、淫羊藿、巴戟肉、淮小麦益养心肾而安神明；珍珠母镇肝潜阳。全方配合，可获和营敛阴、泄热潜阳之效，以冀阴阳和谐，烘热自平。加减应用若肝郁气滞，郁久化火，心肝之阴内伤，阴不敛阳者，当以疏肝解郁，育阴柔肝，养心润燥，除烦宁神之法调治，使心肝之阴平复，阴阳得和，情绪也得宁静而自安。可用前方加百合地黄汤（百合7枚，生地黄汁200ml）及逍遥散（柴胡10g，当归6g，白芍、白术、茯苓各12g，甘草3g，薄荷5g，生姜3片，红枣10枚）治之。若肌肉抽搐跳动，或冲气上逆者，则以前方合柴胡桂枝龙牡汤（柴胡、大黄各12g，半夏、生姜、桂枝各9g，人参、甘草各6g，茯苓、龙骨、牡蛎各15g，大枣4枚）加减，以和营卫，调阴阳，镇逆敛汗。若以心慌、心烦失眠为主者，则前方合酸枣仁汤（酸枣仁18g，知母12g，茯苓、川芎、甘草各6g）加减，心肝同治，神魂安定，则诸恙自平。

（2）孔光一教授治疗经验：孔光一教授在临床上治疗妇女更年期综合征多从调肝入手，促使肝正常发挥调气血之用，以减少肾气竭而出现的全身症状。孔老治疗更年期肝郁郁热证以疏肝清热为治法，肝郁的根本原因在于血虚，故疏肝不忘养血柔肝，且重视三焦气机之畅通，给热邪出路，并在顾护中焦脾胃之气的基础上清热，始终考虑脾为后天之本，气血生化之源。孔老常用小柴胡汤或逍遥散加减。若血病日久入络，致血瘀，常加丹参、郁金、川芎等，且常赤芍、白芍同用以养血和血；清肝热，常加菊花、龙胆草、夏枯草、山栀等清热利湿，重视三焦气机通畅；并配二陈汤、四君子汤、理中汤等健脾调中化湿。本证有时伴有咽不利、咳嗽、鼻欠畅、肤痒等肺经郁热证候，常加菊花、连翘、板蓝根、玄参等宣肺清热解毒；前胡、苏子梗、紫菀等宣肺化痰止咳。

（3）陆拯主任医师治疗更年期综合征的经验归纳为四法，简介如下：①天癸肾气同补法：陆师认为肾藏元阴元阳，最易激发潜能，在补天癸的同时，也必须补肾气，天癸肾气同补法，适用于天癸已虚，肾气不足，症见月经延迟量少，甚至停经，面红阵作，烘热汗出，心烦不安，白带甚少，阴户干燥，舌淡红，脉沉细，方用巴戟汤（经验方）：巴戟肉、菟丝子、补骨脂、仙茅、淫羊藿、熟地黄、炒黄柏、覆盆子、炒知母、牡蛎、龙骨、当归。②阴阳营卫并调法：营属阴，卫属阳，阴阳平衡，营卫调和，则周身舒适，营卫皆由水谷精气所化生。更年期患者肾气衰退，可直接影响着营卫化生和输布，阴阳失去平衡，阳不守外，阴不守内，出现阴阳失调，营卫不和的证候，临床可见面色㿠白，形寒畏冷，自汗神疲，饮食少思，精神忧郁，悲伤善哭，神志恍惚，夜寐梦多等症。若用养心神、补心脾、养心肺、清虚火等法，症情常不能缓解，对于此类型患者，陆师必予调阴阳，和营卫，投桂枝加龙骨牡蛎汤为主，或加甘麦大枣汤，或适加补益天癸之品，每获良效。③气血与精兼养法：妇人以血为本，又因其经、带、胎、产、乳等独特的生理功能，而长期气血耗损，肾精不足。进入更年期气血精虚之又虚，五脏俱不足，陆师认为填精益血补气，能增强更年期妇女的机体功能，消除一系列症状，改善生活质量，症见月经量少，形体瘦弱，眩晕耳鸣，面色无华，腰酸膝软，神疲乏力，面红阵作，心烦少寐，舌红，脉细。方用黄芪当归汤合左归饮加减：炙黄芪、炒当归、川芎、炒白芍、大熟地、制黄精、制首乌、菟丝子、炒山药、山萸肉、甘杞子、炒白术、缩砂仁、炙甘草。④清肝养肝兼益法：肝为藏血之脏，主疏泄，喜条达而恶抑郁，肝脏对体内的血液具有双向调节作用，既可贮存血液，又可调节血量。肝与肾同属下焦，肾主闭藏，肝主疏泄，肝肾协调，使月经能定期藏泻。更年期妇女，因肾气渐衰，天癸将竭，又肝血亏损，疏藏失司，可出现月经量少或闭经，心烦不安，或暴躁易怒，烘热汗出，夜寐乱梦纷纭，口苦干，唇红舌绛，或腰酸耳鸣等症。陆师认为此类患者以补肾益癸不效者，应以清肝火、养肝阴，治标以护本为先。方用龙胆泻肝汤加减：龙胆草、山栀、柴胡、炒当归、生地、炒黄连、赤芍、白芍、杭白菊、山萸肉、生龙骨、生牡蛎。

（4）姚氏医派（昆明市中医院已故老院长姚贞白）治疗经验：①补肾固冲任：肾为先天之本，气化之始动，生命之原动力，肾气充盛天癸乃至，冲任方能通盛。肾为一身阴精之宅，阳气之根本，主生殖，系胞脉，主人体生长、发育。女子经水迅退有无，赖于肾精之滋润，肾阳之温煦。补肾重在调补肾之阴阳，补水以制火，滋阴潜阳，使阳得阴制而阴阳平衡，冲任得以固养。常用药物六味地黄汤加味：熟地、枣皮、丹皮、茯苓、泽泻、山药、女贞子、菟丝子、旱莲草、桑寄生、续断、茺蔚子、黑小豆等。②健脾助运，以后天养先天：脾为后天之本，主运化，维持人体生命活动的主要生理机能，脾主运化水谷，输布精微，对延缓肾气衰退速度，减轻更年期症状至为关键。健脾助运，使谷安血旺精充，化源不断，补其不足，使脏腑、经络、四肢百骸以及筋肉皮毛等组织得到充足营养而发挥正常的生理功能。常用药物：香砂六君汤加减：云木香、砂仁、茯苓、白术、苏条参、陈皮、法半夏、淮山药、黄芪、炒薏苡仁等。③养心调肝，顺畅气机：心主行血而肝主藏血，心藏神而肝主疏泄，调畅情志，心肝两脏相互为用，共同维持正常的精神情志活动。心血充盈，心神健旺，有助于肝气疏泄，情志调畅；肝气疏泄有度，情志畅快，有利于心神内守。肝者以疏泄调达，柔和为顺，有藏血疏泄之功，调气血之枢纽，为女子之先天。人体之气，流动全身，内至五脏六腑，外达筋骨皮毛，发挥其生理功能，推动和激发人体的各种生理活动。气之运行通畅，升降出入平衡协调，对人体的健康至关重要。常用药物：当归、白芍、白术、茯苓、炒柴胡、薄荷、莲子、五味子、夜交藤、浮小麦、煅龙骨等药。④化瘀祛痰为辅：血瘀是血液运行不畅，血液瘀滞不通的病理状态，而瘀血是能继发新病变的病理产物。因此，在治疗本病中，抓住肾虚之"常"，又要防血瘀之"变"。痰为有形之邪，随气流行，或滞经脉，或滞脏腑，阻滞气机，内而五脏六腑，外而四肢百骸，肌肤腠理，可伤阳化寒，可郁而化火，可挟风挟痰化燥伤阴，故病程较长的患者往往多兼挟瘀症、痰症。常用药物：生地、当归、赤芍、川芎、丹参、陈皮、法半夏、茯苓、竹茹、远志、薏苡仁等。

3. 针刺治疗

针刺取穴：主穴取百会、风池、印堂、大椎、肾俞、关元、内关、足三里、三阴交。配穴太阳、头维、上星、攒竹、合谷、神门、通里、列缺、丝竹空、心俞、行间。每次选取4~6穴，针刺，中等刺激，留针10~30min。

4. 耳针取治疗

取穴：屏间、卵巢、神门、心、肝、脾、肾、脑。每次取3~5穴，中等刺激，留针15~30min，隔日1次，10次为1个疗程；也可采用王不留行子压豆法。

体针配合耳针：体针取穴三阴交、内关；耳穴取神门、交感、卵巢、内分泌等。每次3~5穴，中度刺激，留针15~30min，隔日1次，10次为1个疗程；也可采用王不留行籽压豆法。

5. 推拿疗法

（1）患者仰卧位：摩腹约5min；一指禅推、按、揉中脘、肓俞、气海、关元、子宫穴各1min；按、揉内关、足三里、三阴交、太冲、涌泉各1min。

（2）患者俯卧位：按、揉脊柱两侧膀胱经循行部位5~6遍；点、按、揉心俞、肝俞、脾俞、肾俞各1min；擦命门3min；捏脊3~5遍。

（3）患者坐位：按、揉、扯印堂1~2min；推印堂至前发际5~6遍；按、揉、推印堂至太阳5~6遍；分推前额至后头部5~6遍；点、揉印堂、太阳、百会1~2min；拿、揉项部、肩部3~4遍；点、揉风池、大椎各1min；拿肩井3~5次；拿、揉两上肢3~4遍；按、揉内关、合谷各1min。

6. 精神疗法

更年期综合征患者的情绪常不稳定，忧郁、悲伤、烦躁、敏感、或喜怒无常，所以应根据患者的心理状态，进行心理调护，鼓励其多参加文体活动，少独居家中，适当做些诸如太极拳、健身操、散步等运动，甚至与人聊天，以消除其思想顾虑，减轻其焦虑、忧郁等多种精神症状。

7. 食疗

（1）菊花枸杞茶。

原料：甘菊花10g，枸杞子15g。

制法：将上两味药物以沸水冲泡，可代茶饮。此二味中菊花性微寒，味甘、苦。功效平肝明目、散风清热。枸杞子性平，味甘。

功效：滋补肝肾及益精明目。此方特别对更年期综合征见眩晕耳鸣及烦躁易怒症状者有较好效果。

（2）莲子百合粥。

原料：莲子40g，百合30g，粳米30g。

制法：以上三味同煮粥后食用。莲子养心益肾，补脾止泻，《本草纲目》记载："莲之味甘，气温而性涩，禀清芳之气，得稼穑之味，乃脾之果也。土为元气之母，母气既和，津液相成，神乃自生，久视耐老。"

功效：清心安神、滋润肺脾。这款食疗方适合更年期综合征的烦躁不宁，焦虑易怒及脾胃虚弱症者。

（3）合欢花粥。

原料：合欢花（干品）30g，或鲜品50g，粳米50g，红糖适量。

制法：将合欢花、粳米、红糖同放锅内加水500ml，用文火煮至粥熟即可。每晚睡前1h空腹温热食用。

功效：安神解郁、活血悦颜、利水消肿。适用于更年期易怒忧郁、虚烦不安、健忘失眠等症。

（4）赤豆薏苡仁红枣粥。

原料：赤小豆、薏苡仁、粳米各30g，红枣10枚。

制法：每日熬粥食之。1日3次。

功效：健脾除湿。适用于更年期有肢体水肿、皮肤松弛、关节酸痛者。

七、西医治疗

（一）西医治疗原则

生活适应调节，保持身心健康，调整生活规律；注意冷暖、睡眠与安全；饮食与活动：保持新的热能平衡，以及社会支持和心理治疗。

（二）常用方法

1. 雌激素替代疗法

使用雌激素对潮热症状和阴道干燥效果较显，但应采用能控制症状的最小剂量，以防致癌。

2. 雌孕激素联合周期疗法

妇女进入更年期后，在早期更年期间，既存在月经紊乱的可能性，又存在受孕的可能性。在排除恶性肿瘤后，可选用雌、孕激素联合治疗。剂量要恰当，制剂要安全。以达到既能调整月经周期又可避免受孕之目的。月经停止后还可预防骨质疏松。用法：口服雌激素25天或30天，最后12～14天加服孕激素（甲羟孕酮MPA 5mg/d）。周期性服用，在周期之间停服5天。

3. 对症治疗

对于烦躁、失眠、头痛、忧虑等症状明显者，可适当选用一些镇静剂或调节自主神经功能的药物。如艾司唑仑、谷维素等。

4. 随诊

重点是防止子宫内膜增生过长和癌变、乳腺增生反应和全身代谢异常变化。凡介绍性激素替代疗法者，应每3个月门诊复查1次。6个月1次妇科检查，以及必要时的超声和内膜活检。乳房检查注意有无小叶增生或肿块，并注意心、肝、胆、血液功能的监测。

5. 骨质疏松症的防治

一般绝经后女性在骨质疏松、丢失的同时，身体对钙质的吸收也会减弱，日常饮食难以满足人体对钙质的需要，所以应进行有意识的补钙。补钙时应增加少量的维生素D，可以促进肠道钙吸收，有效的活性维生素D和钙剂的补充可以治疗骨质疏松，使骨量增加，骨折率下降。

八、转归与预后

更年期综合征是常见病、多发病，也是一种较难治疗且易复发的疾病，它不仅表现在妇科范围，同时也涉及内科、精神科等领域。由于HRT的风险受益一直是国内外同行关注的焦点，所以寻求一种更为安全有效的治疗方法显得十分必要和迫切。中医药对该病的治疗具有优势，近些年来随着对其研究的不断深入，其方法愈发多样化。除辨证论治外，亦有专方专药、单味药物治疗、中西医结合治疗、针刺疗法、心身疗法，对更年期常见病症的专项治疗与研究等，这些都收到了较好的效果。

九、预防与调护

围绝经期综合征属于身心医学范畴，其发病不但有生理因素，还与精神心理因素关系密切，而围绝经期的妇女往往多处在社会、家庭、生活、工作等多重压力当中，因此，做好围绝经期综合征的预防与调护对于该阶段的妇女来说意义重大。

十、疗效判定标准

1. 疗效判定

参照2002年版《中药新药临床研究指导原则》中更年期综合征有关标准制定。

（1）痊愈：临床症状、体征消失，理化检查结果恢复相应水平，治疗后积分值比治疗前降低95%以上。

（2）显效：临床症状、体征明显好转，理化检查结果基本恢复相应水平，治疗后积分值比治疗前降低60%以上。

（3）有效：临床症状、体征有所好转，理化检查结果有所改善，治疗后积分值比治疗前降低30%以上。

（4）无效：临床症状、体征、理化检查结果均无好转或恶化，治疗后积分值比治疗前降低不足30%。

2. 中医证候疗效判定

标准根据积分法判定中医证候疗效。

疗效指数：（试验前积分 − 试验后积分）/ 试验前积分 ×100%。

①临床控制：中医证候积分改善≥95%；②显效：中医证候积分改善≥70%，<95%；③有效：中医证候积分改善≥30%，<70%；④无效：中医证候积分改善<30%。

（马　迪）

第十八章

高尿酸血症和痛风

一、概念

(一) 西医的定义及流行病学

痛风是由于嘌呤代谢紊乱和(或)尿酸排泄障碍所致的一组临床症候群。临床上以高尿酸血症为主要特征,表现为反复发作的关节炎、痛风石形成和关节畸形,严重者可致骨关节病变和关节活动障碍与畸形,累及肾脏引起慢性间质性肾炎和尿酸性肾结石。患者常伴有肥胖、2型糖尿病、高脂血症、高血压、动脉硬化和冠心病等,这些代谢紊乱以胰岛素抵抗为发病基础,临床上称为代谢综合征。高尿酸血症和痛风仅为其中的一种表现。

不同种族人群之间患高尿酸血症与痛风的易患性差异较大。随着饮食结构的改变及人均寿命的延长,高尿酸血症和痛风的患病率呈逐渐升高趋势1996~1997年我国上海黄浦地区流行病学调查显示,该地区高尿酸血症患病率为10.1%,其中男性为14.2%;痛风的患病率为0.34%,男性为0.77%,与1980年调查的结果比较有较大幅度上升。我国的原发性痛风发病率各地不一,且在过去的10年中发病率明显增加。

(二) 中医的相关病症

"痛风性关节炎"与中医学之"痛风"相近。最早的中医典籍中无"痛风"病名,系朱丹溪首先提出,并列专篇论述。在此以前,多将本病归属于"痹证"、"白虎历节风"等。

二、病因病机

(一) 发病因素

1. 外因

(1) 感受风寒湿邪:久居潮湿之地、严寒冻伤、露宿当风、暴雨浇淋、汗出入水等，寒湿之邪乘虚入侵经络关节，与内伏之痰湿瘀相合。寒为阴邪，其性凝滞，凝滞之邪善于闭阻，致气血运行不畅，故疼痛剧烈。若素体阳气偏盛，内有蓄热，复感风寒湿邪，可从阳化热；或风寒湿痹经久不愈，亦可蕴而化热。痛风患者，寒湿之邪入里化热很快。

（2）感受风湿热邪：久居炎热潮湿之地，外感风湿热邪，袭于肌腠，壅于经络，痹阻气血经络，滞于关节筋骨，发为风湿热痹。

2. 内因

（1）饮食不节，恣食肥甘（高蛋白饮食或高嘌呤食物）或嗜酒伤脾，脾失健运，则生痰湿，痰湿内聚，流注于关节、肌肤、下焦则发为痛风。

（2）情怀不遂，忧思气结，气滞血瘀，或郁怒伤肝，肝气横逆犯脾，脾失健运，痰湿瘀内聚，也发为痛风。临床上常见因过度精神紧张，劳累诱发痛风发作。

（3）素体禀赋不足或年老体衰，脾肾亏虚，脾的运化功能失常，则分清别浊与传输功能失职，痰湿生成过多（血中尿酸生成过多），可发为痛风；若肾虚，肾的气化作用失常，开合不利，则水湿内停，痰湿积聚过多（血中尿酸排泄障碍），也可发为痛风。

（二）病机及演变规律

本病以先天禀赋不足、后天调摄失养造成脏腑功能失调为发病基础，以外感邪气、跌打损伤为发病外因，湿热、痰浊、瘀血互结为本病的发病特点。临床辨证时应注意辨别虚实。急性期多属湿热痹范畴。慢性期多表现为寒湿痹阻、痰浊阻络、瘀血阻滞、肝肾阴虚、脾肾阳虚诸证。

先天禀赋不足，后天嗜食肥甘厚味醇酒，日久伤脾，或年老体衰脾肾功能失调，或情怀不遂、忧思气结、郁怒伤肝、肝气横逆犯脾。脾失健运，痰湿瘀内聚，流注于关节、肌肤、下焦发为痛风。亦或感受风寒湿邪、风湿热邪，郁于关节，气血运行受阻而致；关节发病，夜半居多，说明其病在血，除湿热之外，当有瘀血。关节疼痛日久，常致关节漫肿畸形，此乃痰瘀胶固而致。日久皮肤可有痛风结节或溃流脂浊，属中医脂瘤范畴，是痰湿凝聚于肌肤而生。部分患者合并有肾结石，发作时尿血，尿频，尿急，尿痛，属中医石淋范畴，此乃湿热下注，煎熬成石，结石损伤脉络而致尿血。痛风的患者，既有脾肾亏虚之本虚，又有痰湿瘀内结之标实，日久必致脾失健运，气不化水，水湿不得下行而泛于肌肤，形成水肿；也可因肾的气化失常，关门开合不利，引起水液代谢的障碍而发生水肿，小便不利等病症。水肿日久，浊毒不得外泄，进一步损伤脾肾。脾肾气化无权，小便量少，甚至无尿，导致尿毒内攻而出现呕吐清水，不思饮食，烦躁不安，甚则神志不清，此属"关格"。

（三）病位、病性

本病的病机是"本虚标实"。本虚是脾肾阳虚、肝肾阴虚，标实为湿、痰、热、瘀。所及脏腑以脾肾为主,累及脾、胃、肝、肾。

(四)分证病机

(1)湿热痹阻:湿热壅于经络、关节,气血瘀滞不通,以致局部红肿灼热疼痛。

(2)寒湿痹阻:寒湿之邪痹阻经络,寒为阴邪,其性凝滞,故痛有定处,疼痛较剧;湿性重浊黏滞,故麻木重着、肿胀。

(3)痰瘀阻滞:病情迁延不愈,正虚邪恋,瘀阻于络,津凝为痰,痰瘀痹阻,故疼痛反复发作,关节肿大,甚至强直畸形,屈伸不利。

(4)脾肾阳虚:脾肾阳虚,不能煦筋,故腰膝酸软,畏寒肢冷。

(5)肝肾阴虚:痛风日久不愈,肝肾受损,可导致筋骨失养,引起关节废用。

三、辨病

(一)症状及体征

1. 无症状期

本期突出特点为仅有血尿酸升高,无任何临床表现。由无症状的高尿酸血症发展至临床痛风,一般需历时数年至数十年,甚至可以终生不发生急性关节炎或痛风石。通常高尿酸血症的程度及持续时间与痛风症状的出现密切相关。

多数情况下,长期无症状的高尿酸血症一般不会引起痛风性肾病或肾石病。

2. 急性关节炎期

典型的发作起病急骤,多数发病前无先兆症状,或仅有疲乏、全身不适、关节刺痛等。常于夜间突然发病,并可因疼痛而惊醒。症状一般在数小时内发展至高峰,受累关节及周围软组织呈暗红色明显肿胀,局部发热,疼痛剧烈,常有关节活动受限。可伴有体温升高、头痛等症状。亦有少数患者因关节炎症状轻微而未引起足够重视,以致发生关节畸形后才发现患有痛风。初次发病时绝大多数仅侵犯单个关节,其中以踇趾关节和第一跖趾关节最常见,偶可同时发生多关节炎。根据发作频率,其他易受累的关节依次为:足、踝、跟、膝、腕和肘关节。大关节受累时可伴有关节腔积液。症状反复发作可累及多个关节。急性关节炎的发作多具自限性。轻微发作一般经过数小时至数日即可缓解,症状严重者可持续1~2周或更久。

通常,急性关节炎症状以春季较为多见,秋季发病者相对较少。关节局部的损伤如扭伤、着鞋过紧、长途步行及外科手术、饥饿、饱餐、饮酒、食物过敏、进食高嘌呤食物、过度疲劳、寒冷、受凉、感染等均可诱发痛风性关节炎的急性发作。

3. 间歇期

痛风性急性关节炎发作缓解后,患者症状全部消失,关节活动完全恢复正常,此阶段称为间歇期,可持续数月至数年。少数患者局部皮肤可遗留不同程度的色素沉着。受累关节局部皮肤出现瘙痒和脱屑为本病的特征性表现，但仅部分患者可见。多数患者于1年内症状复发，其后每年发作数次或数年发作一次。少数患者可终生仅有一次单关节炎发作，其后不再复发。个别患者发病后可无明显的间歇期，关节炎症状长期存在，直至发生慢性痛风性关节炎。

4. 慢性关节炎期（骨关节病期）

未经治疗或治疗不规则的患者，其急性关节炎反复发作逐渐进展为慢性关节炎期。此期关节炎发作越来越频繁，间歇期缩短，疼痛逐渐加剧，甚至在发作之后不能完全缓解。受累关节逐渐增多，严重者可累及肩、髋、脊柱、骶髂、胸锁、下颌等关节及肋软骨，患者有肩背痛、胸痛、肋间神经痛、坐骨神经痛等表现，少数可发生腕管综合征。晚期可出现关节畸形，活动受限。持续高尿酸血症导致尿酸盐结晶析出并沉积在软骨关节滑膜、肌腱及多种软组织等处，形成痛风石，为本期常见的特征性表现。痛风石一般位于皮下结缔组织，为无痛性的黄白色赘生物以耳郭及跖趾、指间、掌指、肘等关节较为常见，亦可见于鼻软骨、舌、会厌、声带、杓状软骨、主动脉、心瓣膜、心肌等处。浅表的痛风石表面皮肤受损发生破溃而排出白色粉末状的尿酸盐结晶。溃疡常常难以愈合，但由于尿酸盐具有抑菌作用，一般很少发生继发性感染。此外，痛风石可浸润肌腱和脊柱，导致肌腱断裂、脊椎压缩和脊髓神经压迫。

近来，典型的痛风性关节炎已越来越少，代之以各种不典型的痛风病变，使痛风的临床表现很不典型。有的病人很少或从不发生关节肿痛，但是以髋骨受损、髋骨破裂为突出表现，或以脊椎（腰椎、颈椎或胸椎）病变为首发症状，而且其表现可类同于椎间盘感染、椎间盘突出、局部肿瘤或骨关节病。

（二）辅助检查

1. 尿液检查

正常人经过5天限制嘌呤饮食后，24h尿尿酸排泄量一般不超过3.57mmol。由于急性发作期尿酸盐与炎症的利尿作用，使患者尿尿酸排泄增多，因而此项检查对诊断痛风意义不大。但24h尿尿酸排泄增多有助于痛风性肾病与慢性肾小球肾炎所致肾衰竭的鉴别。有尿酸性结石形成时，尿中可出现红细胞和尿酸盐结晶。尿酸盐结晶阻塞尿路引起急性肾衰竭时，24h尿尿酸与肌酐的比值常 >1.0。

2. 血液检查

（1）血尿酸测定：血尿酸升高是痛风患者重要的临床生化特点。通常采用尿酸酶法进行测定，男性正常值上限为 416μmol/L 左右，绝经期前的女性较男性约低 59.4μmo/L。影响血尿酸水平的因素较多，患者血尿酸水平与临床表现严重程度并不一定完全平行，甚至有少数处于关节炎急性发作期的患者其血尿酸浓度可以正常。

（2）酶活性测定：有条件者，可测定患者红细胞中 PRPP 合酶、PRPPAT、HPRT 及黄嘌呤氧化酶的活性，将有助于确定酶缺陷部位。

（3）其他：关节炎发作期间可有外周血白细胞增多，血沉加快。尿酸性肾病影响肾小球滤过功能时，可出现血尿素氮和肌酐升高。

3. 滑囊液检查

通过关节腔穿刺术抽取滑囊液，在偏振光显微镜下可发现白细胞中有双折光的针形尿酸钠结晶。关节炎急性发作期的检出率一般在95%以上。无论接受治疗与否，绝大多数间歇期的患者进行关节滑囊液检查，仍可见尿酸纳晶体。

4. 痛风石活检

对表皮下的痛风结节可行组织活检，通过偏振光显微镜可发现其中有大量的尿酸盐结晶。亦可通过紫尿酸铵试验、尿酸酶分解及紫外线分光光度计测定等方法分析活检组织中的化学成分。

5. 影像学检查

早期急性关节炎仅表现为软组织肿胀，关节显影正常。随着病情进展，与痛风石邻近的骨质可出现不规则或分叶状的缺损，边缘呈翘状突起；关节软骨缘破坏，关节面不规则。进入慢性关节炎期后可见关节间隙变窄，软骨下骨质有不规则或半圆形的穿凿样缺损，边缘锐利，缺损边缘骨质可有增生反应。此外，利用双能X线骨密度测量仪可早期发现受累关节的骨密度改变，并可作为痛风性关节炎诊断与病情观察的评价指标。也可用关节镜和99mTc-MDP协助诊断痛风性关节炎，单纯的尿酸性结石可透过X射线，其诊断有赖于静脉肾盂造影。混有钙盐者，行腹部平片检查时可被发现。

沉积在关节内的痛风石，根据其灰化程度的不同在CT扫描中表现为灰度不等的斑点状影像。痛风石在MRI检查的T_1和T_2影像中均呈低到中等密度的块状阴影，静脉注射钆可增强痛风石阴影的密度。两项检查联合进行可对多数关节内痛风石作出准确诊断。此外，亦可用高分辨B超来鉴别指（趾）的痛风病变以协助诊断。

四、类病辨别

本病需与下列可累及关节的疾病进行鉴别：

（1）磷酸二氢钙沉着症：痛风应与磷酸二氢钙沉着症鉴别。后者主要累及掌指关节，但亦可累及头颈部和腰椎。

（2）类风湿关节炎：一般以青、中年女性多见，好发于四肢的小关节及腕、膝、踝、骶髂和脊柱等关节，表现为游走性、对称性多关节炎，受累关节呈梭形肿胀，常伴有晨僵现象，反复发作可引起关节畸形。类风湿因子多为阳性，但血尿酸不高。X线照片可见关节面粗糙，关节间隙狭窄，晚期可有关节面融合，但骨质穿凿样缺损不如痛风明显。

（3）化脓性关节炎与创伤性关节炎：创伤性关节炎一般都有关节外伤史，化脓性关节炎的关节滑囊液可培养出致病菌，两者的血尿酸均不高，关节滑囊液检查无尿酸盐结晶。

（4）关节周围蜂窝织炎：关节周围软组织明显红肿，畏寒、发热等全身症状较为突出，但关节疼痛往往不如痛风显著，周围血白细胞明显增高，血尿酸正常。

（5）假性痛风：系关节软骨矿化所致，多见于用甲状腺素进行替代治疗的老年人，一般女性发病较男性多见，最常受累的关节为膝关节。关节炎症状发作常无明显的季节性，血尿酸正常。关节滑囊液检查可发现有焦磷酸钙结晶或磷灰石，X线照片可见软骨呈线状钙化，尚可有关节旁钙化。部分患者可同时合并痛风，则有血尿酸浓度升高，关节滑囊液检查可见尿酸盐和焦磷酸钙两种结晶。

（6）银屑病（牛皮癣）关节炎：常累及远端的指（趾）间关节、掌指关节、跖趾关节，少数可累及脊柱和骶髂关节，表现为非对称性关节炎，可有晨僵现象。约20%的患者可伴有血尿酸增高，有时难以与痛风相区别。X线照片可见关节间隙增宽，骨质增生与破坏可同时存在，末节指（趾）远端呈铅笔尖或帽状。

（7）其他关节炎：急性关节炎期尚需与系统性红斑狼疮、复发性关节炎及Reiter综合征相鉴别，慢性关节炎期还应与肥大性骨关节病、创伤性及化脓性关节炎的后遗症等进行鉴别。通常，血尿酸测定有助于以上疾病的鉴别诊断。

（8）原发性痛风与继发性痛风的鉴别：急性关节炎期限制嘌呤饮食5天后，同时测定血和24h尿尿酸水平，如果两者均升高，提示有尿酸产生增多。测定红细胞磷酸核糖焦磷酸合酶、次黄嘌呤、鸟嘌呤核糖转移酶等活性，有助于确定酶缺陷部位。如已确诊为原发性痛风（高尿酸血症），应注意有无家族遗传史，必要时可行HPRT基因突变分析，明确其分子病因。

五、中医论治

（一）论治原则

从中医学的概念上讲，这种在体内积聚过多而产生对机体毒害作用的物质就称为"毒"。朱丹溪认为"痛风乃浊毒瘀滞使然"。中医认为，痛风的病因——高尿酸血症乃湿浊之毒也，脾失健运，脾胃升清降浊失司；或久病入肾或年迈肾衰，肾气不化，分清泌浊无权，均致湿浊内生，久蕴不解，酿生尿酸浊毒；故痛风病机以脾肾亏虚为本，以湿浊内盛，久之湿痰瘀互结为标，湿浊内盛或湿浊化热，流注关节肌肉筋骨，闭阻经脉，即可出现关节痹痛；或湿浊流注内脏，可伴发石淋；水湿不化，水液内停可致水肿、关格等变证；或湿凝为痰，痰瘀互结而变生痛风石，治疗上宜标本兼顾。中医理论认为"湿为水之渐，水为湿之积"，人身之中，主水在肾，制水在脾，脾虚则生湿，肾虚则水泛；同时认为"治湿不利小便非其治也"，"治湿不健脾非其本也"；因此认为，临床治疗要坚守健脾、利湿、泄浊（热）之法，脾气健运，即可断湿浊内生之源；利湿泄浊，通利前后二窍，使已成之湿浊从二便而下，邪有出路，湿祛则热邪自清，湿祛则痰瘀无所由生。

（二）分证论治

1. 湿热痹阻

证候：关节卒然红肿热痛，病及一个或多个关节。关节拒按，局部灼热，得凉则舒。伴发热，口渴，心烦。小便短黄。舌质红，苔黄或黄腻，脉滑数或弦数。

治法：清热利湿，通络止痛。

处方：四妙丸（《丹溪心法》）合白虎汤（《伤寒论》）加减。

组成：苍术、黄柏、薏苡仁、知母、生石膏、木瓜等。

加减：热盛者加栀子、连翘、忍冬藤等；伤阴者酌加生地、麦冬、石斛等；肿痛明显者酌加络石藤、全蝎、蜈蚣、桑枝、延胡索等；下肢关节痛者加牛膝、独活；上肢关节痛者加桑枝、片姜黄、威灵仙等。

2. 寒湿痹阻

证候：关节肿痛，屈伸不利，或见局部皮下结节或痛风石。伴关节喜暖，肢体重着麻木。小便清长，大便溏薄。舌质淡红或淡胖，苔薄白，脉弦紧或沉紧。

治法：祛风散寒，除湿通络。

处方：薏苡仁汤（《奇效良方》）合乌头汤（《金匮要略》）加减。

组成：薏苡仁、麻黄、独活、苍术、防风、桂枝、制川乌等。

加减：寒邪偏盛者加制附子、细辛、炮姜等；湿邪偏盛者加防己、萆薢、木瓜、羌活等；皮下结节或痛风石者酌加南星、炮山甲、白芥子等化痰通络之品。

3. 痰瘀阻滞

证候：关节肿痛反复发作，时轻时重。或疼痛固定，或局部硬节，或见痛风石，或见关节畸形，屈伸不利，或关节局部皮色暗红。舌质暗红或胖大，边见瘀点瘀斑，舌苔白或黄，脉沉滑或弦涩。

治法：化痰散结，活血通络。

处方：复元活血汤（《医学发明》）合二陈汤（《太平惠民和剂局方》）加减。

组成：茯苓、陈皮、半夏、炮山甲、瓜蒌、桃仁、威灵仙等。

加减：关节疼痛明显者加莪术、红花、全蝎、乌蛇等；血瘀明显者加赤芍、丹皮、路路通、蒲黄等；皮下结节或痛风石加白芥子、胆南星等；关节肿甚加防己、木瓜、土茯苓、泽泻等。

4. 脾肾阳虚

证候：关节肿痛持续。伴肢体及面部浮肿，气短乏力，腰膝酸软，畏寒肢冷，纳呆呕恶，腹胀便溏。舌质淡胖，苔薄白或白，脉沉缓或沉细。

治法：健脾温肾。

处方：附子理中汤（《三因极一病证方论》）加减。

组成：制附子、肉桂、白术、党参、茯苓、黄芪等。

加减：呕恶者加半夏、生姜等；肿甚加防己、泽泻、车前子等；阳虚寒甚者加干姜、巴戟天、肉苁蓉等。

5. 肝肾阴虚

证候：关节疼痛反复发作，日久不愈，时轻时重。关节变形，可见结节，屈伸不利。伴腰膝酸软，耳鸣口干，肌肤麻木不仁，神疲乏力，面色潮红或颧红。舌质红或干红，苔薄稍津，脉弦细或细数。

治法：补益肝肾。

处方：独活寄生汤（《备急千金要方》）合左归丸（《景岳全书》）加减。

组成：独活、桑寄生、白芍、熟地、知母、菟丝子、龟板、鳖甲等。

加减：腰膝酸软明显者加鹿角胶、黄芪、川断等；关节重着麻木者加防己、薏苡仁、鸡血藤等；皮下结节者酌加化痰通络之品如白芥子、炮山甲、胆南星等。

（三）特色治疗

1. 专方专病

（1）院内痛风清洗剂。

主要成分：苦参、金荞麦、虎杖、透骨草。

功能主治：清热祛湿，消肿止痛。用于痛风急性关节炎。

（2）七味散。

治则：补气活血，舒筋通络，温筋祛湿。

方药：黄芪、丹参为君，木香、海风藤为臣，川牛膝为佐，杭白芍、生甘草为使。

随证加减："行痹"加防风、秦艽、葛根；"痛痹"加乌头、芍药、麻黄；"着痹"加薏苡仁、苍术、羌活、独活；"热痹"加石膏、知母、桂枝；"久痹"气血亏虚加人参、茯苓等。

（3）外敷药方。

治则：清热利湿，通络止痛。

方药：七叶莲100g，土三七200g，蜜通花100g，钩藤100g，海风藤100g，黄柏100g，大黄200g，蚤休100g，桂枝100g，透骨草100g，伸筋草200g，土茯苓200g，硼砂100g，冰片100g，姜黄100g。

临床应用：以上药研细末，治疗时酌取30~50g药末热水加醋调均匀，外敷痛楚包扎，嘱其药干后用温醋浸湿再包，3天为1个疗程，一般用药1~2个疗程症状明显减轻，患肢已无红肿疼痛。

（4）中成药

1）痛风消颗粒：药物组成：附片、制草乌、黄芪、防己等。功能主治：驱寒除湿、益气祛风、舒经止痛。用于痛风性急性关节炎。用法用量：口服，一次15g，一日3次，饭后温开水冲服。

2）蠲痹颗粒：药物组成：附片、川芎、桂枝、独活、透骨草、五加皮等。功能主治：温经散寒、祛风除湿、消肿止痛。用于风寒湿痹之关节肌肉疼痛不适等症。风湿性关节炎、类风湿关节炎、痛风性关节炎等疾病间上述症候者。用法用量：口服，一次15g，一日三次，饭后温开水冲服，15天为1个疗程。

3）风痛安胶囊：药物组成：防己、通草、桂枝、姜黄、石膏、薏苡仁、木瓜、海桐皮、忍冬藤、黄柏、滑石粉、连翘。功能主治：清热利湿、活血通络。用法用量：口服，一次3～5粒，一日3次。

2. 名老中医经验

（1）商宪敏教授认为湿邪痰浊是致病的主要病因，气血经脉阻滞是发病的重要病机，湿性黏腻导致本病久治难愈，反复发作，肾元受损是本病转化及加重的内在基础。具体来说，痛风是由于体质因素（多有先天禀赋不足的家族史）及饮食不节，损伤脾胃，影响脾胃运化功能，导致痰湿、湿热内生，痰湿、湿热浊邪阻滞经络气血，这是痛风发病的内因，若再感受风寒湿之邪，则外邪引动体内痰湿、湿热之邪，阻遏经络气血，可导致痛风发作。或有他病损肾，药毒伤肾，导致肾元受损，肾之气化失司，开阖无权，浊邪不能排出而留于体内，阻滞经络关节，气血闭塞，亦可导致痛风发作。痛风之为病，其发病以痰湿及湿热为基础，而湿性黏腻难除，最易留恋，故而本病有反复发作、病程长、难以根治的特点；湿热滞于体内，或湿邪日久化热，遇有风寒湿热之邪外袭或酒浆肥甘油腻厚味中阻则诱发或加重，且每发病常见关节红肿热痛；湿邪重着下注，故以脚部关节最为多发；湿浊流注于关节者，关节多肿痛，麻木重着；湿聚而生痰，痰在经络者，日久多见肢体麻木，关节畸形；痛风日久不愈，肝肾受损，可导致筋骨失养，引起关节废用；肾与膀胱气化功能受损，痰瘀胶结，湿热下注，煎熬水液，可发生石淋；诸邪久滞于体内，损伤肝肾，终致肾元受损，肾脏劳衰，乃成关格之变。

（2）马中夫认为：痛风属中医痹证范畴，但与中医之痛风有严格的区别，病变虽在筋骨关节，而其本在脾肾，多发于有先天不足后天失养或年迈脏气日衰，又善食辛甘肥腻的形体丰腴之人；其标为痰浊毒瘀，滞留关节，癖而化火，痹阻不通；其症见关节红肿热痛，僵硬畸形，甚至剧烈疼痛不止，夜间加重。据此病因病机提出："调补脾肾，化痰散结，利湿祛毒，通络止痛"的治疗方法。自拟"痛风灵汤"：大黄、车前子、穿心莲，荡积祛毒、化痰祛湿、活血化瘀、利尿消肿为君药以治其本。山慈菇、百合，清热解毒、消肿散结、养阴安神为臣药以治其标。佐以五苓散、徐长卿、丹皮、防己、独活，温阳化气、利水渗湿、祛风止痛、活血通脉、化瘀消癥。桂枝与丹皮一温一寒，相互制约，相互促进，活血通脉，化瘀消癥之力甚妙；桂枝与防己两者伍用，相使相助，既可增强其祛风除湿、除痹止痛的作用，又使通阳化气、利水消肿之力倍增；丹皮与大黄两者相使为用，辛以行之，苦以降之，相辅相成，具有较强的通降下行，泻热散瘀，荡涤热毒瘀滞之功；白术、茯苓、泽泻、猪苓四药具有较强的利水渗湿之效，且攻中寓补，升清降浊，虽利而不伤正气。使以益母草、丹参、延胡索活血化瘀之药，兼有利水之性。

（3）尹亚君教授长于辨证，精于用药，从治疗实践出发，认为痛风性关节炎前期以湿热壅痹、痰浊阻滞所致的标实证为主，以四妙散加味治疗；后期则以肝肾阴虚为重，本虚标实，拟自创六味四藤饮治疗。尹教授主要从肾辨治痛风，治病求本，标本兼顾，治疗痛风性关节炎。

前期基本方：土茯苓30g，苍术、黄柏、牛膝、秦艽各12g，薏苡仁、威灵仙、钩藤各20g，雷公藤、大黄、甘草各9g，发热者加石膏30g，金银花15g，知母15g。恶风者加防风12g，羌活15g。关节灼热疼痛加虎杖15g，萆薢20g。水煎服，每日1剂，至各症状减轻后，以后期治疗为主。

后期基本方：熟地黄30g，山药、茯苓、泽泻、海风藤、络石藤各15g，山茱萸、牡丹皮、牛膝各12g，钩藤20g，雷公藤9g，威灵仙20g。湿重者去熟地黄、山茱萸，加苍术12g，薏苡仁20g，萆薢20g。偏瘀血者加赤芍15g，徐长卿15g。发热较甚者加黄柏12g，秦艽12g。每日1剂、水煎服15日为1个疗程。

3. 针刺治疗

（1）五输穴的应用：五输穴是人体的特定穴，分布在四肢肘膝以下，与痛风病变部位吻合。痛风发病部位多在足肝、脾、肾经，取"病在脏者取之井，病变于色者取之荥，病时间时甚者取之输"之旨，按虚则补其母，实者泻其子之法，取主穴：行间（泻）、商丘（泻）、复溜（补）；配穴：太溪、三阴交、肾俞、足三里用补法。

（2）齐刺法的应用：《灵枢·官针》云："齐刺者，直入一，傍入二，以治寒气小深者。或曰三刺；三刺者，治痹气小深者也。"其是直针刺一针，再在两旁各侧刺一针的方法。一般用于病位虽深而范围较局限的疼痛症。

4. 放血疗法

痛风以关节的红肿热痛为最常见症状，在急性期更加突出了湿、热、痰、瘀等邪实的表现。故祛邪就变成了主要矛盾，而使邪随血外出的放血疗法就成为多数人的选择。

（1）放血注意事项

1）刺血的部位：多选择病变部位瘀肿疼痛处或其周围的腧穴。如肿胀的囊部、关节局部高度肿胀、充盈、青紫、怒张的络脉上、病变附近相关腧穴如行间、太冲、太白、陷谷、阿是穴等。

2）出血量的控制：根据病变局部的红肿状态、疼痛程度和血尿酸值之高低来决定放血量，每次每穴掌握在5～10ml。

3）放血的周期：根据病变的轻重程度和关节局部症状来决定临床放血周期，轻症每周1次，重症2天1次，一般4天1次。

（2）放血方法

1）三棱针：三棱针作为放血的最常用针具，在临床应用很普遍。点刺肿胀的囊部后，可挤压出尿酸盐结晶。

2）火针：火针作为特种针法治疗痛风有着独到之处。火针有着借火助阳、温通经络、开门去邪、散寒除湿、以热引热、行气散毒的作用,更加适合痛风的治疗。火针放血疗法更适宜于湿热蕴结型的患者。

3)梅花针:用梅花针重叩患处皮肤出血(红肿处全部叩遍),以中度刺激叩刺至渗血并配合叩刺部位旁揉按以减轻拘挛。

4)小针刀的运用:小针刀治疗在常规皮肤消毒后于受累关节最肿胀处及敏感痛点刺入,先行纵行切割,然后左右摇摆针尾,使局部尽可能分开,拔出针刀后立即应用真空拔罐抽吸,多可抽出暗红色瘀血,部分患者可拔出黄色黏油状物质,7天后根据病情可再次用上述方法行针刀治疗。

5. 拔罐治疗

拔罐作为一种辅助手段的作用是增加出血量或分泌物,以加强祛邪的作用。在三棱针点刺后、梅花针叩刺后或小刀针刺割后均可用火罐、真空罐操作。

6. 推拿治疗

(1)急性期:处于急性期的患者疼痛剧烈,活动受限,全身免疫力较低,推拿手法不宜太重。常用的手法有掖法、揉法、推法、按法等。主要目的在于缓解肌肉痉挛,减轻疼痛症状,促进局部血液循环,以利于炎症吸收。治疗后应尽量卧床休息,减少刺激,以免病情加重。发病1~2周后,是治疗的主要阶段,选用滚法、揉法、点法等,能舒筋通络,缓解疼痛。

(2)慢性期:缓解期和稳定期痛风患者的病程迁延时间较长,病情相对稳定,适当选用滚、揉、推、弹、拨、按等手法,能起到治疗疾病与预防疾病复发和减轻残疾率的作用。

7. 痛风洗剂外洗

苦参30g,当归、乳香、没药、紫花地丁、黄芩各15g,海桐皮、乌梅、土茯苓各20g,栀子15~20g,青矾、白矾各6g,日1剂,水煎,浸泡患处或冷敷,每次30min,日3次。

8. 中成药外敷

(1)四黄散:大黄、栀子各5份,黄柏4份,黄芩3份,共研细末,过80目筛适量,加温水调匀,铺桑皮纸上外敷患处,3日换药1次。

(2)消瘀散:蒲公英500g,土鳖虫200g,苏木100g,大黄220g,泽兰、当归、刘寄奴各250g,蒲黄、三七、没药各200g,丹参、老鹳草各300g,五灵脂650g,烘干研粉,过80目筛,装瓶备用。以梅花针重叩患处出血,加拔罐,出血5~20ml,约10min后取罐。取消瘀散适量,用蜂蜜和陈醋调成糊状,敷于患处,以纱布包扎固定,嘱患者定时用陈醋浇灌于纱布上,保持药物湿润。隔日治疗1次。

9. 食疗

痛风患者在进行饮食治疗过程中,除了遵循低嘌呤膳食的原则之外,在食物的选择上还应注意选择具有特殊疗效的食物,根据中医辨证分型确定的一些食疗方剂。

(1)痛风性关节炎急性发作期的食物疗法:痛风病的急性发作应及时治疗,主要是控制症状。山慈菇内含有秋水仙宾等成分，亦从中医辨证的角度看，本方适用于湿热型的急性痛风发作期。用法：将山慈菇3～6g煎汁，加适量蜂蜜调服。

（2）痛风间歇发作期的食物疗法：间歇发作期的治疗主要是使尿酸维持正常水平，保护肾脏功能，防治痛风性肾病。此期间可服土茯苓粥。土茯苓粥：土茯苓30g，生薏苡仁50g，萆薢15g，川牛膝10g，粳米100g。用法：先用粳米、生薏米仁煮粥，再加入其他药（碾粉）混匀煮沸食用。土茯苓，味甘、淡，性平。既能解毒，又能化湿浊，利小便，从而调节嘌呤的代谢紊乱，配合萆薢等其他药物联合应用，能起到缓解或根治的效果。

（3）慢性痛风性关节炎期的食物疗法：痛风性关节炎若发展成慢性则很难恢复。主要治则是避免反复发作，保护损伤肾脏及关节功能，在此期间可以服用百合薏米粥。百合薏米粥：百合、薏苡仁、粳米各16g，用法：将三味洗净后放锅中煮粥，每日分中、晚两次服完，为痛风患者主食，连服，症状改善后仍须坚持，每周至少1～2次，达到预防痛风复发的目的。

（4）痛风病晚期的食物疗法：晚期痛风病患者多数已形成痛风性肾病，对晚期痛风性肾病应积极控制高尿酸症，使尿酸长期维持在正常水平，保护肾脏，防止尿酸性肾病的进一步发展。这个时期多见肝肾亏虚证，故选择补益肝肾的食疗方剂。菟丝子羊脊骨汤：羊脊骨1根，肉苁蓉25g，菟丝子18g，调料适量。用法：将菟丝子酒渍3天，晒干，为末。肉苁蓉酒渍1夜。羊脊骨洗净，斩块。将肉苁蓉、羊脊骨放入锅中，加清水适量，文火煮2～3h，调入菟丝子末，调味即可，空腹随量饮用。本食疗方能补益肝肾，对于肝肾亏损型痛风晚期尤为适宜。

（5）痛风合并结石：若是结石过大，可选择手术切除，若结石尚小可试用以下两方。

1）鲜茅根饮：鲜茅根（去芯）30g，滑石粉30g。用法：鲜茅根洗净后，用刀背轻轻敲扁，去除硬芯；滑石粉用布包，将两者一起放入保温杯中，以沸水冲泡30min，代茶饮。

2）玉米须金钱草饮：玉米须100g，金钱草50g。用法：鲜玉米须和金钱草加水适量，煎煮1h滤出药汁，代茶饮用。

此外，还可以饮用大量的果汁、菜汁，促使尿液pH升高，协助痛风结晶溶解从尿液排出；同时果菜汁中含有丰富的维生素B，可改善痛风的症状。

六、西医治疗

（一）治疗原则

务求早期给药，在急性发作征兆出现时即使用痛风炎症干扰药，小剂量常可控制急性发作，门诊患者常用布洛芬、奈普生，住院患者则首选秋水仙宾。

在痛风炎症干扰药起效之前可给予镇痛药。

急性期不宜单独应用降低血尿酸的药物,可与非甾体抗炎药和秋水仙宾同时给予。

控制急性发作的药物应维持至炎症完全消失,过早停药或恢复体力活动常导致复发。

禁用影响尿酸排泄的药物。

(二)常用方法

1. 药物治疗

(1)控制急性痛风发作的药物

1)秋水仙宾

A. 药理作用:抑制多核白细胞的趋化、增殖和吞噬尿酸盐晶体;抑制溶酶体和乳酸的释放;提高关节腔内 pH、减少尿酸盐结晶析出。

B. 临床应用:用于控制急性尿酸性关节炎发作;血尿酸增高时,也可在降低尿酸治疗的基础上采用小剂量秋水仙宾预防急性发作。

C. 停药指征:疼痛、炎症明显缓解;出现恶心、呕吐、腹泻等不良反应;24h 总量达 6mg。

2)非甾体抗炎药(NSAID)

A. 药理作用:通过抑制前列腺素合成、抑制磷酸二酯酶,减少 cAMP 被磷酸二酯酶分解破坏,使细胞内的 cAMP 增加,从而发挥镇痛、抗炎作用。

B. 临床应用:用于控制急性痛风性关节炎发作,缓解关节疼痛。

C. 全身性用药:对不能耐受秋水仙宾的患者尤为适用。通常开始使用足量,症状缓解后减量使用。

D. 局部外用药物:可使用非甾体抗炎药的乳胶剂、膏剂、贴剂局部外用。可有效缓解关节轻中度疼痛,且不良反应轻微。

E. 注意事项:用药前评价药物对胃肠道、肝、肾、心血管的风险后根据病情选用适当的药物。

3)糖皮质激素

A. 药理作用:减轻局部充血、降低毛细血管通透性,抑制炎症细胞(淋巴细胞、粒细胞、巨噬细胞等)向炎症部位移动,阻止炎症介质(如激肽、组胺、慢反应物质等)发生反应,抑制吞噬细胞的功能,稳定融酶体膜,阻止补体参与炎症反应。

B. 临床应用:适用于严重急性痛风发作伴严重全身症状,秋水仙宾或 NSAID 治疗无效、不能耐受或有禁忌者。

撤药后可发生反跳现象,故最好同时和贯序应用维持量秋水仙宾或 NSAID 维持1周。病变局限于个别关节者,可作关节腔内局部注射。

C. 临床效果:可迅速缓解急性关节炎的发作,但停药后容易复发。长期应用易导致糖尿病、高血压等并发症。

（2）降低血尿酸的药物

治疗目标：血尿酸长期 <357μmol/L。

用药原则：降尿酸药物分为两类，一类是促尿酸排出药，另一类是抑制尿酸生成药，两者均有一定的疗效。通常尿酸排除量低于 600mg/d、肾功能良好的患者，优先采用促尿酸排出药。肾功能减退、每日尿酸排出量 >600mg/d 的患者，首选抑制尿酸生成药。如果单用一类药物的效果不好、血尿酸 >535μmol/L、痛风石大量形成者可合用上述两类降尿酸药物。

急性痛风性关节炎发作时应暂缓使用，或治疗高尿酸血症的同时，预防性使用控制炎症的药物。

因为该类药物无消炎镇痛作用，并且由于用药后导致血尿酸含量迅速降低，可能激发痛风急性发作（尿酸转移性发作）或延缓急性发作的缓解。应从小剂量开始，逐渐增加到治疗量，见效后改为维持量长期维持。

2. 手术治疗

个别患者宜实施手术剔除痛风石，对损毁关节进行矫形手术，手术指征：①摘除影响关节功能或压迫神经的通风结节；②处理伴有窦道的皮肤溃疡；③除去巨大的尿酸盐沉积物以减轻肾脏负担；④固定疼痛关节，特别是负重关节；⑤切除无法挽救的坏死手指/足趾或矫正畸形手指/足趾。

注意事项：手术宜在血尿酸正常后施行，为防止手术激发急性痛风，手术前3天至术后7天可采用控制炎症药物（如秋水仙宾或布洛芬）预防。

七、转归与预后

痛风的预后与转归，和血尿酸控制与否，痛风病程长短，病情轻重，以及治疗是否有其他并发症等有关。积极饮食控制及药物控制的情况下，大部分患者可延缓病情的进展；若未予积极治疗，则可能引起关节变行，痛风性肾病，肾衰竭，甚至死亡。

八、预防与调护

1. 饮食控制和改善生活方式

采用低热量饮食，保持理想体重；蛋白质摄入量限制在1g/(kg·d)左右；限制(急性期禁止)嘌呤含量高的食物（主要包括动物内脏、沙丁鱼、凤尾鱼、脓肉汤、啤酒，其次为海味肉类、豆类等）；建议选用含嘌呤少的食物，如各类谷物制品、水果、蔬菜、牛奶、奶制品、鸡蛋；鼓励选用碱性食物（含有较多钠、钾、钙、镁等元素的食物），如尿液 pH < 6.0，需要选用碱性药物；鼓励多饮水：如心肺功能正常，饮水量应在

2000ml/d 以上,尤其是采用药物治疗者;严格戒酒,避免饮用浓茶、咖啡、可可等饮料。戒烟、增加体力活动。

2. 避免诱因

避免暴食、酗酒、受凉、受潮、过度疲劳、精神紧张;穿鞋要舒适、预防关节损伤;慎用影响尿酸排泄的药物,如某些利尿剂、小剂量阿司匹林、环孢素、他克莫司、尼古丁、吡嗪酰胺、盐酸。

3. 防止伴发疾病

需要同时治疗伴发的血脂异常、糖尿病、高血压、冠心病、脑血管病等。

4. 急性期的处理

卧床休息、抬高患肢,避免受累关节负重;暂缓使用降血尿酸的药物,以免引起血尿酸波动,延长发作时间或引起转移性痛风;妥善处理激发因素,如急性感染、外科手术、急性失血、精神紧张。

5. 长期随访

定期检测血尿酸及相关生化指标,按需调整用药。

6. 伴肾脏病变的患者

避免使用影响尿酸排泄的噻嗪类利尿剂、呋塞米、利尿酸,可选择螺内酯(安体舒通);碳酸酐酶抑制剂乙酰唑胺兼有利尿和碱化尿液作用,亦可选用。

降压药可选用血管紧张素转化酶抑制剂,避免使用减少肾脏血流量的 β-受体阻滞剂和钙拮抗剂。

尿酸性尿路结石体积大且固定者,可采用体外碎石或手术治疗。

7. 治疗关节病变患者

物理疗法:可采用透热疗法、离子透入疗法、矿泉浴、按摩等。减轻慢性症状,改善关节功能,提高生活治疗。

九、疗效判定标准

参照《中医病证诊断疗效标准》(国家中医药管理局.中华人民共和国中医药行业标准.南京:南京大学出版社,1994)中关于呕吐的疗效评定。

(1)治愈:症状消失,实验室检查正常。

(2)好转:关节肿胀消减,疼痛缓解,实验室检查有改善。

(3)未愈:症状及实验室检查无变化。

(陈岳祺)

参考文献

白耀.2003.甲状腺病学：基础与临床.北京：科学技术文献出版社

白耀.2006.常见甲状腺疾病的诊断和处理，国际内分泌代谢杂志,26:357—360

曹仕兵，许芝银.2008.阳和汤加减治疗亚急性甲状腺炎53例临床报道.江苏中医药,40(12):58-59

曹向阳，黎蕾.2006.糖尿病性视网膜病变的药物治疗进展.中国临床医学,13(2):251-252

陈灏珠，林果为.2009.实用内科学.13版.北京：人民卫生出版社

陈炯华，王国华.2004.符为民临证治疗高脂血症举要.江西中医药,3(3):9

陈良，赵天豫，仝小林.2005.浅析糖尿病汗证的中医证治.新中医,37(5):6-7

陈璐璐，曾天舒.2009.内分泌科疑难问题解析.南京：凤凰出版传媒集团江苏科学技术出版社

陈茂盛.2009.方水林治疗甲状腺功能亢进症经验.浙江中医杂志,44(11)

陈如泉.2004.甲状腺疾病的中西医诊断与治疗.北京：中国医药科技出版社

陈香美.2000.肾脏内科主治医生400问.北京：中国协和医科大学出版社

陈晓雯.1994.益气活血方治疗糖尿病无症状性心肌缺血性心脏病临床观察.实用中西医结合杂志,(1):2

迟家敏.2009.实用糖尿病学.3版.北京：人民卫生出版社

戴昕.2004.肥胖发生机制的研究进展.首都体育学院学报,16(2):97-98

邓奕辉，陈大舜.2001.糖尿病合并缺血性中风中医论治近况.陕西中医学院学报,24(5):54-56

丁学屏.2004.中西医结合糖尿病学.北京：人民卫生出版社

董柳.2006.仝小林教授治疗糖尿病自主神径病变的经验.四川中医,24(4):8-9

董彦敏.2003.糖尿病眼病的防治.北京：中国中医药出版社.83-85

范世平，饶振芳，马晓霖，等.2001.糖心宁胶囊治疗糖尿病性冠心病的临床研究.新中医,33(3):34

方伟.2008.杨少山治疗高脂血症的经验.浙江中医杂志,43(12):721

冯建华，郭宝荣.2001.内分泌与代谢病毒中医治疗.北京：人民卫生出版社

冯建华.1996.甲状腺机能减退症的中医治疗.中国医药学报,11(1):36-37

傅祖植.2000.内科学.5版.北京：人民卫生出版社

高东祥，李荣秀.2004.尹亚君教授辨治痛风病的经验.云南中医学院学报,27(2):44-45

高菁，李靖，于秀辰，等.2005.商宪敏教授论治痛风经验.北京中医药大学学报(中医临床版),12(3):30-31

高璇，李刚.2001.糖尿病视网膜病变的中医治疗.中医药信息,18(3):43.1

高彦彬.2005.古今糖尿病医论医案选.北京：人民军医出版社